Volker Schumpelick, Bernhard Vogel (Hrsg.)

Volkskrankheiten

W0172935

Volker Schumpelick, Bernhard Vogel (Hrsg.)

Volkskrankheiten

Gesundheitliche Herausforderungen
in der Wohlstandsgesellschaft

Beiträge des Symposiums
vom 4. bis 7. September 2008
in Cadenabbia

Herausgegeben im Auftrag der
Konrad-Adenauer-Stiftung e.V.

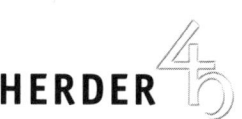

HERDER

FREIBURG · BASEL · WIEN

© Verlag Herder GmbH, Freiburg im Breisgau 2009
Alle Rechte vorbehalten
www.herder.de

Umschlaggestaltung: SWITSCH KommunikationsDesign, Köln
Bildnachweis: dpa/picture alliance

Satz: Barbara Herrmann, Freiburg
Herstellung: fgb · freiburger graphische betriebe
www.fgb.de

Gedruckt auf umweltfreundlichem, chlorfrei gebleichtem Papier
Printed in Germany

ISBN 978-3-451-30285-5

Inhalt

III. Volkskrankheiten: Welche Herausforderungen kommen auf uns zu?

IV. Volkskrankheiten in der Leistungsgesellschaft

V. Volkskrankheiten – Perspektiven und Lösungswege

VI. Die andere Perspektive

Vorwort

Volker Schumpelick, Bernhard Vogel

Im September 2008 fand das siebte Symposium der Reihe der „Cadenabbia-Gespräche Medizin – Ethik – Recht" in der Villa La Collina statt. Wie auch in den Jahren zuvor versammelte sich ein Kreis renommierter Persönlichkeiten u. a. aus Medizin, Gesundheitspolitik, Gesundheitswirtschaft, Philosophie, Theologie, Recht, Sozialwissenschaften und Politik zum Thema Volkskrankheiten in der Abgeschiedenheit der Villa La Collina hoch über dem Comer See, um über Grundsatzfragen aus Medizin und Gesundheitspolitik einen interdisziplinären Diskurs zu führen.

Nach den Themen der letzten Jahre – etwa „Grenzen der Gesundheit", „Was ist uns die Gesundheit wert?" und „Medizin zwischen Humanität und Wettbewerb" –, die sich inhaltlich an aktuellen Themen der Gesundheitspolitik orientierten, wurde für das Symposium 2008 ein Thema ausgewählt, das mehr einen medizinischen Sachverhalt, nämlich die sogenannten Volkskrankheiten, in den Vordergrund stellt. Wir wollten damit deutlich machen, dass es uns in der Reihe der „Cadenabbia-Gespräche Medizin – Ethik – Recht" in erster Linie um den kranken Menschen geht, der im Mittelpunkt der Bemühungen des Gesundheitswesens steht: Welche Krankheiten belasten die Menschen besonders? Bei welchen Erkrankungen sind die Leidenspotenziale besonders hoch? Damit verbunden ist selbstverständlich immer auch die Frage der sozioökonomischen Krankheitslast, die von der Solidargemeinschaft zu schultern ist. Dies eröffnet schließlich die entscheidende Frage nach dem Handlungsbedarf in Medizin und Gesundheitswesen: In welchen Bereichen müssen Prioritäten gesetzt werden? Wie kann Medizin im konkreten Fall helfen? Welche Rahmenbedingungen sind notwendig, um den großen Volkskrankheiten unserer Zeit wirkungsvoll entgegenzutreten?

Volkskrankheiten sind ein zunehmend wichtiges Thema – sowohl für die Gesundheitspolitik, die die Finanzierung der Krankenversorgung sicherstellen muss und die die sozioökonomischen Folgen zu bewältigen hat, als auch für die Gesellschaft und erst recht für die betroffenen Patienten, die an ihnen leiden. „Pest und Cholera" sind zwar besiegt, und die Medizin kann enorme Fortschritte in Diagnostik und Therapie verzeichnen; dennoch dokumentiert die Zunahme von Volkskrankheiten zumindest ein partielles Versagen der medizinischen Vorsorge: Wenn auch die klassischen Volkskrankheiten vergangener Epochen wie Tuberkulose, Pocken, Cholera u. a. an Bedeutung verloren haben, so wurden sie doch ersetzt durch neue Krankheiten wie Diabetes, Hypertonus, Adipositas, koronare Herzkrankheiten u. a., die schon rein zahlenmäßig zu wahren Volkskrankheiten geworden sind. Sie rechtzeitig zu beschreiben, erfolgreich zu behandeln und vorbeugend zu vermeiden, ist ein dringendes Gebot jeder humanen Gesellschaft. Wenn es auch nicht gelingt, eine endgültige Beseitigung von Krankheit und Leid auf dieser Welt zu erzielen, so geht es doch darum, die menschliche Existenz unter den Bedingungen von Krankheit und Leid so zu erleichtern, dass die Lebenserwartung und die Lebensqualität den Vorstellungen und Wünschen unserer Mitbürger am nächsten kommt. Denn Volkskrankheiten bedeuten nicht, dass das Volk krank ist, sondern dass ein ansonsten intaktes, leistungsfähiges und am Glück orientiertes Volk von Plagen heimgesucht wird, die man behandeln kann und die man darum auch behandeln muss.

Im vorliegenden Sammelband sind die wichtigsten Beiträge des Symposiums zusammengefasst. Er spiegelt unterschiedliche Facetten des Themas „Volkskrankheit" wider, wie es in der Medizin und im Gesundheitswesen zunehmend von zentraler Bedeutung wird. Wir hoffen, dass wir damit die weitere Diskussion in Fachkreisen, in der Politik und in der Öffentlichkeit anregen.

I. Gesundheit: Recht, Eigenverantwortung, Selbstbestimmung

Schuld und Sühne?
Die Tradition der Eigenverantwortung für die Gesundheit

Klaus Bergdolt

Das Thema „Volkskrankheiten" impliziert, von ökonomischen, psychologischen, soziologischen, epidemiologischen und medizinisch-klinischen Fragen abgesehen, vor allem einen *pädagogischen* Aspekt. „Trinkt weniger, esst weniger!", lautet eine verbreitete, fast trivial klingende Empfehlung, die durch die „political correctness" der Mediengesellschaft potenziert wird. Appellieren wir an die Eigenverantwortung (und das tun viele Ärzte und Gesundheitsfunktionäre mit Leidenschaft!), stehen wir, auch was den moralisierenden Rigorismus angeht, überraschenderweise in alten Traditionen. Die Kunst der „gesunden Lebensführung" gehört seit Urzeiten zum Kanon der europäischen Heilkunde wie zu den Grundzügen westlicher Pädagogik. Hippokrates und seine Schüler, Galen, Avicenna sowie unzählige Ärzte des Mittelalters und der Renaissance, ja noch des 19. Jahrhunderts, darunter Cornaro und Hufeland, aber auch prominente Literaten wie Petrarca, Erasmus, Leibniz oder Goethe sowie zahlreiche jüdische, christliche und islamische Philosophen und Theologen haben die Wichtigkeit der „ars vivendi" herausgestellt, die den Erhalt der körperlichen und seelischen Gesundheit zum Ziel hatte und in der Regel auch eine „ars moriendi" einschloss, welche die gesundheitszerstörende Furcht vor dem Tod mindern sollte.

Jahrhundertelang herrschte somit – und dies war die andere Seite der Medaille – auch die Überzeugung vor, dass jedermann für seinen Gesundheitszustand mehr oder weniger selbst verantwortlich ist. Goethe deutete in der *Farbenlehre* sogar eine Verwandtschaft von Gesundheit und Tugend an! Bis zur Aufklärung klang das Prinzip der Eigenverantwortung aufgrund des in der Medizin vorherrschenden, Laien wie Ärzten leicht verständlichen Paradigmas der „Viersäftelehre" besonders plausibel. Durch ein Mehr oder Weniger, was die Auswahl der Speisen und Getränke betraf, durch Maßhalten und bewusste Bemühung um Ausgleich und Mäßigung in allen Lebenslagen – so die Botschaft der Schulmedizin, die hier auf Alkmaion von Kroton (um 500 v. Chr.) und einige frühe Hippokratiker zurückgriff! – glaubte man, die optimale Mischung der Säfte, d. h. die Gesundheit, erhalten oder wiederherstellen zu können.

Volkskrankheiten galten so, den Seuchenfall ausgenommen, vor allem als Folge falschen Verhaltens. Disziplinlosigkeit, Verwöhnung und Bequemlichkeit, ja die Dekadenz und Dummheit der Massen wurden als Ursachen vermutet. Waren diese überhaupt in der Lage, für ihr physisches und psychisches Wohl selbst zu sorgen? In der Medizin, aber auch in der Pädagogik der Aufklärung – erwähnt seien nur die Konzepte einer effektiven *Gesundheitsbehörde*, wie sie der Ulmer Arzt Wolfgang Thomas Rau (in den 1764 gedruckten *Gedanken von dem Nutzen und der Nothwendigkeit einer medic. Politzey*) und vor allem der in österreichischen Diensten stehende Johann Peter Frank (im zwischen 1779 und 1819 publizierten *System einer vollständigen medicinischen Policey*) propagierten – wies man deshalb der Obrigkeit die entscheidende Aufgabe zu. Ein umfassendes Sozial- und Gesundheitssystem wurde gefordert. Für die Volksgesundheit war vor allem, wie man glaubte, die Obrigkeit verantwortlich. „Mögen, sofern sie dazu imstande sind, die Herrscher von ihren Untertanen das Verderben ansteckender Seuchen, die von den Grenzen

her drohen, abwenden! Mögen sie die trefflichsten Männer
in den Provinzen aufstellen! Mögen sie Spitäler errichten
und ihre Direktion verbessern, über die Apotheken genaue
Aufsicht halten lassen und endlich noch eine Menge anderer Anstalten zur Wohlfahrt der Bürger treffen", betonte
Frank in seiner berühmten Programmrede *Vom Volkselend
als der Mutter der Krankheiten* (Pavia 1790). Zuvor hatte
man jahrhundertelang die Ärzteschaft in die Pflicht genommen. Bereits Erasmus von Rotterdam, wie fast alle großen Denker der Renaissance kein Freund der „Massen",
stellt 1530 in seinem *Lob der Heilkunde* die Frage, wie ein
Mensch überhaupt seine Gesundheit erhalten könne, wenn
uns „nicht ein Arzt die Unterschiede zwischen gesunden
und schädlichen Speisen, wenn er uns nicht die Theorie einer umfassenden Lebensführung lehrt, welche die Griechen ‚Diät' nannten". Im *Narrenschiff* (1495) des mit Erasmus befreundeten Humanisten Sebastian Brant gelten
diejenigen als töricht, die ärztliche Ratschläge zur Vorsorge
für die Gesundheit missachten! Den fachlichen, durch
Ausbildung und Erfahrung fundierten Rat der Mediziner
anzunehmen hatte etwas von einer naturrechtlichen, ja religiösen Verpflichtung. Schon Augustinus hatte, für die
westliche Theologie wegweisend, die *zweifache* Aufgabe
der Heilkunde betont: Krankheiten zu heilen und die Gesundheit zu bewahren.

Im 19. Jahrhundert – mit dem Höhenflug der positivis-
tisch-naturwissenschaftlichen Medizin (die unter mehreren konkurrierenden Paradigmen den Sieg davongetragen
hatte) – definierte sich die westliche Medizin neu. Die effektive Therapie mit dem Ziel einer Leidensverkürzung
und Lebensverlängerung galt nun als ihre eigentliche Stärke, während psychologisch-anthropologische Aspekte in
den Hintergrund traten. Im wissenschaftlichen Wettbewerb, der dem Sieg über Seuchen und andere Volkskrankheiten dienen sollte, sah der „gute Arzt" sein eigent-

liches Betätigungsfeld. Die Unterweisung in der Kunst der gesunden Lebensführung galt als obsolet. Nicht ohne Selbstgefälligkeit unterstellte man, die Ärzte der Vergangenheit hätten, als es gegen die meisten Krankheiten – besonders im Bereich der „inneren Medizin" – noch keine wirklich effektive *Therapie* gab, notgedrungen ihre angebliche Kompetenz in der *Prophylaxe* erfunden. Sozialmedizinische Ansätze, wie sie etwa der Berliner Arzt Salomon Neumann und auch Rudolf Virchow selbst vertraten, sowie erste epidemiologische Untersuchungen änderten an dieser arroganten Vergangenheitsinterpretation wenig. Virchow selbst, einer der entscheidenden Promotoren des positivistischen Forschungsparadigmas, zählte die Sorge um die Volksgesundheit allerdings zu den *naturwissenschaftlichen* Herausforderungen. Politik, Gesellschaft und Wirtschaft hatten, so seine These, optimale Voraussetzungen für entsprechende Forschungen zu schaffen. Das neue Fach „Hygiene" galt, nicht zuletzt unter dem Einfluss der Cholera-Epidemien, Forschern wie Virchow, Koch und Pettenkofer als wegweisende Disziplin. Weniger die Eigenverantwortung schien künftig von Bedeutung, sondern die staatliche Regulierung, deren Effektivität mit dem Fortschritt der Wissenschaft zuzunehmen schien. Der französische Physiologe Claude Bernard war sogar bereit, der Volksgesundheit und dem physischen Wohl künftiger Generationen das Lebensglück einzelner Patienten zu opfern, die er als Mittel zum Zweck der Forschung betrachtete. Das „Allerheiligste" im „Tempel der medizinischen Wissenschaft" war für Bernard das Labor, während der Patient nur die „Vorhalle" darstellte! Das Ranking war klar, der Zweck, die Gesundheit der Massen, heiligte die Mittel.

Aber auch in Laienkreisen kündigte sich ein Wandel an. Die jahrtausendelang eingeforderte *individuelle* Prophylaxe wich in Deutschland einer beachtlichen, von der Regierung wie von Pädagogen gelenkten *Volkssportbewe-*

gung, die sich auf den „Turnvater" Jahn (1778–1852) berief, dessen Intention („Frisch, fromm, fröhlich, frei") ursprünglich – während der Befreiungskriege – der Wehrertüchtigung im Kampf gegen die Franzosen gedient hatte. Sie blieb auch in der Weimarer Republik und im Dritten Reich populär. Die individuelle, mit einer besonderen Lebensgestaltung verbundene Prophylaxe kam im Laufe des 20. Jahrhunderts dagegen immer mehr – und zwar längst bevor das Damokles-Schwert der Ökonomie über dem Gesundheitssystem geschwungen wurde und die „umgekehrte Alterspyramide" Probleme schuf! – aus der Mode. Ungeachtet der Kritik von Karl Jaspers, Viktor von Weizsäcker oder Vertretern der „Heidelberger Schule" um Ludolf Krehl und Richard Siebeck ging die Schulmedizin zunehmend von einem normierten Gesundheits- und Krankheitsbegriff aus. Zahlen, Reihen und Statistiken gewannen eine zunehmende Bedeutung. Ein wachsendes Vertrauen in den medizinischen Fortschritt und die ärztliche Allmacht war dabei vor allem für die westliche Bundesrepublik charakteristisch. Dank des sogenannten „Wirtschaftswunders" schien es auch auf dem Gesundheitsmarkt unbegrenzte Ressourcen zu geben. Ob man gesund oder ungesund lebte, die Kassen übernahmen – so jedenfalls ihre Werbung – jedwede Therapie. Der individuellen Bemühung um die Gesundheit war dies wenig förderlich. Seit den Sechzigerjahren gab es immerhin ein durch die Krankenkassen finanziertes Vorsorgesystem für Schwangere und Kinder, zudem seit den Siebzigerjahren Krebsvorsorgeuntersuchungen. Ebenso waren früh Kinder-Reihenimpfungen gegen diverse Infektionskrankheiten vorgeschrieben. In den sozialistischen Ländern wurde der Mensch zwar ebenfalls zu einem optimistischen, aus dem 19. Jahrhundert ererbten Vertrauen in die naturwissenschaftliche Forschung erzogen, gleichzeitig aber zu einer stärkeren Verantwortung gegenüber der Gemeinschaft angehalten. Sie bezog sich auch auf die eigene Gesundheit. Ungesund zu leben hatte etwas von Verrat an der sozialistischen Gesellschaft. Der Massensport wurde, ähnlich wie im Dritten Reich, zugleich propagandistisch ausgeschlachtet.

Blicken wir noch einmal zurück: Der Vermeidung von Erkrankungen diente spätestens seit dem Philosophen (und Arzt?) Alkmaion von Kroton (um 500 v. Chr.) eine bewusst ausgewogene Lebensführung. „Nichts zuviel" (μηδέν ἄγαν) lautete in der Antike die berühmte, Medizin und Philosophie verbindende Mahnung zu Ausgleich und Selbstbescheidung. Eine Art *Leitlinie* stellten dabei seit Galen die so genannten „sex res non naturales" dar, welche die Harmonie von Leib und Seele garantieren sollten und bis in die frühe Neuzeit als Modell einer individuellen Vorsorge dienten. Wie man sich nicht zu viel und nicht zu wenig bewegen, wie man nicht zu viel und nicht zu wenig arbeiten und nicht zu viel und nicht zu wenig schlafen soll, wie man auch in der Sexualität und im emotionalen Bereich Exzesse zu vermeiden hat, ist auch – und vor allem – im Essen und Trinken Mäßigung angesagt. Jahrtausendelang galt so die jeweilige „goldene Mitte" – folgte man Hausbüchern, Tugendspiegeln, pädagogischen Traktaten, Erbauungsbüchern, Beichtspiegeln und philosophischen Abhandlungen – als Vorbedingung des gesunden Lebens.

Die klassische, die vier Säfte des Körpers (Blut, Schleim, gelbe und schwarze Galle) korrigierende Diätetik schien – und das war ein entscheidender Vorteil! – einfach und unkompliziert. Auch Laien konnten sie leicht verstehen und verinnerlichen. Im Mittelalter und in der frühen Neuzeit hatte sie eine besondere Renaissance erlebt, vor allem in den Klöstern, deren geregelter Alltag seit der im 6. Jahrhundert verfassten Regel des hl. Benedikt wegweisend schien. 842 pries Walafried Strabo, ein Mönchsarzt und Literat auf der Reichenau, 444 gesundheitsfördernde, d. h. die optimale Säftemischung („Eukrasie") bewirkende Heilpflanzen! Man konsumierte sie, um die Gesundheit zu erhalten, die gleichzeitig durch eine regelmäßige Lebensführung, einen fest gefügten Tagesablauf und die Einbettung des monastischen Lebens in den Jahres- und Festtagskalender gefördert wurde. Auch der geistliche Autor eines 790 entstandenen Arzneibuchs aus dem Reichskloster Lorsch empfahl eine Leib und Seele gesund erhaltende Diätetik. Es galt als christliche Pflicht, den von Gott geschaffenen Körper würdevoll zu behandeln und vor Krankheiten zu bewahren. Körperliche und geistige Tätigkeiten im Wechsel, Meditationen, Gebete sowie eine dem Rhythmus der Natur entsprechende Lebensführung erschienen richtungsweisend.

Die alltägliche Beachtung einer solchen geistig akzentuierten Diätetik scheint unter Klerikern und Intellektuellen fast selbstverständlich gewesen zu sein, ja – und dies erstaunt heute – von einer gewissen Leichtigkeit. Hildegard von Bingen, eine der großen Frauengestalten des Mittelalters (gest. 1179), entwickelte eine Gesundheitslehre, die, was meist übersehen wird, eng mit der zeitgenössischen Philosophie und Theologie verbunden war. Wichtig erschien der berühmten Äbtissin die Anpassung der Lebensrhythmik an den Jahreslauf der Natur. Der Mensch gestaltet demnach sein Leben im Reigen der Tage, Monate und Jahre. Der Wechsel von Tag und Nacht, der Zyklus der Festtage, Geburten und Todesfälle von Mensch und Tier, das Grünen und Blühen von Pflanzen zeigen, dass auch die *menschliche* Existenz unentwegt in Natur- und Umweltphänomene eingebunden ist. Hildegard spricht von der *viriditas*, der Lebensfrische, die es zu erhalten gilt. Für die gläubige Christin war freilich klar, dass erst mit Adams Fall Krankheit, Altern und Tod in die Welt gekommen waren. Es galt ihr als Zeichen von Weisheit und Frömmigkeit, dies zu akzeptieren. Verkrampft einer „ewigen Gesundheit" auf Erden nachzujagen, ist, wie auch noch im erwähnten *Narrenschiff* Sebastian Brants betont wurde, dumm und kurzsichtig. Sich um die Gesundheit zu kümmern, aber auch ihre Grenzen zu erkennen, erschien im klösterlichen Bereich geradezu als ein sittliches Gebot. Ein Alter ohne Mühe und ohne Änderung des Lebensstils – für Hildegard wäre dies zweifellos eine absurde Vorstellung gewesen.

Die Eigenverantwortung für die Gesundheit wurde in der europäischen Philosophie und Pädagogik – schon lange vor der Aufklärung – in besonderer Weise herausgestellt. Der Venezianer Alvise Cornaro (1484–1566) schrieb ein kleines Buch über das einfache, gesunde Leben (*Discorsi intorno alla vita sobria*), in welchem besonders die Kunst, gesund alt zu werden, thematisiert wurde. Wichtigste Vorbedingung ist für den wohlhabenden Unternehmer eine karge und einfache Ernährung. Wer seine Mahlzeiten auf Wasser, Brot und einige frische Früchte reduziert, hat nach Cornaro das geringste Risiko, ernsthaft zu erkranken. „Ein gesunder Hunger" galt ihm als „natürlicher Begleiter des gesunden Lebens". Noch Hufeland und Goethe lasen die kleine Schrift. Freilich war auch für Cornaro die Nahrungsfrage nicht alles. Das geruhsame, entspannende Leben auf dem Land, eine befriedigende und sinnvolle Lebensaufgabe, aber auch Familie und Freunde tragen nicht wenig zur Erhaltung der Gesundheit bei. Immer wieder ist es das *Maß*, das beschworen wird, d. h. der Lebensstil an sich, der über krank oder gesund entscheidet! Bei Cornaro wie bei Girolamo Mercuriale, einem zeitgenössischen Paduaner Medizinprofessor, muss das gesunde Essen dabei im Alter anders als in der Jugend sein, bei Kranken anders als bei Gesunden, bei Geistesarbeitern anders als bei Bauern und Leuten, die sich häufig im Freien aufhalten, in der Oberschicht anders als beim gemeinen Volk. Kochen und Backen, der Anbau und die Lagerung von Wein, Wetterregeln und der Gartenbau waren in der medizinischen Literatur der frühen

Neuzeit ebenso wichtige Themen wie die Krankenpflege selbst! Von Bedeutung für die Gesundheit war dabei nicht nur die Qualität der Nahrung, sondern auch ihre Menge. Viele Kräuter und Pflanzen galten als Speisen und Medikamente in einem. „Dosis facit venenum" – lange vor Paracelsus galt dieser wichtige Grundsatz.

Auch die Aufklärung – um noch einmal einen zeitlichen Sprung ins 18. Jahrhundert zu wagen – nahm sich des Themas an. Bis auf wenige Ausnahmen war man nun der Meinung, der Verantwortung des Einzelnen durch staatliche Maßnahmen nachhelfen zu müssen. Leibniz (1646–1716) forderte vom Bürger – nach dem Vorbild von Beichtspiegeln, aber unter freier Wahl des ärztlichen Beichtvaters – eine Art „Gesundheitsbeichte". Anstatt einer Buße sollten dabei „Lebensregeln" auferlegt werden. Wie Locke hatte Leibniz zunächst das Allgemeinwohl vor Augen, das ihm als Vorbedingung individueller Gesundheit galt. Leibniz beklagte „die geringe Sorge, die die Menschen für die Gesundheit aufbringen" und stellt dem Fatalismus der Massen die Idee eines „Lebensprogramms" gegenüber. Seine Forderung war klar: „Ohne Schwierigkeiten könnte in vielen Fällen unseren Leiden abgeholfen werden, wenn nur erst einmal ... eine Physik oder Medizin von sozusagen vorsorgender Art begründet würde." Den Ärzten käme dabei die Aufgabe zu, die Lebensführung der Menschen zu überwachen, die Lebensmittel zu kontrollieren, Reihenuntersuchungen durchzuführen, die Erfahrungen niederzuschreiben und die Regierungen zu beraten. Unter dem Einfluss von Leibniz und seinem Hallenser Schüler Christian Wolff, dessen programmatische Schrift *Vernünftige Gedanken vom gesellschaftlichen Leben der Menschen und in Sonderheit dem gemeinen Wesen zur Beförderung der Glückseligkeit des menschlichen Geschlechts* (1721) richtungsweisend war, wurde auch die Philosophie zur „physischen und psychischen Lebenslehre", die sich *auch* dem Konkreten zuwendet, etwa der Säuglingspflege, der Ernährungslehre, der sexuellen Praxis oder gymnastischen Übungen.

Rousseau (1712–1778) forderte im *Émile*, dass sich bereits Kinder Gedanken über die Gesundheitspflege machten („Diese Kunst ersetzt jede andere und hat oft größeren Erfolg. Es ist die Kunst der Natur"). Auch der „Nutzen von Handarbeit und Leibesübungen für das Temperament und die Gesundheit" wird herausgestellt. Ein langes Leben finde sich „nur bei Menschen, die viel Bewegung gehabt und Mühe und Arbeit haben ertragen müssen". Die Idealisierung der körperlichen Arbeit degradierte – dem konnte aus damaliger Sicht kaum widersprochen werden! – jeden Anschein von „Faulheit" zum gesundheitsgefährdenden Verstoß gegen die Natur. Ins gleiche Horn stießen die Enzyklopädisten. D'Alembert behauptete, unser Körper wäre bald ruiniert, „wenn wir uns nicht ständig mit seiner Unterhaltung beschäftigen". Es galt, der Natur zuzuarbeiten, ein Konzept, das besonders auch die „romantische Medizin" betrieb, die das Individuum zu einer überlegten, geistig strukturierten Diätetik ermunterte. Der Naturforscher Henrik Steffens schrieb 1821: „Willst du die Natur erkennen? Wirf einen Blick in dein Inneres, und in den Stufen geistiger Bildung mag es dir vergönnt sein, die Entwicklungsstufen der Natur zu schauen. Willst du dich selber erkennen? Forsch' in der Natur, und ihre Taten sind die des nämlichen Geistes." Ähnlich sah Schelling in Natur und Geist zwei Seiten derselben Medaille. Naturerkenntnis führt für diesen Kreis zur Gesundheit. Auch das von Carl Gustav Carus, einem der Ärzte Goethes, vertretene „Lebenskunstwerk" schien der menschlichen Natur zu entsprechen! Allerdings waren die Naturkonzepte der Romantik alles andere als einheitlich.

Während Rousseau den Kampf gegen die schädliche Zivilisation (und staatliche Allmacht) als diätetischen Programmpunkt betrachtete und eine entsprechende Erziehung forderte, unterstrich der Schweizer Arzt und Gelehrte Simon André Tissot (1728–1797) die gesundheitspolitische Verantwortung der *Obrigkeiten*. Der viel gelesene Autor verwies vor allem auf soziale Krankheitsrisiken. Der wichtigste Grund für den schlimmen Gesundheitszustand der Landarbeiter ist seiner Meinung nach deren harter Arbeitsalltag, der nicht mehr, wie bei Rousseau, verherrlicht wird. Erhaltung der Gesundheit bedeutet für Tissot die Vermeidung jedes „excès de travail". Das erfordert freilich sozialpolitische Planungen, ja eine Gesundheitsbehörde. Als „Antidot für den Augenblick" schlägt Tissot, der die Trägheit der Verwaltung fürchtet, kräftigende Suppen und etwas Wein vor, der freilich für das Schweizer Landvolk schwer zu bekommen sei ... Ende des Jahrhunderts forderten der Lippe-Detmolder Hofmedicus Johann Christian Scherf und sein Kollege am Schaumburg-Lippischen Hof, Bernhard Christoph Faust, die Gesundheitserziehung als Schulfach. 1791 hatte der Leipziger Arzt Ernst Hebenstreit in seinen *Lehrsätzen der medicinischen Policeywissenschaft* erklärt: „Der Wohlstand und folglich auch die Bevölkerung eines Landes kann nicht bestehen ohne Gesundheit der in demselben zusammen lebenden Menschen, da diese ein wesentliches Stück der Menschenglückseligkeit ist und ohne sie alle anderen Arten von Genüssen gar nicht oder doch nur sehr unvollkommen stattfinden können." 1798 hatte Johann Karl Osterhausen, hier Kant folgend, medizinische Aufklärung als „Ausgang eines Menschen aus einer Unmündigkeit in Sachen, welche sein physisches Wohl betreffen", bezeichnet. Der aufgeklärte Mensch nimmt sein Gesundheitsschicksal selbst in die Hand. Die Philosophen liefern dabei das theoretische Rüstzeug. Seit 1793 hielt der Arzt Franz Anton Mai im Mannheimer Nationaltheater seine „medicinischen Fastenpredigten", wo er das „Urbild altdeutscher Gesundheit" rühmte, unbelas-

tet von Naturferne, städtischer Hast und allem gefähr-
lichen modisch-kulturellen Einfluss, der, wie Mai und
viele Deutsche damals glaubten, aus Frankreich kam. Der
Appell war klar: Die Deutschen sollten sich durch Konzentration auf ihre eigene Tradition und Kultur die Gesundheit bewahren. Eine Generation später vertrat der Arzt
Ernst von Feuchtersleben unter dem Einfluss von Kants
Schrift *Von der Macht des Gemüts, durch bloßen Vorsatz
krankhafter Gefühle Meister zu sein* die These, es gebe
eine „Prophylaktik der Körperkrankheiten auf physischem
Wege".

Das 18. Jahrhundert ging freilich zu Ende, ohne dass die
meisten dieser Gedanken in die Tat umgesetzt wurden. In
Frankreich und Deutschland gab es allerdings schon früh
praktische Ansätze. Seit 1725 überwachten das „Obercolle-
gium" des Staates und die „Provincial-Collegia Medica"
das preußische Gesundheitswesen. Obgleich statistische
Versuche im preußischen Gesundheitswesen spätestens
1741 nachweisbar sind, wurde eine amtliche Gesundheits-
statistik erst 1803 eingeführt. Die Land- und Stadtphysici
wurden angehalten, jährliche „Medizinalpersonen-Tabel-
len" mit detaillierten bevölkerungsstatistischen und epidemiologischen Angaben an das Obermedizinaldepartment
zu senden. Auch die großartigen Pläne des erwähnten, in
österreichischen Diensten stehenden Johann Peter Frank
(Professor der Medizin in Pavia) wurden nur im Ansatz ver-
wirklicht. Allerdings gab es auch Skepsis, was die neue Gesundheitserziehung und ihre Tendenz zum Dirigieren und
Kontrollieren betraf. „Die Humanität möge schon siegen",
schrieb Goethe 1787 an Frau von Stein, „nur fürcht' ich,
dass zu gleicher Zeit die Welt ein großes Hospital und einer
des anderen humaner Krankenwärter sein wird ..."

Neu erscheinende Theorien zur Vorsorge hatten in der
Regel uralte Wurzeln. Christoph Wilhelm Hufeland (1762–
1836) vertrat die These, die Gesundheit sei eine Funktion

der *Lebenskraft.* Diese „konsumiere sich" durch ausschweifendes Leben und ein Übermaß an Essen und Trinken. Eine asketisch-sparsame, naturgemäße Lebensführung, was die Nahrung betrifft, sei deshalb angezeigt, staatliche Kontrollen nicht schlecht. Angesichts der verdorbenen Luft in den Städten erscheint nicht nur Hufeland eine Hygieneplanung auf kommunaler Ebene angezeigt. Die Vorstellung der *Lebenskraft,* die sehr alte Wurzeln hatte, hatte 1774 auch der Mannheimer Arzt Kasimir Medicus vertreten. Hufeland glaubte, nach jeder üppigen Mahlzeit entstehe eine Art künstliches Fieber, weshalb Schlemmer und Leute, die viel essen, von sich sagen müssten: „Consumendo consumimur." Sein Büchlein war für den mündigen Bürger der Biedermeierzeit gedacht, der auf seine Gesundheit achtete.

Wie im Mittelalter und in der Antike gelten maßvolle Mahlzeiten aber nur als *eine* Säule der Diätetik. Müßiggang, Langeweile, üble Laune, Furchtsamkeit, maßlose Leidenschaften, Neid und persönliche Erfolglosigkeit sind für Hufeland nicht weniger gefährlich als die Prasserei. Seine *Makrobiotik,* die Kunst, ein „langes Leben" zu erreichen, wo all diese Themen erörtert wurden, wurde ein Bestseller des 19. Jahrhunderts! Übrigens sah Kant, der für Hufelands Buch ein Nachwort schrieb, auch im *Denken* des Gelehrten eine Art Nahrungsmittel, „ohne welches er, wenn er wach und allein ist, nicht leben kann". Allerdings müsse man, übt man einen geistigen Beruf aus, zur Entspannung immer wieder das „absichtliche Denken" hemmen, etwa durch Spaziergänge, leichte Mahlzeiten und gute Weine, um „dem freien Spiel der Einbildungskraft den Lauf zu lassen".

Bewusst für die „breiten Schichten" schrieb 1822 der Kunsthistoriker und Schriftsteller Karl Friedrich von Rumohr ein Kochbuch (*Geist der Kochkunst*). National sollte die Küche nun sein, frei von Importen und ohne Nachäffung fremder Schlemmerdiktaturen, d. h. ohne Luxus – und gerade deshalb gesund. Dass die Wahl der Nahrung auf Charakter, Intelligenz und Gesundheit eines Volkes Auswirkungen hat, galt Rumohr als ausgemacht. „Stumpfsinnige, für sich hinbrütende Völker lieben es, sich gleich den Masttieren mit schwerverdaulicher, häufiger Nahrung auszustopfen. Geistreiche, aufsprudelnde Nationen lieben Nahrungsmittel, welche die Geschmacksnerven reizen, ohne den Unterleib zu sehr zu beschweren. Tiefsinnige, nachdenkliche Völker geben gleichgültigen Nahrungsmitteln den Vorzug, welche weder durch einen hervorsprechenden Geschmack noch eine schwerfällige Verdauung die Aufmerksamkeit zu sehr in Anspruch nehmen." Alles „Manierierte" wird deshalb verworfen. Der Romantiker nimmt bewusst mittelalterliche Traditionen auf: Schon damals war ja, etwa im erwähnten Lorscher Arzneibuch, vor dem Import von Speisen und Heilkräutern gewarnt worden.

1879 wurde in Deutschland das erste Nahrungsmittelgesetz verabschiedet, das bakteriologische Kontrolluntersuchungen vorsah. Rachitis und andere Vitamin-Mangelkrankheiten wurden zu Recht mit Armut und mangelnder Hygiene in Verbindung gebracht, ebenso die Tuberkulose. Gegen 1850 kam in Deutschland der Verdacht auf, dass die militärische Überlegenheit der Engländer auf 660 Gramm Fleischverzehr pro Tag beruhe. Man begann Kalorien zu messen und Nahrungen zu vergleichen. Einige Ärzte glaubten, der Verzicht auf Fleisch würde zur Degeneration führen, zumal viele Arme die fehlenden Kalorien durch Alkoholika zu ersetzen suchten. Vor allem in den Krankenhäusern wurden Fleisch und Wurst zu einem wichtigen, kräftigenden Nahrungsmittel. Doch galt dieses statistisch geprägte, rationale Denken nicht für alle.

Die Alternativbewegungen des 19. und frühen 20. Jahrhunderts setzten die Tradition der bewussten Auswahl von Speisen – schon aus Protest gegen die angeblich rein

„technisch"-pharmakologisch operierende Schulmedizin – fort. Vegetariertum, „Lebensreform", Bäderkultur, Brot-, Trink- und Fastenkuren interessierten vor allem die Oberschichten. In einzelnen Fällen zeigten die Vertreter bestimmter Diätetik-Konzepte durchaus sektiererische Züge. „Gesundheitsreligionen" bildeten sich. Abtrünnige und Kritiker wurden erbittert bekämpft. Nicht zuletzt ging es auch um das Geld betuchter Kunden. Das von Vinzenz Priessnitz nach 1800 im schlesischen Gräfenberg begründete Sanatorium wurde europaweit bekannt. Im nahen Lindewiese entwickelte Johannes Schroth, ein ehemaliger Fuhrknecht, die berühmte Schroth-Kur, d.h. eine Fastenkur durch *Entschlackung* (was immer man bis heute unter diesem eher dubiosen Begriff verstehen mag). Kurorte wie auf dem Gräfenberg schossen überall aus dem Boden, auch dort, wo es keine Heilquellen gab. Die Eigenverantwortung für die Gesundheit wurde hier tatsächlich Mode, leider aber nur unter den reichen Gesunden. Sie wurde ein blühendes Geschäft. Alles, was der Staat besorgte – Impfungen, Krankenversicherungen, Universitätskliniken – hatte dagegen den Geschmack des Unmenschlichen. Überall wollte ein kranker armer Berliner Ende des 19. Jahrhunderts hin, nur nicht in die Charité, wo man – wie in Berlin kolportiert wurde – Opfer von Studien und Reihenuntersuchungen wurde. Reiche Patienten, Beamte, Adlige traf man dort um 1900 kaum an ...

Die Alternativmedizin des 19. und frühen 20. Jahrhunderts entwickelte zweifellos ein attraktives Vorsorgeprogramm. Sie blieb umstritten und hatte durchaus schillernde Züge. Die alteuropäische Diätetiktradition war von etwas anderem ausgegangen, nämlich einer umfassenden gesunden Lebensführung, wobei Essen und Trinken, aber auch Fitness und körperliche Ertüchtigung nur Teilaspekte darstellten (umfassende, „ganzheitliche" Behandlungen wurden später allerdings z.B. auf dem Monte Verità aufgenommen!). Entscheidend waren Denken und Handeln, die um die Mitte, das rechte Maß, kreisen. So glaubte man sogar die Natur (heute würde man *genetische Disposition* sagen) überlisten zu können.

Die Frage ist nur, ob wir heute – verzweifelt auf der Suche nach Möglichkeiten, die Volksgesundheit zu bessern – das Recht haben, anderen eine Diätetik aufzuzwingen. Wir kennen inzwischen auch die Schattenseiten der Aufklärung.

Der italienische Soziologe Vilfredo Pareto sah für das soziale wie gesundheitliche Handeln vor allem irrationale, logisch nicht erfassbare Ursachen. Essen und Trinken gelten primär als sozial konditioniert. Instinkte, Gefühle, Komplexe, Gewohnheiten, Leidenschaften, Kompensationen bestimmen die Essgewohnheiten. In einer kranken, verwöhnten Gesellschaft hat die Diätetik deshalb kaum Chancen. Schon heute gibt es in den USA Sozialwissenschaftler, die *jedes* Verhalten zu Gesundheit oder Krankheit als sozial determiniert erachten: Wer raucht, tut dies nicht aus freien Stücken, wer adipös ist, ist es nicht aus freiem Willen, sondern dank einer komplizierten Mischung von sozialen Zwängen, genetischen Dispositionen und schwer durchschaubaren Gründen. Andererseits zeigt gerade die Medizingeschichte, dass es hier Moden gibt, die wechseln. Die heutige amerikanische Gesellschaft ist erheblich übergewichtiger als vor 30 Jahren. Die Genome der Menschen sind allerdings kaum verändert. Dies lässt eine Instruktion und Aufklärung im Hinblick auf ein gesundes Leben doch nicht so sinnlos erscheinen, wie manche Deterministen glauben wollen. Die Neurobiologie wurde in diesem Kontext allerdings noch nicht gefragt.

Literatur

Bergdolt, Klaus: Leib und Seele. Eine Kulturgeschichte des gesunden Lebens. München 1998.

Bergdolt, Klaus (Hg.): Erasmus von Rotterdam. Encomium Artis Medicae / Lob der Heilkunst. Heidelberg 2008.

Brant, Sebastian: Das Narrenschiff. Hrsg. von Hans-Joachim Mähl. Stuttgart 2006.

Cornaro, Alvise: Vom maßvollen Leben oder die Kunst gesund alt zu werden. Hrsg. von Klaus Bergdolt. Heidelberg ^{2}1997.

Engelhardt, Dietrich von: Krankheit, Schmerz und Lebenskunst. Eine Kulturgeschichte der Körpererfahrung. München 1999.

Franke, Alexa: Modelle von Gesundheit und Krankheit. Bern 2006.

Hufeland, Christoph Wilhelm: Makrobiotik oder die Kunst, das menschliche Leben zu verlängern. Mit einem Brief Immanuel Kants an den Autor sowie einem Nachwort von Rolf Brück. München 1978.

Jütte, Robert: Geschichte der Alternativen Medizin. Von der Volksmedizin zu den unkonventionellen Therapien von heute. München 1996.

Kluge, Heidelore: Hildegard von Bingen, Dinkelkochbuch. Rastatt 1999.

Melzer, Jörg: Vollwerternährung. Diätetik, Naturheilkunde, Nationalsozialismus, sozialer Anspruch. Stuttgart 2003.

Rätsch, Christiane: Heilkräuter der Antike in Ägypten, Griechenland und Rom. Mythologie und Anwendung einst und heute. München 1995

Rothschuh, Karl Eduard: Naturheilbewegung, Reformbewegung, Alternativbewegung. Stuttgart 1983.

Schipperges, Heinrich: Heilkunst als Lebenskunde oder die Kunst, vernünftig zu leben. Heidelberg 1990.

Schipperges, Heinrich: Hildegard von Bingen. München 1995.

Ein Recht auf Gesundheit?

Paul Kirchhof

1. Recht des Einzelnen und Lebensbedingungen der Allgemeinheit

a. Anspruch auf Behandlung nach Gegenwartsstandards

„Hauptsache gesund" – so lautet eine allgemeine Lebenserwartung, die aus der Erfahrung erwächst, dass Wohlbefinden, Leistungsfähigkeit, auch Anerkennung in Wirtschaft und Gesellschaft von der persönlichen Gesundheit abhängen. Doch wenn der Bürger seine Beiträge zur Krankenversicherung deswegen verdoppeln oder sich ständig staatlichen Gesundheitskontrollen unterwerfen sollte, entdeckt er schnell, dass seine Gesundheit eines von vielen Gütern ist, die sein Leben bestimmen. Mancher gefährdet seine Gesundheit, um höheres Einkommen zu erwerben. Er riskiert Leib und Leben für seinen Sport. Er beansprucht die Freiheit auch zu einem gesundheitsgefährdenden Genuss, etwa an einem Abend voll Heiterkeit und Trinkfreude.

Das Grundgesetz regelt Freiheit und Gesundheit in demselben Artikel. Nach dem Recht von jedermann auf freie Entfaltung seiner Persönlichkeit bestimmt Art. 2 in Abs. 2 Satz 1: „Jeder hat das Recht auf Leben und körperliche Unversehrtheit." Mit diesem Satz garantiert die Verfassung selbstverständlich nicht, dass die Bürger nicht sterben müssten oder nicht krank werden könnten. Das „Recht" auf Leben und Unversehrtheit gewährleistet nur das, was eine verbindliche Regel bewirken kann: Sie sichert zunächst eine Freiheit vom Staat, ein Abwehrrecht

gegen die Staatsgewalt[1], das den Staatsorganen die Todesstrafe[2], die Folter[3], die Körperverletzung[4] verbietet. Daneben gibt das Recht auf Leben und körperliche Unversehrtheit dem einzelnen Menschen einen Anspruch, an den in
Deutschland gegenwärtig erreichten Regelstandards der
Krankenbehandlung, der Gesundheitsvorsorge, der Hygiene, der sozialen und kulturellen Existenzbedingungen teil-
zuhaben (Teilhabeanspruch)[5]. Der einzelne Mensch kann
also nicht von Verfassung wegen ein Einzelzimmer in einem Krankenhaus, die Anschaffung des modernsten
Behandlungsgerätes oder die Untersuchung durch den
Chefarzt verlangen, wohl aber fordern, dass seine Krankheit „nach allen Regeln ärztlicher Kunst"[6] behandelt wird.

Dieser Behandlungsanspruch ist kulturgebunden. Er sichert im Krieg die Nothilfe der Sanitäter, im Frieden Operation und Rehabilitation. Er verspricht nach den heutigen
Kenntnissen der Medizin eine Herzkatheterbehandlung,
die die mittlere Lebenserwartung der Menschen erkennbar
verlängert. Er bietet nach dem heutigen Stand der Arznei-
mittelforschung Medikamente, die bei Organtransplanta-
tionen das Abstoßen des fremden Organs verhindern und
damit die Verpflanzung von Herz, Niere, Bauchspeicheldrüse erst ermöglichen.

b. Verantwortlichkeit des Arztes und des Patienten

Eine freiheitliche Ordnung, die jeden Menschen seines eigenen Glückes Schmied sein lässt, muss dem Einzelnen
Verantwortlichkeiten zuweisen, die er persönlich über-
schauen und beeinflussen kann. Deswegen braucht der
Sportverein nicht die gesamtwirtschaftlichen Verluste aus
den von ihm veranlassten Sportrisiken zu verantworten,
das in Insolvenz geratene Unternehmen nicht für die dadurch entstandenen Versorgungslücken einzustehen, der
Scheidungsrichter nicht für das Unglück zu haften, das er

mit der Scheidung den Scheidungskindern zugefügt hat. Rechtliche Verantwortung muss auf den freiheitlich beherrschten Lebensbereich begrenzt sein, wenn sie Freiheit nicht entmutigen, Initiative und Gestaltungswille nicht übermäßig lähmen soll.

Der Arzt ist tief enttäuscht, wenn er seinen Patienten durch Gespräche, Medikamente, auch Klinikaufenthalte für eine Mäßigung, für stetige Bewegung und Rauchverzicht gewonnen hat, dann aber erlebt, dass dieser nach Rückkehr in seinen Alltag in seine früheren Gewohnheiten von Drogenkonsum, Rauchen, Alkoholexzess und Bewegungsarmut zurückfällt. Mancher Arzt neigt dann zu drastischen Maßnahmen und will durch einen chirurgischen Eingriff den Magen verengen, den Patienten in eine gänzlich andere Umgebung verpflanzen, die Sucht mit Geldsanktionen oder auch Freiheitsentzug bekämpfen, Bewegung und Sportlichkeit erzwingen. Dieser Rigorismus ist nach den Erfahrungen mit Selbstschädigung und Selbstzerstörung verständlich, hat aber einen hohen, meist einen zu hohen Preis: den Verlust der Freiheit. Selbstbestimmung setzt Selbstbeherrschung voraus, Fremdherrschaft mindert die Lebenskraft und verursacht Krankheit. Der Arzt ist für seinen Rat verantwortlich, muss dann aber den Patienten in Freiheit entlassen.

Der Anspruch auf persönliche Behandlung nach den derzeitigen Angeboten von Heilung, Schmerzlinderung und Mäßigung der Altersgebrechen verflüchtigt sich jenseits der erbetenen ärztlichen Leistungen in allgemeinen Lebensbedingungen, deren Rahmen der demokratische Gesetzgeber setzt, und endet bei der Freiheit, die der Einzelne in seiner Herrschaft über seinen Lebensbereich beansprucht. Deswegen ist die Vorsorge gegen Gesundheitsgefahren und Krankheiten je nach der Lebenslage des Einzelnen sehr unterschiedlich. Die Empfehlung des Arztes, der Mensch möge maßvoll leben, sich bewegen, nicht rauchen und ein sinnbestimmtes Leben führen, trifft in einer freiheitlichen Gesellschaft nicht immer auf die Essgewohnheiten, Lebensstile und Milieus, Risiko- und Wagnisdisziplin, Arbeits- und Wohnortbedingungen, die ärztlichen Rat und gesundheitliche Empfehlung stützen. Familie, Schule und Ausbildung geben dem Leben Sinn und Freude, stärken damit die Gesundheit, können aber auch krank machen. Berufsaufgabe und Arbeitserfolg können einen wohltuenden Antrieb (Eustress), berufliche Überforderung und Enttäuschung eine gesundheitsgefährdende Belastung (Disstress) zur Folge haben. Der Grad der Bildung, Selbstdisziplin und Schmerzresistenz bestimmen die Bereitschaft und Fähigkeit, sein Leben gesundheitsbewusst einzurichten, aus der Gesundheitsaufklärung und der Empfehlung des Arztes eigenverantwortliche persönliche Folgen zu ziehen.

c. Individuelles Recht und allgemeine Gewährleistung

Das Recht kann damit dem einzelnen Menschen keinen persönlichen Anspruch gewähren, mit dem er gute Bedingungen für seine Gesundheit vor allen anderen erkämpfen könnte. Im Ergebnis gibt es damit kein Recht auf Gesundheit. Ein solcher Leistungsanspruch wäre unerfüllbar. Das Recht sichert dem Berechtigten nur, was die Rechtsordnung mit ihren Verbindlichkeiten erreichen kann. Der Einzelne gewinnt persönliche Ansprüche und Berechtigungen, wenn seine Krankheit geheilt und sein Leben gerettet werden kann. Je mehr er aber als Teil der Gesellschaft betroffen ist, desto weniger kann er diese Allgemeinentwicklung durch eigene Rechte steuern; hier ist er auf seine Bürgerrechte der demokratischen Wahl und der Abstimmung verwiesen. Erlässt der Gesetzgeber zur Sicherung von sauberer Luft und sauberem Wasser Umweltschutzgesetze, trifft er Vorsorge gegen allgemeine Risiken, ohne dass eine individuelle Belastung und Schädigung schon erkennbar wäre. Hier geht es um gute Politik, nicht um individuelle Rechte. Droht dann aber eine für eine Stadt konkret greifbare Umweltgefahr, etwa durch Überschreitung der Immissionsgrenze für Feinstaub,[7] wehrt der Staat zunächst selbstständig in Gestalt der zuständigen Behörde die konkrete Gefahr ab, indem er den Kraftfahrzeugverkehr beschränkt oder verbietet, wenn ein Luftreinhalte- oder Aktionsplan[8] dies vorsieht,[9] ohne dass der betroffene Einwohner schon ein eigenes Recht auf freies Atmen vor Gericht geltend machen könnte. Fehlt eine derartige Planung durch die Behörde, muss dem Betroffenen ein einklagbarer Schutz vor der gesundheitlichen Belastung durch Feinstaubpartikel gewährt werden.[10] Dieser Anspruch richtet sich aber nicht auf eine Sonderbehandlung, die den Kläger vor allen anderen Staubbetroffenen bevorzugend schützen würde, sondern auf eine verbesserte Planung, die alle Betroffenen begünstigt.[11] Erst wenn der Staub zu einem aktuellen Hustenanfall oder gar zu einem greifbaren Lungenschaden führen sollte, hat der betroffene Mensch einen persönlichen Anspruch auf Unterlassung und später auf Schadensersatz.

Gleiches gilt für die Rechte der Menschen untereinander. Stellt ein Kaufmann einen Automaten mit Getränken auf, deren Substanzen bei häufigem und intensivem Genuss Krankheiten verursachen, so kann der einzelne Mensch dem Kaufmann dieses Getränkeangebot nicht verbieten lassen. Bläst der Raucher seinem Nachbarn Tabakrauch ins Gesicht, so kann die staatliche Rechtsordnung diese Schädigung jedenfalls im Raum der öffentlichen Begegnung verbieten; individuelle Rechte beherrschen diese Begegnung der Menschen in der Allgemeinheit der Rechtsgemeinschaft nicht. Schlägt aber ein Gewalttäter seinem Opfer ins Gesicht, greifen dessen persönliche Rechte auf Unterlassung, Notwehr, Schadensersatz unmittelbar.

Das Recht muss somit ein Maß finden, welche Gesundheitsvorkehrungen das allgemeine Gesetz der Allgemeinheit gewährt und welchen Gesundheitsschutz der Betroffene aus persönlichem Recht fordern darf. Bei persönlicher Betroffenheit hat der Mensch einen Anspruch auf Schutz und Behandlung. Ob er behandelt wird, bestimmt allein sein individueller Wille. Der Patient wird nur operiert, wenn er der Operation zustimmt; verweigert er die Zustimmung, wird er nicht operiert, selbst wenn nur eine Behandlung sein Leben retten könnte. Ist hingegen über das Maß der Sauberkeit in den Städten, die Dichte und Schädlichkeit des Rauchs aus den Fabrikschloten oder die Lärmbelastung durch die Fahrzeuge auf der Autobahn zu bestimmen, entscheidet der demokratische Gesetzgeber mit Mehrheit; der Einzelne ist dieser Mehrheitsentscheidung unterworfen, kann sie kaum durch eigene Rechte bestimmen.

2. Was ist der Mensch, den die Rechtsordnung schützt?

a. Die Würde ist unantastbar

Damit stehen wir vor einer Schlüsselfrage des Rechts: Die Gleichheit jedes Menschen in Freiheit und Selbstbestimmung ist auf die Erfordernisse der Gemeinschaft, des gemeinverträglichen, friedlichen Zusammenlebens abzustimmen. Die gleiche Freiheit jedes Menschen und die Gleichheit aller Menschen vor dem Gesetz dürfen nicht in einen Gegensatz zueinander geraten, sondern müssen inhaltlich so aufeinander abgestimmt werden, dass jeder Mensch vor einer freiheitlichen Rechtsordnung gleich ist.

Dieses Kernanliegen der gesamten Rechtsordnung stellt das Grundgesetz an den Anfang unserer Verfassung: „Die Würde des Menschen ist unantastbar. Sie zu achten und zu schützen ist Verpflichtung aller staatlichen Gewalt."[12] Güter haben einen Wert, Würde kommt nur dem Menschen zu. Die unantastbare Menschenwürde ist ein Tabu, das nicht berührt werden darf,[13] wenn die Rechtsordnung nicht zusammenbrechen soll.[14] Dieser Würdegedanke wird gegenwärtig aus drei Quellen lebendig gehalten: Das Christentum sieht den Menschen, der durch Geist, Verstand und freien Willen eine einzigartige Sonderstellung einnimmt und aus seiner Gottesnähe einen eigenen Auftrag empfängt.[15] Die Aufklärung deutet den Menschen als Person kraft seines Geistes, der ihn aus der Natur heraushebt und ihn befähigt, sich seiner selbst bewusst zu werden, sich selbst zu bestimmen und sich die Umwelt zu gestalten.[16] Die Allgemeine Erklärung der Menschenrechte[17] sieht den Menschen als mit „Vernunft und Gewissen" begabt, meint mit der Vernunft vor allem seine besondere Verantwortung für seine Mitmenschen, mit dem Gewissen vor allem das Mitgefühl für das Schicksal anderer Menschen.[18] Das Grundgesetz nutzt die Früchte dieser drei ideengeschichtlichen Begründungen, hält sich für jede dieser Deutungen offen, erwartet aber für diesen Ausgangsgedanken der gesamten Verfassung, dass Christentum und Aufklärung, Verstand und Gewissen dieses Axiom des Verfassungsrechts auch heute tragen. Das Bundesverfassungsgericht stützt seine würde- und freiheitserheblichen Entscheidungen deshalb stets auf das Basisrecht der unantastbaren Würde, in der die Offensichtlichkeit des Undefinierten erkennbar sein mag, trifft dann aber die entscheidungserhebliche Abwägung im Rahmen der besonderen Freiheitsrechte.[19] Die Würdegarantie gibt der Verfassung und ihrer Auslegung ein prinzipielles Maß. Die konkreten grundrechtlichen Gewährleistungen weisen den Weg zu Einzelfolgerungen und setzen diese dem Gesetzesvorbehalt, dem Verhältnismäßigkeitsprinzip, dem schonenden Ausgleich aus.

Doch hat die Würdegarantie des Art. 1 Abs. 1 des Grundgesetzes eine eigenständige, nicht einschränkbare Folge: Der Mensch ist in der Rechtsgemeinschaft willkommen, weil er Mensch ist – mag er Nobelpreisträger oder Taugenichts sein. Diese Würde „ist" unantastbar. Sie ist vorgegeben, wird in der Natur des Menschen vorgefunden, steht nicht zur Entscheidung eines Gesetzgebers, der bestimmen darf, was sein soll, sondern wird als ein „ist", als ein vorgefundener Ausgangsbefund rechtlich aufgenommen und anerkannt. Die Unantastbarkeit bedeutet, dass niemand die Würde tasten, berühren, geschweige denn verletzen darf. Behutsamer und sensibler kann die Rechtsordnung diesen Achtungs- und Schutzanspruch nicht ausdrücken.

b. Der Mensch

Seinen konkreten Inhalt empfängt der Würdeanspruch aus der Person des Berechtigten, des Menschen. Er ist undefiniert und wird nicht definiert. Juristische Handwerklichkeit drängt danach, den Inhalt des Berechtigten prägnant zu bestimmen. Würden wir aber den Menschen definieren nach seinem aufrechten Gang, seiner Sprache, seiner Fähigkeit zum Gedächtnis, nach seiner Kraft, sich selbst zu beobachten und zu steuern, würden wir den Menschen, der nicht aufrecht gehen kann, über keine Sprache verfügt, der sein Gedächtnis verloren hat, der sich nicht selbst bestimmen kann, die Menschenwürde absprechen. Gerade derjenige, der den Elementarschutz des Rechts am meisten braucht, wäre von diesem Schutz ausgenommen.

Unser Verfassungssystem beruht auf einem Axiom, das gilt, ohne dass es bewiesen oder abgeleitet werden könnte: Wir haben eine gemeinsame Idee vom Menschen, die wir, obwohl nicht definiert, alle teilen. Die Rechtsordnung muss diesem Menschen und seiner Würde gerecht werden. Juristische Erläuterungen bestimmen den Menschen als das Lebewesen, das von Menschen gezeugt worden ist,[20] sprechen von der Unverwechselbarkeit des Menschen als Gattungswesen,[21] machen den Schutz von der Existenz eines geborenen Menschen abhängig.[22] Diese Erläuterungen erklären den Menschen mit dem Menschen. Der Mensch beansprucht Achtung und Schutz, allein weil er existiert und wie er existiert. Jede Unterscheidung der Würde nach den jeweiligen Menschen ist ausgeschlossen. Der Schwerverbrecher verliert wegen der Verwerflichkeit seiner Tat nicht seine Würde; der Staatsphilosoph gewinnt trotz seiner Leistung und seiner Verantwortlichkeit an rechtlicher Würde nicht hinzu.

Dieses Konzept eines Würdeschutzes gelingt nur in einer Hochkultur, die gleiche Rechte jedes Menschen kennt, seine Freiheit und Selbstbestimmung achtet, die Rechtsordnung auf die Rechte des einzelnen Menschen ausrichtet. Dieses dem Menschen und der Humanität verpflichtete Recht bleibt in den Rechtsfolgen nüchtern und sachlich. Es verbietet die Folter, schützt die Privatsphäre, garantiert auch dem Strafgefangenen ein Mindestmaß an menschlichen Entfaltungsmöglichkeiten. Humanität ist eine ethische Forderung, keine rechtliche. Wäre sie eine rechtliche, müsste das Verhalten des Arztes, des Erziehers, auch des Gefängnisbeamten am Maßstab undefinierter Humanität gemessen werden. Die Haftungsprozesse etwa für ärztliches Fehlverhalten würden in ihren Maßstäben schwanken. Die Angst vor Haftung, die heute jedenfalls in der Medizin eher Fehlverhalten hervorruft als vermeidet, würde gesteigert, wäre Humanität nicht Ethos, sondern Recht.

Der Schutz der Menschenwürde ist der Verfassung so wesentlich, dass er für schlechthin unabänderlich erklärt wird.[23] Auch eine förmliche Verfassungsänderung dürfte die Grundsätze dieser Würdegarantie nicht berühren. Jedes Staatsorgan, das sich um eine solche Minderung dieser Verfassungsgewährleistung bemühen würde, verlöre seine rechtliche und politische Legitimation aus der Verfassung.

c. Das Leben ist nicht das höchste Gut

Wenn die Würde des Menschen der oberste Wert der gesamten Rechtsordnung ist, sind ihm alle anderen Rechtsgüter zugeordnet. Auch das Leben ist damit nicht das höchste Gut. Wenn der Patient einer lebensrettenden Operation nicht zustimmt, darf der Chirurg ihn nicht behandeln; der Wille des Patienten, nicht der Lebensschutz bestimmt das Verhalten des Chirurgen. Könnte ein Leben nur durch eine qualvolle Behandlung über das natürliche Ende hinaus verlängert werden, ist nicht aller Einsatz geboten, um dieses Leben weiter zu erhalten. Vielmehr fordert das Recht eine der Würde dieses Menschen entsprechende Sensibilität. Bedroht ein Sexualtäter sein Opfer mit schweren Verletzungen oder Erniedrigungen, darf der Angegriffene Notwehr leisten, äußerstenfalls den Angreifer auch töten. Der Staat darf auch den Feuerwehrmann zu einem lebensgefährlichen Einsatz in ein brennendes Haus, den Sanitäter in ein lawinenbedrohtes Krisengebiet schicken. Ihn entwürdigen dürfte er nicht. Der Würdeanspruch ist Kerngewährleistung und fordernder Auftrag des Verfassungsrechts.

3. Die Aufgabe der Medizin

a. Gesundheit oder Lebensqualität

Wenn der Staat die Würde des Menschen als unantastbar zu achten und zu schützen hat, wird er in einem ersten Schritt Vorsorge treffen, dass die Gesundheit der Menschen erhalten oder wiederhergestellt wird. Wenn wir allerdings fragen, was mit Gesundheit rechtlich gemeint ist, werden wir von der Weltgesundheitsorganisation (WHO)[24] im Stich gelassen. Diese Organisation versteht unter Gesundheit das vollständige körperliche, soziale und geistige Wohlbefinden. Diesen Auftrag, den die Politik „Lebensqualität" nennt, erfüllt die Familie, wenn sie einen jungen Menschen so erzieht, dass er sich gesund und sozial entwickelt, dass er seine Körperkraft und sein Wachstum entfaltet. Dieses Wohlbefinden ist auch Aufgabe des Versorgungssystems, das den Menschen so mit Gütern ausstattet, dass er keinen Mangel leidet. Insbesondere dem geistigen Wohlbefinden dienen auch die Schule und andere Bildungseinrichtungen, die dem Menschen fortschreitend intellektuelle Entfaltungsmöglichkeiten bieten. Auch der Staat erfüllt diese Aufgabe, wenn er Frieden sichert und die Menschen vor Verletzungen schützt. Wäre dieses umfassende Wohlbefinden von der Krankenversicherung versichert, hätte sie einen Finanzierungs- und Leistungsauftrag, der ihren Haushalt sprengen und ihre Beitragsforderung zu einer Gemeinlast, also zu einer Steuer machen würde.

Würde der Staat diesen umfassenden Gesundheitsbegriff zur Grundlage rechtlicher Anordnungen machen, bewegte er sich in Richtung Diktatur. Der Mensch dürfte auch in seinem Privatbereich nicht mehr rauchen, müsste seine Essgewohnheiten vor dem Gesetz rechtfertigen, seine Sportlichkeit täglich nachweisen, seine Intimsphäre für staatliche Kontrollen öffnen. Er wäre gehalten, gesundheitspolitische, soziale, aber auch berufliche und staatsbürgerliche Verhaltensweisen zu belegen und dem Staat – ähnlich der Steuererklärung – in einer jährlichen Gesundheitserklärung zu verantworten. Letztlich müsste er sein Einkommen und Vermögen diesem umfassenden Gesundheitsziel widmen, sie vielleicht an eine Umverteilungsorganisation abgeben, die mit dieser Finanzmacht eine allgemeine Wohlbefindenspolitik organisierte. An einem solchen Gesundheitsdruck würden die Menschen leiden, an ihm erkranken, in Trauer über diese bedrückende und unterdrückende Entwicklung sterben.

Deswegen müssen wir die Krankheit bescheidender und

treffsicherer definieren. Es ist Aufgabe des Arztes, Krankheiten zu heilen, Schmerzen zu lindern, die Entwicklung des Menschen zu Alter und Gebrechlichkeit zu mäßigen. Dieses Verständnis der Krankheit bestimmt auch die Gesundheitsvorsorge, die den Menschen vor übermäßiger Berufs- und Nervenbelastung (Stress) bewahrt, ihn vor Übergewicht und deren Ursachen warnt, ihm den Verzicht auf das Rauchen empfiehlt, ihm eine Kultur des Maßes und stetiger Bewegung nahelegt. Dabei sind vorbeugende Maßnahmen im Hinblick auf die einzelne Person, etwa eine Impfung, dem Arzt vorbehalten. Die Prävention im Hinblick auf die Allgemeinheit – die Aufklärung vor Gesundheitsgefahren, die Empfehlung gesundheitsbewusster Lebensführung, die Sicherheit im Straßenverkehr, der Umweltschutz – obliegt der Regierung und dem Gesetzgeber.

b. Unterschiedliche Erwartungen an den Arzt

Die Frage nach dem Recht, das dem Menschen gerecht wird, stellt sich insbesondere in der existenziellen Not von Krankheit und drohendem Tod. Rechtskultur zeigt sich in den Maßstäben, die den Auftrag des Arztes bestimmen und die Erwartungen des Patienten an die Medizin prägen. Teilweise bietet die Medizin – in dem beliebig oft produzierbaren Medikament – Heilung für jedermann, in anderen Notfällen – bei der Herztransplantation – sind die zur Heilung benötigten Güter nur begrenzt verfügbar, so dass der Arzt für diese Medizin mit begrenzten Handlungsmöglichkeiten Verteilungsregeln braucht. Der Psychiater sucht im individuellen Gespräch mit dem Patienten die Diagnose, das Miteinander-Sprechen ist die Therapie. Der Chirurg hingegen behandelt den schweigenden – in Vollnarkose gesetzten – Patienten, erwartet von ihm die vorherige Einwilligung zur Operation, nicht aber eine willentliche Mitwirkung an dem Heileingriff. Der Internist bemisst seine Behandlung der Herzerkrankung nach der Individualität des Patienten, während der Diabetesarzt gelegentlich an der individuellen Heilbarkeit von Zivilisationskrankheiten zweifelt und sich Rettung von einer fundamentalen Änderung unserer Lebensformen verspricht und vielleicht an Phasen der Lebensmittelknappheit und der Lebensmittelkarten erinnert.

Alle diese Ärzte gehen davon aus, Krankheiten heilen und Schmerzen lindern, mäßigen zu können. Doch jeder Arzt erlebt auch die begrenzte Kraft der ärztlichen Kunst, kann Menschen mit Demenz kaum helfen, bemüht sich deshalb, diesen Kranken in ihrer Krankheit ein menschenwürdiges Leben zu ermöglichen und dementsprechend die Lebensbedingungen – das Wohnen, die mitmenschliche Hilfe, das Verständnis der Krankheit und die Anerkennung des Kranken – zu fördern und zu organisieren. Ein Arzt, der einen Sittlichkeitstäter zu therapieren und auch zu beurteilen hat, steht sogar in der Verantwortung, eine Voraussage über das zukünftige Verhalten des Täters zu treffen, die den Richter veranlassen kann, dem Täter seine Freiheit zurückzugeben, bei Irrtum aber auch zukünftige Verbrechensopfer gefährdet. Und der Arzt, der einen Sterbenden begleitet, stellt sich immer wieder die Frage, wie lange er den natürlichen Lauf der Dinge aufhalten, sich der Bestimmung seines Patienten zum Tod widersetzen soll. Die Frage der Gerechtigkeit stellt sich für Arzt und Patient elementar. Das Recht muss hier unvermittelt der Natur des Menschen, seinem Körper, seiner Entwicklung, seinem Schmerz, seinem Willen gerecht werden.

4. Die medizinische Leistung – ein rares Gut

a. Leistung nach Bedarf, nicht gegen Entgelt

Wenn der Patient mit seinem Arzt die erbetene ärztliche Leistung bespricht, wird er darauf verweisen, dass für ihn das Beste gerade gut genug sei. Und der Arzt will sein Bestes geben, aber auch seine teuren Geräte und Verfahren einsetzen. Doch nicht jeder Patient kann den besten unter den Krankenhausärzten, das modernste unter den medizinischen Geräten, das sonnigste unter den verfügbaren Zimmern in Anspruch nehmen. Stets besteht ein Mangel an Ärzten, Geräten und Zimmern. Deswegen müssen diese raren Güter nach Dringlichkeit und Bedarf verteilt werden. Das herkömmliche Instrument, um rare Güter auf die Menschen richtig zu verteilen, bietet das Geld. Das Geld befähigt seinen Eigentümer, beliebige Güter zu tauschen, und findet dort einen Tauschpartner, wo der höchste Preis geboten wird. In diesem offenen Spiel von Angebot und Nachfrage entscheiden die Teilnehmer des Marktes, welcher Bedarf ihnen so dringlich ist, dass sie dafür ihr Geld ausgeben wollen, und welcher Preis ihnen so angemessen erscheint, dass sie dafür die Leistung erbringen.

Für dieses Verteilungssystem ist nun allerdings entscheidend, wer über wie viel Kaufkraft verfügt. Herkömmlich erwirbt der Mensch Einkommen, wenn er seine Arbeitskraft einsetzt, um dafür einen Lohn zu erhalten, oder ein Gut am Markt anbietet, um aus dem Entgelt einen Gewinn zu erwirtschaften. Dieses System allein genügt der Medizin jedoch nicht, weil es denjenigen von der medizinischen Behandlung ausschließen würde, der nicht bezahlen und auch sonst eine Gegenleistung nicht anbieten kann. Die Medizin muss sich ihre Leistungen zwar entgelten lassen, darf sie aber nicht dem Zahlenden vorbehalten, sondern muss sie dem Bedürftigen, dem Kranken, erbringen.

Damit brauchen wir eine Autorität, die über die Dringlichkeit des Bedarfs und seine Befriedigung entscheidet. Diese Aufgabe könnte der Staat übernehmen, dessen Gesetzgeber die Verteilungsmaßstäbe bestimmt und dessen Haushalt die Steuererträge zur Finanzierung bereitstellt. Erwägenswert ist auch ein Versicherungsunternehmen, das durch Versicherungsbeiträge die Kaufkraft bei den gesunden Menschen abschöpft, um sie dann dem Versicherten bei Bedarf – Krankheit – bereitzustellen. Die Tradition der deutschen Sozialversicherungen hat uns zu dieser Versicherungslösung geführt und dabei eine uns vertraute, aber im System der Leistungsverteilung erstaunliche Grundsatzentscheidung getroffen: Die Rechtsordnung wählt als Regeltypus nicht die private Versicherung, die freiwillige Selbstvorsorge, in der ein Versicherter durch seine Beitragszahlung einen Kapitalstock bildet und so eine Anwartschaft auf ausreichende Zahlungen bei Krankheit gewinnt. Vielmehr hat der Gesetzgeber ein staatliches Zwangsversicherungssystem geschaffen, in das die Versicherten eingegliedert und zur Beitragszahlung verpflichtet werden. Die Beiträge allerdings werden nicht für die zukünftigen Versicherungsfälle gespart und verzinst, vielmehr zur Finanzierung der gegenwärtigen Krankheitsfälle verwendet.

b. Selbstvorsorge oder Fremdhilfe

Diese beiden Modelle der freiwilligen Privatversicherung und der staatlichen Zwangsversicherung unterscheiden sich im Freiheitsvertrauen. Die Privatversicherung vertraut auf die Vorsorgebereitschaft des Betroffenen, die Zwangsversicherung auf die Fremdhilfe der nächsten Generation. Die Privatversicherung baut darauf, dass der Mensch mit Beginn der Volljährigkeit, in der er Verträge schließen, Wehrpflichten erfüllen, wählen und gewählt werden kann, hinreichend Entscheidungskraft und Zukunftsverantwortung hat, um freiwillig für den zukünftigen Krisenfall späterer Krankheit vorzusorgen. Eine freiheitliche Rechtsordnung erwartet, dass auch der vor Kraft und Gesundheit strotzende Zwanzigjährige sich vorstellen kann und will, einmal krank und gebrechlich zu sein und dafür heute vorsorgen zu sollen.

Das staatliche Zwangsversicherungssystem hingegen vertraut nicht auf die individuelle Vorsorgefähigkeit und freiheitliche Verantwortung für die Zukunft, verpflichtet deshalb zur Mitgliedschaft und Beitragszahlung in der staatlichen Versicherung. Großes Vertrauen setzt diese staatliche Versicherung allerdings in die Bereitschaft und Fähigkeit der nächsten Generation, die heutigen Leistungsversprechen dieser Versicherung in Zukunft erfüllen zu wollen und zu können, also in einem Generationenvertrag ein verlässlicher Schuldner zu sein, ohne am Abschluss dieses „Vertrages" mitgewirkt zu haben.

Diese Grundsatzentscheidung betrifft auch die Leistungen der Versicherungen. Während die Privatversicherung im Prinzip dem Versicherten die freie Wahl des Arztes, der Leistungen und deren Finanzierung überlässt, sodann die Kosten in Höhe der vertraglichen Sicherungszusage erstattet, schöpft die staatliche Zwangsversicherung die Kaufkraft der Gesunden ab, um Leistungen für Kranke zu erbringen. Dadurch gewinnt die staatliche Versicherung wesentlichen Einfluss auf die Leistungen und die Leistungserbringer. Die Kassen vereinbaren mit den Krankenhäusern und Ärzten bestimmte Leistungen und Leistungsbedingungen, bestimmen damit vielfach die Struktur der Einrichtungen und Praxen, auch das Anforderungsprofil an Ärzte und Medikamente. Die Kasse dominiert die Behandlungsmöglichkeiten.

c. Wer trägt zur Versicherung bei?

In diesem Zwangssystem sind nicht alle versichert, die zu dieser Versicherung beigetragen haben. Gegenwärtig ist anerkannt, dass die Beitragszahler beigetragen haben, deshalb versichert sind. Nicht anerkannt ist, dass die Eltern und insbesondere die Mütter diesem „Vertrag" durch ihre Kinder und deren Erziehung den Schuldner geben, damit den Beitrag leisten, der den „Vertrag" erst erfüllbar macht. Zwar sind der nicht erwerbstätige Ehegatte und die Kinder „mit"-versichert.[25] Diese „Mit"-Versicherung erscheint jedoch weniger durch die Erziehungsleistung erworben, sondern hängt in Beginn und Dauer stets von der Mitgliedschaft des Stammversicherten – des Nichterziehers – ab.[26] Die „Mit"-Versicherung gilt deshalb als „versicherungsfremde Leistung"[27], als „Fremdlast"[28], ein Fremdkörper im System, unverdient, eine privilegierende Bereicherung. Die Mütter, die vielfach um der Kindererziehung willen auf Lohn verzichten, deswegen keinen Zahlungsbeitrag erbringen, aber den das System tragenden Schuldner beitragen, scheinen trotz ihres grundlegenden Beitrags in der Mitgliedergemeinschaft nicht eigenständig mitgliedsfähig. Sie empfangen deshalb systemfremde Wohltaten. Diese Sicht ist wirklichkeitsfremd, auch diskriminierend.

Wenn sodann beruhigend darauf verwiesen wird, die Mitversicherung der Mütter und Kinder sei beitragsfrei[29], ist auch dieses unrichtig. Wenn der erwerbstätige Ehegatte Krankenversicherungsbeiträge nach seinem Bruttolohn bezahlt, obwohl ein Teil dieses Lohnes wegen der Unterhaltspflichten seinem Ehegatten und seinen Kindern gehört, werden Ehegatte und Kinder in diesen ihnen gehörenden Lohnbestandteilen beitragbelastet, erhalten insoweit einen durch den Beitrag verminderten Unterhalt. Auch hier wird der Gesetzgeber ein Zukunftskonzept entwickeln müssen, das die Leistungsfähigkeit dieser Versicherungen langfristig gewährleistet.

Der Bedarf an medizinischen Leistungen wird weiter ansteigen, weil die Menschen dank der Erfolge der Medizin länger leben, die Kosten der Medizin mit den Ansprüchen weiter wachsen werden, dem aber weniger Erwerbstätige gegenüberstehen, weil wir zu wenig Kinder bekommen,[30] die Männer im Durschschnitt schon mit 62,1 Jahren, Frauen mit 61,6 Jahren aus der Erwerbstätigkeit ausscheiden,[31] einige der Erwerbsfähigen auch schlechter qualifiziert sind. Schon heute arbeiten fast 30 % der Krankenhäuser ohne Ertrag.[32] Über 95.000 Vollzeitstellen – ca. 10 % der insgesamt verfügbaren Stellen – sind zwischen 1995 und 2006 abgebaut worden.[33] Dementsprechend verschlechtert sich das Verhältnis von Patient zu Mitarbeiter; der Patient muss längere Wartezeiten, weniger Zuwendung, verminderte Investitionen, ein erhöhtes Risiko durch überlastetes Personal in Kauf nehmen. Hier steigt nicht die Produktivität, sondern das Qualitätsrisiko.

d. Drei Irrwege, Gesundheitsbelastungen zu begrenzen

Wenn so das Gut der Krankenbehandlung immer knapper wird, kann der gesamte Bedarf an Behandlungsleistungen nicht mehr befriedigt werden. Deswegen sucht das Medizinrecht gegenwärtig drei Lösungswege, die sich aber als Irrwege erweisen:

Zunächst werden die medizinischen Leistungen rationiert. Notwendige Leistungen werden nicht mehr erbracht. Wir kennen diese Engpässe von den Lebensmittelkarten nach dem Kriege,[34] von der Studienplatzvergabe nach dem Prinzip des Numerus clausus,[35] auch von der aktuellen, glücklicherweise abklingenden Diskussion um Benzingutscheine. In der Medizin ist die Rationierung von Leistungen notwendig und geläufig, insbesondere bei der Transplantationsmedizin, die nicht über hinreichend viele Organe verfügt, weil es an Organspendern fehlt.[36] Doch je mehr diese Prinzipien der Rationierung auf die vermehrbaren medizinischen Leistungen erstreckt werden, desto weniger gelingt es, das Leistungsangebot auf den tatsächlichen Bedarf der Kranken abzustimmen.

Der zweite Irrweg zwingt die leistungserbringenden Krankenhäuser und Ärzte, ihre Leistungen unentgeltlich zu erbringen. Wenn das Vierteljahres- oder Jahreskontingent erschöpft ist, die Fallpauschale die Leistungen nicht deckt, der Leistungskatalog nicht hinreichend zwischen den Spitzenleistungen einer Forschungsklinik und den Normalleistungen einer Alltagsklinik unterscheidet, so ist der Leistungserbringer zur Unentgeltlichkeit, zur ökonomischen Unvernunft, tendenziell in die roten Zahlen gezwungen. Der Arzt muss teilweise seinen Beruf unentgeltlich ausüben, der Krankenhausträger sein Eigentum in die Selbstgefährdung führen, die Krankenhausorganisation ihre Zukunft in Frage stellen. Dieser Lösungsversuch ist schlechthin untauglich.

Drittens wird einer Privatisierung und damit einer Kommerzialisierung der Krankenhäuser das Wort geredet. Der Charme dieses Gedankens liegt in dem freien Austausch und Wettbewerb von Leistungsangebot und Leistungsnachfrage, der unser Wirtschaftssystem trägt und erfolgreich macht. Doch muss die jeweilige Organisationsform dem Ziel entsprechen, dem die Einrichtung zu genügen hat. Wer ein Gefängnis nach dem Ideal der Freiheit führen wollte, wird den dort zu erfüllenden Sicherungs- und Resozialisierungsauftrag verfehlen. Wer ein Prüfungsamt nach dem Gedanken der Erfolgsgleichheit leitet, wird die dort erwartete Unterscheidung von Eignung und Qualifikation verweigern. Wer bei einem privatisierten Krankenhaus mit einem fixierten Gesundheitsbudget Gewinne des Kapitalgebers zunächst in Höhe von 10 %, dann von 15 % oder

20 % abzweigen muss, mag sich zunächst über die vorgezogenen Investitionen des Kapitalgebers freuen, wird dann aber in seinem Gesundheitsbudget diese Defizite vorfinden und dementsprechend seinen Auftrag nicht mehr voll erfüllen können oder aber benachbarte Krankenhäuser in ihrem Budget gefährden müssen. Privatisierung mit Wettbewerb und Gewinnmaximierung setzt den offenen Kampf um ein höheres Budget voraus, bleibt aber bei einem staatlich begrenzten Gesamtbudget untauglich.

5. Nicht jede Leistung ist gleich dringlich

a. Was ist behandlungsbedürftig?

Damit wendet sich alle Aufmerksamkeit der Frage zu, welche medizinischen Leistungen verzichtbar sind, deshalb nicht finanziert werden müssen. Zu prüfen ist, welche Leistungen notwendig, wünschenswert, hilfreich oder überflüssig sind.

Der Einsatz medizinischer Mittel rechtfertigt und begrenzt sich aus dem Ziel medizinischen Handelns, Krankheiten zu heilen und Schmerzen zu lindern. Bereits diese traditionelle Bestimmung der medizinischen Aufgabe ist heute allerdings zu eng. Gegenstand der medizinisch notwendigen Grundversorgung sind auch ärztliche Leistungen, die eine natürliche, insbesondere eine alters- oder zivilisationsbedingte Schwächung von Elementarfunktionen der menschlichen Organe ausgleichen. Sehhilfen, Hörhilfen, Gehhilfen, Bypässe und Kieferorthopädie gehören heute zum Standard medizinischer Leistungen.

Die Frage, was behandlungsbedürftig ist, beantwortet sich nach dem jeweiligen Stand der medizinischen Wissenschaft, also auf der Grundlage des gegenwärtig erreichten wissenschaftlichen Fortschrittes. Die Therapie folgt stets

dem sich erweiternden und verbessernden Kenntnisstand
der Medizin, gibt dem Patienten damit aber auch einen Anspruch auf Behandlung im Wissen über Behandlungsgegen-
stand und Behandlungsmethode. Wie etwa die Methoden
der Sonographie eine Früherkennung ermöglichen, bevor
noch die natürlichen Warnsignale des Schmerzes beim Patienten einsetzen, wie die Möglichkeiten des Organersat-
zes nicht nur die Wiederherstellung, sondern die Verbesserung des vorpathologischen Zustandes erlauben, so
kann und muss die medizinische Kunst auch ihre Fähigkeiten gegen das vorzeitige Altern, die Altersgebrechlichkei-
ten, aber auch den Abbau von Organfunktionen einsetzen.
Heute verdanken wir einen wesentlichen Teil unserer Gesundheit medizinischen Eingriffen. Das Ziel der Medizin
ist deshalb nicht nur, Krankheiten zu heilen und Schmerzen zu lindern, sondern auch, dem Menschen eine gesundheitlich zumindest kontinuierliche Lebensführung zu ermöglichen und eine selbstbestimmte Lebensgestaltung zu
eröffnen.

b. Notwendig, wünschenswert, hilfreich, überflüssig

Dieser normativ-wertende Begriff der Behandlungsbedürf-
tigkeit fordert die Unterscheidung zwischen der notwendigen, der wünschenswerten, der hilfreichen und der überflüssigen Behandlung. *Notwendig* ist die medizinische
Verhinderung des vermeidbaren Todes, die Heilung und
Linderung von Krankheiten und des damit verbundenen
Schmerzes. Diese Grundversorgung ist Pflichtaufgabe einer beitragsfinanzierten Medizin. Der Patient hat einen In-
dividualanspruch auf Gesundheit ungeachtet individueller
Zusatzzahlungen.

Wünschenswert ist die medizinische Behandlung bei der
Unterstützung und Steuerung natürlicher Abläufe in der Entwicklung des menschlichen Lebens, insbesondere der medi-

zinische Kampf gegen das Nachlassen des Herz-Kreislauf-Systems, der Sehfähigkeit, des Gehörs, des Gedächtnisses und anderer Vitalfunktionen. Auch diese medizinische Hilfe in besonderen Risikolagen und die Bewahrung der medizinischen Normalität gegen entwicklungsbedingte Minderungen der Gesundheit gehören nach heutigem wissenschaftlichen Standard und der Allgemeinerwartung gegenüber der Medizin zu den Aufgaben, die von der beitragsfinanzierten Krankenversicherung finanziert werden müssen.

Die *hilfreichen* Leistungen umfassen Maßnahmen der Pflege, Betreuung und Gesundheitserziehung, berühren also den Grenzbereich zwischen Medizin und Sozialpolitik. Wenn eine Klinik einen Süchtigen in mehrwöchiger Behandlung zu einer selbstbestimmten Lebensführung in der Normalität erziehen will, eine Rehabilitationsklinik das Unfallopfer zur Rückkehr in das Arbeitsleben befähigt, eine Pflegestation dem altersgebrechlichen Menschen in seiner Hilflosigkeit ein Mindestmaß an Würde erhält, wenn die vorbeugende Impfung oder Vorsorgeuntersuchung zukünftige Krankheiten und damit eine medizinische Grundversorgung vermeiden, sind dieses wertvolle und für den Betroffenen oft freiheitsbestimmende Leistungen.

Die Frage ist deshalb nicht, ob diese Leistungen erbracht werden sollen, sondern ob sie in die Verantwortlichkeit der Medizin und des Krankenversicherungssystems fallen. Die Lasten dieser Medizin erwachsen vielfach aus einem Verständnis der Familie, das individuelles berufliches Erwerbsstreben höher bewertet als die Erziehung der Kinder und ihre Begleitung in der Krise, das in der langfristigen beruflichen Bindung keinen Platz mehr lässt für die Pflege und Betreuung alter Menschen, obwohl familiäre Erziehung und Betreuung immer individueller, stetiger ist und die Würde des betroffenen Menschen eher wahrt, als es institutionelle Hilfe könnte. Hier stellen sich grundsätzliche Fragen der auch finanzwirtschaftlich erheblichen Elternverantwortung für die Erziehung des Kindes, der Familienverantwortung für die Betreuung des alten Menschen, der Neuorientierung eines Wirtschafts- und Gesellschaftssystems, das für das Kind und die Mutter keinen Platz zu brauchen glaubt, finanzrechtlich vor allem auch der Zukunftsverantwortung der kinder- und familienlosen Bürger, die in Krankheit und Alter auf helfende Menschen hoffen, ohne dass sie für deren Existenz selbst etwas hätten beitragen können.

Die Überforderung der Medizin und ihres Finanzbudgets hat ihre Ursache hier also in der primären Ausrichtung unserer Gesellschaft auf den beruflichen Erwerb und die Vernachlässigung der familiären Verantwortung. Die Kostenfolge betrifft Staat und Gesellschaft insgesamt, also nicht nur das System der Krankenversicherung, sondern auch den Steuerzahler.

Schließlich eröffnet die Kategorie der *überflüssigen* Leistungen ein großes Potential an Einsparmöglichkeiten. Doppelerhebungen, Mehrfachdokumentationen, übersteigerte Dokumentationspflichten, eine schlecht abgestimmte ambulante und stationäre Behandlung, unnötige Weiterverweisungen, bisher auch die Länge des stationären Aufenthalts eines Patienten, medizinisch nicht mehr erforderliche Gewohnheitsmedikamente, die Intensivbehandlung von Alltagsbeschwerden wie eines grippalen Infektes, die üppig ausgestattete Reiseapotheke und die Müllhalden ungenutzter Medikamente, auf denen nach Schätzung erfahrener Mediziner jede zweite Tablette landet, verletzen das Sparsamkeitsprinzip, das hier mit den Erfordernissen medizinischer Vernunft Hand in Hand geht.

Auch ist kaum verständlich, dass neue Techniken wie der Patientenchip, auf dem die einmal erhobenen Daten festgehalten werden können, zur Erleichterung der Patientenlast und der Aufgabe des Arztes aus Datenschutzgründen nicht angemessen genutzt werden können. Wer seinem Arzt – dem Arzt seiner Wahl und seines Vertrauens –

seinen Chip vorlegt, um ihn zu informieren und ihm damit
eine Grundlage für eine gute Behandlung, auch für das Vermeiden übermäßig belastender Diagnosewiederholungen
zu geben, ist individuell in seiner Privat- und Persönlich-
keitssphäre nicht nachteilig betroffen.

6. Medizinische Kunst und schicksalhafte Entwicklung

a. Behandlungspflicht oder Respekt vor natürlicher
   Entwicklung

Ein großer Teil – teilweise mehr als die Hälfte – der gesamten Gesundheitskosten fällt in den letzten sechs Monaten
des Patienten vor seinem Tode an. Selbstverständlich kann
auch der erfahrene Arzt meist nicht voraussagen, wann
diese letzten sechs Monate beginnen. Dennoch stellt sich
ihm die Frage, ob die vorgefundene Bestimmung eines
schwer kranken oder altersgebrechlichen Menschen zum
Tode eine Zurückhaltung bei medizinischen Eingriffen fordert, wenn die medizinische Kunst dem Patienten zwar das
Leben retten, nicht aber die Normalität eines Lebens in
Würde und Freiheit bewahren kann. Die Rechtsordnung
weist dem Arzt hier die Verantwortlichkeit zu, zwischen
einer Fortdauer des bisherigen Zustandes des Patienten
ohne medizinischen Eingriff und dem durch den Eingriff erreichbaren Zustand des Patienten abzuwägen. Es geht also
weniger (wie es traditionell formuliert wird) um die Frage,
ob der Arzt den Patienten – aktiv – töten oder – passiv –
durch Untätigkeit sterben lassen darf. Ob der Arzt aktiv
eine Beatmungsmaschine abschaltet oder passiv die künst-
liche Ernährung des Patienten unterlässt, ist für die Betroffenheit des Patienten und den Schutz von Leib und Leben
unerheblich. Die Frage ist anspruchsvoller.
Die individuelle Krankheitslage zwingt den verantwort-

lichen Arzt in Respekt vor dem natürlichen Ablauf des menschlichen Lebens zu der Entscheidung, ob der Ablauf der Krankheit ohne medizinischen Eingriff als schicksalhaft akzeptiert werden muss oder die ärztliche Kunst zur Besserung der Lage des Patienten in der Lage ist.

b. Fünf Orientierungsregeln

Für diese ärztliche Entscheidung, die allein aus der Sicht der Medizin zu treffen ist und nicht finanzwirtschaftlich verfremdet werden darf, die aber erhebliche finanzwirtschaftliche Folgewirkungen nach sich ziehen kann, deutet die Rechtsordnung fünf Eck- und Orientierungspunkte an:

1. Erlaubt die ärztliche Verantwortung die begründete medizinische Prognose, dass die Gesundheit des Patienten annähernd wiederhergestellt werden kann, so ist der Arzt grundsätzlich – die Einwilligung des Patienten vorausgesetzt – zur Behandlung verpflichtet.

2. Begründet die gediegene medizinische Prognose die Wahrscheinlichkeit, dass der Patient nach dem medizinischen Eingriff das Bewusstsein nicht wiedererlangen wird, so verspricht der medizinische Eingriff nach den Wertungen der Art. 1 (Menschenwürde) und 2 GG (freie Entfaltung der Persönlichkeit) keine Besserung. Er darf unterbleiben.

3. Wird der medizinische Eingriff das Leben des Patienten voraussichtlich verlängern, ihm dafür aber erhebliche Behinderungen und Schmerzen für die Dauer seines verbleibenden Lebens zufügen, so wird der Anspruch auf Leben sich in der Regel durchsetzen. Erscheinen die Eingriffsfolgen jedoch im Vergleich zum natürlichen Ablauf unzumutbar, so kann der Tod eine Erlösung sein, der Heileingriff insoweit die Lage des Patienten nicht verbessern. Hier ist der Arzt nicht zum Eingriff verpflichtet. Seine Entscheidung bestimmt sich vorrangig nach dem Willen des Patienten. Kann der Patient nicht selbst entscheiden, mag

die ärztlich verantwortete Entscheidung durch Verfahrenserfordernisse – insbesondere ein dennoch mögliches Patientengespräch, eine Beteiligung von Ehegatten und Verwandten – abgestützt werden. Für den Pflichtenstatus des Arztes gewinnt die medizinische Indikation hier deutlich an Gewicht.

4. Sind medizinische Diagnose und Therapiechancen über die allgemeinen Prognoserisiken hinaus unsicher, so ist die rechtfertigende Kraft der medizinischen Indikation geschwächt, der Wille des Patienten tritt in den Vordergrund. Hier trifft den Arzt vor allem die Verantwortlichkeit sachgerechter Aufklärung, die den Patienten befähigt, in der Selbstbetroffenheit die verschiedenen Alternativen des möglichen Geschehensablaufs zu verstehen, abzuwägen und für sich zu beurteilen.

5. Ist der medizinische Eingriff nicht nur zur Heilung des Patienten, sondern auch zur Gewinnung von Forschungserkenntnissen geplant, so bedarf es für diesen Eingriff einer weiteren, sich auf die forschungsbedingten zusätzlichen Risiken und Belastungen beziehenden Einwilligung des Patienten. Die medizinische Indikation rechtfertigt nur den – auf erprobte Methoden gestützten – Heilversuch; das Heilexperiment, das ungesicherte Behandlungsmethoden anwendet, muss vom Patienten nicht nur im Willen zur Gesundung, sondern auch im Willen zum höchstpersönlichen Forschungsbeitrag explizit mitgetragen werden. Das Erfordernis der beiden Einwilligungen trennt auch die Finanzierungsmittel zumindest dem Grunde nach: den Behandlungsetat und den Forschungsetat.

7. Stärkung der Verantwortlichkeit als Wirtschaftlichkeitsprinzip

Im Ergebnis wird der Vorbehalt des Finanzierbaren durch eine Stärkung individueller Verantwortlichkeit von Arzt und Patient erfüllt, braucht also medizinische Entscheidungen nicht finanzwirtschaftlich zu verfremden. Im Zusammenwirken von Patient, Arzt und Kassen werden die Kassen wieder in ihre Funktion als dienende Finanzträger des Gesundheitswesens verwiesen und die Entscheidung über die jeweilige medizinische Leistung in die Hand von Arzt und Patient zurückgegeben.

Der Patient kann durch eine finanzielle Selbstbeteiligung, auch durch Beitragsrückerstattungen in die Einschätzung einbezogen werden, ob eine Behandlung erforderlich ist. Es ist verständlich, dass die ausufernde Begehrlichkeit jedes Menschen nach individualnützigen Leistungen gerade beim Patienten auf die bestmögliche Behandlung drängt. Deshalb muss ein Stück seines Geschäftssinns als Gegensteuerungsprinzip eingesetzt werden.

Auch die ärztliche Verantwortlichkeit fordert die Beachtung dieses Übermaßverbotes: Wenn eine kostenaufwendige Medizin absichernder Vorsicht auch die entferntesten Risiken vorsorglich abklären und damit überflüssige diagnostische Maßnahmen vornehmen will, so ist dieses ein Behandlungsfehler und zugleich ein Verstoß gegen das Wirtschaftlichkeitsprinzip. Die Doppelerhebung von Befunden und die Wiederholung diagnostischer Maßnahmen sind medizinisch nicht indiziert und könnten in einem sehr einfachen Verfahren von der Kassenfinanzierung ausgenommen werden. Das Doppelungsverbot betrifft in gleicher Weise auch die ärztliche Aufklärungs- und Dokumentationspflicht und wird ergänzt durch das Erfordernis, gesteigerte Verwaltungsanforderungen an den Arzt zurückzunehmen. Zudem ist die Zusammenarbeit zwischen den verschiedenen Institutionen neu zu ordnen. Wenn die jeweils leistungsfähigere Institution wegen der an sie gerichteten höheren Anforderungen und höheren Risiken auch höher honoriert wird, andererseits eine sich selbst überschätzende Institution vermeidbare Komplikationen und Nachbesserungserfordernisse selbst finanziell verantworten muss, so wird die gestufte Honorierung und Haftung die Aufgaben der verschiedenen Kliniken, aber auch das Zusammenwirken zwischen Krankenhaus und Arztpraxis sachgerecht definieren helfen.

Das Wirtschaftlichkeitsprinzip verlangt so eine verschärfte medizinische Indikation, verbessert Kooperation und Arbeitsteilung unter den medizinischen Einrichtungen, mäßigt eine Medizin absichernder Vorsicht und erinnert erneut an die Frage, welcher Krankheitsverlauf als schicksalhaft hingenommen werden muss.

Gesundheit ist ein lebensnotwendiges Gut wie Wasser. Das Wasser zum Trinken ist unverzichtbar, das Wasser zum Waschen kulturnotwendig, das Wasser für die Vielzahl von Schwimmbädern vertrauter Überfluss, das Wasser für Wasserspiele Verschwendung, das Wasser für das Mühlrad technische Vergangenheit. Drängt gegenwärtig ein stetig steigender Bedarf das Wasser aus dem Fluss gleichmäßiger und maßvoller Versorgung zum Überfluss, so muss die Rechtsordnung eine Kultur des Maßes wiederherstellen. Dabei sind die Wasserkundigen und die Durstigen zu hören. Dann werden wir Wasser sparen, ohne zu verdursten, ohne die Hygiene zu gefährden, ohne die Dringlichkeit des jeweiligen Bedarfs unbewertet zu lassen, aber auch ohne den Wert des Wassers durch Verschwendung und Überfluss zu mindern.

Anmerkungen

[1] *Lorenz, Dieter:* Recht auf Leben und körperliche Unversehrtheit. In: *Isensee, Josef / Kirchhof, Paul (Hrsg.):* Handbuch des Staatsrechts, Bd. VI. Heidelberg [2]2001, § 128 Rn. 23; *Helmuth Schulze-Fielitz,* in: *Dreier, Horst (Hrsg.):* Grundgesetz-Kommentar, Bd. 1. Tübingen [2]2004, Art. 2 II Rn. 42. Allgemein zur Abwehrfunktion von Grundrechten: BVerfGE 7, 198 (204) – Lüth; 21, 362 (372) – Sozialversicherungsträger; 33, 303 (330) – Numerus clausus I; 50, 290 (336f) – Mitbestimmung; 61, 82 (101) – Sasbach; 68, 193 (205) – Zahntechniker-Innung; *Christian Starck,* in: *von Mangoldt, Hermann / Klein, Friedrich / Starck, Christian (Hrsg.):* Kommentar zum Grundgesetz, Bd. 1. München [5]2005, Art. 1 Abs. 3 Rn. 182ff.

[2] Art. 102 GG; dazu BGH, Monatsschrift für deutsches Recht 1996, 402ff; *Helmuth Schulze-Fielitz,* in: *Dreier:* Grundgesetz (wie Anm. 1), Art. 2 II Rn. 60. Zur Auslieferung bei drohender Todesstrafe in einem ausländischen Staat vgl. BVerfGE 60, 348 (354ff) – Auslieferung.

[3] *Dieter Lorenz,* in: Handbuch des Staatsrechts, Bd. VI (wie Anm. 1), § 128 Rn. 41; zum Schutz durch Art. 1 Abs. 1 GG vgl. *Christian Starck,* in: *von Mangoldt / Klein / Starck:* Grundgesetz (wie Anm. 1), Art. 1 Abs. 1 Rn. 51, 56, 69; zum Verhältnis von Leben und Würde vgl. *Höfling, Wolfram:* Wer definiert des Menschen Leben und Würde? In: *Depenheuer, Otto u. a. (Hrsg.):* Staat im Wort. Festschrift für Josef Isensee. Heidelberg 2007, 525 (528ff).

[4] *Christian Starck,* in: *von Mangoldt / Klein / Starck:* Grundgesetz (wie Anm. 1), Art. 2 Abs. 2 Rn. 193ff; *Helmuth Schulze-Fielitz,* in: *Dreier:* Grundgesetz (wie Anm. 1), Art. 2 II Rn. 33ff.

[5] *Helmuth Schulze-Fielitz,* in: *Dreier:* Grundgesetz (wie Anm. 1), Art. 2 II Rn. 96.

[6] BVerfGE 57, 70 (99) – universitäre Krankenversorgung.

[7] § 4 Abs. 1 der Verordnung über Immissionswerte für Schadstoffe in der Luft (22. BImSchV) in der Fassung der Bekanntmachung vom 4. Juni 2007 (BGBl. I, 1006).

[8] § 47 Abs. 1 und 2 BImSchG.

[9] § 40 Abs. 1 S. 1 BImSchG.

[10] BVerwGE 128, 278 (289ff); 129, 296 (303).

[11] Zur Kontroverse vgl. VGH München, Neue Zeitschrift für Verwaltungsrecht 2007, 230ff; VG Stuttgart, Neue Zeitschrift für Ver-

waltungsrecht 2005, 971ff; EuGH, Europäische Zeitschrift für Wirtschaftsrecht 2008, 573ff – Janecek/Freistaat Bayern.

[12] Art. 1 Abs. 1 GG; hierzu *Christian Starck,* in: *von Mangoldt / Klein / Starck:* Grundgesetz (wie Anm. 1), Art. 1 I Rn. 1ff.

[13] Vgl. *Grimm, Jacob:* Von der Poesie im Recht. In: Zeitschrift für geschichtliche Rechtswissenschaft 2/1 (1816), 25 (27f).

[14] Vgl. auch *Isensee, Josef:* Menschenwürde: Die säkulare Gesellschaft auf der Suche nach dem Absoluten. In: Archiv des öffentlichen Rechts 131 (2006), 173 (179); *ders.:* Tabu im freiheitlichen Staat. Jenseits und diesseits der Rationalität des Rechts. Paderborn 2003, 35.

[15] *Isensee:* Menschenwürde (wie Anm. 14), 173 (199ff).

[16] *Günter Dürig,* in: *Maunz, Theodor / Dürig, Günter (Hrsg.):* Grundgesetz, Kommentar, München [29]1993, Art. 1 Abs. 1 Rn. 18; vgl. ferner: *Immanuel Kant,* in: *Zehbe, Jürgen (Hrsg.):* Was ist Aufklärung. Aufsätze zur Geschichte und Philosophie. Göttingen 1967, 55.

[17] Artikel 1 Satz 2 der Allgemeinen Erklärung der Menschenrechte vom 10. Dezember 1948: „Sie [scil. die Menschen] sind mit Vernunft und Gewissen begabt und sollen einander im Geiste der Brüderlichkeit begegnen"; Resolution 217 A (III) der UN-Generalversammlung, Universal Declaration of Human Rights, General Assembly Official Records III (Part I – Resolutions), Document A/810, 71 (Übersetzung des deutschen Übersetzungsdienstes bei den Vereinten Nationen); dazu *Rensmann, Thilo:* Wertordnung und Verfassung. Tübingen 2007, 16ff.

[18] *Rensmann* (wie Anm. 17), 16.

[19] Zur Privat- und Intimsphäre: BVerfGE 6, 32 (41) – Elfes; 38, 312 (320) – Berufsbezogenes Zeugnisverweigerungsrecht; zum strafrechtlichen Schuldprinzip: BVerfGE 20, 323 (331) – Nulla poena sine culpa; 45, 187 (259f) – Lebenslange Freiheitsstrafe; zur Unschuldsvermutung: BVerfGE 74, 358 (370ff) – Unschuldsvermutung I; 82, 106 (114f) – Unschuldsvermutung II; zum Verbot eines Zwangs zur Selbstbezichtigung: BVerfGE 38, 105 (114f) – Rechtsbeistand; 56, 37 (41ff) – Bremer Modell; 95, 220 (241) – Aufzeichnungspflicht; zum Anspruch des Straftäters auf Resozialisierung: BVerfGE 35, 202 (235f) – Lebach; zum Recht auf Kenntnis der eigenen Abstammung: BVerfGE 90, 263 (270f) – Ehelichkeitsanfechtung; 96, 56 (63) – Vaterschaftsauskunft; zum Recht am ei-

genen Namen: BVerfGE 78, 38 (49) – Gemeinsamer Familienname; zum Recht am eigenen Bild: BVerfGE 35, 202 (220) – Lebach; BVerfGE 101, 361 (392) – Caroline von Monaco II; zum Recht am eigenen Wort: BVerfGE 54, 148 (155) – Eppler; zum Grundrecht auf Datenschutz: BVerfGE 65, 1 (42ff) – Volkszählung; zum Schutz der persönlichen Ehre: BVerfGE 54, 208 (217f) – Böll; zum Recht auf schuldenfreien Eintritt in die Volljährigkeit: BVerfGE 72, 155 (170ff) – Ererbtes Handelsgeschäft; zur Gewährleistung einer menschenwürdigen Existenz: BVerfGE 82, 60 (85) – Steuerfreies Existenzminimum; 99, 246 (259ff) – Kinderexistenzminimum; zur körperlichen wie geistig-seelischen Identität und Integrität: BVerfGE 56, 54 (75) – Fluglärm.

[20] *Christian Starck*, in: *von Mangoldt / Klein / Starck:* Grundgesetz (wie Anm. 1), Art. 1 I Rn. 18.

[21] BVerfGE 87, 209 (228) – Einziehung einer Videokassette; *Wolfram Höfling*, in: *Sachs, Michael (Hrsg.):* Grundgesetz-Kommentar. München [4]2007, Art. 1 Rn. 50.

[22] *Horst Dreier*, in: *Dreier:* Grundgesetz (wie Anm. 1), Art. 1 Rn. 64.

[23] Art. 79 Abs. 3 GG; vgl. auch *Grimm* (wie Anm. 13), 27f sowie Anm. 14.

[24] Die WHO-Definition „Gesundheit" wurde in der Satzung der Weltgesundheitsorganisation (WHO) vom 22. Juli 1946 beschrieben als „state of complete physical, mental and social well-being and not merely the absence of disease or infirmity"; vgl. Official Records of the World Health Organization, 1947, 2, 98 (100); deutsche Übersetzung in Bekanntmachung der Satzung der Weltgesundheitsorganisation vom 22. Januar 1974, BGBl. II, 43 (45): „Zustand völligen körperlichen, seelischen und sozialen Wohlbefindens und nicht nur als das Freisein von Krankheit und Gebrechen".

[25] § 10 Abs. 1 S. 1 SGB V.

[26] Vgl. § 19 Abs. 3 SGB V.

[27] Zur negativen Deutung der Begriffe „versicherungsfremde Leistung" und „Fremdlast" vgl. *Butzer, Hermann:* Fremdlasten in der Sozialversicherung. Tübingen 2001, 36ff.

[28] Zum Begriff im Bereich der Sozialversicherung allgemein *Butzer* (wie Anm. 27), insbesondere 29ff.

[29] § 3 S. 3 SGB V; *Axer, Peter:* Die Familie zwischen Privatrecht, Sozialrecht und Steuerrecht. In: Deutsche Steuerjuristische Gesellschaft 29 (2006), 175 (198); *Ruland, Franz:* Das Bundesverfassungs-

gericht und der Familienlastenausgleich in der Pflegeversicherung. In: Neue Juristische Wochenschrift 2001, 1673 (1678).

[30] Zum Rückgang der Geburten in Deutschland im Laufe der letzten Jahre siehe *Bundesministerium für Arbeit und Soziales (Hrsg.):* Statistisches Taschenbuch 2008 (Arbeits-und Sozialstatistik, 2.2 Natürliche Bevölkerungsbewegung).

[31] Vgl. den Beitrag: Vorruhestand. Teurer Abschied aus dem Berufsleben. In: Informationsdienst des Instituts der deutschen Wirtschaft Köln 34/28 vom 10. Juli 2008, 4ff.

[32] *Deutsches Krankenhausinstitut e. V. (Hrsg.):* Krankenhausbarometer. Umfrage 2008, 62.

[33] Dies ergibt ein Vergleich des Zahlenmaterials in: *Statistisches Bundesamt (Hrsg.):* Statistisches Jahrbuch 2008, 237.

[34] Bezeichnend *Faber, Elmar / Wurm, Carsten (Hrsg.):* Allein mit Lebensmittelkarten ist es nicht auszuhalten … Autoren- und Verlegerbriefe 1945–1949. Berlin 1991.

[35] Zu den verfassungsrechtlichen Vorgaben bei dieser Art der Studienplatzvergabe siehe BVerfGE 33, 303 (329ff) – Numerus clausus I; 43, 291 (313ff) – Numerus clausus II.

[36] *Nationaler Ethikrat (Hrsg.):* Die Zahl der Organspenden erhöhen – Zu einem drängenden Problem der Transplantationsmedizin in Deutschland. Stellungnahme. Berlin 2007.

Wertewandel und Krankheit
Über Ungleichheitsfolgen moralischer Selbstbestimmung

Hermann Lübbe

Zwischen den beiden Weltkriegen war in Europa die Theorie der sogenannten Massengesellschaft aktuell. Ortega y Gasset, der große spanische Liberale, war mit seinen Titel *Der Aufstand der Massen*, der zuerst im Jahre 1929 erschien, der erfolgreichste unter den Diagnostikern vermassungsbedingter kultureller und politischer Dekadenz. „Die Souveränität des unqualifizierten Individuums, des Menschen als solchen", sei inzwischen „als willentlicher Inhalt in das Bewusstsein des Durchschnittsmenschen eingegangen." „Wer nicht ‚wie alle' ist, wer nicht ‚wie alle' denkt", laufe „Gefahr, ausgeschaltet" zu werden. „Barbarei" durch Vermassung sei „die ungeheure Tatsache unserer Zeit". – Äußerungen dieser Art – das hört man ihnen an – wären heute nicht mehr feuilletonfähig, und dasselbe gilt auch für die Beschreibungen des Phänomens „Masse", die wir in der berühmten Nummer 1000 der Sammlung Göschen mit dem Titel *Die geistige Situation der Zeit* finden. Auch dieses Buch erschien Ende der zwanziger Jahre. Sein Autor war der bereits damals weithin bekannte Psychiater und Philosoph Karl Jaspers. Es habe „ein Prozess der Nivellierung begonnen, den man mit Grauen" erblicke, schrieb Jaspers.

Mit Zitaten dieser Art ließe sich lange fortfahren, sodass man sich mit einem „etc." begnügen kann. Selbstverständlich würde man damit weder Ortega noch Jaspers gerecht. Die Fülle der wahrgenommenen oder aufgelesenen, näherhin gelesenen kulturellen, sozialen und politischen Bestände ist bei den beiden zitierten Autoren stupend. Vieles ist davon bis heute rezent. Einiges will uns sogar als anthropologisch konstant erscheinen. Vor allem darf man auch den historisch-politischen Kontext nicht vergessen, in den sich die zitierten Diagnosen vom unaufhaltsamen Aufstieg der Massengesellschaft fügen. In etlichen Ländern waren totalitäre Einheitsparteien bereits herrschend – in der Sowjetunion vor allem und, moderater, auch der Faschismus in Italien, während in Deutschland sich die organisierten Massen noch die Wahl- und Straßenkämpfe lieferten, aus denen dann die Nationalsozialistische Deutsche Arbeiterpartei als Sieger hervorgehen sollte.

Diese kulturkritische Massengesellschaftstheorie hat lange nachgewirkt – sogar über den Zweiten Weltkrieg hinaus. Dafür steht exemplarisch der berühmte Titel *Dialektik der Aufklärung* von Max Horkheimer und Theodor W. Adorno. Liest man die zitierten Texte heute erneut, so ist es unmöglich, nicht überrascht zu sein. Unbeschadet zahlloser Beobachtungen, die in ihrer fatalen Bedeutung auch im Nachhinein nicht zu bezweifeln sind, bleibt in der fraglichen Kulturkritik eine elementare Konsequenz aller Egalisierungsvorgänge unberücksichtigt, nämlich die Freisetzung von Unterschieden durch Chancengleichheit und damit die sozialen und kulturellen Differenzierungswirkungen egalisierter Partizipations- und Zugangsgelegenheiten. Lenkt man den Blick auf sie, so sieht man zugleich, dass die Einsicht in den Zusammenhang von egalisierungsbewirkter Massenmobilisierung und sozialer und kultureller Differenzierung als einem Haupttrend zivilisatorischer Evolution nicht einmal neu ist. Zu den Klassikern dieser Einsicht gehören – insoweit sogar noch dem 19. Jahrhundert zugehörig – Spencer und Simmel. Herbert Spencer beschrieb die Entnivellierung als eine Hauptentwicklungstendenz moderner Gesellschaften schon in den achtziger

Jahren des 19. Jahrhunderts, und alsbald darauf in Deutschland Georg Simmel in seiner berühmten Frühschrift *Über soziale Differenzierung.* Zugespitzt ließe sich, was man hier zu lesen bekam, folgendermaßen zusammenfassen: Prozesse der Massenmobilisierung haben Ungleichheitsfolgen, ja sie evozieren sogar Elitebildung.

Wieso ist das so? Vor gut einem Vierteljahrhundert haben unsere Sozialwissenschafter zur Plausibilisierung des fraglichen Vorgangs den Begriff des Wertewandels bemüht und populär gemacht. „Wertewandel" – das ist der Name des Hauptbegriffs einer in der Tat beobachtungssatten Beschreibung sozialer und kultureller Prozesse, bei der die kausalanalytische Frage nach den wichtigsten Faktoren dieser Prozesse noch offen bleibt. Bevor ich aus den Deskriptionen zum Wertewandel und aus den Versuchen zu seiner Erklärung etwas mitteile, möchte ich zunächst noch auf einen begriffshistorischen Vorgang aufmerksam machen, der die Vorgänge der sozialen und kulturellen Differenzierung, die für moderne Gesellschaften charakteristisch sind, in signifikanter Weise begleitet. Der Begriff des Wertes ist in seiner uns bis in die großen politischen Mahn- und Feierreden hinein vertrauten Bedeutung relativ neu. In der traditionellen europäischen Morallehre hingegen, in der Ethik also, spielte der Begriff des Wertes gar keine Rolle. Die maßgebende Unterscheidung, die wir mit dem heute überwiegend üblichen Gebrauch des Wertebegriffs einzuebnen pflegen, war die Unterscheidung von Tugenden einerseits und Gütern andererseits. Es hat, wie mir scheinen will, seine Evidenz, dass wir auch heute immer wieder einmal, besser als pauschal von „Werten", mit einem unterscheidungsbewirkten Gewinn an Deutlichkeit einerseits von Tugenden, also etwa von der Tugend der Mäßigkeit, der Klugheit, der Tapferkeit oder auch der Gerechtigkeit sprechen sollten, und andererseits von „Gütern", also von Gesundheit, Wohlfahrt oder Sicherheit und ihren jeweiligen Voraussetzungen. Historisch ist der Wertebegriff erst in der zweiten Hälfte des 19. Jahrhunderts in die Moralphilosophie gelangt, und zwar als ein aus der Ökonomie übernommener Begriff, innerhalb welcher der Wertebegriff bereits in der Antike seinen traditionellen Ort hatte.

Die konzeptuelle Anleihe, die im 19. Jahrhundert die Moralphilosophen bei der Ökonomie machten, ist nun freilich kein Zufall. Der Wertebegriff ist ja, traditionell ökonomisch verstanden, ein Begriff für das Maß unserer Schätzung von Gütern, und diese Schätzung schwankt bekanntlich nach den Verfügbarkeitsbedingungen von Knappheit oder Fülle sowie nach dem Wechsel unserer Angewiesenheiten auf Güter.

Mit der Dynamik der zivilisatorischen Evolution wechseln rascher als in vormoderner Alltagserfahrung die Gründe, die wir haben, ein Gut anders als bisher zu schätzen, nämlich mehr oder weniger, ohne dass darüber die Eigenschaft eines Gutes, ein Gut zu sein, als solche verschwände. Die Dynamik der Entwicklung des Wertes von Grundstücken in Abhängigkeit von ihren verkehrsinfrastrukturbedingten Standortqualitäten ist dafür ein naheliegendes Exempel von fortdauernder Aktualität. Für Tugenden gilt Analoges. Der Wert der Tapferkeit, zum Beispiel, steigt in Lagen, in welchen eine politische Kommunität ohne Aufopferungsbereitschaft ihrer Mitglieder nicht bestehen kann, im Krieg also oder in politischen Lagen fälligen Widerstands. Nichtsdestoweniger behält, unaufdringlicher, die Tugend der Tapferkeit auch in politischen Normallagen ihren Wert – dem Engagement für die freiwillige Feuerwehr zum Beispiel. Analog gibt es für die traditionsreiche Mäßigkeitspredigt, triviale Konsumgüter betreffend, in Zeiten ärgsten Mangels keinen naheliegenden Ansatz, wohl hingegen in sogenannten Überflussgesellschaften, und so in allem.

Werte also, die Intensitäten unserer Schätzung von Gütern und Tugenden, ändern sich, und zwar auch dann, wenn diese Güter und Tugenden als solche den Status alterungsresistenter, also klassischer kultureller Bestände haben. Das aufnehmend möchte ich nun zunächst plausibel machen, wieso im Lebenszusammenhang der modernen Zivilisation eine von den Theoretikern des Wertewandels hervorgehobene moralische Kompetenz, nämlich die der sogenannten Selbstbestimmung, ständig an Wert gewinnen musste. Wieso ist das so? Unter Inanspruchnahme einer theoriebildungspraktischen Risikolizenz, auf die man sich bei philosophischen Orientierungsbemühungen angewiesen wissen muss, ließe sich antworten: Wachsende Selbstbestimmungsansprüche resultieren aus Freiheitsgewinnen. „Freiheit" ist dabei ihrerseits ohne jede Emphase als Dispositionsfreiheit verstanden. Diese lässt sich in Zeitmaßen ausdrücken. Ich demonstriere das mit ein paar Zahlen aus der Sozialstatistik. Zahlen haben ja stets den Vorzug, dass sie so anschaulich sind. Also: Noch im Zeitalter der Frühindustrialisierung, also etwa um die Mitte des 19. Jahrhunderts in der Hauptepoche des europäischen Eisenbahnbaus, verbrachten die berufstätigen Familienernährer etwa 16 bis 18 Prozent ihrer Lebenszeit mit Berufsarbeit. Seither ist der entsprechende Anteil dramatisch geschrumpft – teils wegen reduzierter Berufsarbeitszeit, vor allem aber wegen der expandierenden vorberuflichen Ausbildungszeiten einerseits und der immer noch kontinuierlich ansteigenden durchschnittlichen Lebenserwartung andererseits. Gesamthaft heißt das: Es sind lediglich etwa acht Prozent sozialstatistisch durchschnittlich verbrachter Lebenszeit, die wir heute noch mit Berufsarbeit im arbeitsrechtlichen Sinn verbringen – ein Anteil, der seiner geringen Größe wegen Unerfahrene überrascht.

Eine weitere Auskunft der Sozialstatistik, die für die temporale Struktur moderner Lebensverbringung signifikant ist, besagt, dass noch zur Zeit des später so genannten Wirtschaftswunders ein Arbeitnehmer, wenn er aus dem

Arbeitsleben ausschied, also, wie man im Ruhr-Revier sagte, „die Rente durch" hatte, auf etwa 95.000 Berufsarbeitsstunden zurückschauen konnte. Inzwischen ist die einschlägige Zahl auf durchschnittlich unter 65.000 Stunden abgesunken. Der einschlägige Trend ist freilich gebrochen, ja er hat sich hie und da schon umgekehrt, nämlich unter dem Druck der Finanzierbarkeitsprobleme künftiger Renten in der Konsequenz wohlbekannter demografischer Entwicklungen.

Zurück zu den Zeitmaßen messbarer Freiheitsgewinne: Nie zuvor haben sich die Lebenszeiträume weiter gedehnt, in denen nichts geschähe, wenn es nicht selbstbestimmt geschähe. Das altbekannte Thema „Freizeit" ist dabei nur ein Teil der Sache. Die erwähnte Studienzeit – keine Berufsarbeitszeit also – ist banalerweise keine Freizeit, aber wie andere Lebenszeitanteile auch noch ein temporaler Lebensabschnitt, dessen gelungener oder auch weniger gelungener Ausgang wie von nichts anderem von unserer Fähigkeit zur Selbstbestimmung abhängt.

Also noch einmal: Wie nie zuvor ist uns allein schon kraft der Zeitfreisetzungsfolgen des Zivilisationsprozesses die Fähigkeit selbstbestimmter Lebensführung abverlangt. Unter den Bedingungen der Ärmlichkeit und der Not vormoderner oder auch frühindustrieller Lebensumstände stellen sich Selbstbestimmungsprobleme in wohlbestimmter Hinsicht gar nicht. Lebensführungsprobleme lösen sich insoweit relativ einfach, wenn die Evidenz dessen, was uns für die Lebensfristung abverlangt ist, Alternativen gar nicht bietet. In wohlbestimmter Hinsicht ist es somit unter solchen Bedingungen sogar einfacher zu leben. Die Psychiatriestatistik scheint das durch die Auskunft zu bestätigen, dass die Suizidgefährdung nicht in Zeitläufen äußerer Not am größten ist, sondern vielmehr anwächst unter Bedingungen eines Lebens unter dem Druck von Beliebigkeitsalternativen.

Selbstbestimmungsansprüche – die beherrschende Größe also im sogenannten Wertewandel – lassen eo ipso die Menge der lebensführungspraktisch auffälligen kulturellen Alternativen und zugleich auch die Niveaus der jeweils erreichten Kultivierungsniveaus auseinanderdriften. Sie tun es allein schon kraft der sozialen Ungleichverteilung der Faktoren, die unsere jeweiligen Selbstbestimmungsfähigkeiten mitbestimmen – Faktoren, die sich überdies nur in engen Grenzen politisch disponibel machen lassen, und in etlichen Hinsichten sogar prinzipiell nicht. Entsprechend ist die, wie erwähnt, schon im späten 19. Jahrhundert beschriebene wachsende Differenzierung unserer Lebensformen und in eins damit die wachsende Ungleichheit individuell oder auch gruppenspezifisch erreichbarer Lebensführungsniveaus in modernen, also egalitär verfassten Gesellschaften unaufhaltsam und ihrer partiellen politischen Indisponibilität wegen sogar anerkennungsbedürftig, wenn anders wir mit ihr rational wollen umgehen können.

Mit einigen wenigen Strichen lässt sich anschaulich machen, was die modernitätsspezifische Differenzierung der Lebensführungs- und Könnerschaftsniveaus bedeutet. „Herr Kollege", so fragte mich vor drei Jahren ein Emeritus, der noch etwas älter ist als ich selber, „Sie übernehmen ja noch dann und wann Gastprofessuren und haben Kontakte zur heutigen jungen Generation – sind denn nun die Studenten besser oder schlechter als zu unserer Zeit? Man hört dies und das!" Spontan fiel mir darauf als Antwort die folgende ein: Beides ist zugleich der Fall. Doktorhüte sind heute in einer Menge wie nie zuvor zu verteilen. Aber nie zuvor war auch die Anzahl und der Anteil akademischer Abschlussarbeiten größer als heute, die nach erfüllten methodischen Standards der Forschung, nach aufgewendeter Arbeit und überdies nach Leistung, ja in den einschlägigen Fällen nach literarischer Qualität sogar schlechterdings als meisterhaft einzuschätzen sind. Fortgeschrittene Studenten liefern heute Semesterarbeiten ab, mit denen man vor fünfzig Jahren hätte promovieren können. Das ist die eine Seite der Sache. Die andere Seite bekäme man über die Vergegenwärtigung der Studienabbrecherquoten zu Gesicht.

Sogar schon in den schulischen Anfängen unserer Bildungswege lassen sich die Differenzierungswirkung egalitär verpflichtend gemachter Bildungsgelegenheiten erkennen. Die benachteiligenden Folgen ungünstiger sozialer Herkunftsmilieus sind wohlbekannt, und Förderschulen sollen ihrem Ausgleich dienen. Umso auffälliger werden dann diejenigen Leistungsunterschiede, zu deren Kennzeichnung früher einmal die Wörter „begabt" und „unbegabt" zur Verfügung gestanden hätten. Wer sich dabei in seinen Verfassungsrechten verletzt fände, könnte klagen. Wer trotz anhaltender Bemühungen, ihn transitiv zu begaben, sich benachteiligt fände, würde lebensunfähig, wenn er nicht lernte, sich in den wie nie zuvor auffällig gewordenen unüberwindbaren Grenzen seiner Fähigkeiten einzurichten.

Dazu bedarf es ersichtlich in jeder Gesellschaft einer eigenen Kultur der Selbstannahme des eigenen jeweiligen Andersseins in seiner wie nie zuvor vergleichsabhängigen Aufdringlichkeit. Wem das befremdlich vorkommt, möge sich die spezifisch modernen Umstände vergegenwärtigen, die heute Behinderungen in wohlbestimmter Hinsicht auffälliger werden lassen. Ausgleichshalber, gewiss, gibt es seit Langem zum Beispiel früher so genannte Hilfsschulen, die in ängstlicher Bemühtheit, belastende, aber nur begrenzt kompensierbare Unterschiede verbal tunlichst unsichtbar zu halten, „Hilfsschule" nicht mehr heißen durften und just in dieser Bemühtheit die Aufdringlichkeit der Lebensprobleme, auf die sie sich bezogen, nur umso größer machten. Auch der Behindertensport lehrt Analoges. Am guten Sinn dieses Sports gibt es keinen Zweifel. Nichtsdestoweniger sind Unsicherheiten lebensdienlichen Umgangs mit Behinderungen verblieben. Man erinnere sich: Noch vor wenigen Jahren gab es im Fernsehen Werbung für eine Aktion, die dem damals noch ungeniert so genannten „Sorgenkind" galt. Heute ist das fragliche Sorgenkind verbal abgeschafft, und die Werbung zu seinen Gunsten bringt sich mit den frohgemuten Aufruf „Es lebe der Unterschied!" ins Bild. Man versteht spontan, was gemeint ist, und bemerkt zugleich die Hilflosigkeit im Bemühen, mit dem zitierten Aufruf Lebenslasten als wünschbar erscheinen zu lassen, mit denen wir heute unbeschadet ihres Lastencharakters lediglich besser als früher umzugehen gelernt haben.

Auch in harmlosen Exempeln spiegelt sich solche Hilflosigkeit des Umgangs mit Ungleichheitserfahrungen, deren Intensität in egalitären Gesellschaften kraft der Begrenztheit verfügbarer Ausgleichsmöglichkeiten zunimmt. In der Printmedienevolution expandieren bekanntlich Gratisblätter. Eines der weltweit erfolgreichsten dieser Blätter wird in deutschen Apotheken beim Einkauf den Kunden ausgehändigt. Seine Qualität ist nach meinem Kunden- und Laienurteil ausgezeichnet, und es verführt die Patienten auch nicht zu pseudomedizinischer Besserwisserei. Entsprechend groß ist die Nachfrage. Die gesundheitspolitische Wirkung dieses Massenblattes darf man als bedeutend einschätzen. Seine Dauerbotschaft ist klar und von alterungsresistenter klassischer Herkunft: „Seid mäßig und bewegt euch!" Dass dazu in modernen Gesellschaften nicht zuletzt der Sport gehört, wird in der fraglichen Zeitschrift zur Evidenz gebracht, und umso erstaunlicher klingt dann die Empfehlung einer prominenten und klugen Leitartiklerin, einer Ärztin, man möge doch künftig bitte Schulsportleistungen nicht mehr benoten. Wieso nicht? Um den Spielcharakter unserer Selbsterfahrung nicht durch quantifizierte Leistungsvergleiche zu verderben! – Ersichtlich ist in dieser Mahnung der Sport missverstanden. Die Verschaffung von

Gelegenheiten vergleichsfähiger Erfahrungen unserer Könnerschaften gehört zum Sinn des Sports, und das seit alters gemäß einem viel zitierten Wort des Apostels Paulus in seinem ersten Brief an die Korinther.

Man darf riskieren zu sagen: Die Bürger wissen heute gemeinhin unbefangener mit Erfahrungen ihrer indisponibel ungleich verteilten Könnerschaften und Schwächen umzugehen als die Repräsentanten von Organisationen, die sich um Ausgleichshilfen bemühen, oder auch als unsere schul- und sozialpolitisch engagierten Parteienvertreter, die sich heute mit zusätzlichen Ausgleichsleistungsversprechen bei den Wählern empfehlen möchten. Der erwähnte Massensport ist darüber in die Rolle der mit Abstand wichtigsten Massenkultur eingerückt, in der wir heute breitenwirksam lernen zu akzeptieren, dass unsere Stärken und Schwächen eben höchst unterschiedlich verteilt sind und dass der Ausgleich dieser Schwächen und die Steigerung unserer Könnerschaften die Aufbietung von Kräften verlangt, die ihrerseits wiederum nur in sehr engen Grenzen gleich verteilt verfügbar gemacht werden können. Eine Moral neidloser Anerkennung von Leistung wird sportkulturell herrschend. Man lernt, sich über den Erfolg anderer zu freuen. Das Aburteil über Betrugsversuche wird harsch. Der Sinn für Fairness ist wach, und innerhalb ungewisser Grenzen werden sogar die exorbitanten Einkommensdifferenzen, bewundernd gar, hingenommen, die an den Unterschieden jeweiliger Beiträge zum massenmedialen Unterhaltungswert des Sports hängen.

Konservative Kulturkritik neigt dazu, Moralverfall zu beklagen, und tatsächlich fehlt es zu keiner Zeit an Beständen, die zu dieser Klage Anlass geben. Jeder Medienkonsument könnte auch heute die Fülle der Bestände nennen, die den besorgten Moralisten provozieren müssten – von den Alltagsvandalismen, die in den U-Bahnen etlicher Großstädte die Bezüge der Sitze aussehen lassen wie die Leinwände Fon-

tanas, bis hin zur großen Korruption im Umgang mit öffentlichen Subventionsmitteln, über die, zum Beispiel, noch vor
Kurzem immer wieder einmal in der Landwirtschaftsadmi-
nistration der Europäischen Union zu klagen war.

Es liegt mir fern, das zu bagatellisieren, aber meine Ab-
sicht war, den Blick einmal in die umgekehrte Richtung zu
lenken, damit wir sehen und erkennen, dass, statt Moralverfall, Tendenzen der Moralisierung unseres privaten und
öffentlichen Lebens für die moderne Zivilisation charakteristisch zu sein scheinen. Nicht zuletzt für die Gesundheitskultur gilt das. So möchte man inzwischen die armen
Raucher bedauern, die unter ein dramatisch verschärftes
moralisches Aburteil, ja sogar unter gesetzliche Verbote geraten sind. Fast alle öffentlichen Gebäude sind ihnen, soweit sie ihrem Laster frönen möchten, verschlossen. Sie
müssten, um ihre Zigarette konsumieren zu können, sich
ins Freie begeben und dort sich in eine Ecke drücken. In
den USA werden die dort wie auch anderswo in der Tat
auch anteilmäßig zunehmenden „Fetten" erbarmungslos
so benannt und allerlei Nachteilen unterworfen. Längst
ist sozialstatistisch vermessen, dass die Anstellungschan-
cen von Hochschulabsolventen bei wachsendem Leibes-
umfang sinken.

Mit sich selbst und zumal mit den lebenspraktischen
Voraussetzungen der Erhaltung der eigenen Gesundheit
richtig umzugehen – das gehört, in Kategorien traditioneller Ethik ausgedrückt, zu den Pflichten, die wir gegen uns
selbst haben. Modernisierungsabhängig wächst die gesund-
heitskulturelle Bedeutung dieser Pflichten. Elementare
Fakten der Krankheitskulturgeschichte machen das sichtbar. Von unseren Medizinhistorikern wissen wir doch,
dass noch im Zeitalter der Frühindustrialisierung die über-
große Mehrheit der Menschen, über siebzig Prozent, an
sechs bis acht hauptsächlichen Krankheiten starb, nämlich
an den damals als Krankheiten zum Tode dominierenden

großen Infektionskrankheiten. Noch die Großeltern der Älteren unter uns wussten von den Diphtherie-Epidemien zu berichten, die zu statistisch wohlbekannten Anteilen Kleinkinder hinwegrafften. Die älteren Männer starben noch im Beginn des 20. Jahrhunderts, vor der Erfindung der Sulfonamide, zu erheblichen Anteilen an der Lungenentzündung. Der Schwindsucht fielen ganze Bauerfamilien zum Opfer. Man lese das in den exzellenten Krankheitshistoriografien nach, die wir unseren Wissenschafts- und Kulturhistorikern zu verdanken haben.

Heute nun werden wir wiederum zum weitaus größten Anteil an einigen wenigen hauptsächlichen Krankheiten zum Tode sterben – das freilich in dem bereits erwähnten ungleich höheren Durchschnittsalter, das wir in Abhängigkeit von den Lebensvorzügen moderner Industriegesellschaften inzwischen erreichen. Die Krankheiten, die uns heute hauptsächlich zu schaffen machen, haben eine wesentlich andere kulturelle und soziale Charakteristik als die erwähnten Krankheiten zum Tode in der Frühgeschichte der Industriegesellschaft. Auch der Laie weiß sie unter dem populären Namen der Zivilisationskrankheiten anzusprechen, und auch die lebenspraktische Charakteristik dieser Krankheiten ist ihm vertraut. Anders als die erwähnte tödliche Lungenentzündung im Männeralter ereilen uns die modernen Krankheiten zu erheblichen Anteilen nicht überfallartig, sondern vielmehr schleichend – häufig nach Ablauf von erinnerungspraktisch wohlvertrauten Jahrzehnten gesundheitsgefährdender Lebensverbringung. Um Spätfolgen des täglichen Glases zuviel, das man sich gestattet hat, handelt es sich, oder auch um Spätfolgen der Trägheit, in der man es nicht vermochte, sich selbstbestimmt sportlich zu betätigen oder auch nur der seit alters gerühmten Gartenarbeit zuzuwenden. Die Spätfolgen des Tabakabusus – auch sie sind es, mit denen wir es heute zu tun bekommen. Die erwähnte *Apothekenumschau* beschreibt es ja.

Die kulturgeschichtliche Quintessenz dieses zivilisationsabhängigen Wandels der Krankheiten zum Tode hat der Heidelberger Medizinhistoriker Schipperges mit Rekurs auf die antike Mythologie zusammengefasst. Schipperges sagt: Von den beiden Töchtern des Asklepios, Panakeia und Hygieia, wird gegenüber Panakeia, die für die eingreifenden Mittel der Pharmazeuten, auch der Chirurgen zuständig ist, Hygieia, die vorbeugend tätig ist, immer wichtiger – nicht, weil Panakeia versagt hätte, vielmehr umgekehrt deswegen, weil, vor dem Hintergrund außerordentlicher Wohltaten, die wir Panakeia zu verdanken haben, uns nun umso mehr bedrängt, was Hygieia ungleich leichter vorbeugend abwenden als Panakeia im Nachhinein therapieren kann. Eben das heißt aber: Der Unterschied, den es macht, gesund oder krank zu sein, war niemals zuvor in der Kulturgeschichte so sehr wie heute ein von moralischen, nämlich lebensführungsrelevanten Faktoren abhängiger Bestand.

Genau darauf stützte sich, und zwar bereits im späten 19. Jahrhundert, die Prognose, die zivilisationsevolutionär zunehmende Lebensführungsabhängigkeit von Gesundheit und Krankheit werde in Verbindung mit den dramatischen Fortschritten der therapeutischen Leistungen moderner Medizin allmählich den traditionellen religiösen Aspekt der Gesundheitskultur gegenstandslos machen. Zuvor Unverfügbares, so schien es, wird im Zivilisationsprozess in Verfügbares verwandelt. Lebensvoraussetzungen, die früher einmal schlechterdings handlungsmachttranszendenten Charakter hatten, werden zu Objekten unserer Könnerschaften und somit unter Handlungssinngesichtspunkten validierbar. Kontingenz verwandelt sich in handlungsrational kalkulierbare Daseinsvoraussetzung, zumindest näherungsweise, und macht entsprechend Religion als Kultur des vernünftigen Verhaltens zum Unverfügbaren fortschreitend gegenstandslos – so scheint es.

In wohlbestimmter Hinsicht ist das genaue Gegenteil der Fall. Je weiter tatsächlich unsere Könnerschaften reichen, je mehr wir bis in den existenziellen Unterschied von Gesundheit und Krankheit hinein die Lebensgunst dieser Könnerschaften in Anspruch nehmen, ja partiell wie Selbstverständlichkeiten hinnehmen, umso aufdringlicher wird die Erfahrung der Grenzen solcher Könnerschaften, und, noch einmal, umso aufdringlicher wird sie in der Erfahrung der Unglücksfälle, ja Katastrophen, die nach statistischer Evidenz sogar unvermeidlich aus Irrtümern und Fehlern unserer könnerschaftlichen Betätigungen resultieren.

In der Zusammenfassung und in der Wiederholung heißt das: Die Unterscheidung des Disponiblen und insofern moralisch Verantwortungsbedürftigen einerseits und des Indisponiblen andererseits ist keine leere Unterscheidung. Aber der Unterschied, den es macht, dass wir einiges können und anderes nicht, dass wir es jetzt noch nicht können, aber vielleicht morgen, dass wir es können und andere nicht und dass Perfektion einerseits und Irrtums- und Fehlerlosigkeit andererseits nie eine vollständige Alternative bilden – all diese Unterschiede sind ihrerseits wieder indisponibel. Kulturevolutionär heißt das: Den Bedingungen der Nötigkeit religiöser Kultur lässt sich nicht entkommen – auch durch die Fortschritte der Medizin und durch gesundheitsdienliches Verhalten nicht, und dass nach kulturhistorischer Evidenz just die Mediziner, im Monistenbund zum Beispiel, zu disproportional hohen Anteilen unter den Wissenschaftlern sicher waren, Vollbringer eines Fortschritts zu sein, der die Religion gegenstandslos machen würde, hatte, wie man inzwischen sieht, seinen primären Grund im Unverstand der Frommen und zumal der Theologen unter ihnen, die vermeinten, religiöse Lebensgewissheit wider wissenschaftliches Wissen verteidigen zu sollen.

II. „Volkskrankheiten" – Begriffsbestimmungen

„Volkskrankheiten" – Begriffsbestimmungen aus der Sicht der Medizin

Hartwig Bauer

„Es ist eine für einen Autor missliche Situation, wenn man bei der Veröffentlichung seiner Arbeit dem Publikum gegenüber das Geständnis abzulegen hat, dass dieselbe nicht einer aus innerem Drange hervorgegangenen freien Entschließung, sondern zunächst einer von außen her an ihn herangetragenen Aufforderung, einem äußeren Impulse ihre Entstehung verdankt." So hat sich der Herausgeber einer Monografie über die großen Volkskrankheiten des Mittelalters mit den damals dominierenden Seuchenerkrankungen geäußert – ein Thema, das er aufgrund historisch-pathologischer Untersuchungen zu bearbeiten hatte.[1]

In einer vergleichbaren Situation fühlt man sich, wenn man zu dem Thema „Volkskrankheiten – Begriffsbestimmungen aus Sicht der Medizin" als Chirurg und nicht etwa als Internist, Epidemiologe oder Sozialmediziner Stellung zu nehmen hat. Vielleicht ist aber gerade eine gewisse Distanz erwünscht, die sich aus der Position eines großen medizinischen Fachgebietes ergibt, bei dem Volkskrankheiten nicht im Zentrum des wissenschaftlichen und klinischen Interesses stehen.

Definitionen

Sucht man nach einer wissenschaftlich anerkannten Definition des Begriffs Volkskrankheit, wird man kaum fündig. Die Erklärungen bleiben im Allgemeinen wie z. B. „Volkskrankheiten sind Krankheiten, von denen ein großer Anteil der Bevölkerung betroffen ist", sie nehmen Bezug auf das Entstehen dieser Krankheiten wie z. b. eine gesundheitsschädliche Lebensweise mit Bewegungsmangel oder Fehl- bzw. Überernährung und deren Beeinflussung durch Gesundheitsvorsorge, oder sie beziehen sich auf den beträchtlichen volkswirtschaftlichen Schaden, der durch Volkskrankheiten entsteht.[2] Dementsprechend deskriptiv bleiben auch Informationsseiten im Internet, auf denen Volkskrankheiten in großer Zahl ohne klaren Definitionsbezug aufgeführt werden (Abb. 1). Der Begriff der Volkskrankheit eignet sich offenbar auch sehr gut, um Marketing zu betreiben – sei es von Kliniken, um breites Interesse zu wecken für spezielle Behandlungsverfahren, oder auch von der Industrie, wenn es gilt, zu Volkskrankheiten hochstilisierten chronischen Schädigungen durch entsprechende kommerzielle Angebote vorzubeugen (Tab. 1).

Bei globaler Betrachtung des Begriffs Volkskrankheiten als Krankheiten, die für die Bevölkerung eines Landes ein breites gesundheitliches Risiko darstellen, ergeben sich weltweit große Unterschiede, vor allem im Vergleich von Industrie- und Entwicklungsländern. Die Wahrscheinlichkeit für einen Menschen, im Lauf seines Lebens von einer im Lande vermehrt auftretenden Volkskrankheit betroffen zu werden, ist im Vergleich zu anderen Erkrankungen höher. Je nach den wirtschaftlichen und gesellschaftlichen Verhältnissen der Region handelt es sich dabei eher um typische Wohlstands- oder Zivilisationskrankheiten oder um sog. Armutskrankheiten, die sich zu Volkskrankheiten entwickeln. Während in Deutschland Herz-Kreislauf-Er-

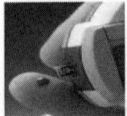 Der Diabetes mellitus *ist eine Erkrankung, die durch erhöhte Blutzuckerspiegel gekennzeichnet ist.*

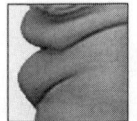 Adipositas *ist ein Zustand, der durch eine übermäßige Ansammlung von Fettgewebe im Körper...*

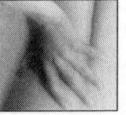 40% der Deutschen haben Rückenschmerzen. Rückenleiden gehören zu den ....

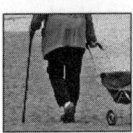 Arthrose *ist eine dauerhafte schmerzende Behinderung der Funktion eines Gelenkes...*

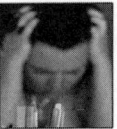 Migräne *ist eine neurologische Erkrankung, die mit anfallsartig auftretenden Kopfschmerzen von 4 bis 72 h Dauer einher.*

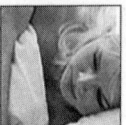 Schlafstörungen sind individuell erlebte Störungen des Schlaf- Wach-Verhaltens.

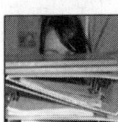 Als Burnout-Syndrom wird der Zustand körperlicher oder geistiger Erschöpfung beschrieben...

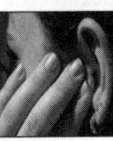 Tinnitus ist das Wahrnehmen eines Tones oder Geräusches, welches objektiv nicht existiert.

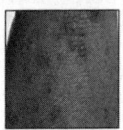 Die Neurodermitis *ist eine chronische, d. h. also dauerhafte, lebenslange Erkrankung der Haut, die in Schüben verläuft.*

Abb. 1: Volkskrankheiten

http://www.vitamea.de/gesundheitslotse/startseite/volkskrankheiten/allgemeine_
informationen.html

Tab. 1: „Marketing" mit Volkskrankheiten

Beispiele
• **Die Arthrose des Hüftgelenkes ist eine Volkskrankheit – Neue Operationstechniken erlauben einen schonenden Gelenkersatz** (Orthozentrum Rosenheim, www.orthopraxis-rosenheim.de)
• **Volkskrankheit Krampfadern: Radiowellen contra Venenstripping** (mang MEDICAL ONE – die Kliniken Ihres Vertrauens, http://schoenheit-und-medizin.de/schoenheitsbehandlungen/beine/krampfadern-radiowellen-venenstripping.html)
• **Volkskrankheit Osteoporose –eine interdisziplinäre Herausforderung. Die Ballon- Kyphoplastie ist gerade auch für alte Menschen geeignet** (Presseinformation Karl Olga-Krankenhaus und Krankenhaus vom Roten Kreuz Stuttgart)
• **Volkskrankheit Hämorrhoiden: Stapler verspricht schnelle Hilfe** [Gesundheitsforum Medizinprodukte und Innovation (GMI) **http://www.medport.de/redaktion/html**]
• **„Mausarm" – auf dem Weg zur Volkskrankheit Nr. 1?** [(Gesund am Computer. Microsoft Hardware Guide für Ergonomie am Arbeitsplatz) **www.microsoft.com/germany/hardware/hcg/hcg_view.mspx**]

krankungen, Krebsleiden und Erkrankungen der Atemwege führend sind, rangieren weltweit unter diesem Begriff
immer noch Infektionskrankheiten an erster Stelle, deren
Ausbreitung durch Armut und Unterernährung, schlechte
Versorgung mit hygienisch einwandfreiem Trinkwasser,
fehlende Impfmöglichkeiten sowie mangelnden Zugang
zu Bildung gefördert werden. So sterben immer noch Millionen von Menschen an Tuberkulose und Malaria, die vor
allem in afrikanischen Staaten als ernst zu nehmende
Volkskrankheiten gelten.[3]

In unseren Regionen besteht eine enge Beziehung zwischen Volkskrankheiten und Zivilisationskrankheiten
(Tab. 2). Es existiert zwar in der begrifflichen Zuordnung
keine klare Abgrenzung nach eindeutig definierten Kriterien. Dennoch gibt es einige Aspekte, die einer solchen Einteilung dienlich sind. Zivilisationskrankheiten sind Volkskrankheiten, an deren Entstehung die übliche Lebensweise
in den sog. zivilisierten Ländern eine entscheidende Rolle
spielt. Ein Beispiel ist etwa der Diabetes mellitus, der in
den reichen Industrieländern wesentlich häufiger auftritt
als in bisher weniger entwickelten Staaten. Die Zuckerkrankheit kann demnach sowohl als Volkskrankheit als
auch als Zivilisationskrankheit betrachtet werden. Häufigste Ursachen von Volkskrankheiten sind Bewegungsmangel, Fehl- und Überernährung, Stress, Umweltbelastungen
und individuelle exogene Noxen wie Rauchen und Alkoholkonsum. Der Mensch könnte also durch einen entsprechenden Lebensstil in Eigenverantwortung viele Risikofaktoren
ausschließen und damit die Sterblichkeit aufgrund von
Volkskrankheiten drastisch reduzieren (Abb. 2).[4]

Die Definition und vor allem die Bewertung von Volkskrankheiten unterliegt verschiedensten Einflussfaktoren.
So gibt es kritische Anmerkungen zum „Image" von Krankheiten. Manche sind gesellschaftlich geachtet, anderer werden verdrängt, für mache gibt es Geld und Mitleid, andere

Tab. 2:

Volkskrankheiten	Zivilisationskrankheiten

• Rheuma
• Osteoporose
• Bluthochdruck
• Allergien
• COPD
• Rückenschmerz
• Migräne
• Depression
• Demenz
• Diabetes mellitus
• Atherosklerose
• Parodontitis
	• Herz- Kreislauf-Erkrankungen
	  (Bluthochdruck, Herzinfarkt,
	  Arteriosklerose)
	• Stoffwechselerkrankungen
	  (Diabetes mellitus, Gicht,
	  erhöhter Cholesterinspiegel)
	• Übergewicht, Fettsucht,
	• Magersucht
	• Krebs
	• Erkrankungen des
	  Bewegungsapparates
	• Allergien

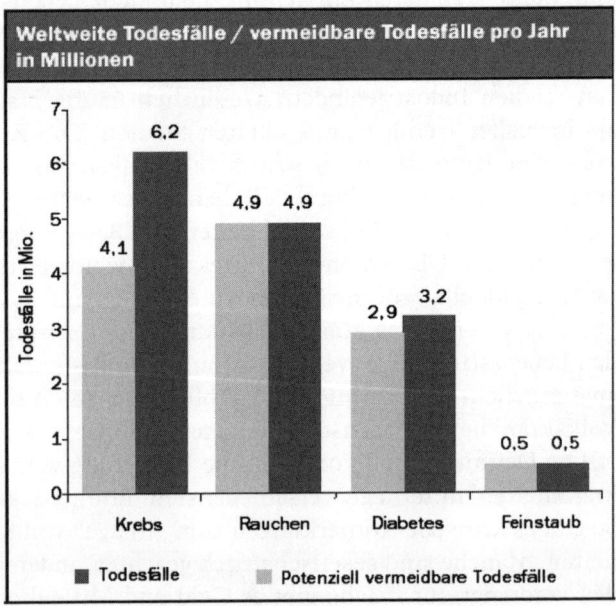

Abb. 2:

interessieren Forscher und Therapeuten kaum. Hier sind weniger Krankheiten gemeint, die von bestimmten Fachgruppen zu „Volkskrankheiten des Jahres" hochstilisiert werden, wie z. B. die Refluxerkrankung der Speiseröhre im Jahr 2000 durch Gastroenterologen oder die Divertikulitis des Dickdarms im Jahr 2005 durch Chirurgen.[5] Die Wochenzeitung *Die Zeit* hat sich in einer achtteiligen Serie kritisch mit dem Begriff der Volkskrankheiten und deren unterschiedlicher Bewertung auseinandergesetzt.[6] Auch diese Leiden unterliegen Moden, manche von ihnen sind en vogue, andere werden schamhaft verdrängt. Eine besondere Rolle spielt dabei ein unterstelltes Selbst-Schuld-Prinzip. Asthma z. B. würde in der öffentlichen Meinung als Schicksal durchgehen. Der Raucherhusten dagegen als COPD (chronisch-obstruktive Lungenerkrankung) würde als typische „Selbst-Schuld-Krankheit" gelten, die, obwohl 10 % der Bevölkerung daran leiden, von vielen als Volkskrankheit verleugnet wird. Ganz besonders gilt es in diesem Zusammenhang auch den Einfluss der Pharmaindustrie zu hinterfragen. Auffallend ist, dass ganz plötzlich verschiedene Volkskrankheiten vermehrt ins Gespräch kommen wie Osteoporose, das Hyperaktivitätssyndrom oder auch Brustkrebs. Gleichzeitig werden entsprechende Präparate von Pharmaunternehmen mit aller Macht in den Medien und vor allem auch in Selbsthilfegruppen beworben.

Mit dem Image der Krankheiten und einem so suggerierten Handlungsdruck hängt nicht zuletzt auch die Vergabe von Fördergeldern zusammen. So sind im Zusammenhang mit der Schwere von 29 Krankheiten (gemessen an durch Behinderung verlorenen Lebensjahren) einige Volkskrankheiten deutlich über-, andere unterfinanziert. Die Forschung zu Aids, Brustkrebs und Diabetes z. B. erhält überproportional kräftige Unterstützung, die Forschung zu Depressionen oder zur COPD, die nach internationalen Erhebungen zu den Erkrankungen mit den höchsten Zu-

wachsraten zählen und bei uns viermal häufiger als vermutet auftreten, vergleichsweise wenig.[7]

Kräftige Vorwürfe gehen beim Thema Volkskrankheiten
auch an die ärztliche Zunft. „Gesunde Menschen gibt es
nicht – wegen der hysterischen Erfindung immer neuer
Leiden kränkelt heute fast die ganze Gesellschaft."[8] In einem aktuellen Feature der *Hannover-Zeitung* wurde unter
der plakativen Überschrift „Ärzte machen Menschen absichtlich krank" sogar unterstellt, dass gerade auf dem Gebiet der Volkskrankheiten Normwerte an der Grenze zur
Behandlungspflicht immer weiter ausgeweitet und somit
Millionen gesunder Menschen plötzlich zu Patienten gemacht würden. Beispielhaft lasse sich dies an den Mess-
werten von Blutdruck und Cholesterin zeigen, wenn
Normwerte immer weiter nach unten korrigiert und damit
Behandlungszielwerte immer niedriger angesetzt würden.
Entsprechend frühzeitig werde dann auch behandelt. Viele
Ärzte wüssten nicht einmal um solche Fakten, weil sie
durch eine Vielzahl widersprüchlicher und teils gezielt ge-
steuerter Informationen überfordert seien.[9]

Häufigkeiten

Wenn es für die Definition von Volkskrankheiten auch keinen verbindlichen Schwellenwert gibt, festgelegt etwa als
bestimmter Prozentsatz von der Krankheit betroffener Menschen im Vergleich zur Gesamtpopulation, so stellen Häu-
figkeitsangaben von Krankheiten doch einen wichtigen Orientierungspunkt dar, wenn es um eine Begriffsbestimmung
von Volkskrankheiten aus medizinischer Sicht geht.

Unter Nutzung verschiedener Quellen lassen sich die
häufigsten Volkskrankheiten und Volksleiden in Deutschland unter Angabe der Erkrankten in Prozent zur Bevölkerung auflisten (Tab. 3).[10] Weitere Hinweise ergeben sich aus

Tab. 3:

Die häufigsten Volkskrankheiten und Volksleiden in Deutschland
- Erkrankte in Prozent zur Bevölkerung -

Volkskrankheiten	Prozent	Volksleiden & Syndrome	Prozent
Karies	rund 90 %	Übergewicht	> 50 %
Herz-Kreislauf-Krankheiten (mit Todesfolge)	> 43 %	Tinnitus (Episode bis zu 3 Monate)	20 - 22 %
Krebserkrankungen (mit Todesfolge)	> 25 %		
Arterielle Hypertonie	20 - 25 %	Rückenschmerzen (chronische)	rund 18 %
Depressionen	10 - 12 %		
Migräne	rund 8 %	Rheuma (chronisch)	rund 11 %
Diabetes mellitus	7 - 8 %		
Erkrankung der Atmungs-organe (mit Todesfolge)	6 - 7 %	Tinnitus (chronisch)	4 %
Alkoholsucht	> 5 %	Quellen: Robert Koch Institut - Gesundheit in Deutschland Deutsche Hochdruckliga e.V. DHL Gesundheitsberichterstattung des Bundes Statistisches Bundesamt - Diagnosedaten Deutsche Rheuma-Liga Bundesverband e.V. Deutsche Migräne- und Kopfschmerz-Gesellschaft e.V.	
Demenz	1,2 - 1,3 %		
Krebsneuerkrankungen (jährlich)	> 0,5 %		

Tab. 4:

Die häufigsten Diagnosen bei stationären Krankenhausaufenthalten

Frauen	Männer	Gesamt m/w
Herzinsuffizienz (Herzschwäche)	Psychische Störungen bzw. Verhaltensstörungen durch Alkohol	Angina pectoris (Herzenge bzw. Herzschmerz)
Cholelithiasis (Gallensteine bzw. Gallenkolik)	Angina pectoris (Herzenge bzw. Herzschmerz)	Herzinsuffizienz (Herzschwäche)
Angina pectoris (Herzenge bzw. Herzschmerz)	Herzinsuffizienz (Herzschwäche)	Psychische Störungen bzw. Verhaltensstörungen durch Alkohol

Quelle: Statistischen Bundesamt - www.destatis.de

Die häufigsten Erkrankungen im Verhältnis zur Anzahl der Krankheitsfälle

- Infektionen der oberen Atemwege
- Rückenschmerzen
- Magen-Darm-Grippe und Durchfall (nichtinfektiös)
- Zahnerkrankungen / Karies, Parodontose
- Akute Bronchitis
- Magen-Darm-Grippe und Durchfall (infektiös)

Quelle: BKK Gesundheitsreport 2007

Die häufigsten Krankheitsgruppen im Verhältnis zur Gesamtzahl von Arbeitsunfähigkeitstagen

- Krankheiten des Muskel-Skelett-Systems
- Verletzungen und Vergiftungen
- Krankheiten des Atmungssystems
- Psychische Störungen
- Krankheiten des Verdauungssystems
- Krankheiten des Kreislaufsystems/Herz

Quelle: BKK Gesundheitsreport 2007

den häufigsten Erkrankungen im Verhältnis zur Anzahl der Krankheitsfälle, den häufigsten Krankheitsgruppen im Verhältnis zur Gesamtanzahl von Arbeitsunfähigkeitstagen und den häufigsten Diagnosen bei stationären Krankenhausaufenthalten (Tab. 4). Im Jahr 2007 versorgten nach Angaben des Statistischen Bundesamtes die deutschen Krankenhäuser 17,1 Millionen Patienten vollstationär. Davon waren 9,1 Millionen Frauen und 7,9 Millionen Männer. Nun muss aber nicht jeder Patient, der an einer Volkskrankheit leidet, deshalb auch stationär behandelt werden. Häufig sind diese Leiden aber mit einer zeitweiligen Arbeitsunfähigkeit verbunden. Aus der Zusammenschau der Häufigkeit von Krankheitsfällen, der dadurch veranlassten stationären Krankenhausaufenthalte und der Arbeitsunfähigkeitstage lässt sich ein Profil erstellen von Krankheiten, die im Sinne von Volkskrankheiten besondere Relevanz besitzen.

Auffallend ist, dass bei den häufigsten Krankheitsgruppen im Verhältnis zur Gesamtanzahl von Arbeitsunfähigkeitstagen Verletzungen und Vergiftungen an zweiter Stelle aufgeführt sind. Gemeinhin werden sie trotz 8–9 Millionen Verletzter und 20.000–30.000 jährlich durch Unfälle getöteter Personen nicht unter die Volkskrankheiten subsumiert.[11] Der Argumentation, dass es sich bei dieser Gruppe um etwas anderes handle, da von Kindheit an niemand vor Verletzungen gefeit und ganz gleich, wie umsichtig der Mensch im späteren Leben sei, er sich immer die eine oder andere Verletzung zuziehen werde, kann nicht zugestimmt werden.[12] Solange Verletzungen nicht die Dimension und die Gewichtung einer Volkskrankheit erfahren, wird es weiter Defizite bei wirksamen und nachhaltigen Präventionsstrategien von Verletzungen geben, obwohl aufgrund von Schätzungen die Hälfte aller Unfälle verhindert und die andere Hälfte so beeinflusst werden könnte, dass nur leichtere Verletzungen entstehen.[13]

Insgesamt ist auch unter Einbeziehung von Häufigkeitsdaten eine scharfe Begriffsbestimmung und Bewertung von Volkskrankheiten schwierig. Bei allen derartigen Statistiken handelt es sich um Übersichten von meist chronischen Krankheiten, die als Todesursachen bzw. Aufnahme- oder Entlassungsdiagnosen von Krankenhäusern sowie als Krankheitsmeldungen über Krankenscheine von Ärzten festgestellt werden und auch eine längere Arbeitsunfähigkeit nach sich ziehen. Daraus die prozentuale Häufigkeit von Volkskrankheiten, Zivilisations- oder Wohlstandskrankheiten abzuleiten, ist schwer möglich. Einige dieser Erkrankungen sind sehr weit verbreitet, ohne jedoch direkt zur Arbeitsunfähigkeit oder gar zum Tode des Betroffenen zu führen. Sie begünstigen in erster Linie, wenn sie unbehandelt bleiben, das Entstehen weiterer Erkrankungen.[14] So sind in der größten zusammenhängenden deutschen Diabetiker-Stichprobe sehr häufig Sekundärkomplikationen des Typ-2-Diabetes nachgewiesen.[15] Dies kann als Beispiel dafür gelten, dass es eigentlich die Begleit- und Folgeerkrankungen einer Volkskrankheit sind, die hohe Kosten und eine verkürzte Lebenserwartung bedingen. Besonders augenfällig ist das bei der „neuen" Volkskrankheit Adipositas, wobei nicht zuletzt auch durch mangelnde Krankheitseinsicht das Entstehen von eigentlich erst gefährdenden Sekundärerkrankungen (Diabetes, Hypertonie, Herzinsuffizienz, Gelenkverschleiß, Krebs) gefördert wird (Abb. 3).[16] Schließlich ist eine an den Arzneimittelausgaben gemessene überdurchschnittliche Häufigkeitszunahme von Volkskrankheiten wie Übergewicht, Diabetes und Bluthochdruck in Regionen mit hoher Arbeitslosigkeit und damit ein Ost-West-Gefälle in Deutschland ebenso einleuchtend[17] wie die Prävalenz von Volkskrankheiten in bestimmten Lebensaltern (Abb. 4).[18]

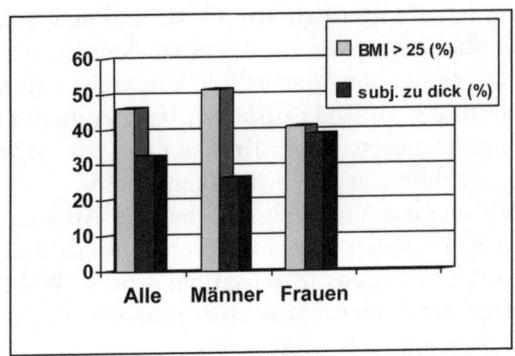

Abb. 3: Fast jeder 2. ist zu dick – nur ein Drittel fühlt sich so
GfK Marktforschung Nürnberg 2008 (n=1.999)

Volkskrankheiten im Zentrum gesundheitspolitischen Interesses

Da Probleme der Volksgesundheit sehr eng mit den Lebensgewohnheiten der Bürger zusammenhängen, wird Präven-
tionsprogrammen eine besondere Bedeutung zugemessen.
Es bestehen allerdings deutliche Zweifel, ob durch Gesundheitsförderung mit unterschiedlichen Aktionsprogrammen
und durch Prävention wirklich eine Änderung des Gesundheitsbewusstseins erreicht und ein gesundheitsbewusster
Lebensstil durchgesetzt werden kann.[19] Was zu Letzterem
gehört – angemessene Ernährung, regelmäßige körperliche
Aktivität, Vermeidung von Genussmitteln wie Alkohol
und Tabak sowie der Abbau von medialer Reizüberflutung
und Stress – ist längst bekannt, und gesichert ist auch die
Effektivität dieser Maßnahmen für die körperliche, geistige
und seelische Gesundheit. Die besonders häufigen und
kostenintensiven Zivilisationskrankheiten könnten dadurch drastisch reduziert und somit ein wichtiger Beitrag
zur Volksgesundheit geleistet werden.[20] Will man aller-

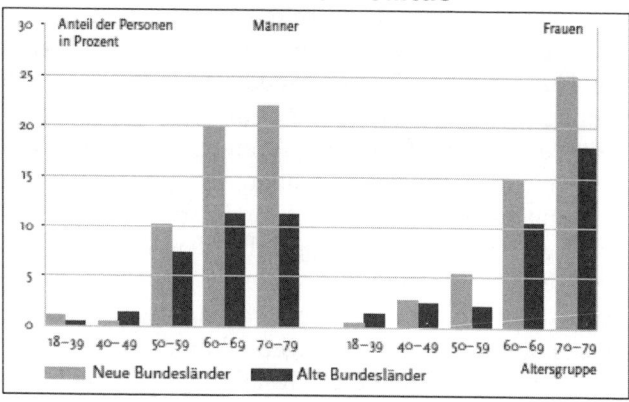

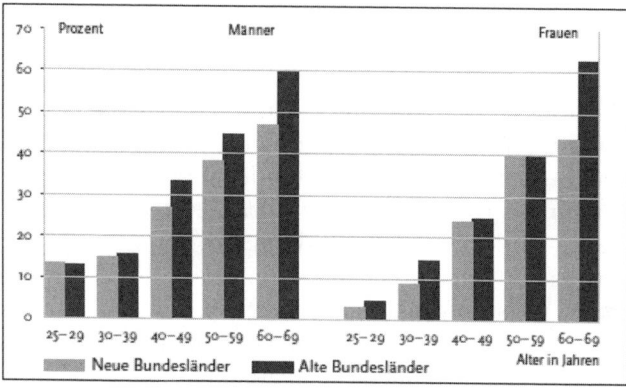

Abb. 4: Prävalenz von Volkskrankheiten nach Altersgruppen (Gesundheitsbericht für Deutschland, 2006)

dings durch Prävention wirklich eine gesundheitliche Wertschöpfung erreichen, muss einerseits ihre wissenschaftliche Evidenz verbreitert und andererseits der Stellenwert der Prävention, falls deren Basis gesichert ist, auch durch entsprechenden Ressourceneinsatz gestärkt werden.[21] Die Aufschlüsselung von Nutzen und Kosten präventiver Maßnahmen ist sehr komplex, Soll- und Ist-Zustand klaffen, gemessen an den Möglichkeiten und dem Erreichbaren, noch weit auseinander. Wenn auch viele Präventionsmaßnahmen bisher eine unklare Evidenz haben, so wäre die Schlussfolgerung dennoch falsch, deswegen keine Prävention treiben zu wollen. Ihr Stellenwert muss aus gesundheitspolitischer und medizinischer Sicht substanziell gestärkt und mit entsprechendem Ressourceneinsatz wissenschaftlich erprobt werden.[22]

Eine Änderung des Gesundheitsbewusstseins in den Industrieländern wird nicht gelingen, ohne dass man das allgemeine Wertesystem dieser Gesellschaftsordnungen kritisch betrachtet. Dabei ist es keine Frage, dass bei dem in komplexen systemischen Zusammenhängen stehenden soziologischen und wirtschaftlichen Faktoren des Gesundheitswesens einfache Lösungen kaum möglich sind. Da bei der Häufigkeit von Volkserkrankungen und deren enger Beziehung zu den häufigsten chronischen Krankheiten der volkswirtschaftliche Aufwand für die erforderliche Behandlung immens ist, hat sich auch der Gesetzgeber mit dem Auftrag, strukturierte Behandlungsprogramme für chronische Krankheiten zu entwickeln, dieses Problems in besonderer Weise angenommen. Auch die Themen, die nach dem Gesundheitsforschungsprogramm der Bundesregierung prioritär in Arbeitsgruppen zu bearbeiten sind, weisen enge Beziehungen zu derartigen Erkrankungen auf (Tab. 5). Schließlich soll auch mit Hochleistungstechnologien nach den Ursachen von Volkskrankheiten gefahndet werden. Das Bundesforschungsministerium will stärker als bisher die medizinische Genomforschung auf die Bekämpfung von Volkskrankheiten ausrichten. Im Rahmen des aktuellen, auf drei Jahre angelegten Projekts soll mithilfe von DNA-Chips die genetische Information von bis zu 25.000 Patienten und Kontrollpersonen untersucht werden, um

Tab. 5:

Volkskrankheiten im Zentrum gesundheitspolitischen Interesses
SGB V § 137f: Strukturierte Behandlungsprogramme bei chronischen Krankheiten

Bei der *Auswahl der zu empfehlenden chronischen Krankheiten* sind insbesondere die *folgenden Kriterien* zu berücksichtigen:
1. *Zahl der von der Krankheit betroffenen Versicherten,*
2. *Möglichkeiten zur Verbesserung der Qualität der Versorgung,*
3. *Verfügbarkeit von evidenzbasierten Leitlinien,*
4. *sektorenübergreifender Behandlungsbedarf,*
5. *Beeinflussbarkeit des Krankheitsverlaufs durch Eigeninitiative des Versicherten*
6. *hoher finanzieller Aufwand der Behandlung.*

Roadmap für das Gesundheitsforschungsprogramm der Bundesregierung

Krankheitsbereiche, die nach einem breit angelegtem Beratungsprozess von 6 interdisziplinären wissenschaftlichen Arbeitsgruppen erörtert werden sollen:
- *Muskuloskeletäre Erkrankungen*
- *Ernährung und Stoffwechselerkrankungen sowie endokrinologische Erkrankungen*
- *Herz-Kreislauf-, Lungen- und Nierenerkrankungen*
- *Infektionen, chronische Entzündungen sowie entzündliche Hauterkrankungen*
- *Krebserkrankungen*
- *Neurologische und psychische Erkrankungen sowie Erkrankungen der Sinnesorgane*

die Ursachen von 25 Krankheiten besser verstehen zu können.[23] In dieser Auflistung chronischer Erkrankungen finden sich auch die wichtigsten Volkskrankheiten. Dabei soll nicht nur den Genveränderungen auf den Grund gegangen werden, die bei der Entstehung dieser Krankheiten eine Rolle spielen, sondern es sollen auch – angesichts der für die meisten dieser Erkrankungen bestehenden Korrelation mit dem Alter – die Prinzipien des Alterungsprozesses besser verstanden und damit neue Ansätze für die Behandlung von altersbedingten Krankheiten gefunden werden.

Ein leistungsfähiges Gesundheitssystem zeichnet sich dadurch aus, dass es den Zugang zu medizinisch notwendigen Leistungen für alle Bürger sichert und die Eigenverantwortung der Versicherten fördert. Da einerseits der volkswirtschaftliche Schaden, der durch Volkskrankheiten entsteht, beträchtlich ist und andererseits Volkskrankheiten in hohem Maße verhaltensbedingt sind, ergibt sich daraus der notwendige gesundheitspolitische Ansatz. Die Entwicklung einer gesundheitsfördernden Gesundheitspolitik muss deshalb zwangsläufig die Änderung der Lebenseinstellung, des Lebensstils und der Lebensbedingungen der Mitglieder einer Gesellschaft im Auge haben. So einfach diese Forderung klingt, so groß sind allerdings die Hürden nicht nur des gewohnten Konsum- und Freizeitverhaltens des Einzelnen, sondern auch der wirtschaftlichen Interessen unserer Gesundheitswirtschaft und der modernen Arbeitswelt. Systembedingte Schwächen der medizinischen Versorgung wie mangelnde Prävention, Passivität der Betroffenen gegenüber gesundheitsbewusstem und -förderndem Verhalten, eine zu geringe Verbreitung evidenzbasierter Behandlungsabläufe sowie Behandlungsbrüche an Sektorengrenzen der Versorgung wirken sich vor allem bei der Behandlung von Volkskrankheiten aus. Das „Double Aging", dem unsere Gesellschaft bei niedriger Geburtenrate und steigender Lebenserwartung entgegensieht, wird uns zwingen, Versorgungsprioritäten anders zu setzen als bisher. Die Prävention und Behandlung von Volkskrankheiten wird als gesamtgesellschaftliche Aufgabe einen wachsenden Stellenwert bekommen.[24]

Literatur

Aktionsplan zur Vorbeugung von Fehlernährung, Bewegungsmangel, Übergewicht und damit zusammenhängenden Krankheiten (http://www.bmg.bund.de/cln_110/nn_1168248/SharedDocs/ Downloads/DE/Praevention/Bewegung-Ern_C3_A4hrung/Nationaler-Aktionsplan,templateId=raw,property=publicationFile.pdf/Nationaler-Aktionsplan.pdf).

Albrecht, H.: Volkskrankheiten: Auf einem Auge blind. In: Die Zeit Nr. 46/2005, 37 (http://www.zeit.de/200546/S-Moden-Aufmacher).

Arzneimittelatlas. Volkskrankheiten im Osten am weitesten verbreitet (http://www.iges.de/presse07/pressematerial/arzneimittel_atlas_2008/e6804/infoboxContent6806/IGES-Arznemittel-atlas2008_zusammenfassung_ger.pdf).

Bauer, H.: Vorsorge und Früherkennung – Soll- und Ist-Stand. In: *Schumpelick, V. / Vogel, B. (Hrsg.):* Was ist uns die Gesundheit wert? Gerechte Verteilung knapper Ressourcen. Freiburg 2007, 210–232.

Gersiepen, K. / Heuser, H. W. / Klug, St. J. / Antes, G. / Zeeb, A.: Entwicklung, Durchführung und Evaluation von Programmen zur Krebsfrüherkennung. Ein Positionspapier. In: Zeitschrift für ärztliche Fortbildung und Qualität im Gesundheitswesen 101 (2007), 43–49.

Gesundheit in Deutschland [Gesundheitsberichterstattung des Bundes 2006] (http://www.gbe-bund.de/gbe10/trecherche.prc_them_rech?tk=200&tk2=240&p_uid=gast&p_aid=5149761&p_sprache=D&cnt_ut=1&ut=240).

GfK Marktforschung Nürnberg: Fast jeder Zweite ist zu dick – nur ein Drittel fühlt sich so. Repräsentative Umfrage im Auftrag des Apothekenmagazins „Apotheken-Umschau". In: Ärzte-Zeitung online vom 26.08.2008.

Görlitz, N. / Keller, M. / Ziegler, A. G.: Prävalenzen von Folge- und Begleiterkrankungen des Typ-2-Diabetes. Querschnittsuntersuchungen an DMP- Teilnehmern in Bayern. In: Deutsche Medizinische Wochenschrift 133 (2008), 1687–1672.

Hecker, J. F. C.: Die großen Volkskrankheiten des Mittelalters. Historisch-pathologische Untersuchungen. Hrsg. von A. Hirsch. Berlin 1865.

Lob, G. / Richter, M. / Pühlhofer, F. / Siegrist, J.: Prävention von Verletzungen. Rasch erkennen, strategisch entwickeln – eine ärztliche Aufgabe. Stuttgart 2008.

Mühlhauser, I.: Früherkennung und Prävention: Ist Vorbeugen besser als Heilen? In: Deutsches Ärzteblatt 104 (2007), A1804–1807.

Neumann, N. U. / Bellinger, M. / Frasch, K.: Gesundheitsförderung und Prävention. Mühsamer Weg zum richtigen Lebensstil. In: Deutsches Ärzteblatt 105 (2008), A2750–2752.

Prengel, H.: Ärzte machen gesunde Menschen absichtlich krank. In: Arzt ddp. Hannover-Zeitung online vom 12.08.2008.

Richter-Kuhlmann, E. A.: Genomforschung: Fokus Volkskrankheit. In: Deutsches Ärzteblatt 105 (2008), A 65.

Rösch, W. / Hotz, J.: Volkskrankheit Sodbrennen. In: Deutsches Ärzteblatt 97 (2000), A2617–2618.

Rosenberg, R. / Feussner, H. / Siewert, J. R.: Diverticulitis: Volkskrankheit 2005. In: Arzt und Krankenhaus 6/2005, 174–178.

Ruhl, M. / Schmitt, C.: Von der Reaktion zur Prävention. Leitbild für eine moderne Gesellschaft. Studie zum Stand der Prävention in Deutschland. Hrsg. von der Felix Burda-Stiftung und Booz Allen Hamilton, 2005.

Vetter, Ch.: Chronisch obstruktive Lungenerkrankungen. COPD viermal häufiger als vermutet. In: Deutsches Ärzteblatt 105 (2008), A 1726.

Volkskrankheiten:
http://de.wikipedia.org/wiki/volkskrankheit (2008).
http://www.meridianaland.com/volkskrankheiten/gesundheit-02a.htm (2008) (weitere häufige Krankheiten).

Willich, St. N.: Prävention. Gesundheitliche Wertschöpfung. In: Deutsches Ärzteblatt 104 (2007), A 1893–1896.

Anmerkungen

[1] Hecker 1865.

[2] Volkskrankheiten 2008.

[3] Vgl. Volkskrankheiten 2008.

[4] Ruhl / Schmutte 2005.

[5] Rösch / Hotz 2000; Rosenberg et al. 2005.

[6] Albrecht 2005.

[7] Gross, zitiert bei Albrecht 2005.

[8] Prengel 2008; Vetter 2008.

[9] Sawicki, zitiert bei Prengel 2008.

[10] Vgl. Volkskrankheiten 2008.

[11] Gesundheit in Deutschland 2006.

[12] Vgl. Volkskrankheiten 2008.

[13] Lob et al. 2008.

[14] Vgl. Volkskrankheiten 2008.

[15] Görlitz et al. 2008.

[16] GfK Marktforschung 2008.

[17] Arzneimittelatlas 2008.

[18] Vgl. Gesundheit in Deutschland 2006.

[19] Mühlhauser 2007; Neumann et al. 2008; Aktionsplan 2008.
[20] Neumann et al. 2008.
[21] Gersiepen et al. 2006; Mühlhauser 2007; Willich 2007.
[22] Bauer 2007; Willich 2007.
[23] Richter-Kuhlmann 2008.
[24] Vgl. Neumann et al 2008.

„Volkskrankheiten" – Begriffsbestimmungen aus der Sicht der Gesundheitsökonomie

Klaus-Dirk Henke, Sabine Troppens

1. Vorbemerkungen zum Begriff der Volkskrankheiten

„Volkskrankheiten" sind schon von ihrem Namen her jene Krankheiten, von denen eine große Zahl der Bevölkerung bereits betroffen ist oder betroffen sein kann. Insofern stellen sie eine massive individuelle gesundheitliche Gefährdung dar und damit auch eine gesundheitspolitische Herausforderung. Dies gilt umso mehr, als auch „Volks-

Tab. 1: Sterbefälle nach den 10 häufigsten Todesursachen 2006 in Deutschland, beide Geschlechter

ICD-10-Positions-Nr.	Todesursache	Rang	Gestorbene	
			Anzahl	Anteil an insgesamt in (%)
I25	Chronische ischämische Herzkrankheit	1	77.845	9,5
I21	Akuter Myokardinfarkt	2	59.938	7,3
I50	Herzinsuffizienz	3	47.079	5,7
C34	Bösartige Neubildung der Bronchien und der Lunge	4	40.744	5
I64	Schlaganfall, nicht als Blutung oder Infarkt bezeichnet	5	28.566	3,5
J44	Sonstige chronische obstruktive Lungenkrankheit	6	20.709	2,5
J18	Pneumonie, Erreger nicht näher bezeichnet	7	19.713	2,4
C18	Bösartige Neubildung des Dickdarmes	8	18.475	2,2
I11	Hypertensive Herzkrankheit	9	17.619	2,1
C50	Bösartige Neubildung der Brustdrüse [Mamma]	10	17.553	2,1
	Summe der angezeigten ICD-Positionen		348.241	42,4

Quelle: Statistisches Bundesamt 2008

krankheiten" einem Wandel unterliegen. So haben die Infektionskrankheiten Mumps, Röteln, Tuberkulose oder Masern an Bedeutung verloren, während beispielsweise die HIV-Infektionen zugenommen haben[1] und Grippeepidemien noch nicht vermieden werden können.

Neben die Infektionskrankheiten treten die nicht übertragbaren (Volks-)Krankheiten, wie z. B. Diabetes und Adipositas, Arthrose, Arthritis, Osteoporose, Krebs, Herz-Kreislauf-Krankheiten, kardiovaskuläre Erkrankungen, Hypertonie, Schmerz, Schwindel, Depression, Demenz, Asthma oder Neurodermitis. Ihnen gegenüber stehen die sog. Orphan Diseases, selten auftretende virale, bakterielle, parasitäre oder mykotische Erkrankungen.[2]

Häufig wird auch die Todesursachenstatistik herangezogen, um Volkskrankheiten zu bestimmen. Vor diesem Hintergrund ergibt sich die Reihenfolge in der Tabelle 1. Die dort aufgelisteten 10 Krankheiten machen von ihrer Anzahl her mehr als 40 % der Sterbefälle aus.

2. Volkskrankheiten aus der Sicht der Gesundheitsökonomie

a. Krankheitskosten als Grundlage für die Bestimmung von Volkskrankheiten

Im Vordergrund einer gesundheitsökonomischen Betrachtung stehen die sog. *cost-of-illness-studies*, die als Krankheitskostenrechnungen vom Statistischen Bundesamt in die Routine der Gesundheitsberichterstattung aufgenommen wurden. Es handelt sich dabei um empirische ökonomische Studien zur Schätzung der Krankheitslast einer Volkswirtschaft, indem die ökonomischen Konsequenzen einer Krankheit betrachtet werden. Sie sollen im Folgenden als eine Grundlage zur Bestimmung von Volkskrankheiten verwendet werden.[3]

Krankheitskosten können als direkte und indirekte volkswirtschaftliche sowie psychosoziale Kosten gemessen werden, die auch bei nur mittelbar betroffenen Personen auftreten können.

Direkte Krankheitskosten drücken den bewerteten Verbrauch der Ressourcen anhand der tatsächlichen Gesundheitsausgaben aus. Das Statistische Bundesamt ermittelt diese Ausgaben für Gesundheit differenziert nach Leistungsarten, Ausgabenträgern und Einrichtungen des Gesundheitswesens. Die Grundlage für die Ermittlung der Krankheitskosten durch das Statistische Bundesamt nach direkten Krankheitskosten bildet dabei der ICD-10-Schlüssel.

Indirekte Kosten umfassen den Verlust von Ressourcen in Form einer geringeren Wertschöpfung als Folge von Morbidität (Arbeitsunfähigkeit, Invalidität) und vorzeitiger Mortalität. Diese Kosten umfassen zum einen den Verlust an Arbeitskraft von Erwerbstätigen, aber auch eine verminderte Funktionserfüllung Nichterwerbstätiger. Das Statistische Bundesamt ermittelt die indirekten Kosten einzelner Krankheiten, gemessen in verlorenen Erwerbstätigkeitsjahren durch Arbeitsunfähigkeit und Invalidität für Personen im Alter von 15 bis 64 und durch Mortalität im Alter von 0 bis 100 Jahren.

Für eine gesundheitsökonomische Abgrenzung von Volkskrankheiten können die indirekten Kosten monetarisiert und die verlorenen Erwerbstätigkeitsjahre mit dem verlorenen Wertschöpfungspotenzial bewertet werden, um so einen Zusammenhang zum Humankapital herzustellen.

Zu den psychosozialen Krankheitskosten gehört zum einen bei unmittelbar betroffenen Personen z. B. die Verminderung der Produktivität ohne Arbeitsunfähigkeit oder durch Berufswechsel. Zum anderen verursachen z. B. ein vermindertes Selbstwertgefühl, Angst und Leid psychosoziale Kosten im engeren Sinne. Bisher werden psychosoziale Kosten nur in Ausnahmefällen, z. B. im Zusammenhang mit Lebensversicherungen oder Berufsunfällen, durch ökonomische Kennziffern erfasst.

Krankheitskosten können als Opportunitätskosten angesehen werden. Es handelt sich dann um ein Maß für den Wert der Güter und Dienstleistungen, die die Gesellschaft wegen Krankheit gegenwärtig oder zukünftig nicht produzieren kann.

b. Ausgewählte Ergebnisse für die Jahre 2002, 2004 und 2006

Eine Analyse der Krankheiten nach direkten Kosten ergibt für die Jahre 2002, 2004 und 2006, dass die teuersten Krankheitsbilder die des Kreislaufsystems, des Verdauungssystems, des Muskel-Skelett-Systems sowie die psychischen Verhaltensstörungen sind (Abb. 1). Im Jahr 2006 entfielen auf diese vier Krankheitsbilder allein 51,3 % der Krankheitskosten im Sinne der tatsächlichen Ausgaben für alle Krankheiten (ca. 122 Mrd. Euro von insgesamt ca. 236 Mrd. Euro).

	2002				2004				2006			
	Mio. €	%	€ je Ein- woh- ner	Rang der Krank- heit	Mio. €	%	€ je Ein- woh- ner	Rang der Krank- heit	Mio. €	%	€ je Ein- woh- ner	Rang der Krank- heit
Gesamt (alle Krankheiten)	218 871	100	2 650		224 651	100	2 720		236 022	100	2 870	
Davon:												
Kreislauf- system	33 575	15,3	410	1	33 374	14,9	400	2	35 179	14,9	430	1
Verdauungs- system	31 427	14,4	380	2	33 500	14,9	410	1	32 651	13,8	400	2
Muskel- Skelett- System	24 471	11,2	300	3	25 210	11,2	310	3	26 631	11,3	320	4
Psych. Verhaltens- störungen	23 377	10,7	280	4	24 818	11,0	300	4	26 657	11,3	320	3

Abb. 1: Die teuersten Krankheiten nach ihren direkten Kosten
Quelle: Eigene Darstellung nach: Statistisches Bundesamt: Gesundheit, Krankheitskosten. Wiesbaden 2008

Betrachtet man im selben Zeitraum die indirekten Krankheitskosten, ergibt sich eine differente Reihenfolge der teuersten Krankheitsbilder, und es kommen neue Krankheitsbilder hinzu, die bei den direkten Kosten keinen oberen Platz einnehmen (Abb. 2).

So sind Verletzungen und Vergiftungen in allen drei Jahren das teuerste Krankheitsbild nach indirekten Kosten. Arbeitsunfähigkeit, Invalidität und vorzeitige Mortalität ergeben für 2006 zusammen 870.000 verlorene Erwerbstätigkeitsjahre. Es folgen die psychischen Verhaltensstörungen (638.000 verlorene Erwerbstätigkeitsjahre), dann Neubildungen (ein Krankheitsbild, das bei den direkten Kosten nicht unter den teuersten war), schließlich die Krankheiten des Muskel-Skelett-Systems und Krankheiten des Kreislaufsystems (nach direkten Kosten das teuerste Krankheitsbild).

	2002				2004				2006			
	Arbeits-unfäh-igkeit (AU)	Inva-lidität (I)	Mor-talität (M)	Rang der Krank-heit	AU	I	M	Rang der Krank-heit	AU	I	M	Rang der Krank-heit
Verletzungen + Vergiftungen	268	559	290	1	225	487	251	1	212	437	221	1
Muskel-Skelett-System	410	209	2	2	355	175	2	3	285	151	2	4
Psych. Verh.-störungen	162	415	42	3	155	458	40	2	153	447	38	2
Neubildungen	67	153	275	4	66	158	262	4	65	151	269	3
Kreislaufsystem	105	121	202	5	90	112	191	5	82	103	188	5

Abb. 2: Die teuersten Krankheitsbilder nach ihren indirekten Kosten (verlorene Erwerbstätigkeitsjahre – Angabe in 1000 Jahren)

Quelle: Eigene Darstellung nach: Statistisches Bundesamt: Gesundheit, Krankheitskosten. Wiesbaden 2008

Eine Aufschlüsselung nach Arbeitsunfähigkeit, Invalidität und Mortalität getrennt ergibt wiederum andere Rangfolgen der Krankheitsbilder (Abb. 3).

	2006				
	Rang nach direkten Kosten	Rang nach indirekten Kosten (= AU + I + M)	Rang nur nach Arbeits-unfähig-keit (AU)	Rang nur nach Invali-dität (I)	Rang nur nach Mortalität (M)
Verletzun-gen + Ver-giftungen	9	1	2	2	2
Muskel-Skelett-System	3	4	1	3	5
Psych. Verhal-tensstö-rungen	4	2	3	1	4
Neubil-dungen	5	3	5	3	1
Kreislauf-system	1	5	4	4	3

Abb. 3: Rangfolge der teuersten Krankheitsbilder nach direkten und indirekten Kosten

Quelle: Eigene Darstellung nach: Statistisches Bundesamt: Gesundheit, Krankheitskosten. Wiesbaden 2008

Zur Abgrenzung von Volkskrankheiten nach der Krankheitskostenrechnung können somit verschiedene Blickwinkel eingenommen werden. Je nachdem, was zählen soll – direkte oder indirekte Kosten –, wären Volkskrankheiten z. B. die vier ausgabenstärksten Krankheitsbilder (direkte Kosten), oder die mit dem größten Verlust durch Arbeitsunfähigkeitstage, die mit dem größten Verlust durch Invalidität oder die mit dem größten Verlust durch vermeidbare Mortalität (indirekte Kosten).

Weiterhin kann aufgeschlüsselt werden, welche einzelne Krankheit sich hinter der ICD-10-Klassifikation der Krankheitsbilder verbirgt und für die hohen Krankheitskosten ursächlich ist. Bei den vier ausgabenstärksten Krankheitsbildern nach direkten Kosten ergibt sich für 2006, dass es sich um Hypertonie (Krankheit des Kreislaufsystems), um Krankheiten der Mundhöhle, der Speicheldrüse und des Kiefers, Zahnkaries und Zahnverlust (Krankheiten des Verdauungssystems), um Demenz, Depression, Schizophrenie (psychische Verhaltensstörungen) und um Dorsopathien (Krankheiten des Muskel-Skelett-Systems) handelte. Über die drei miteinander verglichenen Jahre haben sich nur leichte Veränderungen ergeben.

Hinsichtlich der indirekten Kosten gehörten im Jahre 2006 zu den Krankheiten mit dem größten Verlust durch Arbeitsunfähigkeitstage z. B. Dorsopathien, Unfälle (Verletzungen und Vergiftungen), akute Infektionen der oberen Atmungswege und Depressionen (psychische Verhaltensstörungen). Depressionen, Unfälle, Dorsopathien und bösartige Neubildungen hatten die größten Verluste durch Invalidität zur Folge. Im Falle der vermeidbaren Mortalität kam bösartigen Neubildungen, Unfällen, ischämischen Herzkrankheiten sowie Krankheiten des Verdauungssystems (hier gibt es keine Daten zu den ICD-Untergruppen, somit ist keine Angabe zur spezifischen Krankheit möglich) das größte Gewicht zu.

Die vier häufigsten Todesursachen sind die chronische ischämische Herzkrankheit, der akute Myokardinfarkt, die Herzinsuffizienz sowie die bösartige Neubildung der Bronchien und der Lunge (Tab. 1).

Beispielhaft seien in den Abbildungen 4 und 5 einmal stationäre Morbiditätsziffern ausgewählter Herzkrankhei-

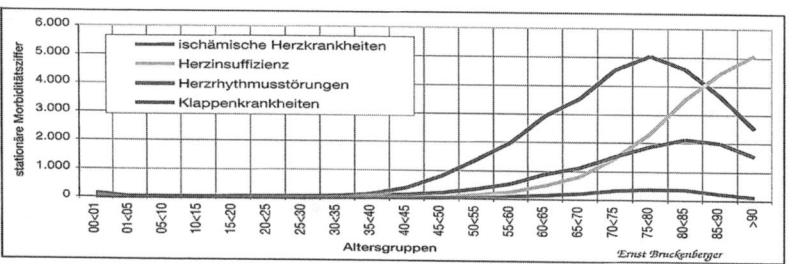

Abb. 4: Stationäre Morbiditätsziffern ausgewählter Herzkrankheiten nach Altersgruppen und Geschlecht (männlich) in Deutschland 2005

Quelle: E. Bruckenberger: 19. Herzbericht 2006 mit Transplantationschirurgie, Hannover 2007

ten nach Altersgruppen in Deutschland im Jahre 2005 für männliche Personen herausgegriffen und den direkten und indirekten Krankheitskosten für das Jahr 2006 gegenübergestellt. Es lassen sich also die ischämischen Herzkrankheiten und die Herzinsuffizienz mit ihren Kosten einander grundsätzlich gegenüberstellen. Dabei treten vielfältige methodische Fragen hinsichtlich der Vergleichbarkeit auf – nicht nur im Hinblick auf die Probleme, die sich aus dem Vergleich der beiden unterschiedlichen Jahre ergeben.[4] Dennoch zeigt sich, dass mit einer krankheits- und geschlechtsspezifischen Transparenz der Krankheitslast Ansatzpunkte für Präventionsstrategien und Entscheidungsgrundlagen für Kosteneinsparungspotenziale aus gesundheitsökonomischer Sicht erarbeitet werden können.

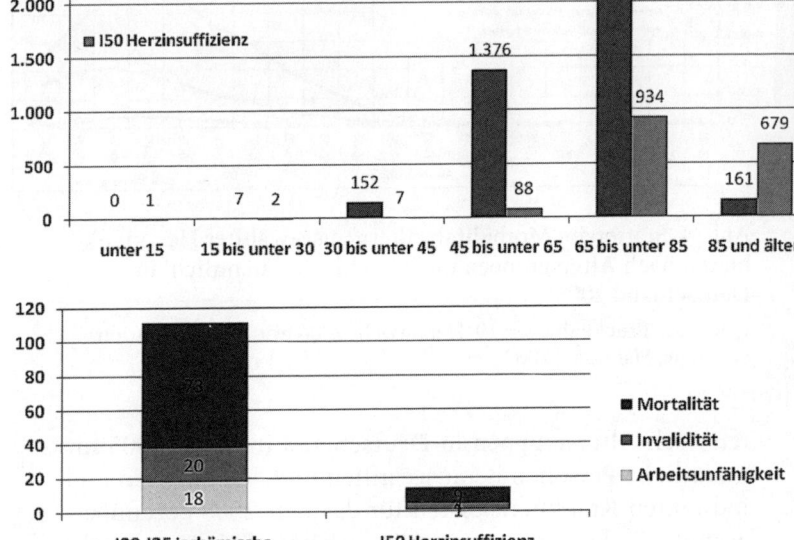

Abb: 5: Ausgewählte Herzkrankheiten: Direkte Kosten in Mio. Euro nach Altersgruppen und Geschlecht (männlich) und indirekte Kosten (verlorene Erwerbstätigkeitsjahre in 1000 Jahren) in Deutschland 2006

Quelle: Eigene Darstellung nach: Statistisches Bundesamt: Gesundheit, Krankheitskosten. Wiesbaden 2008

c. Eine gesundheitsökonomische Abgrenzung anhand von Krankheitskosten

Es ist deutlich geworden, dass eine alleinige Betrachtung der direkten Kosten nicht ausreicht. Vielmehr gehören bei den vielfältigen Bemühungen um kostendämpfende Maßnahmen auch Einsparungen bei indirekten Kosten in die gesundheitspolitische Betrachtung. Dabei kann man

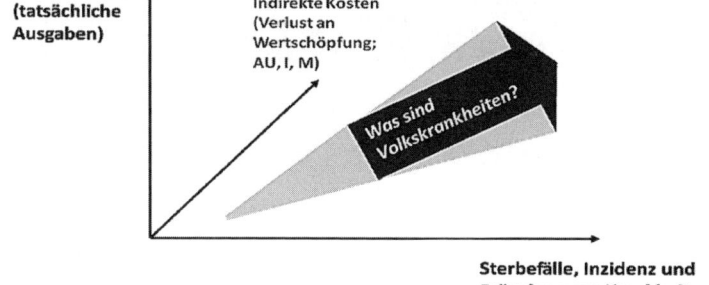

Abb. 6: Dreidimensionale Abgrenzung von Volkskrankheiten

krankheitsspezifisch, bevölkerungsspezifisch (also nach Inzidenzen und Prävalenzen im Alter und nach Geschlecht) vorgehen oder auch anhand einer Orientierung an Art, Ausmaß und Struktur von Arbeitsunfähigkeit, Invalidität oder Mortalität. Für Präventionsstrategien gewinnt diese mögliche Segmentierung immer mehr an Bedeutung.

In Abbildung 6 werden die drei Dimensionen einer Abgrenzung von Volkskrankheiten noch einmal aufgezeigt: nach den tatsächlichen Ausgaben, nach dem Verlust an Wertschöpfung und anhand der Häufigkeit von Sterbefällen sowie der Inzidenz und Prävalenz von Krankheiten.

Als letztes Beispiel sei die Inzidenz von Demenzen in Abhängigkeit vom Alter herangezogen. Damit soll exemplarisch ein Wandel im Krankheitspanorama gezeigt werden.

107

Altersgruppe	Mittlere Inzidenzrate pro Jahr (%)	Schätzung der jährlichen Neuerkrankungen in Deutschland im Jahr 2007
65-69	0,4	22.000
70-74	0,9	35.000
75-79	1,9	55.000
80-84	4,1	77.000
85-89	6,5	53.000
90 und älter	10,1	38.000
65 und älter	1,8	280.000

Abb. 7: Altersabhängige Inzidenz von Demenz in Deutschland

Quelle: Deutsche Alzheimer-Gesellschaft: Die Epidemiologie der Demenz, Informationsblatt 2008

3. Volkskrankheiten und Prävention

Im Rahmen einer Ex-ante-Makroallokation bleibt die Frage der Verteilung begrenzter finanzieller Ressourcen zur Bekämpfung von Krankheiten. Die Krankheitskostenrechnung ist nur ein Instrument von vielen zur Evaluation allokativer Effizienz von Gesundheitsausgaben. Ihre Stärke liegt in der geschaffenen Transparenz zur Krankheitslast, die durch einzelne Krankheiten verursacht wird. Die alleinige Betrachtung der direkten Kosten reicht hingegen nicht aus.[5] Einsparpotenziale bei den indirekten und direkten Kosten ergeben sich damit krankheitsspezifisch und bevölkerungsspezifisch durch alters- und geschlechtsspezifische Prävalenzen und Inzidenzen sowie im Hinblick auf das Ausmaß von Arbeitsunfähigkeit, Invalidität oder Mortalität.

Eine Ausrichtung von Präventionsstrategien nach diesen Segmentierungskriterien ist denkbar und wird teilweise in den indikationsspezifischen Disease Management Programmen (DMP) oder bei Impfprogrammen bereits politisch umgesetzt. Für folgende Indikationen wurden in Deutschland bereits DMPs etabliert:[6]

- Brustkrebs (2002),
- Diabetes mellitus Typ 2 (2002),
- koronare Herzkrankheiten (2003),
- Diabetes mellitus Typ 1 (2004),
- Asthma (2005),
- chronisch-obstruktive Lungenerkrankung – COPD (2005).

Eine große Rolle spielen auch Impfungen im Säuglings- und Jugendalter (Tetanus, Diphtherie, Pertussis, Poliomyelitis, Hepatitis B, Mumps, Masern, Röteln, humane Papillomaviren etc.),[7] die in Verbindung mit anderen Präventionsmaßnahmen zwar in manchen Fällen einen Aufruf zur Verhaltensänderung umfassen, in der Regel aber ihren Wert in der Impfung selbst haben und zur Vermeidung indirekter Kosten beitragen.

Über diese krankheitsspezifische und populationsbezogene Sichtweise hinaus gibt es weitere gesundheitsökonomische Argumente für mehr Prävention.[8] Dazu gehört übergreifend der Hinweis, dass eine verbesserte Gesundheit als Investition und Wachstumsfaktor zu sehen ist. Vermiedene Krankheit ist eine Gesundheitsressource, und eine Erhöhung des gesunden Anteils an Erwerbsfähigen sowie eine höhere Erwerbsquote unter den Erwerbsfähigen ein Weg zu mehr Wirtschaftswachstum. Mehr Bildung und eine bessere Gesundheit ermöglichen ein höheres Wertschöpfungspotential.[9]

Über diese mehr generelle Sichtweise hinaus weisen dann die folgenden ausgewählten konkreten Handlungsmöglichkeiten:

- mehr Prävention durch Stärkung der Eigenverantwortung und Mündigkeit der Versicherten über monetäre Anreize,
- Bonusprogramme als Wettbewerbsparameter in der gesetzlichen Krankenversicherung (GKV),
- bessere Honorierung der Ärzte für präventive Maßnahmen,

- Prävention als koordinierte Querschnittsaufgabe; zielgerichtete Zusammenarbeit verschiedener Träger der Prävention,
- der „Setting-Ansatz" mit den Schwerpunkten Kindergarten, Schule und Kommunen, Eltern- und Lehrerschaft, Schulaufsicht, öffentlicher Gesundheitsdienst, betriebliche Gesundheitsförderung und Prävention am Arbeitsplatz, Medien usw.

Mit dem letzten Hinweis ist bereits das Anliegen der Public-Health-Forschung berührt, bei der nicht nur von „health in all policies" gesprochen wird, sondern bereits von der Gesundheitsgesellschaft.[10] Prävention ist viel komplexer und anspruchsvoller als eine präventive Ausrichtung des Gesundheitswesens oder bloße Appelle zur Verhaltensänderung an die Bevölkerung. Dies gilt, wenngleich 50 % der chronischen Krankheiten bereits durch primäre Prävention vermieden werden könnten, die sich auf Risikofaktoren wie Rauchen, ungesunde Ernährung, mangelnde körperliche Aktivitäten und Alkoholmissbrauch bezieht.

Anmerkungen

[1] Siehe hierzu WHO Health Data 2005: http://www.gbe-bund.de [28.8.2008].

[2] Siehe hierzu die Website des Robert Koch-Instituts Deutschland: http://www.rki.de.

[3] *Henke, K.-D. / Martin, K.:* Die Krankheitskostenrechnung als Entscheidungshilfe. In: Bundesgesundheitsblatt, Gesundheitsforschung, Gesundheitsschutz 49 (2006), 19–27.

[4] Vergleiche in diesem Zusammenhang den Beitrag von Michael-Jürgen Polonius im gleichen Band.

[5] Siehe im Einzelnen *Henke, K.-D.:* Kosten, Nutzen, Evaluation und Finanzierung von Prävention. Wirtschaftlicher Nutzen und Evaluationsprobleme eines Präventionsgesetzes. In: *Pitschas, R. (Hrsg.):* Prävention im Gesundheitswesen. Leitvorstellungen und Eckpunkte für ein Präventionsgesetz des Bundes. Speyer 2005, 185–208.

[6] Siehe hierzu die Website des Bundesversicherungsamtes: http://www.bundesversicherungsamt.de.

[7] Siehe im Einzelnen *Robert Koch-Institut Deutschland:* Epidemiologisches Bulletin Nr. 30/2008 sowie *dass.:* Erkennen – Bewerten – Handeln. Zur Gesundheit von Kindern und Jugendlichen in Deutschland. Berlin/Köln 2008.

[8] Siehe hierzu *Martin, K. / Henke, K.-D.:* Gesundheitsökonomische Szenarien zur Prävention. Baden-Baden 2008.

[9] Siehe hierzu *Henke, K.-D. / Martin, K.:* Health as a Driving Economic Force. In: *Kickbusch, I. (Hrsg.):* Policy Innovation for Health. New York 2009, 95–124.

[10] Siehe hierzu beispielhaft *Kickbusch, I.:* Die Gesundheitsgesellschaft. Werbach-Gamburg 2006 sowie *dies. (Hrsg.):* Policy Innovation for Health. New York 2009.

Volkskrankheiten aus der Sicht der Medien

Lucian Haas

Volkskrankheiten nehmen in der Berichterstattung der Medien einen breiten Raum ein. Sie gelten als so wichtig und publikumsträchtig, dass sie es sogar immer wieder auf die Titelseiten diverser Magazine oder in die Schlagzeilen von Boulevard- und „seriösen" Tageszeitungen schaffen. „Volkskrankheit Schmerz" prangt dann beispielsweise groß auf dem Cover des Magazins *Der Spiegel*; oder der *Stern* schreibt über „Allergie – das lästige Volksleiden".

Das Spektrum der Medien ist dabei so breit wie das der Krankheiten, denen von den Redakteuren ein „Volks-" als adelnde Vorsilbe vorangestellt wird. Hier nur einige Beispiele aus dem Jahr 2008:

- „Depression ist zur Volkskrankheit geworden" (Frankfurter Allgemeine Sonntagszeitung),
- „Volkskrankheit Bluthochdruck" (Handelsblatt),
- „Rückenschmerzen, die neue Volkskrankheit" (Die Welt),
- „Rheuma – die wenig bekannte Volkskrankheit" (Neue Zürcher Zeitung),
- „Therapie gegen Volkskrankheit Schnupfen" (Der Tagesspiegel),
- „Burnout-Syndrom – wie heilt man diese Volkskrankheit" (Financial Times Deutschland),
- „Diabetes ist eine Volkskrankheit" (Frankfurter Rundschau),

- „Rätselhafte Volkskrankheit – Schwindelpatienten" (Süddeutsche Zeitung),
- „Volkskrankheit Schnarchen" (Stern).

Auffällig ist, dass in den Medien die Definition einer Volkskrankheit durchaus anders gehandhabt wird als in der Medizin: Medial werden viel mehr Erkrankungen als Volkskrankheiten dargestellt. Man schaue sich nur einmal die folgende kleine Auswahl von Krankheiten an, die man in elektronischen Pressearchiven findet, wenn man unter dem Begriff „Volkskrankheit" sucht: Stress, Migräne, Angst, Erkältung, Krebs, Karies, Schnarchen, Depression, Grippe, Einsamkeit, Adipositas, COPD, Diabetes, Alzheimer, Rückenschmerzen, Grüner Star, Arthrose, Demenz, Schnupfen, Bluthochdruck, Herzinfarkt, Allergien, Rheuma, Nagelpilz, Sepsis, Tinnitus, Zähneknirschen. Sollten das wirklich alles Volkskrankheiten sein?

Im Onlinelexikon Wikipedia ist eine Volkskrankheit definiert als „eine Krankheit, von der eine große Zahl der Bevölkerung betroffen ist". Redakteure folgen im Redaktionsalltag freilich einer etwas anderen Definition: „Unter einer Volkskrankheit versteht man solche Krankheiten, die eine große Zahl der Leser betroffen macht." Denn schließlich könnte das beschriebene Übel jeden Leser erwischen. Auf diese Weise mutiert der Begriff „Volkskrankheit" in den Medien zum Marketinginstrument. Die Medien schüren die Ängste der Leser und damit ihr Bedürfnis, sich zu informieren. Eine Volkskrankheit ist ein Verkaufsargument. Der Zusatz „Volks-" vor einer Krankheit soll dabei die Botschaft vermitteln: Dieser Beitrag ist „für alle" relevant.

Was entscheidet nun darüber, ab wann eine Krankheit in den Medien als Volkskrankheit gehandelt wird? Es fällt auf, dass in den zugehörigen Artikeln immer wieder ähnliche Formulierungen verwendet werden. Sie dienen dazu, Krankheiten gewissermaßen zu Volkskrankheiten hochzurechnen. Folgende Aussagen gehören zur medialen Volkskrankheitsformel typischerweise dazu:

a) „Jeder X-te hat es (schon)." Hierbei sollte die Zahl X möglichst einstellig und jedenfalls klein sein.

b) „Über Y Millionen sind betroffen." Die Zahl Y sollte möglichst groß sein.

c) „Kostet die Deutschen Z Milliarden im Jahr." Die Zahl Z sollte möglichst groß sein.

Lässt sich in diesen drei Kategorien keine eindeutige Begründung für eine Volkskrankheit finden, greifen die Redakteure gelegentlich noch zu einem anderen Formulierungstrick: Dann tauchen in den Texten die Worte „immer mehr" oder „immer häufiger" auf. Das impliziert eine beängstigende Steigerung und deutet dem Leser ebenso an, dass auch diese Krankheit für ihn relevant werden könnte.

III. Volkskrankheiten: Welche Herausforderungen kommen auf uns zu?

Gesundheitsberichterstattung in Deutschland – Historie, Ergebnisse und Perspektiven

Reinhard Kurth, Bärbel-Maria Kurth

Zur Geschichte der Gesundheitsberichterstattung (GBE) in Deutschland

Die Ursprünge der Gesundheitsberichterstattung für ganz Deutschland reichen über 100 Jahre zurück, und zwar auf die Berichte des kaiserlichen Gesundheitsamtes. In Zusammenarbeit mit dem Kaiserlichen Statistischen Amt wurde zum Beispiel schon 1907 die Publikation *Das Deutsche Reich in gesundheitlicher und demographischer Beziehung* veröffentlicht.[1] Natürlich waren damals die wissenschaftlichen Möglichkeiten zur Erhebung gesundheitlicher Daten in der Bevölkerung bei Weitem nicht so ausgebaut wie heute, aber es gab erste Informationen zur gesundheitlichen Situation in Deutschland. Aus der sozialen Differenzierung dieser Informationen entwickelten sich in Deutschland fortschrittliche Ansätze der Sozialmedizin. Während der Nazizeit wurden hervorragenden Köpfe der Sozialmedizin, zu einem großen Teil jüdische Ärzte, aus dem Land vertrieben oder umgebracht. Die Gesundheitsberichterstattung verkam zum ideologischen Instrument, missliebige Daten wurden nicht publiziert, Themen der Rassenkunde wurden in pseudowissenschaftlicher Art und Weise favorisiert.

So nimmt es nicht wunder, dass die Gesundheitsberichterstattung nach dem letzten Weltkrieg lange Zeit brachlag. An das Niveau vor der Zeit des Faschismus konnte nicht wieder angeschlossen werden. Diese Situation veranlasste zum Beispiel den Ausschuss für Gesundheitsberichterstattung der Arbeitsgemeinschaft der Leitenden Medizinalbeamten (AGLMB) der Länder 1989 zu der Aussage, dass die Bundesrepublik Deutschland in der Gesundheitsberichterstattung im Vergleich zu anderen westlichen Industrienationen als „Entwicklungsland" zu bezeichnen sei.

Die Situation änderte sich in den neunziger Jahren, als das Bundesministerium für Forschung und Technologie die Erarbeitung eines Gesundheitsberichts für Deutschland und die Errichtung eines Systems der Gesundheitsberichterstattung umfangreich finanziell förderte.[2] Das Statistische Bundesamt hatte bei diesem Projekt die Federführung und arbeitete eng mit externen Experten, den einschlägigen wissenschaftlichen Fachgesellschaften und dem Robert-Koch-Institut (RKI) zusammen. 1998 erschien dann ein umfangreicher *Gesundheitsbericht für Deutschland.*[3] Das Bundesministerium für Gesundheit entschied danach, die Finanzierung der GBE des Bundes auf Dauer zu übernehmen und dem Robert-Koch-Institut diese Aufgabe in Kooperation mit dem Statistischen Bundesamt zu übertragen.[4]

Inhalte der Gesundheitsberichterstattung

Die GBE befasst sich mit der Analyse der gesundheitlichen Lage der deutschen Bevölkerung. Differenziert für Frauen und Männer, Kinder und Jugendliche sowie Senioren kann unter Nutzung vorhandener Datenquellen für eine Auswahl gesundheitsrelevanter Themen nach international anerkannten wissenschaftlichen Methoden und Standards ein Überblick über die Gesundheit der deutschen Bevölkerung gegeben werden. Die Gesundheitsberichterstattung befasst sich unter anderem mit der Inzidenz und Prävalenz von Krankheiten und anderer Gesundheitsprobleme, korreliert diese mit dem Gesundheitsverhalten und den Expositionen der Bevölkerung und analysiert problemspezifisch die Leistungen und Kosten des Gesundheitswesens.

Nach dem ersten umfassenden Gesundheitsbericht für ganz Deutschland, dessen Erarbeitung fast zehn Jahre in Anspruch genommen hatte, wurde entschieden, die Gesundheitsberichterstattung kontinuierlicher und zeitnah zu gestalten. Es wurde das Konzept der mehrfach im Jahr erscheinenden „GBE-Hefte" entwickelt. Tabelle 1 zeigt beispielhaft die Themen, die in dieser Publikationsreihe der GBE seit dem Jahr 2000 bearbeitet wurden.

Tab. 1: Übersicht zu den bisher erschienenen GBE-Themenheften

Heft-Nr.	Titel	Erscheinungsdatum
1	Schutzimpfungen	Dezember 2000 (überarb. Neuaufl. Januar 2004)
2	Sterbebegleitung	März 2001 (überarb. Neuaufl. November 2003)
3	Gesundheitsprobleme bei Fernreisen	Mai 2001
4	Armut bei Kindern und Jugendlichen	Oktober 2001 (überarb. Neuaufl. August 2005)
5	Medizinische Behandlungsfehler	Dezember 2001
6	Lebensmittelbedingte Erkrankungen in Deutschland	März 2002
7	Chronische Schmerzen	Mai 2002
8	Nosokomiale Infektionen	Juni 2002
9	Inanspruchnahme alternativer Methoden in der Medizin	August 2002

10	Gesundheit im Alter	Oktober 2002
11	Schuppenflechte	Dezember 2002
12	Dekubitus	Januar 2003
13	Arbeitslosigkeit und Gesundheit	Februar 2003
14	Gesundheit alleinerziehender Mütter und Väter	Mai 2003
15	Hepatitis C	Juni 2003
16	Übergewicht und Adipositas	August 2003
17	Organtransplantation und Organspende	Oktober 2003
18	Neu und vermehrt auftretende Infektionskrankheiten	November 2003
19	Heimtierhaltung – Chancen und Risiken für die Gesundheit	Dezember 2003
20	Ungewollte Kinderlosigkeit	April 2004
21	Angststörungen	Mai 2004
22	Hautkrebs	Juli 2004
23	Selbsthilfe im Gesundheitsbereich	September 2004
24	Diabetes mellitus	März 2005
25	Brustkrebs	Juni 2005
26	Körperliche Aktivität	August 2005
27	Schlafstörungen	Oktober 2005
28	Altersdemenz	November 2005
29	Hörstörungen und Tinnitus	Februar 2006
30	Gesundheitsbedingte Frühberentung	Mai 2006
31	HIV und AIDS	Juni 2006
32	Bürger- und Patientenorientierung im Gesundheitswesen	Juli 2006

33	Koronare Herzkrankheiten und Akuter Myokardinfarkt	August 2006
34	Doping beim Freizeit- und Breitensport	Oktober 2006
35	Tuberkulose	November 2006
36	Prostataerkrankungen	Januar 2007
37	Gebärmuttererkrankungen	Februar 2007
38	Arbeitsunfälle und Berufskrankheiten	März 2007
39	Harninkontinenz	September 2007
40	Alkoholkonsum und alkoholbezogene Störungen	Mai 2008
41	Psychotherapeutische Versorgung	Juli 2008
42	Gesundheitliche Folgen von Gewalt	Oktober 2008
43	Hypertonie	Dezember 2008
44	Venenerkrankungen der Beine	Mai 2009
45	Ausgaben und Finanzierung des Gesundheitswesens	Mai 2009

In den GBE-Heften wird versucht, für unterschiedliche Erkrankungen und andere Gesundheitsprobleme in kurzer und prägnanter Form die wesentlichen Aspekte einer Krankheit oder eines Gesundheitsrisikos darzustellen Am Beispiel des GBE-Heftes zum Diabetes mellitus[5], also der Zuckerkrankheit als einer der „Volkskrankheiten", sei dies illustriert: Dieses Heft beginnt mit einer Einleitung, gefolgt von

- Diabetesformen und Krankheitsverlauf,
- Verbreitung des Diabetes mellitus (Häufigkeit, zeitliche Veränderungen),
- Risiken und Prävention (Risiken, Einflussfaktoren, Spätschäden, Prävention),

- Begleitprobleme und Folgen des Diabetes (Krankheitssymptome, Leben mit Diabetes, Sterblichkeit, Folgen für die Gesellschaft),
- Versorgung, Strukturen und Ressourcen (Therapie, Versorgungsstrukturen, soziale Lage, Betroffenenverbände, Selbsthilfeorganisation usw.),
- Kosten, verursacht durch Diabetes,
- einem internationalen Vergleich sowie
- einem Ausblick.

Neben den regelmäßig erscheinenden Themenheften der Gesundheitsberichterstattung ist mittlerweile im Jahre 2006 ein zweiter Gesamtbericht *Die Gesundheit der Deutschen* erschienen.[6] In diesem Bericht geht es allgemein um Faktoren, die die Gesundheit in Deutschland beeinflussen. Es werden aber auch Zahlen genannt, um Gesundheit und Krankheit in Deutschland zu quantifizieren. Es wird berichtet, was das Gesundheitswesen für die Prävention und Gesundheitsförderung leistet und wie sich Angebot und Inanspruchnahme in der Gesundheitsversorgung darstellen bzw. verändern. Schließlich werden die Kosten, also die Ausgaben für Gesundheit, angesprochen. Außerdem gibt es auch Anschriften und Hinweise, wie sich Patientinnen und Patienten informieren und an Entscheidungen zu ihrer Therapie beteiligen können. Von besonderem Interesse sind die Entwicklungstrends, die sich seit dem letzten Gesundheitsbericht abgezeichnet haben. Auch die Einordnung in die europäische Situation wird mit dem Vorhandensein entsprechender Vergleichsdaten zunehmend interessant. Dieser umfassende Gesundheitsbericht für Deutschland liegt auch in englischer Sprache vor, um so international verglichen werden zu können.[7]

Zunehmend gewinnen politisch aktuelle Gesundheitsthemen für die Gesundheitsberichterstattung an Bedeutung. Sie werden in den sogenannten „Beiträgen zur Ge-

121

sundheitsberichterstattung" bearbeitet. Das aktuellste Beispiel hierfür ist der Band *Gesundheit im Alter*.[8] Ein Überblick über alle Produkte der Bundesgesundheitsberichterstattung findet sich auf der RKI-Homepage (www. rki.de) unter „Gesundheitsberichterstattung", aber auch unter www.gbe-bund.de.

Die Datenquellen für die Gesundheitsberichterstattung in Deutschland

Eine Gesundheitsberichterstattung ist umso besser, das heißt umso belastbarer und verlässlicher in ihren Aussagen, je besser die Datenquellen sind, auf die sie zurückgreifen kann. In der Aufbauphase der Gesundheitsberichterstattung wurde daher parallel zur Erarbeitung des Gesundheitsberichtes beim Statistischen Bundesamt auch ein „Informations- und Dokumentationszentrum Gesundheitsdaten" aufgebaut. In dieses Informationssystem fließen alle in Deutschland frei verfügbaren Gesundheitsdaten ein, in erster Linie natürlich die Daten der amtlichen Statistik.[9] Diese Daten sind in aggregierter Form aufbereitet und können durch externe Nutzer jederzeit aufgerufen und nach eigenen Wünschen bearbeitet werden (www.gbe-bund.de).

Das Robert-Koch-Institut benutzt diese Daten, zum Beispiel zur Mortalität, zu Krankenhausdiagnosen und zu Krankheitskosten, und lässt sie in die Gesundheitsberichte einfließen. Weitere Datenquellen sind Registerdaten wie zum Beispiel die der Landeskrebsregister, wissenschaftliche Einzelstudien, die zusätzlich bzw. erneut ausgewertet werden, und auch die Versorgungsdaten der Krankenkassen (deren Nutzung leider nach wie vor nur sehr begrenzt möglich ist). Das Robert-Koch-Institut selbst erhält kontinuierlich Meldedaten für die nach dem Infektionsschutzgesetz meldepflichtigen Infektionskrankheiten. Darüber hinaus sind am Robert-Koch-Institut eine Reihe von Netzwerken (Sentinels) verankert, in denen zum Beispiel niedergelassene Ärzte oder auch Krankenhäuser zu bestimmten Erkrankungen oder Gesundheitsproblemen regelmäßig Meldungen abgeben. Beispielhaft sei hier der Arbeitskreis Influenza erwähnt oder die anonymisierte Labormeldepflicht für HIV-Infektionen.

Es bleiben dann aber immer noch erhebliche Informationslücken, insbesondere zu Gesundheitsverhalten, subjektiver Gesundheit, subjektiver Lebensqualität, Inanspruchnahme von Leistungen des Gesundheitssystems, Arzneimittelkonsum, Ernährungsverhalten u. a. Diese Lücken werden gezielt durch eigene Erhebungen des Robert-Koch-Instituts, die sogenannten Gesundheitssurveys, geschlossen.[10]

Beispiele für Gesundheitsberichterstattung auf der Grundlage von Krebsregisterdaten und Mortalitätsstatistiken

Nach dem Auslaufen eines temporär bis zum Jahre 2000 gültigen Krebsregistergesetzes besitzen mittlerweile alle Bundesländer ein Landeskrebsregister, an das über die Ärzteschaft alle Krebsneuerkrankungsfälle in dem jeweiligen Bundesland gemeldet werden. Die Landeskrebsregister geben in geeigneter anonymisierter Form ihre Daten an das Robert-Koch-Institut, wo sie zusammengeführt, aufbereitet und interpretiert werden. Diese Tätigkeit resultiert alle zwei Jahre in der Publikation *Krebs in Deutschland. Häufigkeiten und Trends.* Die letzte diesbezügliche Publikation deckt die Jahre 2003 und 2004 ab.[11] Die Auswertung erfolgt in Zusammenarbeit mit der Gesellschaft der epidemiologischen Krebsregister in Deutschland e. V. (GEKID).

Unter dem Überbegriff „Krebs" findet sich eine Vielzahl von Tumorformen, die schon wegen ihrer unterschiedlichen Symptomatik, ihrer unterschiedlichen Therapiemöglichkeiten und ihres unterschiedlichen Verlaufs auch medizinisch als unterschiedliche Erkrankungen aufgefasst werden. Gemeinsam haben sie die schwierig zu inhibierende Proliferation bösartiger Zellen.

Krebs ist hauptsächlich eine Alterskrankheit. Durch die steigende Lebenserwartung und den wachsenden Anteil älterer Menschen in der Bevölkerung wird sich die Zahl der neu an Krebs Erkrankenden in Deutschland deutlich erhöhen. Wir rechnen für das Jahr 2020 mit ca. 132.000 Neuerkrankungen bei Frauen und 157.000 bei Männern für Deutschland. Diese verteilen sich entsprechend der Altersstruktur und Lebenserwartung in den einzelnen Bundesländern unterschiedlich, wie nachfolgend illustriert werden soll:

ROBERT KOCH INSTI

Abbildung 1: Vergleichende Regionalanalysen: Lebenserwartung in Deutschland, 2004/06

	Lebenserwartung [Jahre]		BIP pro Kopf [€]
	Jungen	Mädchen	
Baden-Württemberg	78,02	83,02	30800
Hessen	77,24	82,23	32400
Bayern	77,20	82,38	32400
Hamburg	76,65	81,80	
Deutschland	**76,64**	**82,08**	**27200**
Schleswig-Holstein	76,55	81,70	
Rheinland-Pfalz	76,53	81,64	
Niedersachsen	76,47	81,97	
Berlin	76,27	81,57	
Nordrhein-Westfalen	76,17	81,53	
Sachsen	76,09	82,35	
Bremen	75,64	81,51	
Brandenburg	75,39	81,54	
Saarland	75,37	80,77	
Thüringen	75,36	81,55	19100
Sachsen-Anhalt	74,55	81,12	19500
Mecklenburg-Vorpommern	74,53	81,38	18400

Regionalvergleiche der Lebenserwartung zeigen zum Beispiel (Abb. 1), dass man in den süddeutschen Bundesländern am längsten lebt. Die Ursachen für die unterschiedliche Lebenserwartung sind nicht alle bekannt. Es fällt jedoch auf, dass diejenigen Bundesländer mit dem höchsten Bruttoinlandsprodukt pro Kopf auch die Bundesländer mit der höchsten Lebenserwartung sind. Sicherlich sind in diesen Bundesländern die medizinischen Versorgungsstrukturen umfassender ausgebaut, über andere Faktoren (z.B. Umweltbelastungen, Wirtschaftsstrukturen, Migranten und Sozialstatus) wird derzeit intensiv geforscht.

Es ist eine grundgesetzlich geforderte politische Aufgabe, in den deutschen Bundesländern einheitliche Lebensbedingungen herzustellen bzw. zu bewahren. Dazu gehören natürlich auch die Bedingungen, die für eine gleichermaßen hohe Lebenserwartung in allen Regionen Deutschlands ausschlaggebend sind. Die Gesundheitsberichterstattung muss hierbei nach den Ursachen für die Unterschiede forschen und die Wirksamkeit von Maßnahmen evaluieren.

Gesundheitsberichterstattung auf der Grundlage von Meldedaten

Die Bundesrepublik Deutschland hat seit dem 1. Januar 2001 ein modernes Infektionsschutzgesetz, das sehr effektiv ist und sich seither bewährt hat. Etwa fünfzig Infektionskrankheiten werden bei ihrer Neudiagnose in geeigneter anonymisierter Form zunächst kommunal bei den Gesundheitsämtern, dann über die Länder und letztlich beim Bund, das heißt am Robert-Koch-Institut, erfasst. Mit dem Infektionsschutzgesetz sollen natürlich zunächst Gefahrenpotenziale für die Bevölkerung aufgedeckt und begrenzt werden; darüber hinaus sind die Ergebnisse aus der Meldepflicht geeignet, Trends in der Inzidenz, geografische

Häufungen (sogenannte Ausbrüche) und regionale Unterschiede zu erkennen.

Am Beispiel der Tuberkulose kann man sehr gut illustrieren, welchen Erkenntnisgewinn man durch die anonymisierte Meldepflicht erzielen kann. So ist die durchschnittliche Inzidenz in den Stadtstaaten am höchsten (bis zu zehn Erkrankungen pro 100.000 Einwohner pro Jahr), was sicherlich mit Zuwanderung in Zusammenhang zu bringen ist. Fast 80 % aller Tuberkulose-Neudiagnosen erfolgen bei Ausländern, gleichgültig in welcher Altersgruppe oder ob bei Männern oder Frauen. Viele Neudiagnosen müssen bei Auslandsdeutschen gestellt werden. Die Zahl der Tuberkulose-Neuerkrankungen ist in Deutschland insgesamt weiterhin rückläufig; sinkende Fallzahlen dürfen aber nicht dazu verleiten, Entwarnung zu geben. Bei Neudiagnosen werden mit zunehmender Häufigkeit resistente Erreger diagnostiziert, die medikamentös kaum noch zu therapieren sind. Die erhöhten Resistenzraten finden sich insbesondere in der ausländischen Bevölkerung in Deutschland. Daher kann prognostiziert werden, dass die Migration für die weitere epidemiologische Entwicklung der Tuberkulose in Deutschland von wachsender Bedeutung sein wird.

Die Gesundheitsberichterstattung auf der Grundlage von Survey-Daten

Bevölkerungsrepräsentative Gesundheitsstudien, sogenannte Gesundheitssurveys, haben am Robert-Koch-Institut eine mehr als 20-jährige Tradition.[12] Abbildung 2 gibt einen Überblick über Gesundheitssurveys in der Bundesrepublik Deutschland. Erste Erhebungen für Erwachsene gab es in den Jahren ab 1984 im Rahmen der deutschen Herz-Kreislauf-Präventionsstudie für die 25- bis 69-jährige Bevölkerung, weitere Surveys in Westdeutschland folgten. Die Wie-

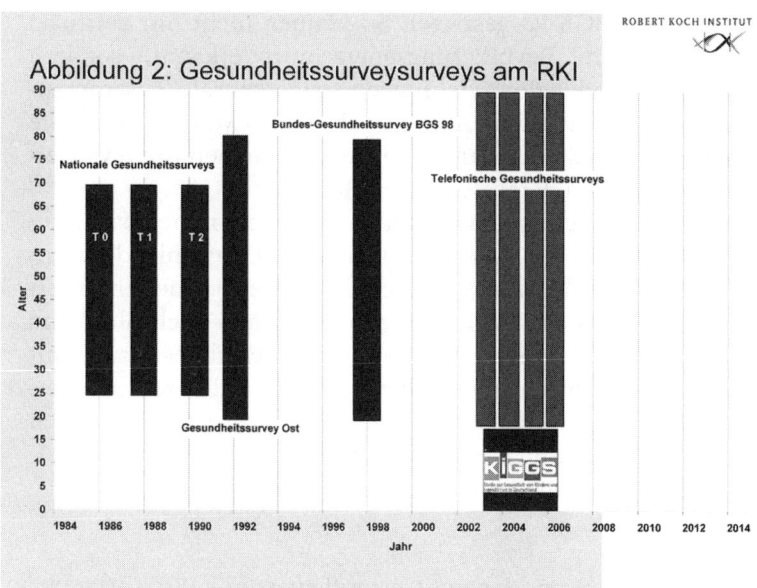

Abbildung 2: Gesundheitssurveysurveys am RKI

dervereinigung unseres Landes erlaubte 1992 eine Erhebung des gesundheitlichen Zustandes der Bevölkerung in den neuen Bundesländern (Gesundheitssurvey Ost) mit vergleichbaren Instrumenten wie für die westdeutsche Bevölkerung. 1998 folgte dann ein erster gesamtdeutscher, wissenschaftlich gründlich geplanter Bundesgesundheitssurvey (BGS 98) zur Erfassung des gesundheitlichen Zustands der 18- bis 79-jährigen Bevölkerung in Deutschland.[13]

Von 2003 bis 2006 wurde dann die Kinder- und Jugend-Gesundheits-Studie (KiGGS) durchgeführt – die erste repräsentative Erhebung des gesundheitlichen Zustands der Kinder und Jugendlichen im Alter von 0 bis 17 Jahren in Deutschland.[14]

Im Jahre 2008 wurde im Rahmen eines mittlerweile am RKI etablierten Gesundheitsmonitoringsystems[15] eine Wiederholungsuntersuchung und -befragung der Probanden des BGS 98 gestartet. So können nicht nur zeitliche Trends im Bevölkerungsquerschnitt erkannt, sondern auch Individualentwicklungen sowie kausale Zusammenhänge und zeitliche Abfolgen abgebildet werden. Auch die Probanden des Kinder- und Jugendgesundheitssurveys werden aktuell telefonisch erneut befragt.

Diese Untersuchungssurveys wurden in repräsentativ lokalisierten Studienzentren in ganz Deutschland durchgeführt, in denen die Studienteilnehmer persönlich untersucht, getestet sowie befragt wurden und auch Blut- und Urinproben abgaben. Seit dem Jahr 2003 gibt es darüber hinaus telefonische Gesundheitssurveys. Diese reinen Interviewsurveys dienen primär der Beantwortung thematisch eingeschränkter Gesundheitsfragen und ergänzen die aufwendigeren und teureren Untersuchungssurveys.

Die Kinder- und Jugend-Gesundheitsstudie (KiGGS)

Diese große Kinder- und Jugend-Gesundheitsstudie gilt international als ein wissenschaftlicher Meilenstein in der Informationsgewinnung zur Gesundheit von Kindern und Jugendlichen.

Im Zeitraum vom 15. Mai 2003 bis zum 6. Mai 2006 wurden in 167 zufällig ausgewählten Orten der Bundesrepublik 17.641 Kinder und Jugendliche im Alter von 0 bis 17 Jahren untersucht und gemeinsam mit ihren Eltern befragt. Neben KiGGS gab es in einem modularen Aufbau weitere Studien, zum Beispiel zur Motorik von Kindern und Jugendlichen (Momo-Studie, finanziert durch das Bundesfamilienministerium), die Bella-Studie zur psychischen Gesundheit (finanziert vom Bundesgesundheitsministerium und vom Stifterverband), der Umwelt-Survey KUS (finanziert durch das Umweltbundesamt und das Bundesministerium für Umwelt), die „Eskimo"-Studie zur Ernährung (finanziert durch das Verbraucherschutzministerium) oder das Ländermodul Schleswig-Holstein, finanziert durch das dortige Sozialministerium.[16] Die Zusatzstudien sollten für bestimmte Fragestellungen bei einem Teil der Teilnehmer vertiefende Informationen erheben.

Als Erhebungsinstrumente dienten Fragebögen für die Eltern sowie ab einem Alter von elf Jahren auch für die Kinder und Jugendlichen selbst. Es gab ärztliche Befragungen der Eltern zu Krankheiten, Impfungen und Medikamentenkonsum. Die Kinder wurden untersucht, gemessen und gewogen, eine Blut- und Urindiagnostik schloss sich an.[17]

In den Elternfragebögen von KiGGS wurden entsprechend den Empfehlungen der Deutschen Gesellschaft für Epidemiologie[18] das Einkommen und die Bildung der Eltern sowie das Haushaltseinkommen erfasst. Aus diesen Informationen wurde ein mehrdimensionaler Status-Index gebildet, der dann als Grundlage für die Definition von drei Statusgruppen auf der Basis von Punktwerten diente.[19] Entsprechend dieser Definition waren in KiGGS 28 % der Kinder in die Kategorie „niedriger Sozialstatus", 45 % in die mittlere Kategorie und 27 % in die Kategorie „hoher Sozialstatus" einzuordnen.[20]

Geht man bei der Sozialschichtdifferenzierung speziell auf das Bildungsniveau der Mutter ein, so lässt sich das wiederum in drei Kategorien einteilen:
- niedriger Bildungsstatus: kein Schulabschluss, kein Berufsabschluss,
- mittlerer Bildungsstatus: Realschulabschluss, Fachhochschulreife, Abitur mit Berufsausbildung,
- hoher Bildungsstatus: Abschluss einer Fachhochschule, Hochschule, Universität.

Nach dieser Definition haben 56 % der Mütter der KiGGS-Probanden eine mittlere Bildung, 28 % eine niedrige und 16 % eine hohe.

Auch der Migrationsstatus der KiGGS-Kinder wurde erfasst. Da die Staatsangehörigkeit in Deutschland wenig geeignet ist, um den Migrationsstatus von Personen zu erfassen, wurde auf der Grundlage von erfragten Informationen zum Geburtsland der Eltern ein einseitiger bzw. zweiseitiger Migrationshintergrund definiert:

– beidseitiger Migrationshintergrund (Migrant): Beide Elternteile sind in einem anderen Land geboren und/oder nichtdeutscher Staatsangehörigkeit, oder das Kind ist selbst zugewandert und mindestens ein Elternteil ist im Ausland geboren,

– einseitiger Migrationshintergrund (binational): Ein Elternteil ist nicht in Deutschland geboren und/oder nichtdeutscher Staatsangehörigkeit.

Nach dieser Definition hatten 25,1 % der KiGGS-Kinder einen Migrationshintergrund, das sind insgesamt 4478 Jungen und Mädchen.[21]

In sämtlichen Auswertungen von KiGGS-Daten wurde untersucht, inwieweit es Unterschiede zwischen den verschiedenen Gruppen der KiGGS-Kinder gibt.

Ausgewählte Ergebnisse von KiGGS

Etwa 93 % der Eltern der 0- bis 17-jährigen Kinder und Jugendlichen in Deutschland schätzen den Gesundheitszustand ihrer Kinder als gut oder sehr gut ein. Nur 7 % bezeichnen ihn als mittelmäßig, 0,3 % als schlecht bzw. sehr schlecht.[22] In der Liste der jemals durchgemachten chronischen Krankheiten rangiert an erster Stelle die chronische Bronchitis (13,3 %), gefolgt von Neurodermitis (13,2 %) und Heuschnupfen (10,7 %). Alle weiteren Krankheiten haben eine Häufigkeit von unter 5 %.[23] Beide Ergebnisse verdeutlichen – wenn dies auch häufig in den Medien anderes kommuniziert wird –, dass die junge Generation in Deutschland im Großen und Ganzen gesund ist. Das ist aber kein Grund zur „Entwarnung". Für bestimmte Gruppen der Kinder und Jugendlichen sieht das Bild weitaus schlechter aus.

Differenziert man die subjektive Einschätzung des Gesundheitszustands der Kinder (Elternurteil) nach Sozialschichtzugehörigkeit, so wird ersichtlich, dass die Kinder in Familien mit höherem Sozialstatus deutlich als gesünder eingeschätzt werden als die Kinder aus Familien mit niedrigerem Sozialstatus. Dies gilt gleichermaßen für Jungen wie für Mädchen (Abb. 3).

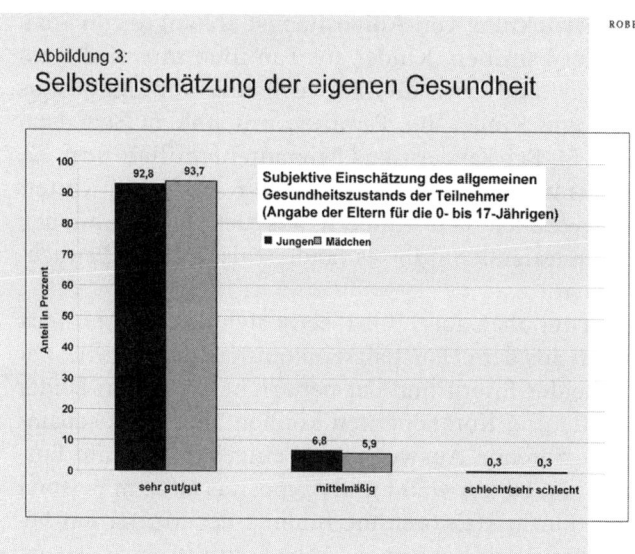

ROBERT KOCH INSTITUT

Abbildung 3:
Selbsteinschätzung der eigenen Gesundheit

Subjektive Einschätzung des allgemeinen Gesundheitszustands der Teilnehmer (Angabe der Eltern für die 0- bis 17-Jährigen)

■ Jungen ▨ Mädchen

Auf der Basis der Größen- und Gewichtsmessungen, die in KiGGS vorgenommen wurden, konnte erstmalig repräsentativ das Ausmaß der Verbreitung von Übergewicht und Adipositas bei den in Deutschland lebenden Kindern und Jugendlichen bestimmt werden.[24] An diesem Beispiel von Übergewicht und Adipositas lässt sich sehr gut darstellen, wie schicht- und gruppenspezifisch bestimmte Ergebnisse ausfallen: Generell ergab der Kinder- und Jugendgesundheitssurvey, dass 15 % aller Jungen und Mädchen im Alter zwischen 0 und 18 Jahren übergewichtig sind (10 % waren es noch vor 10–15 Jahren), 8,9 % sind stark übergewichtig, also adipös (noch vor 10–15 Jahren waren es ca. 3 %). Analysiert man unterschiedliche Altersgruppen, so ist ersichtlich, dass sich ein Übergewicht bei Jungen und Mädchen vorwiegend im Grundschulalter entwickelt, danach steigt es nur noch leicht an. (Ähnliches gilt für Adipositas – vgl. Abb. 4.)

Die Entwicklung von Adipositas ist abhängig von Sozialstatus der Familien. Kinder aus Familien mit niedrigem Sozialstatus sind etwa dreimal so häufig von Adipositas betroffen wie Kinder aus Familien mit hohem Sozialstatus (Abb. 5). Bei Kindern aus Migrantenfamilien liegt die Adipositasrate insgesamt noch höher (Abb. 6). Unterschiede zwischen den Kindern aus den alten und den neuen Bundesländern gibt es (anders als bei den Erwachsenen) nicht.

Wie weiter oben ausgeführt, setzt sich der Schichtindex zusammen aus dem Haushaltseinkommen der Familie, der Bildung beider Eltern und der beruflichen Position beider Eltern. Alle drei Komponenten können aber auch separat in differenzierende Auswertungen eingehen. Für die Entwicklung von Übergewicht und Adipositas ist zum Beispiel von allen Einflussfaktoren die Bildung der Mutter am bedeutendsten. Vergleicht man Abb. 5 mit Abb. 7, so ist leicht ersichtlich, dass sich die Schichtdifferenzierung bei der Ausprägung von Adipositas fast vollständig über den Bildungsgrad der Mutter erklären lässt.

Ähnliche Differenzierungen finden sich auch bei anderen gesundheitlich relevanten Faktoren.

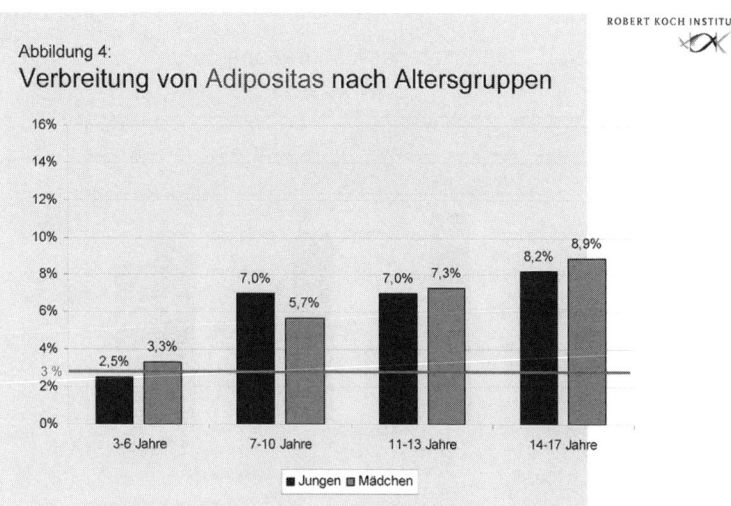

Abbildung 4:
Verbreitung von Adipositas nach Altersgruppen

ROBERT KOCH INSTITUT

■ Jungen ▨ Mädchen

Starker Anstieg im Grundschulalter, bei den Jungen besonders ausgeprägt.

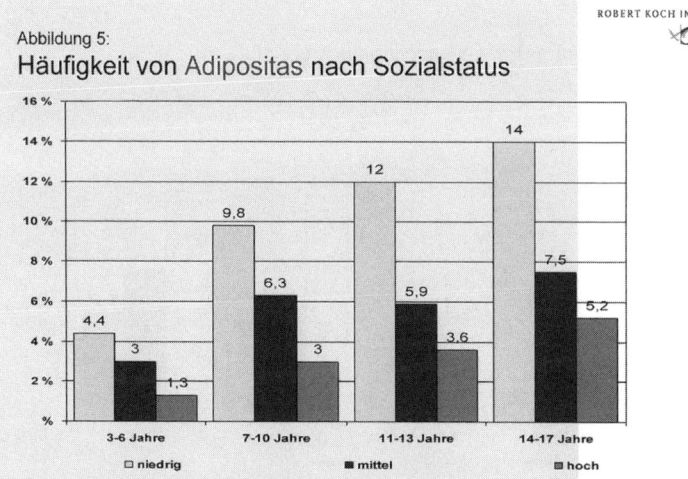

Abbildung 5:
Häufigkeit von Adipositas nach Sozialstatus

ROBERT KOCH INSTITUT

☐ niedrig ■ mittel ▨ hoch

Kinder aus Familien mit niedrigerem Sozialstatus sind häufiger von Adipositas betroffen.

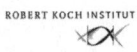

Abbildung 6
Häufigkeit von Adipositas nach Migrationsstatus

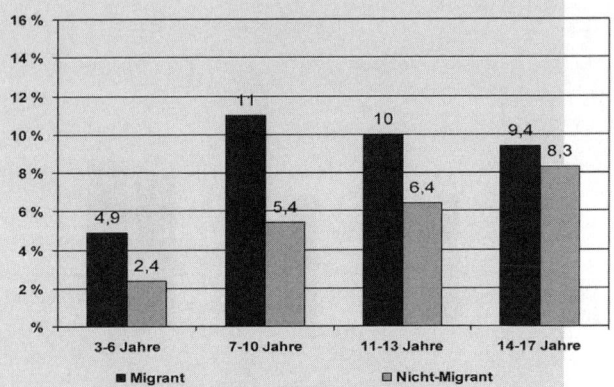

Bei Kindern aus Migrantenfamilien liegt die Adipositasrate höher.

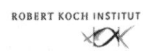

Abbildung 7:
Häufigkeit von Adipositas nach Bildung der Mutter

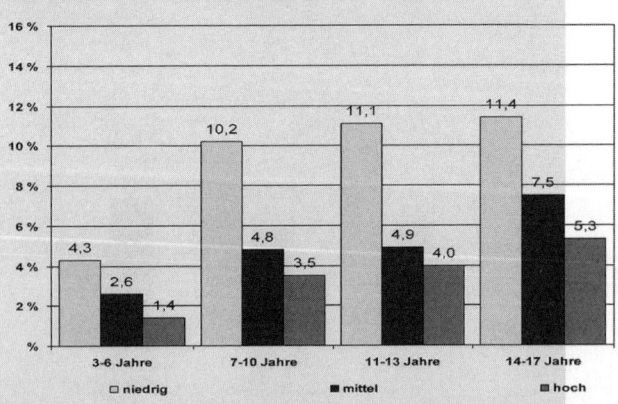

Die Adipositasrate ist bei Kindern von Müttern mit geringer Bildung höher.

Rauchen ist bei 14- bis 17-jährigen Jugendlichen sowohl bei Mädchen wie bei Jungen aus der Unterschicht häufiger (ca. 17 %) als in der Oberschicht (ca. 8 %). Das Ausmaß des täglichen Rauchens ist wiederum schichtabhängig.[25] Dies erklärt sich ebenfalls am besten über den Bildungsstand der Mutter. Im Alter von 14–17 Jahren rauchen 35 % der Kinder von Müttern mit niedriger Bildung und 23 % der Kinder von Müttern mit hoher Bildung. Die Belastung durch Passivrauchen bei Kindern und Jugendlichen ist über alle Altersgruppen hinweg höher bei Müttern mit niedriger Bildung (39 %), bei Kindern von Müttern mit hohem Bildungsniveau liegt die passive Rauchbelastung bei nur 13 %.

Psychische Auffälligkeiten waren bei Kindern und Jugendlichen mit niedrigem Bildungsniveau der Mutter über alle Altersgruppen hinweg 2- bis 3-mal so hoch wie bei Kindern von Müttern mit hohem Bildungsniveau.[26] Mehr als jedes fünfte Kind in Deutschland zeigt Symptome einer Essstörung.[27] Im Altersverlauf (nach dem zehnten Lebensjahr) nimmt der Anteil der Essstörungen bei Mädchen noch um etwa 50 % zu, bei den Jungen hingegen nehmen in diesem Zeitraum die Essstörungen bereits wieder um ein Drittel ab. Der Anteil der Essstörungen ist in den niedrigen Sozialschichten und in der Hauptschule fast doppelt so hoch (knapp 30 %) wie in den oberen Sozialschichten bzw. im Gymnasium (etwa 16 %).

So lässt sich fast durchgängig bei allen in KiGGS erfassten Gesundheitsfaktoren eine Benachteiligung der Kinder und Jugendlichen aus sozial benachteiligten und bildungsfernen Familien und auch häufig bei Kindern mit Migrationshintergrund feststellen, wie folgendem zusammenfassendem Überblick zu entnehmen ist:

Die Kinder aus sozial benachteiligten oder bildungsfernen Familien

- haben Mütter, die häufiger während der Schwangerschaft rauchen,
- werden seltener und kürzer gestillt,
- rauchen häufiger,
- treiben seltener regelmäßig Sport,
- verbringen mehr Zeit vor dem Bildschirm,
- putzen sich seltener die Zähne,
- sind häufiger Opfer von Verkehrsunfällen,
- tragen seltener Schutzbekleidung (Fahrradhelm ...),
- haben häufiger Übergewicht / Adipositas,
- haben eine geringere motorische Leistungsfähigkeit,
- zeigen häufiger Verhaltensauffälligkeiten,
- haben häufiger psychische Probleme, Essstörungen,
- leben in einem ungünstigeren Familienklima,
- besitzen geringere personale, soziale und familiäre Ressourcen,
- erleiden eine höhere Gewaltbelastung,
- zeigen eine erhöhte Gewaltbereitschaft,
- werden bei vergleichbaren Symptomen seltener dem Arzt vorgestellt,
- nehmen Kinderfrüherkennungsuntersuchungen seltener wahr,
- haben häufiger Aufmerksamkeitsdefizit-/Hyperaktivitätsstörungen (ADHS)
- ernähren sich ungesünder,
- haben seltener Allergien (einziger festgestellter Vorteil).

Zusammenfassend lässt sich konstatieren, dass sozial benachteiligte Kinder und Jugendliche stärkeren gesundheitlichen Belastungen ausgesetzt sind. Der Bildungshintergrund der Eltern, vor allem der Mutter, hat erheblichen Einfluss auf die Gesundheitschancen der Kinder.

Die Mehrfachbelastung aus sozialer Benachteiligung,

gesundheitlichen Defiziten und Verhaltensauffälligkeiten verschlechtert die Zukunftschancen der Kinder. Dies könnte sich auf die künftige Entwicklung der Lebenserwartung auswirken.

Gesundheitsberichterstattung, KiGGS – und nun?

Der Kinder- und Jugendgesundheitssurvey (KiGGS) ist ein gutes Beispiel für den idealtypischen Zyklus der Gesundheitsberichterstattung: Erkennen – Bewerten – Handeln. Die Konzipierung des Surveys war die Reaktion auf die Informationslücken, die die Gesundheitsberichterstattung bei der Gruppe der Kinder und Jugendlichen vorfand. Die über drei Jahre hinweg in ganz Deutschland sorgfältig erhobenen Daten wurden nach Beendigung der Feldarbeit umgehend einer Auswertung zugeführt, die Ergebnisse publiziert und hinsichtlich des sich aus ihnen ergebenden gesundheitspolitischen Handlungsbedarfs analysiert. Die Ergebnisse wurden als wissenschaftliche Originalpublikationen international veröffentlicht, aber auch innerhalb Deutschlands adressatengerecht aufbereitet. Im Jahr 2008 wurden die qualitätsgeprüften Daten als „Scientific Use- File" der wissenschaftlichen Öffentlichkeit zur weiteren Auswertung zur Verfügung gestellt. Eine ganze Serie von wissenschaftlichen Publikationen mit Ergebnissen aus dem KiGGS ist bereits im deutschen und englischen Sprachraum erschienen.

Eine gemeinsam mit der Bundeszentrale für gesundheitliche Aufklärung erarbeitete Broschüre in der GBE-Reihe des RKI *Erkennen – Bewerten – Handeln: Zur Gesundheit von Kindern und Jugendlichen in Deutschland* arbeitet schwerpunktmäßig das Präventionspotenzial der gefundenen Resultate heraus.[28]

Die vom KiGGS gefundenen deutlichen Zusammenhänge zwischen sozialer und gesundheitlicher Benachtei-

ligung wurden nicht zuletzt wegen des daraus resultierenden politischen Handlungsbedarfs bereits in mehrfacher
Hinsicht ausgewertet und publiziert:

- Beitrag zur Gesundheitsberichterstattung *Kinder und Ju-
  gendliche mit Migrationshintergrund in Deutschland*[29],
- Expertise für das BMG *Gesundheitliche Ungleichheit
  bei Kindern und Jugendlichen*[30],
- Zuarbeit für den Sachverständigenrat für das Gesund-
  heitswesen *Lebensphasenspezifische Gesundheit von
  Kindern und Jugendlichen in Deutschland*[31],
- Zuarbeit für den 13. Kinder- und Jugendbericht für das
  BMFSFJ.[32]

Nicht immer gelingt es der Gesundheitsberichterstattung,
tatsächlich in gesundheitspolitische Strategien Eingang zu
finden. Im Falle des Kinder- und Jugendgesundheitssurveys
ist dies jedoch gelungen: Die Strategie der Bundesregierung
zur Verbesserung der Kindergesundheit[33] basiert zu wesentlichen Teilen auf den mit KiGGS erhobenen Daten und den
durch die Gesundheitsberichterstattung kommunizierten
Ergebnissen.

Der Umstand, dass die bislang mehr oder weniger spora-
disch durchgeführten Gesundheitssurveys des RKI nunmehr eine Dauerfinanzierung durch das Bundesministerium für Gesundheit erhalten und Bestandteil eines
bundesweiten Gesundheitsmonitorings sind, gibt Anlass
zu der begründeten Hoffnung, dass die Gesundheitsberichterstattung am RKI auch künftig aktuell, zeitnah und poli-
tikwirksam durchgeführt werden kann.

Literatur

Ahrens, W. / Bellach, B. M. / Jöckel, K. H.: Messung soziodemographischer Merkmale in der Epidemiologie. München 1998.

Böhm, K. / Taubmann, D.: Das Informationssystem der Gesundheitsberichterstattung des Bundes. In: Bundesgesundheitsblatt,
Gesundheitsforschung, Gesundheitsschutz 47 (2004), 457–463.

Bundesministerium für Familie, Senioren, Frauen und Jugend (BMFSFJ): 13. Kinder- und Jugendbericht der Bundesregierung: Gesundheitsbezogene Prävention und Gesundheitsförderung in der Kinder- und Jugendhilfe. Berlin 2008.

Cordes, M. / Eberhardt, W.: Das neue Informationssystem der Gesundheitsberichterstattung des Bundes. In: Bundesgesundheitsblatt, Gesundheitsforschung, Gesundheitsschutz 43 (2000), 605–610.

Ergebnisse des Kinder- und Jugendgesundheitssurveys (KiGGS). In: Bundesgesundheitsblatt, Gesundheitsforschung, Gesundheitsschutz 50 (2007), 529–908.

Gesundheitswesen-Schwerpunktheft: Bundes-Gesundheitssurvey 1997/98. Ziele, Aufbau, Kooperationspartner. In: Das Gesundheitswesen 60 (1998) (Sonderheft 2), S59–S114.

Gesundheitswesen-Schwerpunktheft: Bundes-Gesundheitssurvey 1998. Erfahrungen, Ergebnisse, Perspektiven. In: Das Gesundheitswesen 61 (1999) (Sonderheft 2), S55–S222.

Gesundheitswesen-Schwerpunktheft: Kinder- und Jugendgesundheitssurvey. Konzept, Ziele, Inhalte, Instrumente, Pretest. In: Das Gesundheitswesen 64 (2002) (Sonderheft 1), S1–S130.

Hoffmann, U. / Böhm, K.: Fortschritte beim Aufbau der Gesundheitsberichterstattung des Bundes. In: Wirtschaft und Statistik 2/1995, 116ff.

Hölling, H. / Schlack, R.: Essstörungen im Kindes- und Jugendalter. Erste Ergebnisse aus dem Kinder- und Jugendgesundheitssurveys (KiGGS). In: Bundesgesundheitsblatt, Gesundheitsforschung, Gesundheitsschutz 50 (2007), 794–799.

Kaiserliches Gesundheitsamt und Kaiserliches Statistisches Amt: Das Deutsche Reich in gesundheitlicher und demographischer Beziehung. Berlin 1907.

Kamtsiuris, P. / Atzpodien, K. / Ellert, U. / Schlack, R. / Schlaud, M.: Prävalenz von somatischen Erkrankungen bei Kindern und Jugendlichen in Deutschland. Ergebnisse des Kinder- und Jugendgesundheitssurveys (KiGGS). In: Bundesgesundheitsblatt, Gesundheitsforschung, Gesundheitsschutz 50 (2007), 686–700.

Kurth, B. M.: Der Bundes-Gesundheitssurvey – ein Datenlieferant für die Gesundheitsberichterstattung und noch viel mehr. Der Bundes-Gesundheitssurvey – Baustein der Gesundheitssurveillance in Deutschland. In: RKI-Heft 2002, 5–9.

Kurth, B. M.: Der Kinder- und Jugendgesundheitssurvey (KiGGS): Ein Überblick über Planung, Durchführung und Ergebnisse unter Berücksichtigung von Aspekten eines Qualitätsmanagements. In: Bundesgesundheitsblatt, Gesundheitsforschung, Gesundheitsschutz 50 (2007), 533–546.

Kurth, B. M. / Ziese, T.: Gesundheitssurveys des Robert-Koch-Instituts. Sankt Augustin 2005.

Kurth, B. M. / Schaffrath Rosario, A.: Die Verbreitung von Übergewicht und Adipositas bei Kindern und Jugendlichen. In: Bundesgesundheitsblatt, Gesundheitsforschung, Gesundheitsschutz 50 (2007), 736–743.

Kurth, B. M. / Lange, C. / Kamtsiuris, P. / Hölling, H.: Gesundheitsmonitoring am Robert-Koch-Institut. Sachstand und Perspektiven. In: Bundesgesundheitsblatt, Gesundheitsforschung, Gesundheitsschutz 52 (2009), 557–570.

Lampert, T. / Thamm, M.: Tabak-, Alkohol- und Drogenkonsum von Jugendlichen in Deutschland. Ergebnisse des Kinder- und Jugendgesundheitssurveys (KiGGS). In: Bundesgesundheitsblatt, Gesundheitsforschung, Gesundheitsschutz 50 (2007), 600–608.

Lange, M. / Kamtsiuris, P. / Lange, C. / Schaffrath Rosario, A. / Stolzenberg, H. / Lampert, T.: Messung soziodemographischer Merkmale im Kinder- und Jugendgesundheitssurvey (KiGGS) und ihre Bedeutung am Beispiel der Einschätzung des allgemeinen Gesundheitszustandes. In: Bundesgesundheitsblatt, Gesundheitsforschung, Gesundheitsschutz 50 (2007), 578–589.

Robert-Koch-Institut: Diabetes mellitus. Themenheft 24 der Gesundheitsberichterstattung des Bundes. Berlin 2005.

Robert-Koch-Institut / Statistisches Bundesamt: Gesundheit in Deutschland. Berlin 2006.

Robert-Koch-Institut: Beiträge zur Gesundheitsberichterstattung des Bundes: Lebensphasenspezifische Gesundheit von Kindern und Jugendlichen in Deutschland. Ergebnisse des Nationalen Kinder- und Jugendgesundheitssurveys (KiGGS). Berlin 2008a.

Robert-Koch-Institut: Beiträge zur Gesundheitsberichterstattung des Bundes: Kinder- und Jugendgesundheitssurvey (KiGGS) 2003–2006: Kinder und Jugendliche mit Migrationshintergrund in Deutschland. Berlin 2008b.

Robert-Koch-Institut: Beiträge zur Gesundheitsberichterstattung des Bundes: Krebs in Deutschland 2003–2004. Häufigkeiten und Trends. Hrsg. vom Robert-Koch-Institut und der Gesellschaft der epidemiologischen Krebsregister in Deutschland e. V. Berlin 2008c.

Robert-Koch-Institut: Gesundheitliche Ungleichheit bei Kindern und Jugendlichen in Deutschland. Berlin 2008d.

Robert-Koch-Institut / Bundeszentrale für gesundheitliche Aufklärung (Hrsg.): Erkennen – Bewerten – Handeln: Zur Gesundheit von Kindern und Jugendlichen in Deutschland. Berlin 2008e.

Robert Koch Institute / Federal Statistical Office: Health in Germany. Berlin 2008.

Robert-Koch-Institut: Beiträge zur Gesundheitsberichterstattung des Bundes: Gesundheit und Krankheit im Alter. Hrsg. vom Statistischen Bundesamt, dem Deutschen Zentrum für Altersfragen und dem Robert-Koch-Institut. Berlin 2009.

Schenk, L. / Ellert, U. / Neuhauser, H.: Kinder und Jugendliche mit Migrationshintergrund in Deutschland. Methodische Aspekte im Kinder- und Jugendgesundheitssurvey (KiGGS). In: Bundesgesundheitsblatt, Gesundheitsforschung, Gesundheitsschutz 50 (2007), 590–599.

Statistisches Bundesamt: Gesundheitsbericht für Deutschland. Gesundheitsberichterstattung des Bundes. Wiesbaden 1998.

Strategie der Bundesregierung zur Förderung der Kindergesundheit: http://www.bmg.bund.de/ cln_162/nn_1168258/sid_0CF0C5175BD8667E204B61BD1A8-2FCF9/SharedDocs/Standardartikel/DE/AZ/K/Glossar-Kindergesundheit/Strategie-zur-Foerderung-der-Kindergesundheit.html?__nnn=true (Stand 04.05.2009)

Ziese, T.: Beginn der Routinephase der Gesundheitsberichterstattung des Bundes. In: Bundesgesundheitsblatt, Gesundheitsforschung, Gesundheitsschutz 43 (2000), 600–604.

Anmerkungen

[1] Kaiserliches Gesundheitsamt / Kaiserliches Statistisches Amt 1907.

[2] Hoffmann / Böhm 1995.

[3] Statistisches Bundesamt 1998.

[4] Ziese 2000.

[5] Robert-Koch-Institut 2005.

[6] Robert-Koch-Institut 2006.

[7] Robert Koch Institute 2008.

[8] Robert-Koch-Institut 2009.

[9] Cordes / Eberhardt 2000 und Böhm / Taubmann 2004.

[10] Kurth 2002.

[11] Robert-Koch-Institut 2008b.

[12] Kurth / Ziese 2005.

[13] Gesundheitswesen-Schwerpunkthefte 1998 und 1999.

[14] Gesundheitswesen-Schwerpunktheft 2002.

[15] Kurth et al. 2009.

[16] Kurth 2007.

[17] Zusammenfassende Darstellung dazu in Kamtsiuris et al. 2007.

[18] Ahrens et al. 1998.

[19] Lange et al. 2007.

[20] Wenn künftig zur Vereinfachung sowohl im Text als auch in Grafiken die Bezeichnungen Unterschicht, Mittelschicht und Oberschicht verwendet werden, so ist damit genau die oben genannte Definition gemeint.

[21] Schenk et al. 2007.

[22] Lange et al. 2007.

[23] Kurth / Schaffrath Rosario 2007.

[24] Ergebnisse des Kinder- und Jugendgesundheitssurveys.

[25] Lampert / Thamm 2007.

[26] Lampert / Thamm 2007.

[27] Hölling / Schlack 2007.

[28] Robert-Koch-Institut 2008e.

[29] Robert-Koch-Institut 2008b.

[30] Robert-Koch-Institut 2008d.

[31] Robert-Koch-Institut 2008a.

[32] BMFSFJ 2008.

[33] Strategie der Bundesregierung zur Förderung der Kindergesundheit.

Lebensstile und Milieus: Einflüsse auf die Gesundheit

Carsten Wippermann

Es ist kein Geheimnis, dass Gesundheit und Krankheit – neben genetischen Dispositionen und Unfällen – *auch* eine Frage der sozialen Lage sind. Sozialepidemiologische Daten zeigen für viele Krankheiten höhere Prävalenzen bei sozial und materiell schlechter Gestellten: Diabetes mellitus (Typ 2), Herzinfarkt, bestimmte Krebserkrankungen (Kehlkopf-, Speiseröhren-, Gebärmutterhalskrebs u. a.), Atemwegserkrankungen, Fettstoffwechselstörungen, psychische Erkrankungen u. a. Markant belegen dies Daten des Robert-Koch-Instituts zu Diabetes mellitus. In der sozialen Oberschicht waren im Jahr 2006 4,2 % an Diabetes mellitus erkrankt, 6,8 % aus der Mittelschicht und 11,5 % aus der Unterschicht.[1] Auch das Sterblichkeitsrisiko hängt eng mit der sozialen Lage zusammen: So ist die Lebenserwartung im untersten Einkommensquartil im Vergleich zum obersten Einkommensquartil bei Frauen um vier Jahre, bei Männern um sechs Jahre geringer.[2]

In der Ursachenanalyse geht man heute davon aus, dass 1.) eine „ungesunde" Lebensführung mit verantwortlich ist für eine Erkrankung; 2.) ein anderer Lebenswandel das Erkrankungsrisiko signifikant reduziert: Bewegung, nicht rauchen, wenig Alkohol, ausgewogene Ernährung, Stressreduktion, Vorsorgeuntersuchungen. Menschen aus unteren sozialen Schichten verhalten sich oft weniger gesundheits- und vorsorgebewusst: Sie rauchen häufiger, ernähren sich ungesünder, haben weniger Bewegung, sind häufiger übergewichtig, nehmen weniger an Vorsorgeuntersuchungen teil, achten weniger auf ihre Gesundheit. So werden – mittlerweile „klassisch" – Risikogruppen identifiziert über a) die soziale Lage (meist Unterschicht; aber auch gehobene Segmente, z. B. Manager) sowie – daraus resultierend – ein bestimmtes Verhalten in Form von Ritualen und Routinen. Wir sprechen hier von „Lebensstil" als einem typischen Verhaltensmuster mit expressiven, interaktiven, evaluativen und symbolischen Funktionen, die vorbewusst und selbstverständlich das Verhalten des Einzelnen steuern.

Aber: Lebensstil ist nicht etwas individuell Subjektives, das vollkommen in der Autonomie des bzw. der Einzelnen liegt. Vielmehr gibt es soziokulturelle Muster von Lebensstilen, die relativ stabil sind und in den sozialen Kreisen, in denen sich der bzw. die Einzelne aufhält, reproduziert werden. In unserer individualisierten westlichen Gesellschaft ist der klassische Kausalzusammenhang, der das Verhalten (des Einzelnen oder von Gruppen) auf die soziale Lage zurückführt, nicht mehr suffizient. Die Wirklichkeit ist komplexer. Menschen gleicher sozialer Lage zeigen aufgrund unterschiedlicher subjektiver Wertorientierungen, Interessen, Maximen ein je anderes Verhalten. Insofern ist die alltägliche Lebenswelt der Menschen durch drei gleichkonstitutive Bausteine bestimmt: soziale Lage, Werte, Lebensstil. Diese stehen in einem wechselseitigen Bedingungs-, Stabilisierungs- und Reproduktionszusammenhang. Die drei Hauptdimensionen soziale Lage, Werte und Lebensstil konstituieren *soziale Milieus*, die ihrerseits Gruppen von Menschen sind, die sich – salopp formuliert – in ihrer Lebensauffassung und Lebensweise ähneln. „Gesundheit" ist dabei ein Elementarteilchen zur ganzheitlichen Beschreibung eines Milieus.

Vor diesem Hintergrund lassen sich in Deutschland heute zehn Milieus unterscheiden, die in der folgenden Grafik im Rahmen eines ganzheitlichen Gesellschaftsmodells

„Bausteine" sozialer Milieus

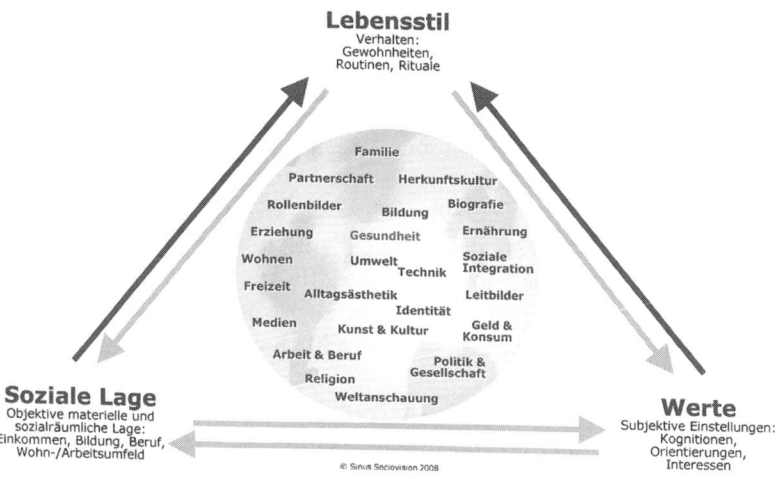

Die Sinus-Milieus® in Deutschland 2008
Ein sozialwissenschaftliches Gesellschaftsmodell

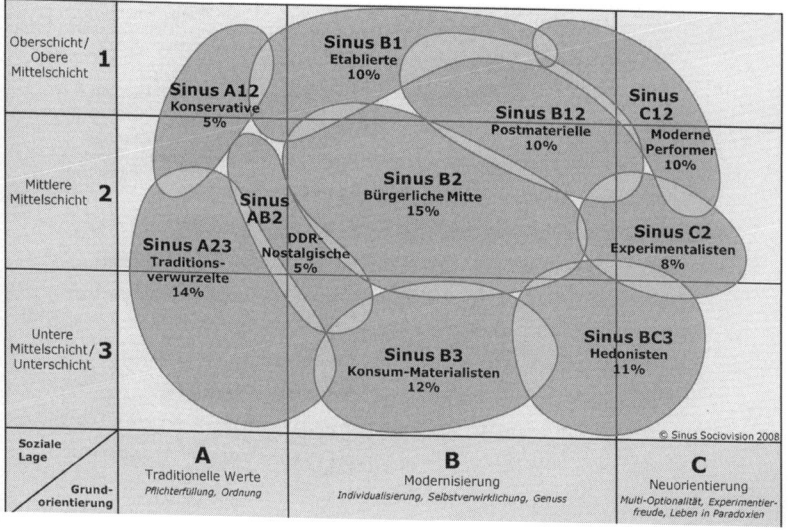

positioniert sind. Je höher ein Milieu positioniert ist, umso gehobener ist die soziale Lage (Bildung, Einkommen, Berufsprestige); je weiter rechts es gelagert ist, umso moderner bzw. postmoderner ist die Wertorientierung des jeweiligen Milieus. Was die Grafik auch zeigt: Die Grenzen zwischen den Milieus sind fließend; Lebenswelten sind nicht so (scheinbar) exakt eingrenzbar wie soziale Schichten. Sinus Sociovision nennt das die „Unschärferelation der Alltagswirklichkeit". Wäre das nicht der Fall, könnte man schwerlich von einem lebensechten Modell sprechen. Berührungspunkte und Übergänge zwischen den Milieus sind deshalb ein grundlegender Bestandteil des Milieukonzepts.

Im Folgenden sind die einzelnen Milieus kurz charakterisiert sowie in Form von Collagen zur Lebenswelt illustriert:

Kurzcharakteristik der Sinus-Milieus in Deutschland

Gesellschaftliche Leitmilieus

■ Sinus B1 (Etablierte)	10% ➤	Das selbstbewusste Establishment: Erfolgs-Ethik, Machbarkeitsdenken und ausgeprägte Exklusivitätsansprüche
■ Sinus B12 (Postmaterielle)	10% ➤	Das aufgeklärte Nach-68er-Milieu: liberale Grundhaltung, postmaterielle Werte und intellektuelle Interessen
■ Sinus C12 (Moderne Performer)	10% ➤	Die junge, unkonventionelle Leistungselite: intensives Leben – beruflich und privat, Multi-Optionalität, Flexibilität und Multimedia-Begeisterung

Traditionelle Milieus

■ Sinus A12 (Konservative)	5% ➤	Das alte deutsche Bildungsbürgertum: konservative Kulturkritik, humanistisch geprägte Pflichtauffassung und gepflegte Umgangsformen
■ Sinus A23 (Traditionsverwurzelte)	14% ➤	Die Sicherheit und Ordnung liebende Kriegsgeneration: verwurzelt in der kleinbürgerlichen Welt bzw. in der traditionellen Arbeiterkultur
■ Sinus AB2 (DDR-Nostalgische)	5% ➤	Die resignierten Wende-Verlierer: Festhalten an preußischen Tugenden und altsozialistischen Vorstellungen von Gerechtigkeit und Solidarität

Mainstream-Milieus

■ Sinus B2 (Bürgerliche Mitte) 15% ➤ Der statusorientierte moderne Mainstream: Streben nach beruflicher und sozialer Etablierung, nach gesicherten und harmonischen Verhältnissen

■ Sinus B3 (Konsum-Materialisten) 12% ➤ Die stark materialistisch geprägte Unterschicht: Anschluss halten an die Konsum-Standards der breiten Mitte als Kompensationsversuch sozialer Benachteiligungen

Hedonistische Milieus

■ Sinus C2 (Experimentalisten) 8% ➤ Die extrem individualistische neue Bohème: ungehinderte Spontaneität, Leben in Widersprüchen, Selbstverständnis als Lifestyle-Avantgarde

■ Sinus BC3 (Hedonisten) 11% ➤ Die Spaß-orientierte moderne Unterschicht / untere Mittelschicht: Verweigerung von Konventionen und Verhaltenserwartungen der Leistungsgesellschaft

„Ich betreibe aktive Gesundheitsvorsorge, um meine Leistungsfähigkeit zu erhalten"

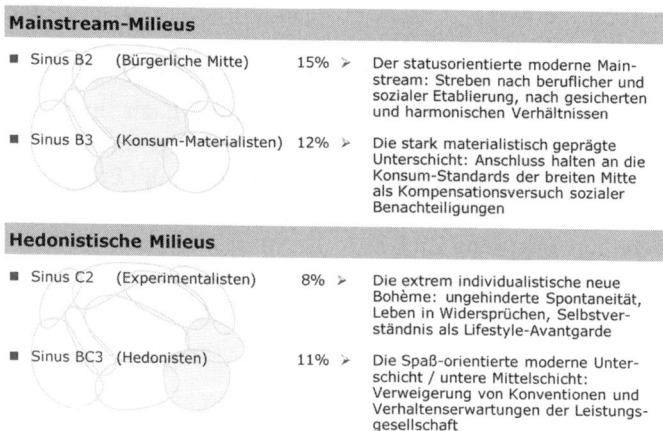

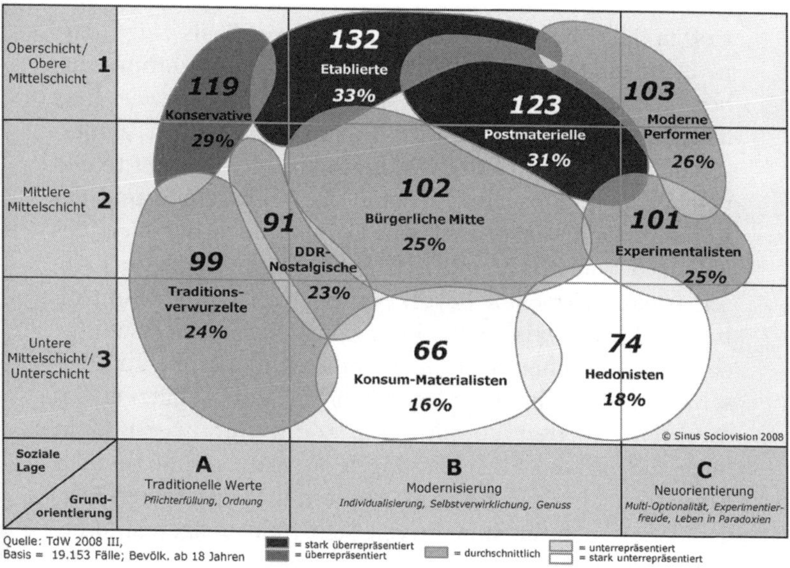

Quelle: TdW 2008 III,
Basis = 19.153 Fälle; Bevölk. ab 18 Jahren

= stark überrepräsentiert / = überrepräsentiert = durchschnittlich = unterrepräsentiert / = stark unterrepräsentiert

Ø = 25 %
Zustimmungswerte 5+6 auf einer 6er Skala

Bereits ein erster Blick auf das (vordergründige) Selbstverständnis zur eigenen Gesundheitsvorsorge identifiziert erhebliche Unterschiede. Wir haben ca. 20.000 Personen der deutschsprachigen Wohnbevölkerung nach ihrer aktiven Gesundheitsvorsorge gefragt. Dabei zeigt sich, dass es vor allem die gesellschaftlichen Leitmilieus der Etablierten und Postmateriellen sind, die aktive Gesundheitsvorsorge betreiben mit dem Ziel, ihre Leistungsfähigkeit zu erhalten. Dagegen ist diese Bereitschaft in der modernen Unterschicht (Konsum-Materialisten, Hedonisten) deutlich weniger ausgeprägt.

Adipositas

Die Frage nach der subjektiven Prävalenz von Übergewicht (Selbstauskunft zur Punktprävalenz: „Bin derzeit davon betroffen") auf bevölkerungsrepräsentativer Basis zeigt, dass in Deutschland derzeit 12 % die Selbstwahrnehmung haben, stark übergewichtig zu sein. Dieser Prozentwert liegt deutlich unter dem vom RKI (Robert-Koch-Institut) gemessenen Wert des BMI (Body-Mass-Index), der in einer telefonischen Befragung aus Angaben der Körpergröße und des Körpergewichts errechnet wurde. Aber auch der Wert des RKI unterschätzt vermutlich den wahren Adipositas-Anteil in der deutschen Bevölkerung. Denn aus der kontrollierten Messpraxis weiß die empirische Sozialforschung, dass die Menschen dazu neigen, ihre Körpergröße zu überschätzen und ihr Körpergewicht zu unterschätzen. Zu „wahren" Werten kommt man somit nur, wenn nicht nach subjektiven Einschätzungen der Körpergröße und des Körpergewichts gefragt wird, sondern diese gemessen werden. Aber auch die subjektiven Selbstprävalenzen sind bereits sehr instruktiv, denn sie illustrieren und stützen die Hypothese, dass Übergewicht auch ein Produkt milieuspezifischer Wertprioritäten und Lebensweisen ist. Die Milieuanalyse zeigt, dass das Problem gehäuft in den Milieus der „Traditionsverwurzelten", „DDR-Nostalgischen" und „Konsum-Materialisten" auftritt, das heißt verstärkt im traditionellen Segment und in der Unterschicht bzw. der unteren Mitte, allerdings nicht in allen traditionell gesinnten Milieus, auch nicht in *allen* unterschichtigen Milieus, und auch nicht in allen Milieus mit einem hohen Altersdurchschnitt. Es ist bekannt, dass das Adipositas-Risiko mit zunehmendem Alter steigt und mit zunehmendem Einkommen geringer wird. Aber jenseits von Alter und sozialer Lage steuern offensichtlich auch soziokulturelle Faktoren die Adipositas-Prävalenz.

Subjektive Prävalenz: Übergewicht, Fettleibigkeit

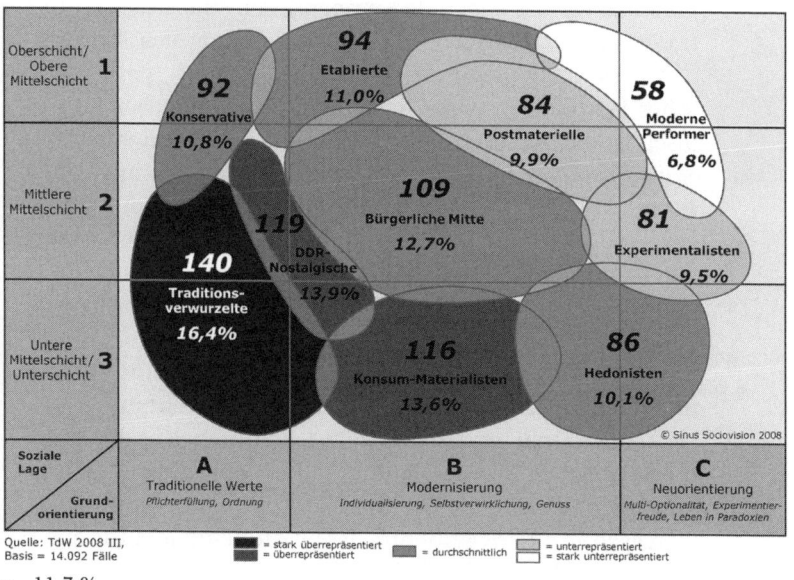

ø = 11,7 %
* Selbstauskunft: „derzeit persönlich davon betroffen" (Punktprävalanz)
  RKI 2006: BMI = 18,1 %

Was sind soziokulturelle Erklärungsansätze für eine überdurchschnittliche Adipositas-Prävalenz? Greifen wir uns dazu die drei auffälligen Milieus heraus und analysieren die jeweiligen Alltagskulturen im Umgang mit Ernährung:

- *Traditionsverwurzelte*: Traditionelle Ernährungsgewohnheiten mit deftiger deutscher Hausmannskost (zu einer Mahlzeit gehören Fleisch und Wurst sowie Soßen mit Mehlschwitze und viel Sahne), Kaffee und Kuchen als Routine; strenge Essensrituale; gleichzeitig wenig Bewegung (sich nach einem anstrengenden Arbeitstag bzw. Arbeitsleben ausruhen). Notorische Sorgen um die Gesundheit, hoher Ratgeber-Konsum, Expertengläubigkeit. Typisch ist die Maxime: „Der Teller wird leer gegessen."

- *DDR-Nostalgische*: Frustration, Entwurzelung sind dominante Gefühle, die mittels Essen kompensiert werden. Regulationsverlust und orale Kompensation sind gepaart mit traditionellen Essgewohnheiten. Ablehnung des modernen, westlichen Schönheitsideals, Stilisierung „proletarischer Leitbilder" versus Resignation (sich aufgeben). Typisch ist die Maxime: „Man gönnt sich ja sonst nichts."

- *Konsum-Materialisten*: Sorglosigkeit und Verantwortungslosigkeit im Umgang mit sich selbst und dem Körper. Oraler Hedonismus, Essen und Trinken und jede Art von Genussmittelkonsum als Seelentröster. Fehlende Ernährungskompetenz und Esskultur, Dominanz des Convenience-Motivs („Fastfood", „Junkfood"). Generell wenig Aufmerksamkeit für die Gesundheit; Desinteresse und Gleichgültigkeit als Schutz und Abwehrstrategie (sich emotional und sozial nicht berühren lassen): die prototypischen „Couch-Potatoes" vor dem (neuen Flachbild-) Fernseher oder der Spielkonsole. Dazu kommen (vorgeschobene) Argumente, dass man kein Geld für gutes Essen oder ein Fitness-Studio hat. Andererseits gibt man viel Geld für Fastfood aus, kocht aus der Konserve und gibt den Kindern in die Schule Süßigkeiten und Kuchen mit („Fresspakete" zum Verwöhnen – aber auch, weil es einfacher ist). Gewichtsprobleme der Kinder werden nicht wahrgenommen oder verdrängt.

Die innerfamiliäre Anamnese ist aufgrund der Kommunikationskultur und des Lebensstils in der modernen Unterschicht sehr gering, in den gehobenen Milieus der Konservativen, Etablierten und Postmateriellen ist sie dagegen stark ausgeprägt.

Diabetes

Zu Diabetes (Typ 2) ergibt die soziodemografische Analyse einen ähnlichen Befund wie beim Übergewicht: Das Diabetes-Risiko steigt – jenseits der 40 – mit zunehmendem Alter an, und es variiert mit der sozialen Lage, d. h. es ist in den unteren Einkommensgruppen höher. Diese Ähnlichkeit war zu erwarten; denn neben genetischen Ursachen sind die äußeren Hauptrisikofaktoren für Diabetes mellitus Übergewicht, Bewegungsmangel und falsche Ernährung. Aber die Milieuanalyse zeigt ein etwas anderes Bild. Auffällig sind:

– Eine stark überdurchschnittliche Prävalenz bei Traditionsverwurzelten (mehr als doppelt so hohes Risiko im Vergleich mit dem Bevölkerungsdurchschnitt). Das ist zum Teil zurückzuführen auf das hohe Altersspektrum im Milieu, doch reicht dies als Erklärung nicht, denn im etwa gleich alten Milieu der Konservativen ist Diabetes seltener.
– Keine überdurchschnittliche Betroffenheit der Konsum-Materialisten (immerhin das Milieu mit dem höchsten BMI).
– Unterdurchschnittliche Prävalenz in der Bürgerlichen Mitte (im Unterschied zum Problem Übergewicht / Fettleibigkeit).

Subjektive Prävalenz: Diabetes

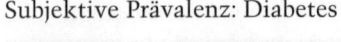

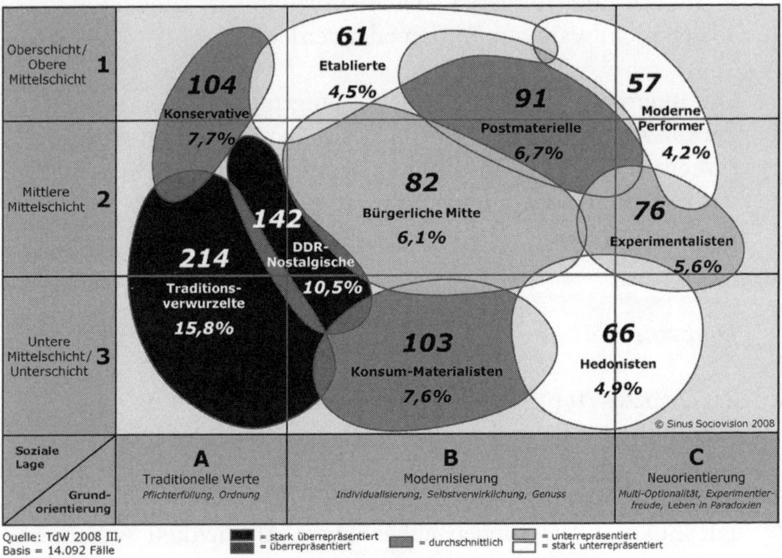

Quelle: TdW 2008 III,
Basis = 14.092 Fälle

ø = 7,4 %
Selbstauskunft: „derzeit persönlich davon betroffen" (Punktprävalenz)

Warum ist die Diabetes-Betroffenheit bei Konsum-Materialisten so gering? Die Wahrheit ist oft banal: Viele Betroffene wissen möglicherweise gar nicht, dass sie Diabetes haben, weil sie nicht zum Arzt gehen und die Krankheit nicht
diagnostiziert wird. Es gibt in diesem Milieu der Konsum-
Materialisten eine hohe Dissimulation und Indolenz: Viele
verdrängen ihre gesundheitlichen Probleme, nehmen sie
nicht zur Kenntnis, wollen nicht krank sein:

– Männer können sich nicht leisten, krank zu sein, und
  halten sich für „unverwüstlich" (Selbstbild des „tough
  guy").
– Frauen arrangieren sich resignativ bis lethargisch mit
  ihrem Leiden, bei sehr schlechter Compliance.

152

Die tatsächliche Diabetes-Prävalenz im Milieu ist sicher höher, als die Befragungsdaten verraten. Eine sehr späte Diagnose aber kann zur Konsequenz haben, dass bereits eine Dialyse notwendig ist – und das wird teuer.

Was „schützt" die Bürgerliche Mitte im Unterschied zu Konsum-Materialisten? Es ist vor allem die Adaption der Fitness- und Bio-Trends: Groß ist in der Bürgerlichen Mitte das Interesse an Gesundheits- und Ernährungsfragen. Ausgewogene Ernährung, frische, naturbelassene Produkte und Bio-Affinität spielen hier eine große Rolle. Ebenso wächst die Wellness-Orientierung in den Dimensionen von Lebensqualität, Balance, Harmonie – aber in der Bürgerlichen Mitte ohne weltanschaulichen (ideologischen) Ehrgeiz, sondern moderat, flexibel, pragmatisch.

Allergien

Ein völlig anderes Milieuprofil zeigen die subjektiven Prävalenzen zu Allergien: Hier zeigen vor allem Postmaterielle und Experimentalisten, aber auch Etablierte und Moderne Performer eine überdurchschnittliche Sensibilität – somit die gesellschaftlich gehobenen Milieus. Die Differenz etwa zu Traditionsverwurzelten und der modernen Unterschicht besteht in der (Selbst-)Wahrnehmung und im Verhalten: Postmaterielle (v. a. Frauen aus diesem Milieu) nehmen häufiger Vorsorgeuntersuchungen wahr, tauschen sich mit dem Arzt aus, lesen einschlägige Magazine und Zeitungsartikel – und zeigen auch eine starke Präferenz für einen bestimmten Typus von Ärzten sowie für Gesundheitsphilosophien, die der klassischen Schulmedizin nicht mehr allein vertrauen, sondern parallel auf alternative „weiche" Zugänge der Diagnose und Therapie bauen: Heilpraktiker, Naturheilverfahren, Homöopathie, Bioresonanz u. a. Das spiegelt sich auch in der Wahl der Kranken-

Subjektive Prävalenz: Allergien

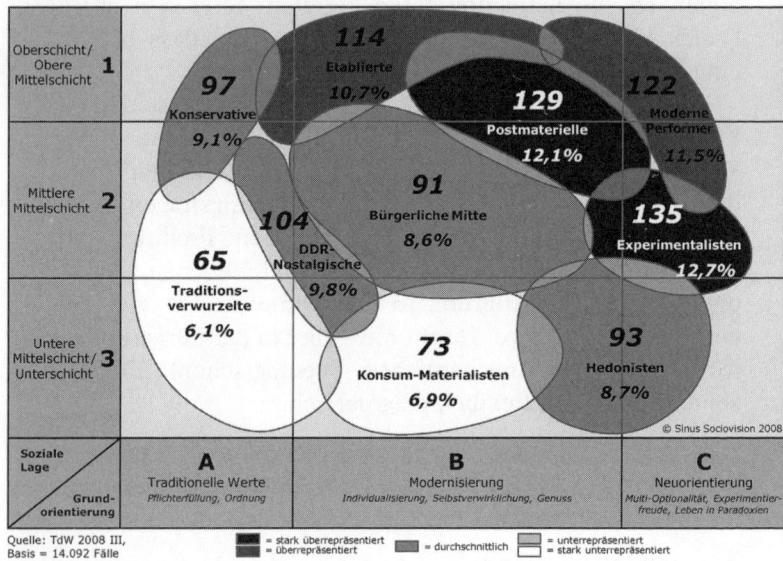

Quelle: TdW 2008 III,
Basis = 14.092 Fälle

ø = 9,4 %
Selbstauskunft: „derzeit persönlich davon betroffen" (Punktprävalenz)

kasse bzw. der Zusatzversicherung. Das können und wollen sie sich leisten. Gleichzeitig zeigen objektive Messungen des Robert-Koch-Instituts, dass die höhere Allergie-Prävalenz bei Menschen mit gehobener sozialer Lage nicht nur auf die erhöhte Selbstsensibilität zurückzuführen ist, sondern faktisch besteht.

Im Gegensatz dazu haben Traditionsverwurzelte und Konsum-Materialisten die zeitgeschichtlich und lebensweltlich gewachsene Alltagsphilosophie der Robustheit: Allergien muss man sich leisten können – doch sie selbst kämpfen in ihrem Alltag mit so vielen „wirklichen" Problemen des materiellen und sozialen Überlebens, dass sie sich solche Empfindsamkeiten nicht erlauben können. In der Umkehrung wird diese Einstellung als Tugend und Stärke gedeutet und macht bei vielen Männern den Kern ihrer männlichen Identität aus: Eine „Anfälligkeit" für Allergien wird primär als Schwäche gedeutet. Dazu kommt, dass sich die meisten aus diesem Milieu etwa eine Zusatzversicherung für alternative Heilmethoden nicht leisten können, kein Geld ausgeben können und wollen für alternative Therapien, die ihrem eindimensionalen Kausalitätsverständnis von „Reparaturmedizin" nicht entsprechen. Auch zeigen sie wenig Verständnis für mögliche Folgeerkrankungen von Allergien. All dies manifestiert sich in der Haltung, die Wirklichkeit als gegeben hinzunehmen, ein Problem möglichst lange zu ignorieren, es auszuhalten und nicht zu klagen.

Die milieuspezifischen Einstellungen zur Gesundheit illustriert die folgende Grafik.

Milieuspezifische Einstellungen zu Gesundheit

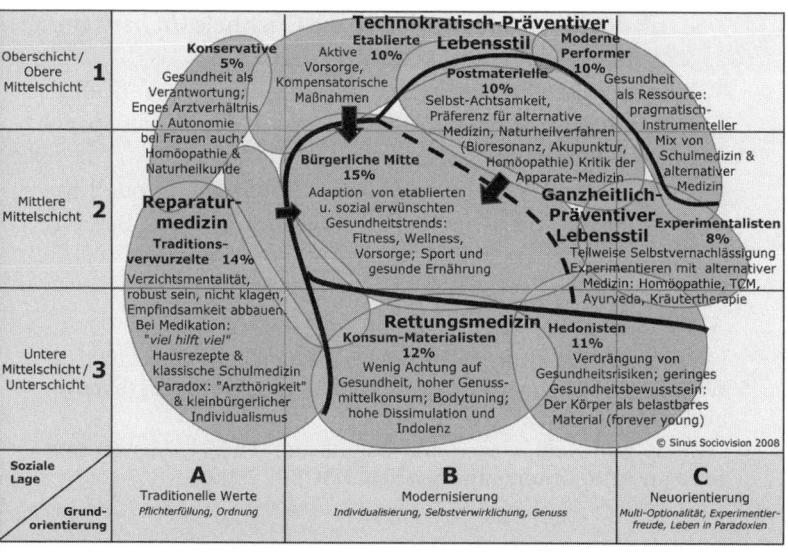

155

Fazit

In den Milieus bündeln sich soziale, psychische und somatische *Risikofaktoren* und auch *Schutzfaktoren* in spezifischer Weise und mit deutlichen Unterschieden zwischen den einzelnen Gruppen. Ebenso bündeln sich in den Milieus Faktoren, die die *Compliance* bei der Behandlung, Vorsorge, Früherkennung und Sekundärprävention steuern. Entsprechend sind auch die Gegebenheiten milieuspezifisch, die eine stärkere oder schwächere institutionelle Hilfestellung notwendig machen (Versorgungsnetz, Sprechzeiten, Pflegestützpunkte, Seniorenzentren etc.). Die Milieuperspektive ist somit relevant sowohl für die Prognose als auch für die Prävention – und zwar in mehrfacher Hinsicht:

– Erstellung milieuspezifischer Risikoprofile und Beschreibung milieuspezifisch geeigneter Zugangswege, unter Berücksichtigung der kommunikativen Erreichbarkeit: Das bezieht sich auf die sozialräumliche Lokalität (*Wo?*), die begriffliche und argumentative Semantik (*Was?*), die Stilistik der Botschaft (*Wie?*) und die Channels (*In bzw. mit welchen Medien wird kommuniziert?*).

– bessere Akzeptanz von Behandlungs- und Präventionsmaßnahmen durch Berücksichtigung der milieuspezifischen Voraussetzungen.

– soziale Milieus als operationales Zielgruppenmodell für die Planung institutioneller Angebote und die Berechnung ihrer Wirtschaftlichkeit.

Anmerkungen

[1] Robert-Koch-Institut, Telefonischer Gesundheitssurvey 2006, 2. Welle (n=7.300 Befragte. Lebenszeitprävalenz: „Wurde bei Ihnen jemals … festgestellt?").

[2] Anette Reil-Held, Universität Mannheim SFB 504, Auswertung aus dem Sozio-oekonomischen Panel (SOEP), 2000.

Soziale Umwelt: Was macht krank?

Stephan Letzel

Einleitung

Die Verursachung von Krankheiten durch gesellschaftliche bzw. soziale Faktoren ist seit langem bekannt und wird auch als Soziogenese bezeichnet. Bereits im 19. Jahrhundert hat Virchow, dessen Aufgabe es damals war, die Typhus-Epidemie von 1848 in Oberschlesien zu untersuchen und Vorschläge für deren Eindämmung zu erarbeiten, folgendes festgestellt: „Aller Wahrscheinlichkeit nach sind es die lokalen Verhältnisse der Gesellschaft, welche die Form der Krankheit bestimmen, und wir können bis jetzt als ein ziemlich allgemeines Resultat hinstellen, daß die einfache Form umso häufiger ist, je armseliger und einseitiger die Nahrungsmittel und je schlechter die Wohnungen sind."[1] Virchow beschreibt hier nicht eine Krankheit, sondern die soziale Situation und die Umweltbedingungen, die diese Krankheit ermöglichen bzw. richtunggebend beeinflussen und kommt so zu der Feststellung, dass schlechte soziale und hygienische Bedingungen, insbesondere die schlechten Wohnbedingungen und die unzureichende Ernährung zu einem erhöhten Erkrankungsrisiko führen.

Aufbauend auf den Erkenntnissen, insbesondere des frühen 19. Jahrhunderts, hat sich in Deutschland ein Sozialstaat entwickelt. Das 1949 in Kraft gesetzte und seitdem fortgeschriebene Grundgesetz der Bundesrepublik Deutschland stellt die rechtliche und politische Grundordnung unseres Landes dar. In Artikel 20, Abs. 1 des Grundgesetzes wird ausgeführt: „Die Bundesrepublik Deutschland ist ein demokratischer und sozialer Bundesstaat". Unter anderem auf dieser Grundlage hat sich in Deutschland eines der leistungsstärksten sozialen Sicherungssysteme der Welt entwickelt. Grundelement der sozialen Sicherung ist das auf dem Solidaritätsprinzip aufgebaute Sozialversicherungssystem, bestehend aus gesetzlicher Rentenversicherung, gesetzlicher Krankenversicherung, Arbeitslosenversicherung, gesetzlicher Unfallversicherung und Pflegeversicherung. Ergänzt wird sie u. a. durch das Subsidiaritätsprinzip der Sozialhilfe.

Die Frage stellt sich, ob in einem so aufgebauten Sozialstaat die soziale Umwelt und insbesondere die soziale Ungleichheit einen wesentlichen Einfluss auf die Gesundheit bzw. Krankheiten haben können. Zur Beantwortung der speziellen Frage, ob Armut bzw. Schulden die Gesundheit richtungweisend beeinflussen, wurde am Institut für Arbeits-, Sozial- und Umweltmedizin der Johannes Gutenberg-Universität Mainz im Rahmen des Exzellenzclusters „Gesellschaftliche Abhängigkeit und soziale Netzwerke" des Landes Rheinland-Pfalz eine Befragung an überschuldeten Privatpersonen durchgeführt.[2–6] Auf die Schulden und Armutssituation in Deutschland sowie die eigenen Untersuchungsergebnisse zu dieser Problematik soll im Folgenden näher eingegangen werden.

Hintergrund

Auch wenn weltweit keine eindeutige Armutsdefinition existiert, so gilt, dass Armut ein negativ behafteter Lebensumstand ist. Armut stellt einen Mangel an Chancen dar, ein Leben mit gewissen Minimalstandards zu führen. Es ist verständlich, dass Armut im heutigen Deutschland nicht zu vergleichen ist mit z. B. Armut in einem Dritte-Welt-Land, in dem der tägliche Kampf des physischen

Überlebens gegeben ist. Armut in der Bundesrepublik
Deutschland ist keine absolute, sondern eine relative Lebenssituation, die mehrdimensionale Ausprägungen haben
kann. So können u. a. ökonomisch-materielle, soziale, kulturelle sowie psychische Unterversorgungssituationen
dazu führen, dass der Betroffene von der Teilnahme am
wirtschaftlichen, gesellschaftlichen, politischen und kulturellen Leben gänzlich oder teilweise ausgeschlossen ist.

Während diese Betrachtung einer komplexen Lebenslage
schwer messbar ist, wird für wissenschaftliche Untersuchungen und daraus den resultierenden Aussagen die
Definition von Armut häufig am Ressourcenansatz und damit am Einkommen bzw. auch am Bildungsstatus oder der
Berufstätigkeit gewählt.

Im zweiten Armuts- und Reichtumsbericht der Bundesregierung wird zur Abgrenzung des Armutsrisikos, basierend auf den Abkommen der EU-Staaten zur Definition
der Armut, das Einkommen herangezogen.[7] Es wird dabei
das Haushaltsnettoäquivalenzeinkommen verwendet, das
eine nach der Haushaltsgröße und -zusammensetzung ge-
wichtete Einkommensgröße des monatlichen Haushalts-
nettoeinkommens darstellt. Zur Berechnung dieses Haus-
haltsnettoäquivalenzeinkommens wird die OECD-Skala
verwendet. Danach werden Personen, die unter 60 % des
gesamtgesellschaftlichen Durchschnittshaushalts-äquiva-
lenzeinkommens (Median) verfügen, als arm definiert.[8]

Der zweite Armuts- und Reichtumsbericht der Bundesrepublik Deutschland[7] belegt, dass etwa 3,13 Millionen
Privathaushalte in Deutschland überschuldet sind.

Unter Zugrundelegung einer statistischen Haushaltsgröße von durchschnittlich 2,1 Personen pro Haushalt bedeutet dies für Deutschland, dass mehr als 6,5 Millionen
Bundesbürger von Überschuldung betroffen sind. Unter
der Überschuldungssituation eines Privathaushaltes versteht man eine prekäre finanzielle Situation, die zur dauer-

haften Zahlungsunfähigkeit führt.[9] Nach Abzug der notwendigen Lebenshaltungskosten reicht das Einkommen nicht mehr aus, um alle Zahlungsverpflichtungen zu erfüllen. Die Grundversorgung kann in Gefahr geraten und bei Vorliegen der notwendigen Voraussetzungen kann ein Privatinsolvenzverfahren[10] eingeleitet werden.

Geht man davon aus, dass Überschuldung die Gesundheit negativ beeinflusst, wäre es eine vorrangige Aufgabe der Gesellschaft für diese relativ große Gruppe von Betroffenen geeignete Maßnahmen der Gesundheitsförderung und Prävention zu entwickeln, um der großen Betroffenengruppe Unterstützung bei der Bewältigung ihrer Situation zu leisten. Generell können jedoch effektive und zielgerichtete Maßnahmen nur dann eingeleitet werden, wenn ein gesellschaftliches Problem als solches erkannt und in all seinen Dimensionen verstanden wird. Hierzu wurde die Studie *Armut, Schulden und Gesundheit* (ASG-Studie) in enger Zusammenarbeit mit den Schuldnerberatungsstellen in Rheinland-Pfalz an der Universität Mainz durchgeführt. Bei der Stellung der Schuldnerberatungsstellen ist es wichtig zu wissen, dass deren Organisation und finanzielle Förderung im Aufgabenbereich der einzelnen Bundesländer liegt und so in Deutschland z. T. sehr unterschiedliche Versorgungsstrukturen vorliegen. In Rheinland-Pfalz zeichnen sich die anerkannten Schuldnerberatungsstellen dadurch aus, dass sie Menschen in der Lebenskrise der Zahlungsunfähigkeit beraten, wobei juristische, wirtschaftliche und pädagogische Kenntnisse sowie soziale Kompetenzen gefragt sind, um die Kommunikation mit den betroffenen Personen adäquat führen zu können.

Studie „Armut, Schulden und Gesundheit"

Um den Gesundheitszustand und das Inanspruchnahmeverhalten von zuzahlungspflichtigen Gesundheitssystemleistungen überschuldeter Privathaushalte in Rheinland-Pfalz zu analysieren, wurden im Rahmen einer Querschnittsuntersuchung[2-6] während eines Beratungsgespräches der Schuldner- und Insolvenzberatungsstellen in Rheinland-Pfalz standardisierte Fragebögen an insgesamt 1876 Klienten ausgegeben. 666 Personen haben bei einer Teilnahmerate von 35,5 % an dieser anonymisierten schriftlichen Befragungsstudie teilgenommen. Es wurden keine Erinnerungsverfahren zur Steigerung der Teilnahmerate – wie in epidemiologischen Studien üblich – eingesetzt, so dass die Teilnahmerate als positiv zu werten ist, jedoch mögliche Verzerrungen bei den Ergebnissen nicht ausgeschlossen werden können.

Der standardisierte Fragebogen enthielt insgesamt 58 Fragen zum Gesundheitsstatus, der Überschuldungssituation, der Inanspruchnahme des Versorgungssystems sowie zu den Strukturen und Qualitäten des ego-zentrierten sozialen Netzwerks. Den Schuldnerberatern wurde freigestellt, zu welchem Zeitpunkt des Beratungsgesprächs sie die Studienunterlagen (Fragebogen, Informationsschreiben, frankierter Rückumschlag) an ihre Klienten austeilten. Wichtig war, dass erst ab dem zweiten wahrgenommenen Beratungsgespräch der Klient mit der ASG-Studie konfrontiert werden sollte, um so die sensiblen Anfänge des Beratungsgespräches nicht ungünstig zu beeinflussen.

Die gesamte Studie wurde vorab von dem Landesbeauftragten für den Datenschutz in Rheinland-Pfalz sowie von der Ethikkommission der Landesärztekammer Rheinland-Pfalz geprüft und zustimmend bewertet. Die Erhebung erfolgte in den Jahren 2006/2007. Das Studienkollektiv kann als repräsentativ für das Überschuldetenkollektiv in

Rheinland-Pfalz betrachtet werden, dies wurde mit der Landesstatistik der Schuldner- und Insolvenzberatungsstellen in Rheinland-Pfalz überprüft.

Sozioökonomische Charakteristika

Das Studienkollektiv der ASG-Studie setzt sich aus 324 Männern, 340 Frauen und 2 Personen ohne Geschlechtsangabe zusammen. Die Altersspanne reicht von 18 bis 79 Jahren, wobei das durchschnittliche Alter (Median) bei 41 Jahren liegt. Dies zeigt u. a., dass es sich bei den Überschuldeten um ein relativ junges Kollektiv handelt, bei dem die Hälfte der Teilnehmer jünger als 41 Jahre ist und sich damit in der Regel noch in einer wichtigen Entwicklungsphase ihres Lebens befinden.

Das Bildungsniveau der untersuchten Privathaushalte ist mehrheitlich dem niedrigen Bereich zuzuordnen (10,2 % ohne Schulabschluss, 57,7 % Hauptschulabschluss), wobei 20,9 % bzw. 8,7 % des Kollektivs einen Realschulabschluss bzw. Fachhochschule/Abitur aufweisen. Auf die Frage, ob die Studienteilnehmer eigene Kinder haben, bejahten 80,0 % aller Frauen und 64,8 % aller Männer diese. Die Problematik der Schuldensituation und der damit verbundenen prekären Lebenslage spiegelt sich zum einen darin wider, dass von knapp zwei Dritteln (68,2 %) der Probanden eine eidesstattliche Versicherung getätigt wurde und zum anderen, dass von der Hälfte des Kollektivs (51,6 %) der Antrag auf ein Privatinsolvenzverfahren gestellt wurde. Veränderungen des sozialen Netzwerkes im Hinblick auf Verluste berichteten etwa die Hälfte der Betroffenen (48,5 %). Bei 29,5 % aller Probanden haben sich Freunde oder die Familie auf Grund der finanziellen Probleme der Überschuldung zurückgezogen. Weitere 19,0 % sehen sich sogar sowohl von der Familie als auch von Freunden verlassen. Unabhängig davon wurde von über der Hälfte des Kollektivs (62,9 %) geäußert, dass man sich auch selbst aufgrund der Überschuldungssituation aus dem Freundes- und Familienkreis zurückgezogen hat. Ebenfalls etwa die Hälfte der überschuldeten Personen (47,7 %) gab an, sich auf Grund der finanziellen Situation aus Vereinen abgemeldet zu haben.

Gesundheitszustand der Überschuldeten

In der ASG-Studie wurde unter anderem der persönlich wahrgenommene aktuelle Gesundheitszustand bzw. aktuell bestehende Beschwerden erfragt. Die Ergebnisse (Tabelle 1) zeigen, dass 84,7 % der Befragten derzeit unter Kreuz- oder Rückenschmerzen leiden, gefolgt von Müdigkeit (83,2 %) und Schlafstörungen (82 %). Dies ist insofern leicht nachzuvollziehen, als dass persönliche Sorgen zu Schlafstörungen und anderen psychosomatischen Beschwerden führen können. Wichtig ist hier der Vergleich mit der Allgemeinbevölkerung. In einer repräsentativen Umfrage des Robert-Koch-Instituts[11] gaben 22,2 % der Befragten aus der Allgemeinbevölkerung an, am Vortag unter Rückenschmerzen gelitten zu haben. Dies sind erheblich weniger Betroffene als in der Gruppe der von uns untersuchten Überschuldeten. Auch bei Einbeziehung anderer Einflussfaktoren wie Alter, Arbeitslosigkeit und Schulbildung bleibt ein deutlich erhöhtes Risiko für überschuldete Personen bestehen.

Tab. 1: Die am häufigsten genannten Beschwerden bei n=666
überschuldeten Privatpersonen in Rheinland-Pfalz (Mehrfachnennungen möglich)

Beschwerden	Anzahl (n)	Prozent (%)
Kreuz- oder Rückenschmerzen	564	84,7
Müdigkeit	554	83,2
Schlafströrungen	546	82,0
Kopfschmerzen	540	81,1
Rasche Erschöpfbarkeit	518	77,8
Mattigkeit	486	73,0
Schwächegefühl	462	69,4
Magenschmerzen	440	66,2
Benommenheit	355	53,3

Bei der speziellen Frage nach aktuell bestehenden Erkrankungen stellt sich eine hohe Prävalenz für verschiedene
Krankheitsbilder dar. Insgesamt gaben 79 % der befragten
Schuldner an, an mindestens einer Erkrankung zu leiden.
Unter Berücksichtigung von Mehrfachnennungen wurden
die in Abbildung 1 dargestellten Angaben gemacht. Am
häufigsten wurden mit 40 % (46 % Frauen, 35 % Männer)
psychische Erkrankungen, gefolgt von Gelenk- und Wirbel-
säulenerkrankungen (35,2 % Männer, 42,4 % Frauen) sowie
Bluthochdruck (28 % Männer, 22 % Frauen) genannt.
Sucht- und Abhängigkeitserkrankungen (19 % Männer,
9 % Frauen) folgen der Häufigkeit nach an siebter Stelle.

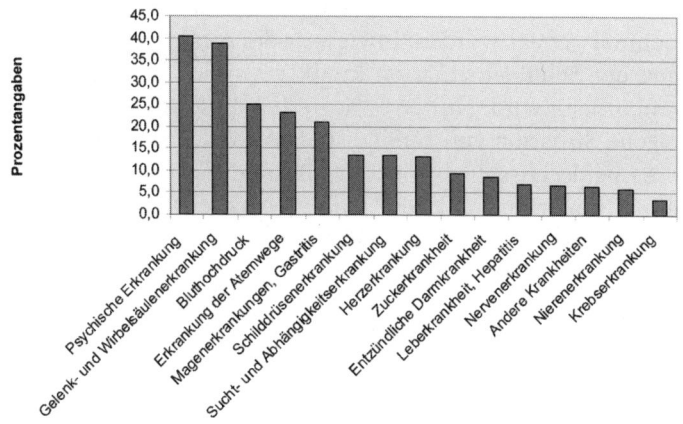

Abb. 1: Punktprävalenz von derzeitigen Erkrankungen bei über-schuldeten Privatpersonen (N=666) in Rheinland-Pfalz[6]

Die relativ hohe Prävalenz von geschilderten Beschwerden und Erkrankungen lässt die Frage nach deren Ursache auf-kommen. Geht man von einer Ursachen-Wirkungs-Bezie-hung aus, sind prinzipiell zwei Zusammenhänge vorstellbar. Zum einen ist es möglich, dass die Überschuldungssituation zu den angegeben Beschwerden/Erkrankungen geführt hat, zum anderen wäre auch denkbar, dass der Gesundheits-zustand Auslöser der Überschuldungssituation war. Die Anlage der Studie als einmalige Befragung erlaubt hierzu nur bedingt belastbare Aussagen, hierzu wären Zeitreihen-untersuchungen nötig gewesen, um eine Entwicklung über einen längeren Zeitraum beobachten zu können. Über be-stimmte Fragemodalitäten geben die Daten der Studie aller-dings einige Hinweise zur Beantwortung dieser Frage. So wurde zum einen nach den subjektiven Hauptursachen der Überschuldungssituation gefragt. Etwa jeder fünfte Befragte (23 %) nannte hier Krankheit, Unfall oder eine Suchterkran-kung als Auslöser für seine Überschuldung. Der umgekehrte

Weg wurde ebenfalls zu erfassen versucht, indem die Teilnehmer gefragt wurden, inwieweit die Aussage „Ich bin wegen der Schuldensituation krank geworden" als zutreffend empfunden wird. Nur 26 % negierten diese Aussage für ihre eigene Situation vollständig, so dass gefolgert werden kann, dass beide Ursachen-Wirkungs-Beziehungen – „Überschuldung führt zur Krankheit" und „Krankheit führt zur Überschuldung" – eine wichtige Rolle spielen.

Sozialmedizinische Gesichtspunkte

Die Mehrzahl der untersuchten überschuldeten Personen gab an, – und dies ist sicherlich aus sozialmedizinischer Sicht ein zentrales Ergebnis der Untersuchung – sowohl aus Geldmangel vom Arzt verschriebene Medikamente nicht gekauft (65,2 %) als auch aufgrund der Schuldensituation und der 10–Euro-Selbstbeteiligung (Praxisgebühr der gesetzlichen Krankenversicherung) einen Arztbesuch unterlassen zu haben (60,8 %). Diese Ergebnisse zeigen am Beispiel von Rheinland-Pfalz erstmalig für Deutschland auf, dass Personengruppen mit extremen finanziellen Belastungen, wie die der Zahlungsunfähigkeit durch Überschuldung, bei der Möglichkeit der Inanspruchnahme von medizinischen Leistungen mit Zuzahlungsanspruch Einschränkungen aufweisen.

Neben der scheinbar eingeschränkten Inanspruchnahme von Gesundheitsleistungen und dem generellen prekären Gesundheitszustand, wurden in der von uns durchgeführten Studie weitere Probleme von überschuldeten Personen identifiziert. 21 % der erwerbstätigen Schuldner geben an, dass ihr Arbeitsplatz aufgrund der Überschuldung bedroht ist. Als mögliche Gründe dafür werden Kontopfändungen, Lohnpfändungen und die Stigmatisierung durch die Überschuldungssituation aufgeführt. Etwa 46 % der Arbeitslosen in dem befragten Kollektiv äußerten, dass es aufgrund der Überschuldung für sie schwieriger sei, einen Arbeitsplatz zu finden. Neben dem aufgezeigten Gesundheitsproblem stellt Überschuldung demnach auch ein arbeitsmarktspezifisches Problem dar. Auch die generelle gesellschaftliche Teilhabe ist nach unseren Untersuchungen für Überschuldete eingeschränkt. So gaben 52 % der Befragten an, dass sie sich aufgrund der Überschuldungssituation weniger gesund ernährten und weniger sportliche Aktivitäten ausübten als vor der Überschuldung. Letzteres hängt möglicherweise mit der berichteten vorzeitigen Erschöpfbarkeit und dem Faktor zusammen, dass der Schuldner sich selbst zurückzieht und dadurch weniger am gesellschaftlichen Leben teilnimmt.

Ausblick

Die Ergebnisse unserer Untersuchung zeigen exemplarisch am Problembereich Überschuldung, dass auch heute noch in unserem Sozialstaat soziogenetische Faktoren einen wesentlichen Einfluss auf Gesundheit bzw. Krankheit haben. Um der ungünstigen Gesundheitslage der überschuldeten Bürgerinnen und Bürgern unseres Landes entgegenzuwirken, ist es sowohl ethisch und gesellschaftspolitisch als auch ökonomisch (Überschuldete können in der Regel nur wenig zur wirtschaftlichen Entwicklung beitragen) wichtig, geeignete Maßnahmen der Verhältnis- und Verhaltensprävention zu implementieren. Dies bedeutet, dass Veränderungen sowohl bei dem Individuum selbst als auch generell in unserem Versorgungssystem erforderlich sind.

Im Einzelnen wären u. a. folgende Punkte zu verbessern:

- *Zielgruppenspezifische Maßnahmen der Gesundheitsförderung und Prävention:* Um den Gesundheitszustand überschuldeter Privatpersonen zu stärken, erscheinen neben Aufklärung und Wissensvermittlung zielgruppenspezifische und kostenlose Präventionsprogramme zur Verbesserung des Gesundheitsverhaltens und zur Stärkung der individuellen Gesundheitsressourcen dringend erforderlich. Wichtig wäre hierbei, dass die Präventionsprogramme vor Ort durchgeführt werden und zu keiner weiteren Stigmatisierung der Betroffenen führen.

- *Optimierung des Gesundheitssystems:* Zur Optimierung des Gesundheitszustandes von überschuldeten Privatpersonen ist eine bessere Vernetzung und Aufklärung der Akteure in unserem Versorgungssystem dringend erforderlich. Bestehende Schnittstellenprobleme und zum Teil fehlende Kenntnisse zur speziellen Problematik müssen überwunden werden. Bei der Komplexität der Problematik kommt dabei den Schuldner- und Insolvenzberatern eine besonders wichtige Rolle zu. Des Weiteren sind Gesundheitsfachberufe bezüglich der Problematik der Überschuldung besser aufzuklären und zu sensibilisieren. Darüber hinaus bedarf es geeigneter medizinischer und psychologischer Beratungsangebote mit Untersuchungs- und Therapiemöglichkeiten für überschuldete Privatpersonen, um flankierend die Schuldner- und Insolvenzberatungsstellen bei gesundheitlichen Problemen der Klienten zeitnah unterstützen zu können.

- *Praxisgebühr:* Bezüglich des Zuzahlungssystem im Gesundheitssystem hat zur Gewährung der Chancengleichheit an der Teilhabe am Gesundheitssystem die Bundesregierung die sog. „Härtefallregelung" implementiert. Eine Zuzahlungsbefreiung kann danach bei Überschreiten einer definierten Belastungsgrenze (2 % der jährlichen Bruttoeinnahmen zum Lebensunterhalt;

für chronisch Kranke 1 % der jährlichen Bruttoeinnahmen zum Lebensunterhalt) auf Antrag gewährt werden, wobei dies in der Regel auf dem Rückerstattungsprinzip basiert. Angaben Betroffener sowie der Schuldnerberater weisen u. a. darauf hin, dass die Härtefallregelung bei den überschuldeten Privatpersonen entweder nicht ausreichend bekannt ist oder das Rückerstattungsprinzip für überschuldete Privatpersonen problematisch ist. Zudem zeigt sich, dass Überschuldete in ihrer prekären Lebenssituation von dem erforderlichen bürokratischen Ablauf häufig überfordert sind. Die Zuzahlungsproblematik könnte zielgerichtet u. a. durch eine geeignete Aufklärung der Betroffenen sowie durch geeignete Hilfestellungen bei der Antragsstellung für die Rückerstattung gelöst werden. Zu überdenken ist auch, ob das Zuzahlungs- und Rückerstattungsprinzip bei nachweislicher finanzieller Ressourcenknappheit für die Betroffenen weiter optimiert werden sollte.

– *Förderung der Kinder und Jugendlichen aus überschuldeten Privathaushalten:* Wie einleitend aufgezeigt, sind nicht nur die Überschuldeten selbst, sondern insbesondere auch die Kinder und Jugendliche, die in überschuldeten Privathaushalten aufwachsen, von der Schuldenproblematik betroffen. Kostenreduzierte/-freie Schulspeisungen und Lehrmittelfreiheit für Armutsgruppen – wie die der Kinder von überschuldeten Privathaushalten – sollten ohne Stigmatisierung ermöglicht werden. Des Weiteren ist zur Primärprävention der Überschuldungssituation der korrekte Umgang mit Geld und Verträgen bereits im Schulunterricht zu integrieren.

Eine wichtige Unterstützung für überschuldete Privathaushalte stellen die Schuldnerberatungsstellen dar, deren primäres Ziel es ist, eine reale Bedrohung der Betroffenen durch die Überschuldung zu verhindern und die ökonomische Problemsituation der überschuldeten Privatpersonen zu verbessern. Dies kann direkte Effekte auf die Gesundheit haben: Probanden der ASG-Studie haben berichtet, dass sich durch die Schuldnerberatung bei 46,6 % des Kollektivs die Grundstimmung zum eigenen Leben und bei 15,9 % des Kollektivs die Gesundheitssituation verbessert habe. Daher ist zu fordern, dass ein schneller Zugang zu sozial ausgerichteten Schuldner- und Insolvenzberatungsstellen in jedem Bundesland ermöglicht wird.

Zusammenfassend ist festzustellen, dass die Überschuldungssituation von Privatpersonen nicht nur ein juristisches und ökonomisches, sondern auch ein soziales und gesundheitliches Problem darstellt. Dementsprechend ist aufgrund der Komplexität der Überschuldungsproblematik ein interdisziplinäres Herangehen an die Problematik notwendig, um effektive und nachhaltige Veränderungen zum Wohle des Einzelnen und letztendlich unserer gesamten Gesellschaft herbeiführen zu können. Am Beispiel der Überschuldungsproblematik wird deutlich, dass durch die stetigen sozialen und ökonomischen Veränderungen der Gesellschaft das deutsche Gesundheits- bzw. Versorgungssystem dynamisch bleiben muss, um entsprechend evidente Maßnahmen zur sozialen Sicherung ergreifen zu können.

Anmerkungen

[1] Virchow zitiert nach *Wirsing, R.*: http://www.hs-zigr.de/~wirsing/SM03.04/SM1Begr.htm.

[2] *Bock, M. / Breuer, K. / Clemens, G. / Gestrich A. / Hergenröder, C. / Hermann-Otto, E. / Irsigler, F. / Münster, E. / Schnabel-Schüle, H. / Schweppe, C.:* Verschuldung und Zahlungsunfähigkeit von Privatpersonen als Gegenstand interdisziplinärer Forschung. In: Zeitschrift für Verbraucher- und Privatinsolvenzrecht 10 (2007), 515–520.

[3] *Münster, E. / Letzel, S.:* Überschuldung, Gesundheit und soziale Netzwerke. Materialien zur Familienpolitik: Lebenslagen von Familien und Kindern; Überschuldung privater Haushalte, Bundes-

ministerium für Familien, Senioren, Frauen und Jugend 2008; Nr. 22, 55–128.

[4] *Münster, E. / Rüger, H.:* Überschuldung von Privatpersonen und die medizinischen Konsequenzen in Deutschland. In: ASB-Informationen (Zeitschrift der Schuldnerberatungsstellen in Österreich) 2008.

[5] *Münster, E. / Rüger, H.:* Überschuldung bei Krebspatienten: Finanzielle Not, ein Thema für das medizinische Versorgungssystem. In: FORUM (Mitgliederzeitschrift der Deutschen Krebsgesellschaft) 2008.

[6] *Münster, E. / Rüger, H. / Ochsmann, E. / Alsmann, C. / Letzel, S.:* Überschuldung und Gesundheit– sozialmedizinische Erkenntnisse für die Versorgungsforschung. In: Arbeitsmedizin Sozialmedizin Umweltmedizin; 42 (2007), 628–634.

[7] *Bundesministerium für Gesundheit und Soziale Sicherung.* Lebenslagen in Deutschland. Der 2. Armuts- und Reichtumsbericht der Bundesregierung. Berlin 2005.

[8] *Münster, E./ Letzel, S.:* Sozial-gesundheitliche Ungleichheit in Deutschland Armut und Teilhabe. Analysen und Impulse zum Diskurs um Armut und Gerechtigkeit. VS Verlag für Sozialwissenschaften, 2008.

[9] *Wimmer, K.:* Frankfurter Kommentar zur Insolvenzordnung. München ²2006, Vor §§ 286 ff. Rn. 3, 1682

[10] *Bundesministerium für Justiz.* Insolvenzordnung. Berlin 1999.

[11] *Robert-Koch-Institut.* Telefonischer Gesundheitssurvey des Robert Koch-Instituts (2. Welle). Berlin 2006.

Volkskrankheiten – die Patientensicht

Carsten J. Krones, Rafael Rosch, Gerhard Steinau,
Joachim Conze, Volker Schumpelick

Der Kostendruck im deutschen Gesundheitssystem ist ungebrochen. Dies liegt vor allem auch an der demografischen Entwicklung der Bevölkerung. Durch die steigende Lebenserwartung und die abnehmende bzw. stagnierende Kinderzahl nimmt der Anteil der über 65-Jährigen relativ und absolut zu. Damit muss es nahezu zwangsläufig auch zu einer Zunahme der altersabhängigen Erkrankungen und damit der Krankheitskosten pro Einwohner kommen.

Auch wenn jeder Versuch einer verlässlichen Vorhersage langfristiger Entwicklungen im Gesundheitswesen unrealistisch ist, erscheint eine Prognose, die selbstverständlich kontinuierlich überprüft und angepasst werden muss, zur Bewältigung der gesundheits- und gesellschaftspolitischen Probleme unabdingbar. Neben dem Gesundheitsmarkt hat sich in diesem Bereich deshalb auch ein Markt der Gesundheitsberater und -auguren etabliert, der die vielseitigen Probleme der zukünftigen Gesundheitsversorgung auf unterschiedlichsten Ebenen diskutiert. Die sehr weite Spannbreite reicht hier vom Untergangs-Szenario bis zur Fortschrittseuphorie. Allen Analysen ist jedoch gemeinsam, dass sie neben der zukünftigen Demografie, dem Erwerbsleben, der Bevölkerungszahl und der Lebenserwartung auch auf die „Volkskrankheiten" der Zukunft eingehen. Was darunter verstanden wird, hat sich von der Virchow'schen Begriffsbestimmung längst gelöst: Heute nennt man weit eher Übergewicht, Diabetes mellitus, Stress, Demenz, Krebs und Herz-Kreislauf-Erkrankungen.

Im Vorfeld des in diesem Band dokumentierten Symposiums im September 2008 zum Thema Volkskrankheiten wurde deshalb durch eine repräsentative Umfrage die Patientenmeinung zum Thema der Volkskrankheiten erfragt. Dazu führten wir ähnlich wie bereits in früheren Untersuchungen ähnlicher Zielrichtung am Universitätsklinikum Aachen eine standardisierte Patienten-Umfrage durch. Während des Symposiums wurde die Analyse in einem zweiten Ansatz zusätzlich dem Expertengremium vor Ort vorgelegt.

Material und Methoden

Innerhalb von sechs Wochen wurden stationäre Patienten des Universitätsklinikums Aachen in einem Outbound-Projekt durch das Callcenter des Hauses zum Thema Volkskrankheiten telefonisch interviewt. Ausgeschlossen waren Personen unter 18 Jahren, Intensivpatienten, monitorpflichtige Patienten der Intermediate Care, Patienten der geschützten Psychiatrie und Personen mit Auskunftssperre.

Die Kontaktaufnahme erfolgte durch unabhängige, in kundenorientierter Kommunikation und professionellem Telefonverhalten geschulte Callcenter-Agenten. Alle Agenten besaßen medizinische Vorkenntnisse aus der Krankenpflege, Schwesternhilfe oder Stationsassistenz. Genutzt wurde eine Automatic-Call-Distribution-Software (ACD) mit Zugriff auf die Telekommunikationsanlage des Universitätsklinikums Aachen. Die Kontaktzeit lag an jedem Tag zwischen 12 und 20 Uhr. Jede Person wurde maximal dreimal angewählt. Alle Telefonate wurden online in eine standardisierte Projektsoftware eingelesen. Jeder Kontakt wurde neben der Interviewzeit von durchschnittlich drei Minuten zusätzlich zur Datensatzpflege bis zu zwei Minuten nachbearbeitet. Die interne Identifikation der Befragten erfolgte über Altersklassen, Geschlecht und Klinikzugehörigkeit. Die Einhaltung des Datenschutzes wurde durch den Datenschutzbeauftragten des Universitätsklinikums Aachen kontrolliert.

Das strukturierte Interview umfasste acht geschlossene Fragen mit vorgegebenen Antwort-Alternativen und lag damit im Maximalbereich eines soziologisch verwertbaren Telefon-Interviews. In allen Antwortklassen musste eine semiquantitative Beurteilung vorgenommen werden. Alle Fragen und Antwortmöglichkeiten durften mehrfach gestellt, erklärt oder vorgelesen werden, um sowohl dem Niveau der Befragung als auch dem Medium Telefon und den unterschiedlichen Altersklassen gerecht zu werden. Die Reihenfolge der Fragen und der Wortlaut des Gesprächscripts wurden konsequent beibehalten.

Der Inhalt der Befragung wurde von den Autoren vorgegeben, die mit kommunikationswissenschaftlicher Unterstützung durch externe Berater auch die Formulierung der Fragen übernahmen.

Die Fragen behandelten
- die relative Gewichtung von verschiedenen Volkskrankheiten,
- Maßnahmen gegen Übergewicht,
- Maßnahmen gegen Diabetes mellitus,
- Maßnahmen gegen Bewegungsmangel,
- Maßnahmen gegen Stress,
- Maßnahmen zur Vorbeugung gegen Demenz,
- Maßnahmen zur Vorbeugung gegen Krebserkrankungen und
- Maßnahmen zur Vorbeugung gegen Herz-Kreislauf-Erkrankungen.

Der genaue Fragebogen ist auf Wunsch bei den Autoren erhältlich.

Insgesamt wurden 1139 Datensätze durch das Callcenter bearbeitet. 364 Patienten waren zum Zeitpunkt der (versuchten) Kontaktaufnahme bereits entlassen oder auf eine Intensivstation verlegt worden. 229 Patienten hatten kein Interesse an der Befragung oder brachen das Interview ab. 26 Patienten wurden bis zum Ende der Erhebung in mehreren Versuchen nicht erreicht und von der Befragung ausgeschlossen (Time-out) oder befanden sich bei Studienabschluss aus dem gleichen Grund noch in der Wiedervorlage. In elf Fällen war die Kontaktaufnahme aufgrund klinischer oder technischer Probleme nicht möglich.

Befragt und ausgewertet wurden insgesamt 509 Patienten. Das Geschlechterverhältnis war mit 48 % Frauen (n=244) und 52 % Männern (n=265) weitgehend ausgeglichen. Von den Patienten stammten 41 % (n=211) aus nicht-operativen und 59 % (n=298) aus operativen Kliniken. 9 % (n=44) gehörten zur Klientel der Chirurgischen Klinik. Die Altersverteilung gibt mit einem Gipfel zwischen 60 und 79 Jahren die typische Belegung einer deutschen Großklinik wider (Abb.1).

Nach Auswertung der Grundgesamtheit wurde die Befragung nach Geschlecht und Alter getrennt ausgewertet. Die Klientel wurde dazu in die Altersgruppen 18–39 (n=73),

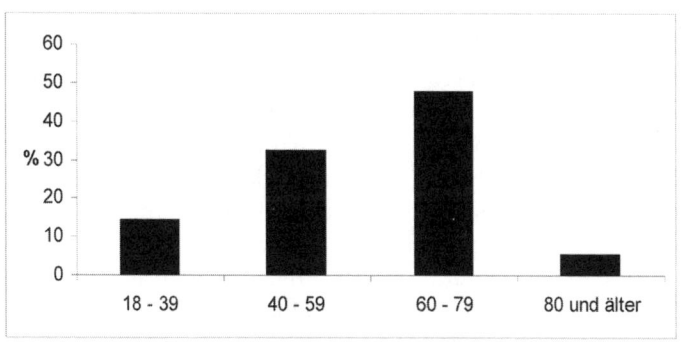

Abb. 1: Altersverteilung der befragten Patienten

40–59 (n=165), 60–79 (n=243) und 80 Jahre und älter (n=28) eingeteilt. Ergänzend wurden die Ergebnisse der operativen und nicht-operativen Kliniken verglichen. Da es sich um ein aktuelles Meinungsbild handelt, wurde auf eine eingehendere statistische Auswertung verzichtet. Während der Tagung Medizin – Ethik – Recht in Cadenabbia im September 2008 wurde die Befragung an dem Expertengremium vor Ort wiederholt. Dieser Ansatz der Umfrage wird in der Ergebnismitteilung vergleichend besprochen und ist in den Tabellen schraffiert dargestellt.

Ergebnisse

Die Telefonbefragung verlief durchgehend unkompliziert, die durchschnittliche Interviewdauer betrug drei Minuten. Die Umfrage unter den Tagungsteilnehmern wurde schriftlich durchgeführt. Der Interviewbogen musste dazu nicht verändert werden. Grundsätzlich wurde die Studie positiv aufgenommen.

1. Volkskrankheiten der Zukunft

33 % der Befragten nannten als wichtigste Volkskrankheit die Adipositas (Übergewicht) (Abb. 2). Die Gefahren von Diabetes mellitus (10 %) und Demenz (5 %) wurden dagegen als deutlich geringer eingeschätzt. Stress wurde mit 14 % deutlich höher bewertet. Trotz aller medizinischen Fortschritte fürchten 24 % Krebserkrankungen am meisten. Geschlechts-, alters- oder klinikabhängige Unterschiede fanden sich nicht.

Das Expertengremium gab eine deutlich abweichende Einschätzung ab. Demenz und Übergewicht wurden deutlich höher bewertet, Stress und Krebserkrankungen dagegen geringer.

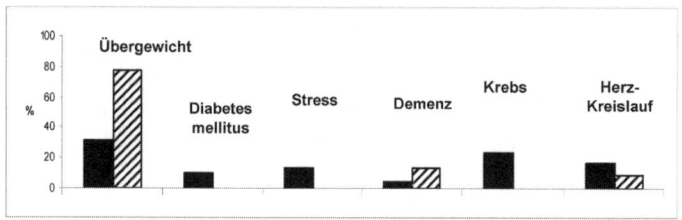

Abb. 2: Volkskrankheiten der Zukunft (schwarz: Patientenbefragung, schraffiert: Expertenbefragung in Cadenabbia)

2. Maßnahmen gegen Übergewicht

94 bzw. 99 % der Befragten hielten eine Kalorienreduktion
bzw. Bewegung für probate Mittel gegen Übergewicht.
Ärztlich geführte Spezialdiäten (48 %) und Medikamente
(45 %) wurden von knapp der Hälfte der Teilnehmer ebenfalls als wichtig eingeschätzt. Diätlebensmittel (26 %) und
operative Eingriffe zur Magenverkleinerung (9 %) wurden
dagegen geringer gewichtet. Mit dem Alter nimmt die Bedeutung, die Diätlebensmitteln und Medikamenten zugesprochen wird, zu. Die Frauen erwiesen sich als grundsätzlich ärztehöriger und operationsfreudiger.

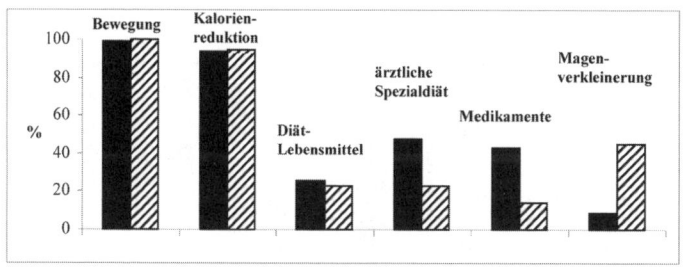

Abb. 3: Maßnahmen gegen Übergewicht (schwarz: Patientenbefragung, schraffiert: Expertenbefragung in Cadenabbia)

177

Die Symposiumsteilnehmer schätzten eine verminderte Kalorienaufnahme und regelmäßige Bewegung ähnlich wichtig ein, verzichteten aber weit eher auf ärztlichen Beistand und Medikamente. Die durchgreifende Wirksamkeit der Adipositaschirurgie war dagegen sehr viel bekannter.

3. Maßnahmen gegen Diabetes mellitus

Auch gegen den Diabetes hilft nach Meinung der Patienten am ehesten eine Gewichtskontrolle (95 %) und mehr körperliche Aktivität (90 %) – wobei die jüngste Altersgruppe mit 84 % nicht so bewegungsfreudig ist. Gleiche Bedeutung wird auch der medikamentösen Einstellung (95 %) und der ärztlichen Risiko-Testung (92 %) beigemessen. 86 % raten zum Verzicht auf Zucker, doch nur 47 % schätzen Diabetiker-Lebensmittel als hilfreich ein. Diese Meinung nimmt mit dem Alter tendenziell ab.

Das Expertengremium setzt ebenfalls auf Normalgewicht und Bewegung. Analog zu den Maßnahmen gegen Übergewicht werden Medikation und Risiko-Test als an die ärztliche Tätigkeit gebundene Hilfen geringer gewichtet. Dass Zuckerverzicht und Diabetiker-Lebensmittel nur unterstützend wirken können, ist eher bekannt.

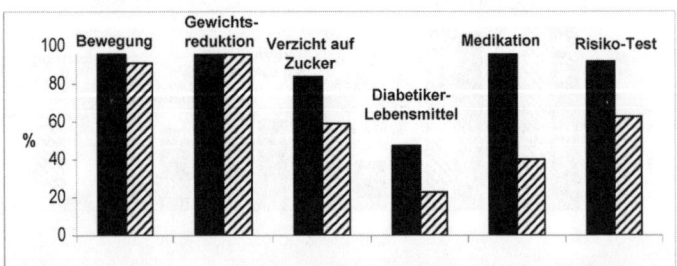

Abb. 4: Maßnahmen gegen Diabetes mellitus (schwarz: Patientenbefragung, schraffiert: Expertenbefragung in Cadenabbia)

4. Vorbeugung gegen Bewegungsmangel

95 % der Befragten setzen auf mehr Fußwege nach dem Motto „Treppe statt Fahrstuhl", 93 % auf Freizeitsport. Doch nur etwas mehr als die Hälfte (59 %) kann sich vorstellen, dafür zumindest zeitweise das eigene Auto stehen zu lassen. 60 % suchen mit dem geführten Training auch in diesem Bereich ärztliche Hilfe – dieses Bedürfnis steigt mit dem Alter auf bis zu 71 % an. Dopingmittel zur Stoffwechselbeeinflussung werden mit breiter Mehrheit abgelehnt.

Die Symposiumsteilnehmer sind tendenziell ähnlicher Meinung, fokussieren aber eher auf Sport statt auf Treppensteigen. Ein Autoverzicht kommt auch in dieser Gruppe nur für 54 % infrage. Und nur 27 % benötigen für ihr Training ärztliche Anleitung, während eine medikamentöse Stoffwechselsteigerung immerhin von 9 % erwogen wird.

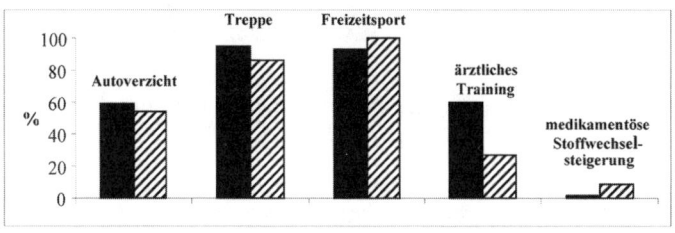

Abb. 5: Vorbeugung gegen Bewegungsmangel (schwarz: Patientenbefragung, schraffiert: Expertenbefragung in Cadenabbia)

5. Schutz vor Stress

98 % der Patienten betrachten eine entspannende Freizeit als wichtigste Maßnahme gegen zu viel Stress. 95 % schätzen regelmäßigen Schlaf und je 88 % ein ausfüllendes Hobby sowie einen stabilen Alltagsablauf mit regelmäßigem Urlaub als sehr bedeutsam ein. Ungefähr die Hälfte

der Gesprächspartner (52 %) sucht Hilfe bei Haustieren; diese Affinität nimmt mit dem Alter zu.

Die Teilnehmer des Symposiums beurteilen genügend Schlaf (91 %) und einen stabilen Alltag (100 %) in ähnlichem Maße als wichtig, setzen aber weit weniger auf Hobbys (64 %), Freizeit (27 %) und Haustiere (14 %). Beide Befragungsgruppen lehnen eine medikamentöse Unterstützung ganz überwiegend ab.

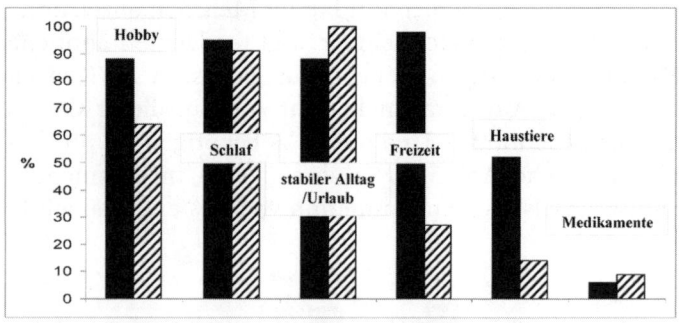

Abb. 6: Maßnahmen gegen Stress (schwarz: Patientenbefragung, schraffiert: Expertenbefragung in Cadenabbia)

6. Vorbeugung gegen Demenz

Die Krankenhauspatienten glauben mit dem Kontakt zu Jüngeren (93 %) und Gehirn-Jogging (91 %) einer Demenz am besten vorbeugen zu können. Überbelastungen wollen aus dem gleichen Grund 69 % frühzeitig meiden. Ganz konsequent schätzen nur 44 % die eigene Arbeit, 41 % aber die frühe Pensionierung als Prophylaxe gegen Demenz. Die Bedeutung der Arbeit steigt mit dem Alter an, aber gerade die Jungen fürchten die Überlastung (78 %). Frauen möchten zudem tendenziell weniger arbeiten, Belastungen reduzieren und früher in Pension gehen.

Die Gesundheitsexperten zeigen hier eine deutlich diskrepante Haltung. Geschätzt wird neben dem Kontakt zu Jüngeren und Gehirn-Jogging (je 86 %) vor allem die Arbeit (86 %). Belastungen werden nicht als gefährdend eingeschätzt (18 %), die frühe Pensionierung nur vereinzelt gesucht (9 %).

Medikamente zur Hirnleistungssteigerung erwägt in beiden Gruppen mit 14 bzw. 18 % nur eine Minderheit.

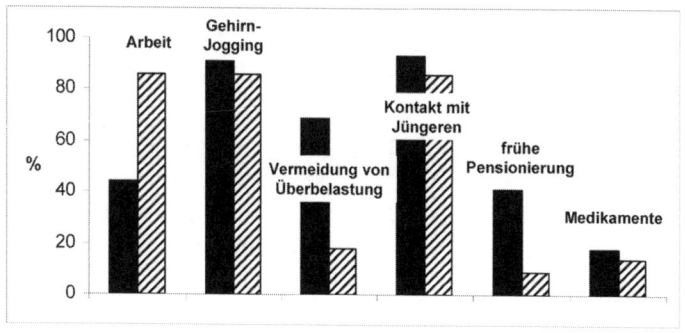

Abb. 7: Vorbeugung gegen Demenz (schwarz: Patientenbefragung, schraffiert: Expertenbefragung in Cadenabbia)

7. Vorbeugung gegen Krebserkrankungen

In beiden Untersuchungsgruppen hat sich die Wirksamkeit von Nikotinabstinenz (96 bzw. 91 %) zur Vermeidung von Krebserkrankungen fest etabliert. Ebenfalls hochgeschätzt werden eine gesunde Ernährung (97 bzw. 86 %) und Bewegung (72 bzw. 73 %), obwohl deren Effekte tatsächlich deutlich geringer sind. Erhebliche Unterschiede fanden sich jedoch bei Nahrungsmittelzusätzen (30 bzw. 9 %), Medikamenten (27 bzw. 9 %) sowie ärztlichen Kontrollen (97 bzw. 59 %), die von den Patienten deutlich höher bewertet wurden als von den Symposiumsteilnehmern. Mit dem Alter nahm der angenommene Einfluss der Medikation zu.

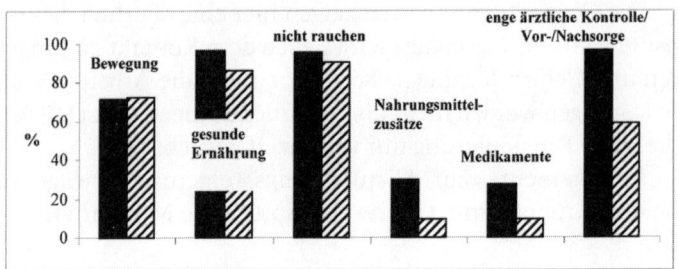

Abb. 8: Vorbeugung gegen Krebs (schwarz: Patientenbefragung, schraffiert: Expertenbefragung in Cadenabbia)

8. Vorbeugung von Herz-Kreislauf-Erkrankungen

Patienten und Experten empfehlen zur Vermeidung von Herz-Kreislauf-Erkrankungen Bewegung (98 bzw. 100 %), Nikotinabstinenz (97 bzw. 95 %) sowie eine gesunde Ernährung (99 bzw. 86 %). Der negative Einfluss von Stress und beruflicher Belastung wird dagegen erneut deutlich unterschiedlich eingeschätzt. Während die Patienten zu viel Stress zu 85 % und eine berufliche Belastung zu 92 % vermeiden möchten, liegen diese Zahlen bei den Symposiumsteilnehmern mit 27 % und 18 % deutlich niedriger. Eine Gewichtskontrolle halten 93 bzw. 77 % für richtig. Medikamente zur Steuerung des Cholesterin- und Fettstoffwechsels werden dagegen eindeutig von den Patienten bevorzugt (47 bzw. 23 %). Korrespondierend zu den Antworten bei den Fragen zu Stress und Demenz fürchten die weiblichen Teilnehmer der Telefonbefragung Stress und Überlastung. Mit dem Alter steigt erwartungsgemäß die Bedeutung der Medikation an, während die gefühlte Bedrohung durch Stress sinkt.

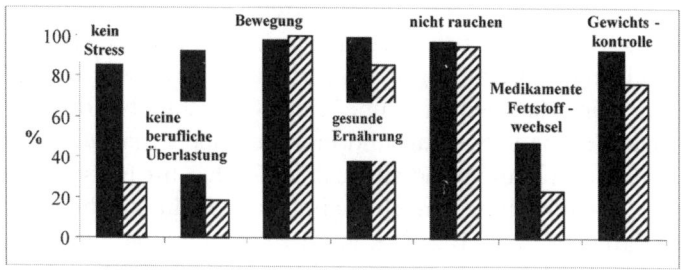

Abb. 9: Vorbeugung gegen Herz-Kreislauf-Erkrankungen (schwarz: Patientenbefragung, schraffiert: Expertenbefragung in Cadenabbia)

Diskussion

Das hier publizierte Meinungsbild zeigt, dass die zukünftigen gesundheitlichen Bedrohungen mit Massencharakter nur lückenhaft im Bewusstsein der Bevölkerung verankert sind. Während Übergewicht, Krebs und Herz-Kreislauf-Erkrankungen durchaus als Gefahr erkannt werden, sind trotz zahlenstarker Patientengruppen der Diabetes mellitus und die Demenz weit weniger präsent. Damit ist die ökonomisch getriebene Diskussion um zukünftige Volkskrankheiten zwar bei den Betroffenen angekommen, besitzt aber noch nicht die gleiche Intensität und Tiefe wie bei den Experten. Dies spiegelt sich auch in den abgefragten Maßnahmen gegen die vorgeschlagenen Gesundheitsbedrohungen wider, bei denen die Patientenschaft vielfach auf ärztliche und medikamentöse Hilfe statt auf einen fundamentalen Wandel der Lebensweise setzt. Der Vergleich mit den Einstellungen der während der Cadenabbia-Gespräche befragten Gesundheitsexperten zeigt, dass der durchschnittliche Patient gesundheitlichen Bedrohungen weit passiver gegenübertritt als der Sachverständige.

Der Mehrheit der interviewten Patienten sind die einfachsten Strategien gegen die zu einem großen Teil vermeidbaren Erkrankungen bekannt. Eine bewusste Reduktion von Kalorienaufnahme und Gewicht, Nikotinabstinenz, mehr Bewegung und eine gesunde Ernährung, die grundsätzlich alle ohne zusätzliche Kosten für Individuum und Gesamtheit zu erreichen sind, werden durchgehend als erfolgreiche Mittel zur Krankheitsvermeidung beurteilt. Diese Einschätzung deckt sich komplett mit der Expertenmeinung. Umso mehr erstaunt es, dass die Patienten in nahezu gleicher Intensität zum Erhalt ihrer Gesundheit ärztliche und andere medizinische Hilfe suchen. Der Stellenwert, der ärztlich geführten Diäten oder Training, einer exakten medikamentösen Einstellung sowie der frühzeitigen Aufdeckung von Risiken oder Früherkrankungen in den Augen der Patienten zukommt, offenbart, dass die „Hausmittel" zwar bekannt sind, aber entweder nicht genutzt werden oder nicht genutzt werden können. Damit weisen die Patienten einen weit höheren externen Hilfebedarf auf als die Expertenrunde, die sich im Mittel autarker präsentiert. Ein Grund mag hier auch im Bildungsniveau der Symposiumsteilnehmer liegen, das ja zweifellos oberhalb des Bundesdurchschnitts liegt. Unabhängig davon sollte die zukünftige Gesundheitspolitik versuchen, die gesamte Bevölkerung im Bereich des Gesundheitserhalts zu stärken. Dabei könnte man sicher auf die vorhandenen Grundkenntnisse zurückgreifen – ihre praktische Anwendung muss dagegen, ebenso wie die Selbstverantwortung, weiter gestärkt werden.

Einen stark negativen Einfluss auf die „Volksgesundheit" haben nach Einschätzung der Patienten Stress, instabiler Alltag, Schlafmangel und berufliche Überlastung. Während sich die Einschätzung bezüglich Alltag und Schlaf bei den Experten wiederholt, bestehen zu Stress und insbesondere Arbeit und Beruf grundsätzlich andere Einstellungen. Ganz offensichtlich erlebt der Durchschnittspatient seinen Arbeitsalltag als sehr viel belastender als die Angehörigen der sogenannten „white collar jobs". Diese Diskrepanz geht so weit, dass die Patienten zur Vorbeugung gegen Demenz eher als Frühpensionäre unter Vermeidung übermäßiger Belastung Gehirn-Jogging betreiben wollen, während die Expertenrunde sehr viel realistischer die Fortsetzung der eigenen Arbeit als sichere Prävention einschätzt. In diesem Sinne wird von den befragten Patienten berufliche Belastung als krank machend empfunden, und ganz konsequent sind eine entspannende Freizeit, ausfüllende Hobbys, genügend Schlaf und regelmäßiger Urlaub die besten Maßnahmen gegen Stress. Dass eine gesunde Work-Life-Balance jedoch nicht nur aus einem ausreichenden Freizeitanteil besteht, sondern eben zur Balance auch einen relevanten Anteil Arbeit enthalten muss, wird unterschätzt. Hier erscheint eine verbesserte Öffentlichkeitsarbeit zur Änderung tradierter, aber überholter Einstellungen sinnvoll – und sie scheint gleichzeitig auch geeignet zu sein, empfundene Belastungen zu reduzieren.

Bemerkenswerte Unterscheide fördert die Untersuchung bei den Patienten zwischen den verschiedenen Altersgruppen zutage. Erstaunlicherweise fürchten gerade die jüngeren Jahrgänge die übermäßige berufliche Belastung als wichtigen Krankheitsfaktor. Die gleiche Patientengruppe ist jedoch weniger bereit, die eigenen Lebensgewohnheiten zu ändern, und sucht stattdessen externe ärztliche, medikamentöse oder diätetische Unterstützung. Erst mit dem Alter nimmt der Wunsch nach Arbeitsentlastung ab, während die Bedeutung von Medikamenten und ärztlichen Hilfen fast zwangsläufig weiter steigt. Damit scheinen zunächst die ökonomisch bedeutsamsten Bevölkerungsteile der größten Belastung zu unterliegen oder eine solche zumindest zu empfinden. Diese Haltung mag Ausdruck gesellschaftlicher Veränderungen sein, doch erscheint sie volkswirtschaftlich bedenklich. Andererseits könnte diese Empfindung auch auf die aktuell zunehmende Arbeitsverdichtung zurückzuführen sein, deren krankmachender Effekt aus den Zeiten der Industrialisierung und der Fließbandarbeit auf anderem Niveau bereits bekannt ist. Unabhängig davon muss gerade in dieser Altersgruppe die Eigenverantwortlichkeit und -aktivität wieder gestärkt werden, um so die Abhängigkeit von externer Hilfe auf das notwendige Maß zu reduzieren.

Das Thema der Volkskrankheiten benötigt zur verbesserten Bewältigung zukünftiger Herausforderungen auf medizinischem und ökonomischem Gebiet neben einer konsequent fortgesetzten wissenschaftlichen Bearbeitung auch eine professionelle Öffentlichkeitsarbeit. Nur so können einfach umzusetzende Verhaltensweisen der Gesundheitsförderung auch in den jüngeren Bevölkerungsgruppen im Bewusstsein erhalten und ihre alltägliche Umsetzung befördert werden. Ärztliche Führung scheint vor einer durchgreifenden Stärkung der Eigenverantwortlichkeit unumgänglich, bleibt aber ein relevanter Kostenfaktor und sollte deshalb, soweit möglich, durch günstigere Maßnahmen substituiert werden. Der erwartete Anstieg der Patientenzahlen mit Diabetes mellitus und Demenz muss aufgrund der überragenden Bedeutung dieser Krankheiten als Massenerkrankungen stärker in die öffentliche Diskussion transportiert werden. Während die Konsummärkte auf die alternde und übergewichtige Gesellschaft längst mit einer Erweiterung oder Umstellung des Produktportfolios reagiert haben, hinkt die Gesundheitsförderung dieser Entwicklung deutlich hinterher.

Literatur

von Arx, W. / Rüegg-Stürm, J.: Krankenhäuser im Umbruch – Ansatzpunkte für eine erfolgreiche Weiterentwicklung. In: Deutsches Ärzteblatt 104 (2007), 1863–1866.

Beske, F. / Becker, E. / Katalinic, A. / Krauss, Ch. / Pritzkuleit, R. (Hrsg.): Gesundheitsversorgung 2050. Kiel 2007.

Novotny, U.: Innovationen gestalten den demographischen Wandel. Deutsche Zeitschrift für Klinische Forschung 10/1–2 (2006), 18–22.

Sachverständigenrat zur Begutachtung der Entwicklung im Gesundheitswesen: Kooperation und Verantwortung. Voraussetzungen einer zielorientierten Gesundheitsversorgung. Bonn 2007.

Schneider, M. / Hofmann, U. / Knöse, A. / Biene, P. / Krauss, T.: Indikatoren der OMK im Gesundheitswesen und der Langzeitpflege. Gutachten für das Bundesministerium für Gesundheit. Augsburg 2007

Schumpelick, V. / Vogel, B. (Hrsg.): Was ist uns die Gesundheit wert?. Freiburg 2007.

Schumpelick, V. / Vogel, B. (Hrsg.): Medizin zwischen Humanität und Wettbewerb. Freiburg 2008.

Statistisches Bundesamt: Jahresberichte 2004–2006. Wiesbaden 2005–2007.

Die aktive Rolle des Patienten am Beispiel der Therapie arterieller Hypertonie

Ergebnisse des strukturierten Hypertonie-Behandlungs- und Schulungsprogramms

Peter T. Sawicki

1. Einleitung

Strukturierte Therapie- und Schulungsprogramme stellen heute einen festen Bestandteil in der Behandlung des Typ-1- wie auch des Typ-2-Diabetes mellitus dar. Die dringende Notwendigkeit, den chronisch Stoffwechselkranken aktiv in seine Behandlung mit einzubeziehen, und die hierfür erforderliche Schulung des Patienten wurde bereits von den Pionieren der Insulintherapie, allen voran Elliot P. Joslin (1869 bis 1962), erkannt und in seinerzeit völlig neuartigen Therapiekonzepten umgesetzt.[1] Inzwischen wurden strukturierte Diabetes-Therapie- und Schulungsprogramme entwickelt[2], in ihrer Effizienz evaluiert[3] und in die Grundversorgung vieler Gesundheitssysteme implementiert[4]. Die Bedeutung der Patientenedukation ist jedoch keineswegs auf den Diabetes mellitus beschränkt. Die Diabetologie hat diesbezüglich vielmehr in den vergangenen Jahrzehnten eine Vorreiterrolle in der inneren Medizin gespielt. Sie hat Maßstäbe gesetzt für die erfolgreiche Langzeittherapie weiterer chronischer internistischer Erkrankungen, für die effektive Therapien zwar verfügbar sind, jedoch, um langfristig erfolgreich zu sein, eine regelmäßige Miteinbeziehung des Patienten in seine Behandlung erfordern.[5]

Eine dieser Erkrankungen, die arterielle Hypertonie, weist eine hohe Koinzidenz mit beiden Formen des Diabetes mellitus auf. 30–40 % der Typ-1-Diabetiker haben nach 20-jähriger Diabetesdauer eine Nephropathie entwickelt, die in fortgeschrittenen Stadien fast regelhaft mit hypertensiven Blutdruckwerten einhergeht.[6] Die Prävalenz der arteriellen Hypertonie bei Typ-2-Diabetikern beträgt in Deutschland 70–80 %.[7] Ungeachtet der Unterschiede hinsichtlich Ätiologie und Pathophysiologie geht das Bestehen einer arteriellen Hypertonie bei beiden Formen des Diabetes mit einer erheblichen Steigerung des kardiovaskulären Morbiditäts- und Mortalitätsrisikos einher.[8] Inzwischen wurde in kontrollierten prospektiven Studien gezeigt, dass sich dieses Risiko durch eine effektive antihypertensive Therapie nicht nur bei essenzieller Hypertonie[9], sondern auch bei Diabetikern effektiv senken lässt, und zwar sowohl bei Typ 1[10] als auch bei Typ 2[11]. Somit kommt einer konsequenten Senkung des Blutdrucks bei allen hypertensiven Diabetikern eine wichtige prognostische Bedeutung zu. In einer von unserer Klinik durchgeführten populationsbezogenen Querschnittsuntersuchung ergaben sich jedoch ernüchternde Daten zur tatsächlichen Qualität der Blutdruckkontrolle von Diabetikern auf Bevölkerungsebene.[12] Von 636 untersuchten Patienten wiesen 149 (23,4 %) eine arterielle Hypertonie auf. 22 % der Betroffenen wussten nichts von ihrem Hochdruck, und bei weiteren 27 % war der Hochdruck zwar bekannt, wurde aber nicht behandelt. Von den 51 % behandelten Patienten lag der Blutdruck trotz antihypertensiver Therapie bei 44 % über 140/90 mmHg und bei 34 % sogar über 160/95 mmHg. Nur bei insgesamt 7 % der Patienten war die Hypertonie also bekannt, behandelt und auch zufriedenstellend eingestellt (Abb. 1). Vergleichbare Zahlen belegen die mangelhafte Versorgungsqualität auch von Patienten mit essenzieller Hypertonie.[13] Diese besorgniserregende Situation hat sich bis heute nicht wesentlich geändert, obschon seitens der pharmazeutischen Industrie in den vergangenen Jahren erhebliche Steigerungsraten bezüglich der Zahl neu verfügbarer Medikamente und auch der Verordnungshäufigkeit verzeichnet wurden. Die in dieser Arbeit vorgestellten Behandlungskonzepte basieren auf der Hypothese, dass eine langfristig effektive antihypertensive Therapie entscheidend von der Compliance der Patienten zur regelmäßigen nichtmedikamentösen und medikamentösen Therapie abhängt und dass dies, in Analogie zur Diabetesbehandlung, am ehesten durch die aktive Einbeziehung des Patienten in seine Behandlung erreicht werden kann, mit Aufklärung über die Behandlungsmöglichkeiten und mit der eigenen Kontrolle des Therapieerfolges durch die korrekte Selbstmessung des Blutdrucks.

An Patienten mit Diabetes stellt dieses Konzept zweifelsohne hohe Anforderungen, bedenkt man, dass bereits die mehrfache tägliche Blutzuckerselbstkontrolle, Dosisanpassung und Protokollierung der Messergebnisse dem Patienten ein erhebliches Maß an aktiver Beschäftigung mit seiner Grunderkrankung abverlangt. In der Praxis zeigt sich häufig, dass viele Patienten einer antihypertensiven Therapie zunächst ablehnend gegenüberstehen, was verständlich ist, wenn man sich vergegenwärtigt, dass die Hypertonie meist asymptomatisch ist, vorbestehende Beschwerden wie orthostatische Dysregulation, Müdigkeit, Potenzprobleme etc. aber durch die potenziellen Nebenwirkungen einer antihypertensiven Therapie verschlechtert werden können. Voruntersuchungen in unserer Klinik mit Befragung hypertensiver Typ-1- und Typ-2-Diabetiker zeigten seitens der Patienten jedoch ein großes Informationsbedürfnis bezüglich des Hochdrucks und der verschiedenen medikamentösen und nichtmedikamentösen Therapieoptionen. Nach entsprechender Aufklärung waren die

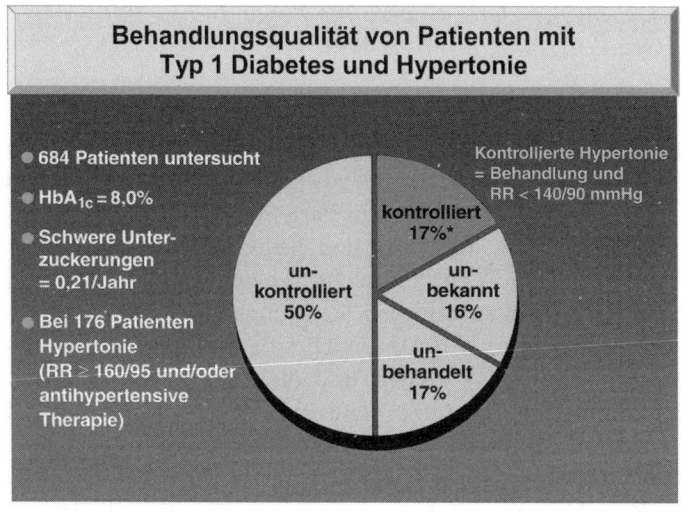

Stand 1996/97

Abb. 1: Qualität der antihypertensiven Therapie bei 636 unselektierten Typ-1-Diabetikern. 149 Patienten (100 %) hatten hypertensive Blutdruckwerte (Blutdruck >160/95 mmHg und/oder eine antihypertensive Medikation). Unzureichende Blutdruckkontrolle wurde definiert in (A) als Blutdruck >140/90 mmHg und in (B) als Blutdruck >160/95 mmHg (Mühlhauser et al. 1992).

Mehrzahl der befragten Patienten durchaus bereit, aktiv an ihrer Behandlung teilzunehmen und hierfür auch regelmäßige Blutdruckselbstmessungen durchzuführen.[14]

In unserer Klinik wurde daraufhin im Jahre 1984 ein strukturiertes *Hypertonie-Behandlungs- und Schulungsprogramm (HBSP)* entwickelt,[15] dessen Effizienz in den vergangenen Jahren bei Patienten mit essenzieller Hypertonie sowie Typ-1- und Typ-2-Diabetes evaluiert wurde. Im Folgenden sollen zunächst der Aufbau des Programms, dann die Ergebnisse seiner Evaluation und abschließend die aktuellen Bestrebungen zur Implementierung des HBSP vorgestellt werden.

2. Das strukturierte Hypertonie-Behandlungs- und Schulungsprogramm (HBSP)

Das für eine ambulante Durchführung konzipierte Programm besteht aus vier Unterrichtseinheiten à 90 Minuten und erstreckt sich über vier aufeinanderfolgende Wochen (1 UE/Woche) (Tab. 1).[16] Die Patienten treffen sich an einem Wochentag, meist in den frühen Abendstunden, in Kleingruppen von vier bis sechs Personen und werden von einer speziell ausgebildeten Schulungsschwester sowie einem Arzt betreut. Als Unterrichtsmaterialien stehen Flipcharts, Schulungskärtchen und Nahrungsmittelabbildungen zur Verfügung. Außerdem erhält jeder Teilnehmer ein Patientenbuch, das von der Deutschen Liga zur Bekämpfung des hohen Blutdrucks mit einem Gütesiegel versehen wurde.[17] Heute stellt dieses Programm das offizielle Patientenschulungsprogramm des Ausschusses „Patienteninformation" der Deutschen Hochdruckliga dar.

In der ersten Unterrichtseinheit werden mit den Patienten zunächst allgemeine Aspekte zur Hypertonie besprochen, u. a. die Definition des Blutdrucks, seine Normwerte und Regulation sowie die wichtigsten Risikofaktoren für die Entwicklung eines Hochdrucks und seine gesundheitlichen Gefahren (Übersicht siehe Tab. 1). Danach werden die Teilnehmer praktisch in die korrekte Technik der Blutdruckselbstmessung eingewiesen. Patienten, die kein Gerät zur Blutdruckselbstmessung besitzen, wird ein Gerät zunächst leihweise zur Verfügung gestellt. Gegen Vorlage einer entsprechenden Bescheinigung über die Teilnahme an dem Kurs erhalten die Patienten dann in der Regel ein eigenes Gerät von der Krankenkasse bewilligt. Die Teilnehmer lernen abschließend, ihre selbstgemessenen morgendlichen und abendlichen Blutdruckwerte in einem Tagebuch zu protokollieren, und werden angehalten, dieses Tagebuch bis zur nächsten Kursstunde regelmäßig zu führen.

Die zweite Unterrichtseinheit beginnt mit der Parallelmessung des Blutdrucks durch Patient und Schulungsschwester zur Kontrolle und gegebenenfalls Korrektur der Messtechnik. Anschließend werden zunächst die nichtmedikamentösen Therapieoptionen (Gewichtsreduktion, Kochsalzrestriktion, Steigerung der körperlichen Aktivität und Verminderung eines erhöhten Alkoholkonsums) besprochen. Die Patienten werden am Ende dieser Kursstunde angehalten, bis zum dritten Treffen die nichtmedikamentösen Maßnahmen zur Blutdrucksenkung einzuhalten. Nur im Falle stark erhöhter Blutdruckwerte wird bereits jetzt mit einer medikamentösen Blutdrucksenkung begonnen bzw. die vorbestehende Medikation erweitert.

In der dritten Unterrichtseinheit wird durch die erneute Diskussion der protokollierten Werte überprüft, ob sich die Blutdruckeinstellung durch die nichtmedikamentösen Maßnahmen verbessert hat. Während dies bei übergewichtigen Typ-2-Diabetikern recht häufig der Fall ist, sind die Werte bei schlanken Typ-1-Diabetikern häufig weiterhin erhöht. In der Regel sind die Patienten nun sehr daran interessiert, mehr über die Möglichkeiten der medikamentösen Blutdrucksenkung zu erfahren. Hierzu wurden sie bereits in der zweiten Kursstunde aufgefordert, im Falle einer vorbestehenden Medikation die Beipackzettel ihrer Medikamente zu lesen und mitzubringen. Den Schwerpunkt der dritten Kursstunde bildet dann die Besprechung von Wirkungsweise, potenziellen Nebenwirkugen und Besonderheiten der verschiedenen antihypertensiven Substanzklassen. Dabei wird ausdrücklich darauf verwiesen, dass es durch die Blutdrucknormalisierung per se zu einer vorübergehenden Verschlechterung des Allgemeinbefindens (Müdigkeit, verminderte Leistungsbereitschaft) kommen kann, da sich der Organismus je nach vorbestehenden Blutdruckwerten erst wieder an normotone Werte adaptieren muss. Angesprochen werden ferner die Möglichkeiten

zur Vermeidung bzw. Verminderung etwaiger Nebenwirkungen, etwa durch einschleichende Dosierung oder die
Kombination mehrerer Präparate in jeweils submaximaler
Dosierung. Auch das Gespräch über die häufig geäußerte
(und häufig ebenso unbegründete) Angst der Patienten vor
Potenzstörungen wird nicht tabuisiert. Am Ende der
Stunde wird dann die Indikation zur Einleitung bzw. Intensivierung der medikamentösen Behandlung individuell
überprüft, und in Absprache mit dem Patienten werden
auf der Basis einer aufgeklärten Entscheidung („informed
consent") etwaige Therapieentscheidungen getroffen. Je
nach den individuell vorrangigen Problemen werden die
Teilnehmer dann für die letzte Kursstunde in unterschiedliche Gruppen geteilt.

In dieser vierten Unterrichtseinheit, für die das Programm verschiedene austauschbare Module (z. B. Adipositas, fortgeschrittene Nephropathie) vorsieht, kann dann
noch einmal auf speziellere Probleme eingegangen werden.
So liegt z. B. bei Typ-1-Diabetikern mit manifester Nephropathie der Schwerpunkt dieser Stunde in den diätetischen
Maßnahmen zur Normalisierung der Eiweißzufuhr, während bei adipösen Typ-2-Diabetikern noch einmal detailliert und praxisnah Aspekte der Gewichtsreduktion und
der körperlichen Aktivität im Vordergrund stehen.

Am Ende des Programms wird die Weiterbetreuung der
Patienten festgelegt, die entweder durch den Hausarzt erfolgt, oder – insbesondere bei Bestehen diabetischer Folgeerkrankungen – durch Anbindung an die Ambulanz unseres Zentrums gewährleistet wird.

Tab. 1: Aufbau und Inhalt des Hypertonie-Behandlungs- und Schulungsprogramms (HBSP)

	SCHWER-PUNKT	*THEORETISCHE INHALTE*	*PRAKTISCHE INHALTE*
1. STUNDE	*EINFÜHRUNG BLUTDRUCK-SELBST-MESSUNG*	Was ist Bluthochdruck? – Wie ist der Normwert für den Blutdruck? – Wie wird der Blutdruck reguliert? – Was sind die wichtigsten Risikofaktoren für Bluthochdruck? – Welche Folgen kann langjähriger hoher Blutdruck haben?	– Technik der korrekten Selbstmessung des Blutdrucks – richtiges Protokollieren der gemessenen Blutdruckwerte im Blutdruck-Pass der Deutschen Hochdruckliga
2. STUNDE	*NICHTMEDIKA-MENTÖSE BEHAND-LUNGS-MÖGLCH-KEITEN*	– Gewichtsreduktion – Kochsalzrestriktion – Steigerung der körperlichen Aktivität – Einschränkung des Alkoholkonsums – Einschränkung des Rauchens	– Kontrolle der korrekten Messtechnik durch Parallelmessungen des Blutdrucks mit der Schulungsschwester – Aufforderung, die nichtmedikamentösen Behandlungsmöglichkeiten bis zur nächsten Unterrichtseinheit anzuwenden

(Fortsetzung der Tab. auf der nächsten Seite)

| 3. STUNDE | MEDIKAMEN-TÖSE BEHAND-LUNGS-MÖGLCH-KEITEN | – Wirkmechanismus und häufigste Nebenwirkungen der verschiedenen Medikamentengruppen
– Möglichkeiten zur Vermeidung bzw. Verminderung von Nebenwirkungen
– Wichtigkeit regelmäßiger Medikamenteneinnahme | – Kontrolle der korrekten Messtechnik durch Parallelmessungen des Blutdrucks mit der Schulungsschwester. Erfolgskontrolle der nicht-medikamentösen Therapie
– Besprechung der von den Teilnehmern mitgebrachten Medikamenten-Beipackzettel
– Anpassung der Medikamentendosis
– gemeinsames Festlegen der vorläufigen medikamentösen Therapie |
| 4. STUNDE (optional) | SPEZIELLE SCHWER-PUNKTE
– BEI ÜBERGEWICHT

– BEI NEPHROPATHIE | – kalorienreduzierte Mischkost
– körperliche Bewegung

– Normalisierung der Eiweißzufuhr
– (0,8 g/kg Körpergewicht/Tag) | – Umgang mit einer Nährwert-Tabelle
– Führen eines Kalorien-Tagebuchs
– Umgang mit einer Eiweiß-Tabelle
– individuelles Zusammenstellen von Mahlzeiten anhand von Abbildungen |

(Fortsetzung der Tab. auf der nächsten Seite)

3. Ergebnisse der Evaluation des Programms

Vor dem Hintergrund der angespannten ökonomischen Situation unseres Gesundheitswesens hat sich in den vergangenen Jahren zunehmend die Notwendigkeit von Maßnahmen zur Qualitätssicherung gezeigt. Nur nach Nachweis der langfristigen Wirksamkeit und Effizienz einer therapeutischen Intervention ist es zu rechtfertigen, diese in die Regelversorgung eines Gesundheitssystems einzuführen und somit flächendeckend zu finanzieren.

Das vorgestellte Hypertonie-Behandlungs- und Schulungsprogramm wurde daher in mehreren prospektiven kontrollierten Studien, die im Folgenden vorgestellt werden sollen, an verschiedenen Patientenkollektiven evaluiert. Eine Übersicht über diese Evaluationsstudien gibt die Tabelle 2.

Tab. 2: Übersicht über die Studien zur Evaluierung des Hypertonie Behandlungs- und Schulungsprogramms (HBSP) (Die Zahlenangaben in der letzten Spalte geben die Zitatnummer im Literaturverzeichnis an.)

Jahr	Studien-design	Studien-kollektiv	Studien-dauer	Effekt der intensivierten antihypertensiven Therapie	Zitat
Hypertensive Typ-1-Diabetiker mit und ohne diabetische Nephropathie					
1993	prospektiv, Referenzgruppe	71 hypertensive Typ-1-Diabetiker	18 Monate	Verbesserung der Blutdruckeinstellung	36

(Fortsetzung der Tab. auf der nächsten Seite)

1995	prospektiv, kontrolliert	91 hypertensive Typ-1-Diabetiker mit Nephropathie	5 Jahre	Verringerung des Mortalitätsrisikos sowie der Inzidenz terminaler Niereninsuffizienz; Reduktion der Nephropathie- und Retinopathieprogression	37
1999	prospektiv, kontrolliert	91 hypertensive Typ-1-Diabetiker mit Nephropathie	10 Jahre	Verringerung des Mortalitätsrisikos, der Inzidenz terminaler Niereninsuffizienz sowie der Erblindungs- und der Amputationsrate	38
1997	prospektiv, randomisiert, multizentrisch	39 hypertensive Typ 1 Diabetiker mit Nephropathie und initial pathologisch reduzierter GFR	2 Jahre	Stabilisierung der glomerulären Filtrationsrate unabhängig von der Medikamentenklasse	40

(Fortsetzung der Tab. auf der nächsten Seite)

1990	retrospektiv Fall-Kontroll, Referenzgruppe	9 blinde hypertensive Typ-1-Diabetiker mit Nephropathie	2 Jahre	Verbesserung der Blutdruckeinstellung auch bei blinden Typ-1-Diabetikern durch Einsatz akustischer Blutdruck-Meßgeräte; Stabilisierung der GFR über mehr als zwei Jahre	34

Hypertensive Typ-2-Diabetiker mit erhöhter Albuminurie

1991	prospektiv, kontrolliert	100 hypertensive Typ-2-Diabetiker mit Mikro- bzw. Makroalbuminurie	4 Jahre	Reduktion der zerebro- und kardiovaskulären Mortalität und Morbidität	39

Patienten mit essenzieller Hypertonie

1993	prospektiv, randomisiert	200 Patienten mit arterieller Hypertonie aus zehn Arztpraxen	3 Jahre	Verbesserung der Blutdruckeinstellung; geringerer Medikamentenverbrauch.	29 35
1995 1996 1997	Prospektiv, unkontrolliert	466 Hypertonie-Patienten aus 111 Praxen der KV Westfalen-Lippe und Mecklenburg-Vorpommern	22 Wochen	Gewichtsreduktion und Verbesserung der Blutdruckeinstellung; Nachweis der guten Implementierbarkeit des HBSP in das primärärztliche Versorgungssystem	10 11 12

a. Senkung des Mortalitäts- und Dialyserisikos bei hypertensiven Typ-1-Diabetikern mit und ohne diabetische Nephropathie durch intensivierte anti-hypertensive Therapie

Für eine Pilotstudie wurden zunächst 37 hypertensive Typ-1-Diabetiker, die zuvor an einem Diabetes-Behandlungs- und Schulungsprogramm (DBSP) in unserer Klinik teil-genommen hatten und bei denen trotz antihypertensiver Therapie eine unzureichende Blutdruckkontrolle vorlag, re-krutiert.[18] Diese Patienten hatten im Anschluss an das DBSP auch noch am HBSP teilgenommen. Als Kontrolle diente eine Gruppe von 34 hypertensiven Typ-1-Diabeti-kern, die nicht am HBSP teilgenommen hatten, sich hin-sichtlich des Alters, der Diabetesdauer und der initialen Blutdruckwerte aber nicht von der Interventionsgruppe un-terschieden. Nach einem Nachbeobachtungszeitraum von durchschnittlich 16 Monaten war der mittlere Blutdruck in der HBSP-Gruppe um 13 mmHg systolisch und 8 mmHg diastolisch abgefallen (von 150±20 / 91±14 mmHg auf 137±18 / 83±8 mmHg, p<0,001). Der Anteil der normotensiv eingestellten Patienten hatte sich in dieser Gruppe von 24 % auf 53 % erhöht (p<0,025). In der Kontrollgruppe hatte sich der mittlere Blutdruck dagegen nach durchschnittlich zwölf Monaten nicht signifikant verändert (von 157±15 / 91±10 mmHg auf 151±17 / 88±10 mmHg, nicht signifikant). Die Ergebnisse belegten, dass sich die Qualität der Blutdruck-einstellung hypertensiver Typ-1-Diabetiker durch eine In-tensivierung der Therapie mithilfe eines HBSP erheblich verbessern ließ. Der prognostische Nutzen einer kon-sequenten Normalisierung des Blutdrucks bei diesen Pa-tienten, d. h. die Reduktion der zerebro-kardiovaskulären Ereignisse, des Risikos einer terminalen Niereninsuffizienz und die Senkung der Mortalität, war bis dato nur in zwei re-trospektiven Fall-Kontrollstudien beschrieben worden.[19]

In einer zweiten Evaluationsstudie zum HBSP konnte der prognostische Nutzen einer Blutdruckeinstellung bei diesen Patienten erstmals unter prospektiven kontrollierten Bedingungen belegt werden: 91 Typ-1-Diabetiker mit manifester diabetischer Nephropathie und Hypertonie (Proteinurie mehrfach >500 mg/24 h, Serumkreatinin < 3,0 mg/dl, Blutdruck >140/90 mmHg), die zuvor alle an einem stationären DBSP teilgenommen hatten, wurden in diese Studie aufgenommen.[20] 45 von ihnen nahmen anschließend auch noch an einem HBSP teil, bei den verbleibenden 46 Patienten, die vornehmlich aufgrund der weiten Entfernung ihres Wohnorts von der Klinik nicht an dem HBSP teilnehmen konnten, wurde die antihypertensive Therapie von ihren Hausärzten weitergeführt, nachdem diese in einem Arztbrief ausdrücklich auf das Bestehen einer diabetischen Nephropathie und arteriellen Hypertonie und die Notwendigkeit einer streng normotensiven Blutdruckeinstellung bei ihren Patienten hingewiesen wurden. Beide Gruppen waren initial vergleichbar hinsichtlich Alter, Geschlechterverteilung, Stoffwechselkontrolle (HbA1c) und Nierenfunktion (Kreatinin-Clearance). Dagegen waren die HBSP-Teilnehmer durch eine längere Diabetesdauer und höhere initiale Blutdruckwerte gekennzeichnet. In einem 5-Jahres-Follow-up, bei dem 86 der 91 Patienten nachuntersucht werden konnten, zeigte sich auch in dieser Studie eine deutliche bessere Blutdruckeinstellung in der intensiviert behandelten Gruppe gegenüber denjenigen Patienten, die nicht an einem HBSP teilgenommen hatten. Darüber hinaus konnte nun auch gezeigt werden, dass die verbesserte Blutdruckeinstellung mit einem signifikant niedrigeren Risiko bezüglich Mortalität, Dialysepflichtigkeit und Amputation einherging (Abb. 2 A–C). Während innerhalb der fünf Jahre nur zwei (4 %) der HBSP-Teilnehmer verstarben, lag die Zahl der Todesfälle in der Kontrollgruppe bei 13 (28 %). Auch das Risiko für die Entwicklung einer terminalen Niereninsuffizienz lag in der HBSP-Gruppe deutlich niedriger. Bei vier (9 %) der intensiviert und zehn (23 %) der konventionell antihypertensiv behandelten Patienten war innerhalb des Untersuchungszeitraums eine Nierenersatztherapie erforderlich geworden. Eine Progression der Nephropathie (definiert als Tod, Notwendigkeit einer Nierenersatztherapie und/oder Anstieg des Serum-Kreatinins um mehr als 20 % gegenüber dem Ausgangswert) wurde insgesamt bei 27 % der HBSP-Teilnehmer und 59 % der konventionell behandelten Patienten beobachtet, was einer relativen Risikoreduktion (RRR) von 54 % entspricht. Auch die Progressionsrate der diabetischen Retinopathie war mit 33 % vs. 73 % in der intensiviert behandelten Gruppe bei vergleichbarer Stoffwechseleinstellung signifikant niedriger. Hinsichtlich der Medikamentenauswahl wurden in der intensiviert behandelten Gruppe signifikant häufiger kardioselektive Betablocker, aber seltener ACE-Hemmer eingesetzt. Bemerkenswert an diesen Studienergebnissen war, dass sich bei 73 % der intensiviert behandelten Patienten unter Berücksichtigung der genannten Endpunkte keinerlei Hinweise für eine Progression der Nierenfunktionseinschränkung fanden. Bei der Zehnjahres-Nachuntersuchung in dieser Studie wurden die Ergebnisse bestätigt, in der Interventionsgruppe starben während der 10-jährigen Studienphase 16 % der Patienten gegenüber 48 % in der Kontrollgruppe; die Rate der Dialysen, Amputationen und Erblindungen betrug in der Interventionsgruppe 26 %, 7 % und 14 %, während sie in der routinemäßig behandelten Gruppe bei 46 %, 25 % und 35 % lag.[21] Die katastrophale Prognose der Patienten mit Hochdruck und Diabetes lässt sich also dramatisch verbessern. Dies ist aber nicht durch ein besonderes pharmakologisches Prinzip, sondern durch eine Änderung der Gesamtstruktur der Betreuung von hypertonen Patienten möglich.

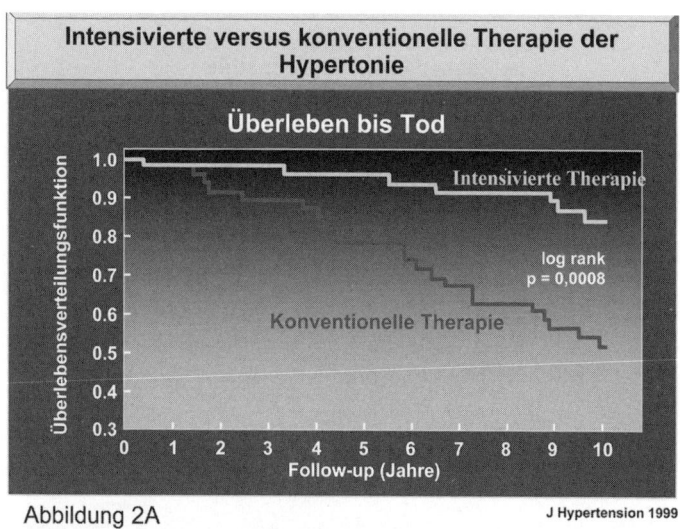

Abbildung 2A

J Hypertension 1999

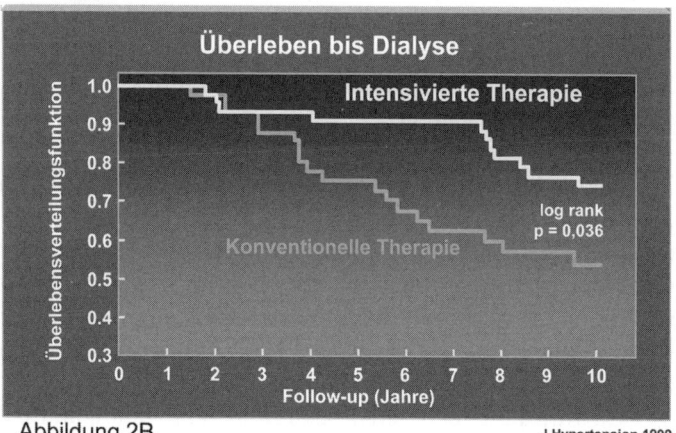

Abbildung 2B

J Hypertension 1999

Abb. 2: Kaplan-Meier Kurven der Überlebensraten bis zum Eintreten von Tod (2 A), Dialysepflichtigkeit (2 B) oder Amputation (2 C) bei 86 hypertensiven Typ-1-Diabetikern mit manifester diabetischer Nephropathie unter intensivierter (IT, n=42) und konventioneller (KT, n=44) antihypertensiver Therapie (Sawicki et al. 1995a).

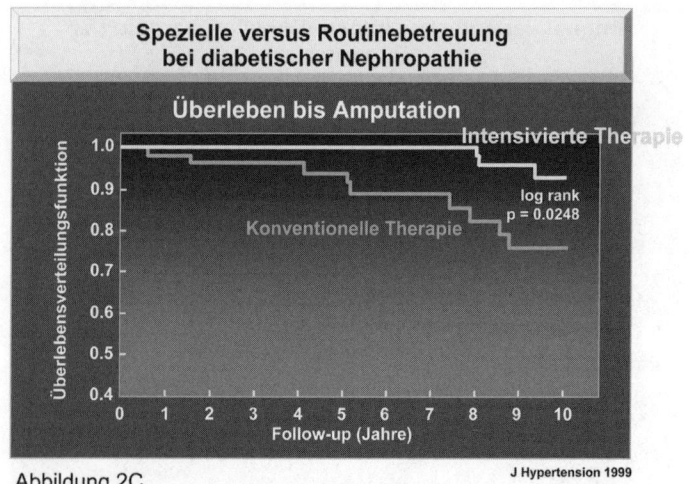

Abbildung 2C

J Hypertension 1999

b. Völlige Hemmung der Progression der diabetischen Nephropathie bei Typ-1-Diabetikern durch intensivierte antihypertensive Therapie

In früheren Studien, in denen der Einfluss antihypertensiver Therapie auf den Verlauf der GFR (glomeruläre Filtrationsrate, ein Maß für die Nierenfunktion) bei Typ-1-Diabetikern mit Nephropathie untersucht wurde, hatte sich bisher stets gezeigt, dass sich die Abnahme der GFR im natürlichen Krankheitsverlauf von im Mittel 10–20 ml/min/Jahr unter diesen nicht-intensivierten Therapiebedingungen auf etwa 2–9 ml/min/Jahr reduzieren (also nicht vollständig aufhalten) lässt.[22] Außerdem beschränkte sich die Intervention in diesen Studien auf die Blutdrucksenkung ohne begleitende Verbesserung der Stoffwechseleinstellung. In einer prospektiven randomisierten Multizenter-Studie unter Beteiligung von acht deutschen Diabeteszentren, die sich zur Deutschen Diabetes-BSP-Studiengruppe zusammengeschlossen haben, sind wir daher der Frage nachgegangen, inwieweit sich die Progression der diabetischen Nephropathie unter einer intensivierten antihypertensiven Behandlung in Verbindung mit einer gleichzeitig bestehenden intensivierten Insulin-Therapie hemmen lässt.[23] 39 hypertensive Typ-1-Diabetiker (unbehandelt Blutdruckwerte über 140/90 mmHg) mit manifester diabetischer Nephropathie (Albuminurie mehrfach >300 mg/24 h) und bereits pathologisch reduzierter GFR, die zuvor sowohl an einem DBSP als auch an einem HBSP teilgenommen hatten, wurden in diese Studie eingeschlossen und über zwei Jahre verfolgt. Alle Teilnehmer führten eine intensivierte Insulintherapie durch und wurden im Durchschnitt mit 2,3 antihypertensiven Medikamenten behandelt. Bei Aufnahme in die Studie wurde die initiale GFR mittels Inulin-Clearance bestimmt. Die Blutdruckbehandlung der Patienten wurde in randomisierter Form umgestellt auf eines von drei antihypertensiven Therapieregimen, die in einer initialen Monotherapie mit einem Betablocker (Metoprolol), einem ACE-Hemmer (Ramipril) oder einem Kalziumantagonisten (Felodipin) bestanden. War die Blutdruckeinstellung am Ende der Vorlaufphase unzureichend, so konnte die Medikation in einer zweiten Stufe in jedem der drei Therapiearme um ein Schleifen-Diuretikum (Furosemid) oder einen Alpha-Rezeptoren-Blocker (Doxazosin) erweitert werden. Die Patienten wurden angewiesen, ihren Blutdruck durch Dosis-Selbstanpassung auf der Basis der zweimal täglich selbst gemessenen Werte dauerhaft auf unter 140/90 mmHg einzustellen. Das Führen einer Kontrollgruppe mit unkontrolliert hohen Blutdruckwerten wäre angesichts des inzwischen eindeutig belegten prognostischen Risikos ethisch nicht vertretbar gewesen. Während der zweijährigen Studiendauer wurden die Blutdruckwerte und die GFR (Inulin-Clearance) der Teilnehmer in sechsmonatigen Abständen kontrolliert. Während dieser Follow-up-Phase lagen die erzielten Blutdruckwerte bei durchschnittlich 143\-14 / 88\-8 mmHg (Arztmessung) bzw. 135\-13 / 81\-7 mmHg (Selbstmessung) und der mittlere HbA1c-Wert bei 8,1 %. Nach zwei Jahren hatte sich die GFR bei 39 % der Patienten verschlechtert (definiert als Abfall der Inulin-Clearance um mehr als 1 ml/min/Jahr), bei 10 % war sie konstant geblieben und bei 51 % war sie angestiegen (Zunahme der Inulin-Clearance um mehr als 1 ml/min/ Jahr). Die Subgruppe mit Progression der GFR-Einschränkung war durch signifikant höhere initiale Blutdruckwerte und Proteinurie, jedoch nicht durch höhere HbA1c-Werte gekennzeichnet. Unterschiede zwischen den verschiedenen antihypertensiven Substanzklassen fanden sich jedoch nicht (Abb. 3). Die Studie zeigt, unseres Wissens zum ersten Mal, dass bei der überwiegenden Zahl hypertensiver Typ-1-Diabetiker mit Nephropathie durch eine gleichzeitige Intensivierung der Insulin- und antihypertensiven Therapie die Abnahme der glomerulären Filtrationsleistung als Ausdruck einer Progredienz der Nephropathie über zwei Jahre vollständig aufgehalten werden kann.

c. Blutdruck-Selbstkontrolle bei blinden Typ-1-Diabetikern mit arterieller Hypertonie und diabetischer Nephropathie

Hypertensive Typ-1-Diabetiker, deren Hochdruck die Folge einer diabetischen Nephropathie ist, zeigen häufig das Vollbild diabetesbezogener Folgeerkrankungen. Ein nicht unerheblicher Teil dieser Patienten ist infolge einer proliferativen Retinopathie hochgradig sehbehindert oder gar völlig erblindet. Hieraus resultieren naturgemäß erhebliche Beeinträchtigungen in der täglichen Durchführung der Blutzucker- und Blutdruckselbstkontrollen. Die Verfügbarkeit spezieller Messgeräte mit akustischer Wiedergabe der Messwerte ermöglicht jedoch auch bei diesen Patienten eine regelmäßige Selbstkontrolle ihrer Therapie. In einer Studie an neun blinden Typ-1-Diabetikern mit diabetischer

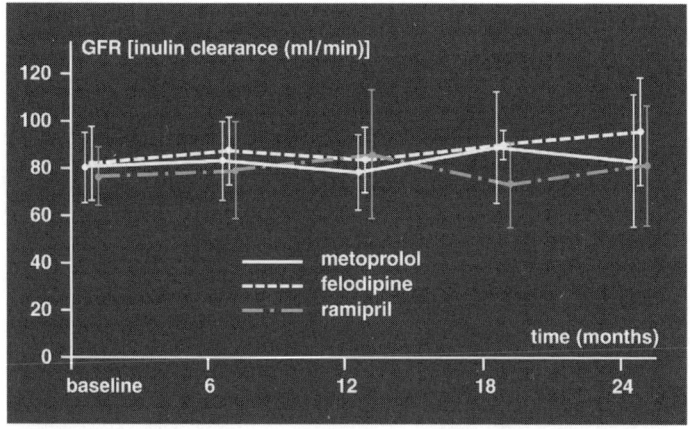

Abb. 3: Verlauf der glomerulären Filtrationsrate (GFR, bestimmt durch Messung der Inulin-Clearance) über zwei Jahre bei 39 intensiviert antihypertensiv behandelten Typ-1-Diabetikern mit diabetischer Nephropathie unter verschiedenen antihypertensiven Therapieregimen. Bei vergleichbarer Blutdruckeinstellung ergaben sich keine Unterschiede zwischen der Therapie mit Metoprolol (durchgezogene Linie, n=18), Felodipin (gestrichelte Linie, n=9) und Ramipril (gepunktete Linie, n=12). Mittelwert \- Std. (Sawicki et al. 1995b).

Nephropathie haben wir die Anwendbarkeit des HBSP in diesem speziellen Patientenkollektiv untersucht und hinsichtlich seiner Langzeitergebnisse evaluiert.[24] Alle neun Patienten hatten zwischen 1985 und 1987 an einem stationären DBSP teilgenommen und führten mithilfe eines akustischen Blutzuckermessgerätes (Petita Audio, Medistron, Großbritannien) eine intensivierte Insulintherapie durch. Obwohl jeder Patient bereits mit antihypertensiven Medikamenten behandelt wurden, lag bei keinem eine zufriedenstellende Blutdruckeinstellung vor. Die Teilnahme am HBSP erfolgte gemeinsam mit nicht sehbehinderten Patienten. Die Blutdruckselbstmessungen erfolgten wie bereits die Kontrollen des Blutzuckers mittels eines akustischen Spezialgerätes (Prestige-Boso, Boso, Jungingen, Deutschland). Nach einem mittleren Beobachtungszeitraum von 27 Monaten wurden alle Patienten nachuntersucht und mit einer Kontrollgruppe von 13 hypertensiven Typ-1-Diabetikern mit vergleichbarem Nephropathie-Stadium verglichen, bei denen jedoch keine Sehbehinderung vorlag und die nicht an dem HBSP teilgenommen hatten. In der Gruppe der blinden Patienten zeigte sich eine Blutdruckreduktion von 150±14 / 99±14 mmHg auf 140±14 / 92±9 mmHg (p<0,05). Serumkreatinin und Kreatinin-Clearance waren über den Beobachtungszeitraum stabil, die Proteinurie ging von 3,2 g/24 h auf 1,4 g/24 h zurück. Keiner der Patienten verstarb oder wurde dialysepflichtig. In der Kontrollgruppe war es am Ende einer 34-monatigen Nachbeobachtungszeit zu einem Anstieg des mittleren Blutdrucks von 143±19 / 87±11 mmHg auf 160±28 / 95±13 mmHg gekommen (nicht signifikant), das Serumkreatinin war signifikant angestiegen, und bei vier (31 %) der Patienten war eine Nierenersatztherapie erforderlich geworden. Diese Ergebnisse belegen, dass mithilfe eines geeigneten Trainings und spezieller Messgeräte auch bei blinden antihypertensiv behandelten Typ-1-Diabetikern eine langfristige Einstellung des Blutdrucks auf normotensive Werte möglich ist.

d. Zerebro- und kardiovaskuläre Risikoreduktion bei Patienten mit Typ-2-Diabetes, Hypertonie und erhöhter Eiweißausscheidung im Urin

Im Gegensatz zum Typ-1-Diabetes, bei dem sich die arterielle Hypertonie meist als Folge einer diabetischen Nephropathie und damit erst nach langjähriger Diabetesdauer entwickelt, weist ein Großteil der Typ-2-Diabetiker bereits bei Diabetesmanifestation erhöhte Blutdruckwerte auf.

Das ohnehin erhöhte zerebro- und kardiovaskuläre Morbiditäts- und Mortalitätsrisiko dieser Patienten wird durch eine begleitende Hypertonie noch einmal um das Zwei- bis Vierfache gesteigert. Die Prävalenz der arteriellen Hypertonie nimmt dabei mit fortschreitendem Krankheitsverlauf zu und beträgt nach Gall bei normoalbuminurischen Patienten 48 %, bei mikroalbuminurischen 68 % und bei makroalbuminurischen Patienten sogar 85 %.[25] Das Risiko für makrovaskuläre Komplikationen ist bei Typ-2-Diabetikern mit erhöhter Albuminurie oder Proteinurie besonders hoch. Bei diesem Patientenkollektiv ist daher eine konsequente normotensive Blutdruckeinstellung von enormer prognostischer Bedeutung. In unserer Klinik wird allen Typ-2-Diabetikern, bei denen anlässlich eines stationären Diabetes-BSP ein unkontrollierter Hypertonus und eine erhöhte renale Eiweißausscheidung festgestellt werden, angeboten, im Anschluss an die Diabetesschulung an unserem ambulanten HBSP teilzunehmen. Die HBSP-Teilnahme erfolgt dabei gemeinsam mit hypertensiven Typ-1-Diabetikern, d. h. das Programm ist für beide Diabetestypen identisch. In einer Follow-up-Untersuchung haben wir die Langzeit-Ergebnisse des HBSP für eine Gruppe hypertensiver Typ-2-Diabetiker mit Mikro- und Makroproteinurie erfasst.[26] Eine konsekutive Gruppe von 100 Typ-2-Diabetikern mit erhöhtem Blutdruck (mind. drei Messwerte an zwei aufeinanderfolgenden Tagen >160/95 mmHg) und erhöhter Proteinausscheidung (mehrfach >60 mg/24 h), die zwischen 1984 und 1990 in unserer Klinik an einem stationären Diabetes-BSP teilgenommen hatten, wurden rekrutiert. Dabei wurden 50 Patienten erfasst, die poststationär an einem HBSP teilgenommen hatten, und 50 Patienten, die – vorwiegend aus geografischen Gründen – antihypertensiv von ihren Hausärzten weiterbehandelt wurden. Die beiden Gruppen unterschieden sich nicht hinsichtlich Alter, Geschlecht und Krankheitsdauer bezüglich Diabetes und

Hypertonie, Serumlipiden, HbA1c und Kreatinin-Clearance. Dagegen war die HBSP-Gruppe charakterisiert durch höhere Ausgangs-Blutdruckwerte, eine stärkere initiale Proteinurie und durch einen höheren Anteil an Rauchern. Zudem hatten in dieser Gruppe bereits signifikant mehr Patienten ein kardiovaskuläres Ereignis erlitten. Nach einer mittleren Nachuntersuchungs-Dauer von vier Jahren war es in der intensiviert behandelten HBSP-Gruppe zu einer durchschnittlichen Reduktion der Blutdruckwerte um 12,7 / 8,4 mmHg gekommen, während sich der mittlere Blutdruck in der Kontrollgruppe praktisch nicht veränderte. Die Zahl der pro Patient verordneten antihypertensiven Präparate ging dabei trotz der Blutdrucksenkung in der HBSP-Gruppe zurück, während sie bei den konventionell behandelten Patienten anstieg (p<0,01). Letzteres wäre durch eine Verbesserung der Einnahme-Compliance nach der Teilnahme am HBSP, eine Optimierung der Dosisverteilung der antihypertensiven Medikamente aufgrund der Blutdruckselbstmessung, aber auch durch eine konsequentere Befolgung der nichtmedikamentösen Maßnahmen zu erklären. In der Kaplan-Meier-Auswertung zeigt sich, dass die intensiviert behandelten Teilnehmer trotz des höheren initialen Risikos eine signifikant höhere Überlebenswahrscheinlichkeit bis zum Eintritt eines kardiovaskulären oder zerebrovaskulären Ereignisses hatten als die konventionell behandelten Kontrollpersonen. Unterschiede in der Kreatinin-Clearance oder der Proteinurie ergaben sich in dieser Studie – im Gegensatz zu den Studien an Typ-1-Diabetikern – nicht.

e. Ergebnisse des HBSP bei Patienten mit essenzieller Hypertonie in der hausärztlichen Praxis

Auch bei hypertensiven Patienten ohne begleitenden Diabetes mellitus, also bei der großen Zahl der Patienten mit essenzieller Hypertonie, konnte in der Vergangenheit eindeutig belegt werden, dass sich das Risiko für zerebrale und kardiovaskuläre Ereignisse durch eine konsequente anti-hypertensive Therapie um 25–40 % senken lässt.[27] Die wesentlichen Ursachen für die noch immer unzureichende Kontrolle des Bluthochdrucks auf Bevölkerungsebene kommen in der viel zitierten sog. „Viertel-Regel" zum Ausdruck: Schätzungen zufolge ist der hohe Blutdruck in der Bundesrepublik bei einem Viertel der Hypertoniker gar nicht bekannt und bei einem weiteren Viertel zwar bekannt, wird aber nicht behandelt. Von den verbleibenden 50 % behandelter Hypertoniker ist der Blutdruck bei der wiederum der Hälfte trotz medikamentöser Therapie nicht ausreichend kontrolliert. Da die Betreuung der Patienten mit essenzieller Hypertonie aber vornehmlich eine Domäne der primärärztlichen Versorgung ist, wurde das in unserer Klinik entwickelte HBSP auch im niedergelassenen Bereich, und zwar zunächst versuchsweise in fünf deutschen Arztpraxen, implementiert und im Vergleich zu fünf Kontroll-Praxen langfristig evaluiert.[28] Das Projekt bestand aus drei Phasen. In der ersten Phase wurde die Blutdruckmessung in allen teilnehmenden Praxen gemäß den Richtlinien der Deutschen Liga zur Bekämpfung des hohen Blutdrucks durch einen dreistündigen Blutdruck-Messkurs, an dem sowohl die Ärzte als auch das medizinische Hilfspersonal teilnahmen, standardisiert. Danach wurde in randomisierter Weise in fünf der zehn teilnehmenden Praxen das HBSP eingeführt. Hierzu nahmen die Ärzte und ihre Helferinnen an einem 20-stündigen Seminar teil. Jede HBSP-Praxis erhielt entsprechendes Schulungsmaterial in Form von Selbstmessgeräten und Fragekärtchen für die Patienten sowie einem Set von 26 Großformat-Postern und für jede Unterrichtseinheit entsprechende Unterrichtskarten für die schulenden Praxis-Mitarbeiter. Die anderen fünf Praxen wurden instruiert, ihre Hypertoniepatienten ohne das HBSP bestmöglich zu betreuen. Schließ-

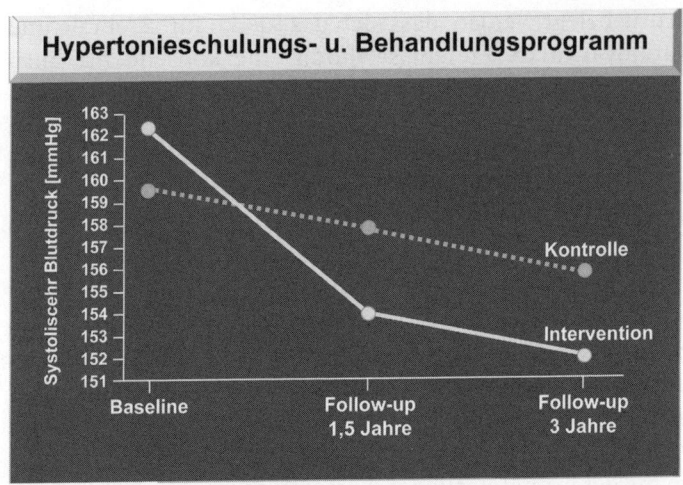

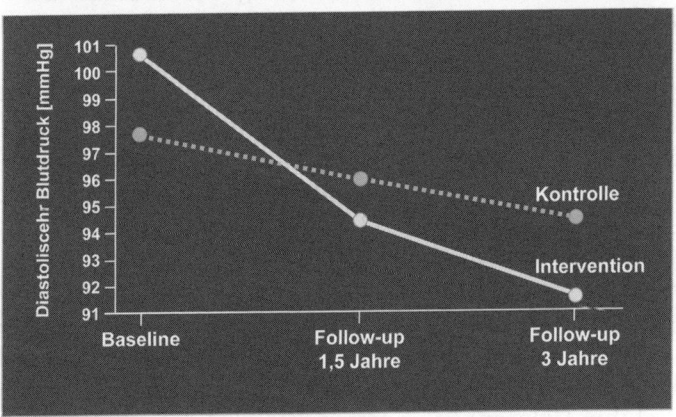

Abb. 4: Verlauf der systolischen (4 A, oben) und diastolischen (4 B, darunter) Blutdruckwerte über 1,5 und drei Jahre bei 141 Patienten mit essenzieller Hypertonie. 74 Patienten (durchgezogene Linie) waren in Praxen hausärztlich betreut worden, in denen das HBSP eingeführt war und 67 (gestrichelte Linie) wurden in Praxen betreut, die ihre Hypertonie-Patienten konventionell antihypertensiv betreuten (Parving / Hommel 1989).

lich wurden aus jeder der zehn Praxen 20 hypertone Patienten mit unkontrollierten Blutdruckwerten nach dem Zufallsprinzip ausgewählt. In der zweiten und dritten Phase dieser Studie wurden diese Patienten dann nach anderthalb bzw. drei Jahren durch entsprechende Durchsicht der Karteikarten nachuntersucht. Die Langzeitergebnisse dieser Studie wurden nach einer Laufzeit von anderthalb Jahren[29] und drei Jahren[30] veröffentlicht. Insgesamt kam es nach drei Jahren bei den 74 nachuntersuchten Patienten der fünf HBSP-Praxen zu einer mittleren Blutdruckreduktion von 9 mmHg gegenüber 3 mmHg bei den 67 erfassten Patienten aus den fünf Kontroll-Praxen (p<0,05) (Abb. 4 A und B). Wie bereits in der Studie an den hypertensiven Typ-2-Diabetikern war die bessere Blutdruckeinstellung bei den Patienten, die an dem HBSP teilgenommen hatten, auch in dieser Studie mit einer signifikant geringeren Zahl eingenommener Antihypertensiva und auch mit einem selteneren Wechsel der antihypertensiven Medikation verbunden.

4. Implementierung des HBSP in das deutsche Gesundheitswesen

Die Deutschen Liga zur Bekämpfung des hohen Blutdrucks e. V. weist angesichts des nachgewiesenen Langzeiterfolges des HBSP seit Langem auf die Bedeutung der Patientenedukation in der Therapie der essenziellen Hypertonie hin. In einem kürzlich abgeschlossenen, vom Bundesministerium für Gesundheit geförderten Modellprojekt, das die Hochdruckliga in Zusammenarbeit mit unserer Klinik und dem Zentralinstitut für die kassenärztliche Versorgung durchgeführt hat, wurde die Frage untersucht, inwieweit sich das HBSP auch in die vertragsärztliche Versorgung implementieren lässt.[31] In 111 Praxen im Bereich der Kassenärztlichen Vereinigungen

Westfalen-Lippe und Mecklenburg-Vorpommern wurden insgesamt 466 hypertone Patienten mit unzureichender Blutdruckeinstellung unter hausärztlichen Bedingungen geschult. Der Blutdruck konnte bei diesen Patienten im Mittel um 10 / 5 mmHg gesenkt werden; die HBSP-Teilnahme war von einer signifikanten Gewichtsreduktion begleitet. Die Hausärzte, die sich an dem Projekt beteiligten, waren mit dem Programm und seiner Durchführung sehr zufrieden: 81 % bewerteten das HBSP abschließend mit der Note „sehr gut".[32]

Die Deutsche Hochdruckliga fordert nun angesichts dieser Ergebnisse, in Analogie zu den inzwischen bundesweit in die vertragsärztliche Versorgung eingeführten Behandlungs- und Schulungsprogrammen für Diabetiker auch eine vergleichbar strukturierte Hypertonie-Schulung für Patienten mit essenzieller Hypertonie in den kassenärztlichen Bereich einzuführen.[33] Derzeit werden bundesweit Ausbildungsseminare in Zusammenarbeit mit dem VDBD (Verband der Diabetes-Beratungs- und Schulungsberufe in Deutschland e. V.) durchgeführt, in denen Ärzte und Arzthelferinnen in Aufbau, Planung und Durchführung des HBSP eingewiesen werden.

5. Schlussbemerkungen und Ausblick

Die dargestellten Ergebnisse der umfangreichen Evaluations-Studien belegen, dass sich durch das beschriebene strukturierte Hypertonie-Behandlungs- und Schulungsprogramm und die damit angestrebte Intensivierung der antihypertensiven Therapie entscheidende Verbesserungen in der Blutdruckeinstellung erzielen lassen. Diese Verbesserung beruht auf einer engmaschigeren Kontrolle der Blutdruckwerte durch regelmäßige Selbstmessung mit der Möglichkeit entsprechender Dosisanpassungen durch den

Patienten. Durch entsprechende Patientenedukation wird mit diesem Programm eine langfristige Verbesserung der Compliance zur medikamentösen und nichtmedikamentösen Therapie erreicht, die sich in einer signifikanten Reduktion der benötigten antihypertensiven Medikamente manifestiert. Neben der Verbesserung der Blutdruckeinstellung wurde in der Evaluation auch eine Reduktion der durch die Hypertonie begünstigten Folgeerkrankungen (wie zerebro- und kardiovaskuläre Ereignisse und eine Progression der diabetischen Nephropathie) dokumentiert.

Auch die Deutsche Diabetes-Gesellschaft hat in ihren 1994 gemeinsam mit der Deutschen Hochdruckliga verabschiedeten Richtlinien bzw. „Empfehlungen für die Behandlung des Hochdrucks bei Diabetes" ausdrücklich auf die Bedeutung der Patientenedukation im langfristigen Management des hypertensiven Diabetikers hingewiesen. Wörtlich heißt es: „Eine erfolgreiche Therapie des Bluthochdrucks erfordert ganz besonders bei chronisch kranken Diabetikern eine enge vertrauensvolle Zusammenarbeit von Arzt und Patient. Umfangreiche Aufklärung und Einbeziehung der Blutdruckselbstmessung in die Therapiekontrolle stellen die Basis für eine engagierte Mitarbeit des Patienten dar (...) Durch aktive Einbeziehung des Patienten (und insbesondere auch die effektive Schulung) in die Behandlung seiner Erkrankung kann erfahrungsgemäß eine höhere Compliance erreicht werden."[34]

Es wäre wünschenswert, dass die derzeitigen Bestrebungen darin resultieren, diesen in der Langzeittherapie so erfolgreichen Therapieansatz zukünftig flächendeckenden in der Therapie der arteriellen Hypertonie umzusetzen. Für die Diabetologie gilt dies im Besonderen, ist doch die arterielle Hypertonie ihr häufiger Wegbegleiter und die Patientenedukation ihr ureigenstes Therapieprinzip.

Literatur

Andersen, A. R. / Sandahl Christiansen, J. / Andersen, J. K. / Kreiner, S. / Deckert, T.: Diabetic nephropathy in type I (insulin dependent) diabetes: an epidemiological study. In: Diabetologia 25 (1983), 496–501.

Assal, J. / Mühlhauser, I. / Pernet, A. / Gfeller, R. / Jörgens, V. / Berger, M.: Patient education as the basis for diabetes care in clinical practice and research. In: Diabetologia 28 (1985), 602–613.

Berger, M. / Mühlhauser, I.: Implementation of intensified insulin therapy – a European perspective. In: Diabetic Medicine 12 (1985), 201–208.

Berger, M.: Die Geschichte der Insulintherapie. In: Diabetes und Stoffwechsel 2 (1993), 315–319.

Bouchardat, A.: De la glycosurie ou diabète sucré: son traitement hygienique. Paris 1875.

Christlieb, A. R. / Warram, J. A. / Krolewski, A. S. et al.: Hypertension: the major risk factor in juvenile onset insulin-dependent diabetics. In: Diabetes 30 (1981) (Supplement 2), 90–96.

Collins, R. / Peto, R. / Mac Mahon, S. et al.: Blood pressure, stroke and coronary artery disease, part II: Short-term reductions in blood pressure: overview of randomized drug trials in their epidemiological context. In: Lancet 335 (1990), 827–838.

Curb, J. D. / Pressel, S. L. et al.: Effect of diuretic-based antihypertensive treatment on cardiovascular disease risk in older diabetic patients with isolated systolic hypertension. In: Journal of the American Medical Association 276 (1996), 1886–1892.

Gall, M. A. / Rossing, P. / Skott, P. / Damsbo, P. / Vaag, A. / Bech, K. et al.: Prevalence of micro- and macroproteinuria, arterial hypertension, retinopathy and large vessel disease in European type 2 (non-insulin dependent) diabetic patients. In: Diabetologia 34 (1991), 655–661.

Grüßer, M. / Lohmann, F. W. / Jörgens, V.: Hypertonie Behandlungs- und Schulungsprogramm für die Arztpraxis. In: Allgemeinarzt 17 (1995), 2040–2048.

Grüßer, M. / Lohmann, F. W. / Jörgens, V.: Erfolgreiche Implementierung des Hypertonieprogramms für die Arztpraxis. In: Allgemeinarzt 18 (1996), 2010–2016.

Grüßer, M. / Hartmann, P. / Schlottmann, N. / Lohmann, F. W. / Sawicki, P. T. / Jörgens, V.: Structured patient education for outpatients with hypertension in general practice: a model project in Germany. In: Journal of Human Hypertension 11 (1997), 501–506.

Hasslacher, C. / Ritz, E. / Wahl, P. / Michael, C.: Similar risk of nephropathy in patients with type I or type II diabetes mellitus. In: Nephrology, Dialysis, Transplantation 4 (1989), 859–863.

Haynes, R. B. / Sackett, D. L. / Gibson, E. S. / Taylor, D. W. / Hackett, B. C. / Roberts, R. S. / Johnson, A. L.: Improvement of medication compliance in uncontrolled hypertension. In: Lancet 1976/I, 1265–1268.

Herbert, P. R. / Fiebach, N. H. / Eberlein, K. A. / Taylor, J. O. / Hennekens, C. H.: The community-based randomized trials of pharmacologic treatment of mild-to-moderate hypertension. In: American Journal of Epidemiology 127 (1988), 581–590.

Jörgens, V. / Grüßer, M. / Bott, U. / Mühlhauser, I. / Berger, M.: Effective and safe translation of intensified insulin therapy to general internal medicine departments. In: Diabetologia 36 (1993), 99–105.

Joslin, E. P. / Gray, H. / Root, F.: Insulin in hospital and home. In: Journal of Metabolic Research 2 (1922/23), 651–699.

Kolloch R.: Patientenschulung bei Hypertonie: Erfolgreiches Modellprojekt. In: Deutsches Ärzteblatt 94 (1997), C831–832.

Kronsbein, P. / Jörgens, V. / Mühlhauser, I. / Scholz, V. / Venhaus, A. / Berger, M.: Evaluation of a structured treatment and teaching programme on non insulin dependent diabetes. In: Lancet 1988/II, 1407–1411.

Lewis, E. J. / Hunsicker, L. G. / Bain, R. P. / Rohde, R. D.: The effect of angiotensin-converting-enzyme inhibition on diabetic nephropathy. In: New England Journal of Medicine 329 (1993), 1456–1462.

Mac Mahon, S. / Cutler, J. A. / Furberg, C. D. / Payne, G. H.: The effects of drug treatment for hypertension on morbidity and mortality from cardiovascular disease: a review of randomized controlled trials. In: Progress in Cardiovascular Diseases 29 (1986), (Supplement 1), 99–118.

Mancia, G. / Sega, R. / Milesi, C. / Cesana, G. / Zanchetti. A.: Blood-pressure control in the hypertensive population. In: Lancet 349 (1997), 454–457.

Mathiesen, E. R. / Borch-Johnsen, K. / Jensen, D. V. / Deckert, T.: Improved survival in patients with diabetic nephropathy. In: Diabetologia 32 (1989), 884–886.

Mayo, P. H. / Richman, J. / Harris, W.: Results of a program to reduce admissions for adult asthma. In: Annals of Internal Medicine 112 (1990), 864–871.

Mogensen, C. E.: Diabetic renal disease: The quest for normotension – and beyond. In: Diabetic Medicine 12 (1995), 756–769.

Mühlhauser, I. / Bruckner, I. / Berger, M. / Cheta, D. / Jörgens, V. / Ionescu, C. et al.: Evaluation of an intensified insulin treatment and teaching programme as routine managment of type 1 (insulin dependent) diabetes. In: Diabetologia 30 (1987), 681–690.

Mühlhauser, I. / Sawicki, P. T. / Didjurgeit, U. / Jörgens, V. / Berger, M.: Uncontrolled hypertension in type I diabetic patients: assessment of patients' desires about treatment and improvement of blood pressure control by a structured treatment and teaching programme. In: Diabetic Medicine 5 (1988), 693–698.

Mühlhauser, I. / Sulzer, M. / Berger, M.: Quality assessment of diabetes care according to the recommendations of the St. Vincent Declaration: a population based study in a rural area of Austria. In: Diabetologia 35 (1992), 884–886.

Mühlhauser, I. / Sawicki, P. T. / Didjurgeit, U. / Jörgens, V. / Trampisch, H. J. / Berger, M.: Evaluation of a structured treatment and teaching programme on hypertension in general practice. In: Clinical and Experimental Hypertension 15 (1993), 125–142.

Mühlhauser, I.: Verbesserung der Behandlungsqualität der chronischen Krankheiten Diabetes mellitus, arterielle Hypertonie und Asthma bronchiale durch strukturierte Therapie- und Schulungsprogramme. München 1994.

Mühlhauser, I. / Didjurgeit, U. / Sawicki, P. T.: Wie behandle ich meinen Bluthochdruck. Mainz [3]1997.

Parving, H. H. / Hommel, E.: Prognosis in diabetic nephropathy. In: British Medical Journal 299 (1989), 230–233.

Psaty, B. M. / Smith, N. L. et al.: Health outcomes associated with antihypertensie therapies used as first-line agents: a systematic review and meta-analysis. In: Journal of the American Medical Association 277 (1997), 739–745.

Sawicki, P. T. / Didjurgeit, U. / Mühlhauser, I. / Heinemann, L. / Berger, M.: Near-normotension and near-normoglycaemia in blind type 1 diabetic patients with overt diabetic nephropathy. In: Journal of Diabetic Complications 4 (1990), 179–183.

Sawicki, P. T. / Mühlhauser, I. / Didjurgeit, U. / Reimann, M. / Jörgens, V. / Bender, R. / Berger, M.: Strukturoptimierung der antihypertensiven Therapie – Langzeitergebnisse einer randomisierten prospektiven Studie in Arztpraxen. In: Deutsches Ärzteblatt 90 (1993a), A1736–1741.

Sawicki, P. T. / Mühlhauser, I. / Didjurgeit, U. / Berger, M.: Improvement of hypertension care by a structured treatment and teaching programme. In: Journal of Human Hypertension 7 (1993b), 571–573.

Sawicki, P. T. / Mühlhauser, I. / Didjurgeit, U. / Baumgartner, A. / Bender, R. / Berger, M.: Intensified antihypertensive therapy is associated with improved survival in type 1 diabetic patients with nephropathy. In: Journal of Hypertension 13 (1995a), 933–938.

Sawicki, P. T. / Mühlhauser, I. / Didjurgeit, U. / Reimann, M. / Bender, R. / Berger, M.: Mortality and morbidity in treated hypertensive type 2 diabetic patients with micro- or macroproteinuria. In: Diabetic Medicine 12 (1995b), 893–898.

Sawicki, P. T. (for the German Diabetes Teaching and Treatment Programmes Study Group): Stabilisation of glomerular filtration rate over two years in patients with diabetic nephropathy under intensified therapy regimes. In: Nephrology, Dialysis, Transplantation 12 (1997), 1890–1899.

Schäfers, R. F. / Mehnert, H. / Ritz, E. / Phillip, T. (für die Deutsche Liga zur Bekämpfung des hohen Blutdruckes e. V. und die Deutsche Diabetes-Gesellschaft): Empfehlungen für die Behandlung des Hochdrucks bei Diabetes. In: Diabetes und Stoffwechsel 3 (1994), 364–372.

Standl, E. / Stiegler, H. / Roth, R. / Schulz, K. / Lehmacher, W.: On the impact of hypertension on the prognosis of NIDDM: results of the Schwabing GP-Program. In: Diabetes & Metabolism 15 (1989), 352–358.

Starostina, E. G. / Antsiverov, M. / Galstyan, G. R. / Trautner, C. / Jörgens, V. / Bott, U. / Mühlhauser, I. / Berger, M. / Dedov, I.: Effectiveness and cost-benefit analysis of intensive treatment and teaching programmes for type 1 (insulin dependent) diabetes mellitus in Moscow – blood glucose versus urine glucose self-monitoring. In: Diabetologia 37 (1994), 170–176.

Stolte, K.: Die Behandlung zuckerkranker Kinder. In: Pro Medico 17 (1948), 181–184.

The Hypertension Detection and Follow-up Program Cooperative Research Group: Mortality findings for stepped-care and referred-care participants in the Hypertension Detection and Follow-up Program, stratified by other risk factors. In: Preventive Medicine 14 (1985), 312–335.

The Hypertension Detection and Follow-up Program Cooperative Research Group: Education level and 5-year all cause mortality in the Hypertension Detection and Follow-up Programm. In: Hypertension 9 (1987), 641–646.

The Hypertension in Diabetes Study Group: Hypertension in diabetes study: 1. Prevalence of hypertension in newly presenting type II diabetic patients and the association with risk factors for cardiovascular and diabetic complications. In: Journal of Hypertension 11 (1993a), 309–317.

The Hypertension in Diabetes Study Group: Hypertension in Diabetes Study: 2. Increased risk of cardiovascular complications in hypertensive type II diabetic patients. In: Journal of Hypertension 11 (1993b), 319–325.

Trocha, A. K. / Schmidtke, C. / Didjurgeit, U. / Mühlhauser, I. / Bender, R. / Berger, M. / Sawicki, P. T.: Intensified antihypertensive treatment in diabetic nephropathy: Mortality and morbidity results of a prospective controlled 10 years study. In: Journal of Hypertension 17 (1999), 1497–1503.

Anmerkungen

[1] Berger 1993; Bouchardat 1875; Joslin et al. 1922/23; Stolte 1948.

[2] Assal et al. 1985.

[3] Kronsbein et al. 1988; Mühlhauser et al. 1987.

[4] Berger / Mühlhauser 1985; Jörgens et al. 1993; Starostina et al. 1994.

[5] Mayo et al. 1990; Mühlhauser 1994.

[6] Andersen et al. 1983; Hasslacher et al. 1989.

[7] Standl et al. 1989; The Hypertension in Diabetes Study Group 1993a.

[8] Christlieb et al. 1981; The Hypertension in Diabetes Study Group 1993b.

[9] Gall et al. 1991; Herbert et al. 1988; Mac Mahon et al. 1986; Psaty et al. 1997.

[10] Sawicki et al. 1995a; Trocha 1999.

[11] Curb et al. 1996; The Hypertension Detection and Follow-up Program Cooperative Research Group 1985.

[12] Mühlhauser et al. 1992.

[13] Mancia et al. 1997; The Hypertension Detection and Follow-up Program Cooperative Research Group 1987.

[14] Mühlhauser et al. 1988.

[15] Mühlhauser et al. 1988.

[16] Mühlhauser 1994.

[17] Mühlhauser et al. 1997.

[18] Sawicki et al. 1993b.

[19] Mathiesen et al. 1989; Parving / Hommel 1989.

[20] Sawicki et al. 1995a; Trocha 1999.

[21] Trocha 1999.

[22] Lewis et al. 1993; Mogensen 1995; Parving / Hommel 1989.

[23] Sawicki 1997.

[24] Sawicki et al. 1990.

[25] Gall et al. 1991.

[26] Sawicki et al. 1995b.

[27] Kronsbein et al. 1988; Lewis et al. 1993; Mac Mahon et al. 1986; Mancia et al. 1997.

[28] Mühlhauser et al. 1993; Sawicki et al. 1993a.

[29] Mühlhauser et al. 1993.
[30] Sawicki et al. 1993a.
[31] Grüßer et al. 1995; Grüßer et al. 1996; Grüßer et al. 1997.
[32] Grüßer et al. 1997.
[33] Kolloch 1997.
[34] Schäfers et al. 1994.

Volkskrankheiten: Prognosen und Visionen aus politischer Sicht

Rolf Koschorrek

Wie sich die verschiedenen Volkskrankheiten, die wir heute kennen, im Einzelnen entwickeln werden, ist schwer vorhersehbar und insofern handelt es sich weitgehend um ein Thema, das die Zukunftsforscher beschäftigt. Aufgrund der gesicherten demografischen Daten steht es allerdings schon heute fest, dass es in unserer bis 2050 kontinuierlich älter werdenden Gesellschaft einen Zuwachs an altersbedingter Morbidität geben wird. Wir wissen schon heute, dass die häufigsten und bekanntesten Leiden der älter werdenden Menschen wie Krebs, Herz-Kreislauf-Erkrankungen sowie Stoffwechsel- und Demenzerkrankungen weiter zunehmen werden.

Unser Gesundheitssystem ist im internationalen Vergleich ganz eindeutig und nachweislich eines der besten. Es bietet einen umfassenden Leistungskatalog und fordert nur eine niedrige Selbstbeteiligung in Form von Zuzahlungen der Patienten. Es besteht Konsens, dass es unser Ziel und unsere Aufgabe ist, das qualitativ hohe Niveau der Gesundheitsversorgung in Deutschland zu erhalten. Beim Blick auf die demografische Entwicklung muss es andererseits jedem klar sein, dass die medizinischen Bedürfnisse und Anforderungen der älter werdenden Bürger auf dem gewohnt hohen Niveau von dem bisherigen System in den kommenden Jahrzehnten nicht mehr zu finanzieren sind. Das Zusammenspiel des medizinisch-technischen Fortschritts und des gleichzeitig stattfindenden demografischen Wandels verursacht unausweichlich einen immensen Kostendruck.

Doch über die Fragen einer Rationierung und Priorisierung der medizinischen Leistungen und der Versorgung wird bislang nur unter Fachleuten, Experten und Insidern gesprochen. So werden diese Fragen bei der Cadenabbia-Fachtagung der Konrad-Adenauer-Stiftung bereits seit einigen Jahren unter verschiedenen Aspekten thematisiert. Auf dem Ärztetag im Mai 2008 sprach Professor Jörg D. Hoppe, Präsident der Bundesärztekammer, das Thema öffentlich und vor einem großen Publikum an.[1] Er forderte die Politik auf, Entscheidungen in diesen Fragen zu treffen und die Verantwortung für eine Rationierung medizinischer Leistungen zu übernehmen, die es zwangsläufig in Deutschland ebenso wie in anderen Ländern geben werde. Doch das Thema war nur kurz in den Schlagzeilen bzw. den Berichten über den erwähnten Ärztetag und verhallte dann wieder, ohne eine gesamtgesellschaftliche Diskussion über die elementaren Fragen der zukünftigen medizinischen Versorgung in unserem Land angestoßen zu haben.

Der Hauptmangel der öffentlichen gesundheitspolitischen Diskussion in Deutschland besteht darin, dass uns die Bereitschaft fehlt, unser nicht mehr praktikables, nicht mehr transparentes und zur Stärkung der Eigenverantwortung gänzlich ungeeignetes System generell infrage zu stellen. Vielmehr wird der Erhalt unseres Systems über alles gestellt. Wer neue Strukturen entwirft und zur Diskussion stellt, wird reflexartig und vehement darauf verwiesen, auf welche Unvereinbarkeiten, sog. „no goes", die neuen Strukturen in unseren etablierten Regelungen stoßen. Die kleinsten Stellschrauben und ihre oft eher unklaren und unkalkulierbaren Wirkungen werden verteidigt und ihr Erhalt über alles gestellt. Neue Ansätze werden nicht erörtert, vor allem werden sie nicht als Anstoß für Neues genommen, sondern sie werden in Grund und Boden kritisiert und abgeschmettert.

Die Bereitschaft, die klaren und feststehenden Vorgaben der Demografie für das Jahr 2050 zu akzeptieren und die Konsequenz daraus zu ziehen, nämlich unser heutiges System infrage zu stellen und die erforderlichen Änderungen einzuleiten, scheitert heute allzu oft und so gut wie regelmäßig am Besitzstandsdenken und Beharrungsvermögen der Systembeteiligten und Regulatoren. Hinzu kommt, dass auch die Bevölkerung an dem bekannten System hängt und, trotz aller Kritik am Bestehenden, wenig Reformbereitschaft zeigt. Letztendlich bewegt sich die öffentliche Diskussion, genauer gesagt, „sie dreht sich" immer nur im bestehenden System und verweigert sich einem Neuansatz. Das Festhalten an den Mechanismen durch immer kleinere Regelkreise sowie die Neigung der Protagonisten, mit geradezu phänomenaler Detailkenntnis das System komplizierter zu machen, haben zur Folge, dass zu wenig Anstrengungen unternommen werden, über die akuten Probleme hinauszudenken. Die überkomplizierten Strukturen unserer Organisation der Gesundheit – insbesondere im Bereich der GKV – erfordern permanent erhebliche Anstrengungen, um die kleinen Regelkreise noch weiter zu diversifizieren. Und – das ist nicht unwesentlich – der Blick über den Tellerrand der Legislaturperioden erscheint nicht opportun. Das müssen wir ändern.

Es ist allerhöchste Zeit, dass wir uns als verantwortungsbewusste Gesundheitspolitiker intensiv damit beschäftigen, wie wir das künftige Gesundheitssystem gestalten, um das hohe Niveau der medizinischen Versorgung auch in den nächsten Jahrzehnten zu gewährleisten.

Unter den Politikern ist das Problem durchaus bewusst und es sind keineswegs allein die dem sogenannten und vermeintlichen „Neoliberalismus" zuzuordnenden Politiker, die den Bürgern künftig erheblich mehr Eigenverantwortung für ihre Gesundheit abfordern. So überraschte mein SPD-Kollege Eike Hovermann MdB[2] bei der Diskussion auf dem 7. Krankenhaustag im Jahr 2006 in Hamburg mit dem Plädoyer, dass wir endlich damit aufhören sollten, eine „unerreichbare Erwartungshaltung der gesetzlich Krankenversicherten zu schüren". Er fordert, dass wir eine ehrliche Debatte über die tatsächlich begrenzten Möglichkeiten der GKV führen und darüber nachdenken, dass künftig eine von der GKV getragene Grundversorgung gewährleistet wird, die der Einzelne durch den Abschluss zusätzlicher Versicherungspakete ergänzen kann. Bereits 1958 forderte der damalige Arbeitsminister Theodor Blank eine Reform der gesetzlichen Krankenversicherung, weil eine Entlastung der Krankenversicherung durch mehr Selbstbeteiligung erforderlich sei, um die Krankenkassenbeiträge auf ein volkswirtschaftlich verantwortliches Maß zu begrenzen. Auch der frühere Vorsitzende der CDA sowie der CDU-Sozialausschüsse Hermann-Josef Arentz[3] erkennt die Notwendigkeit von Reformen an, die nach seiner Auffassung z. B. auf dem 2003 von der Deutschen Bischofskonferenz postulierten Grundsatz „Solidarität braucht Eigenverantwortung"[4] beruhen könnten.

Nach meiner Meinung ist es mittlerweile eine unserer drängendsten Aufgaben und Pflichten, nicht nur zukunfts- und mehrheitsfähige Vorschläge und Modelle für ein neues, zukunftsfähiges Gesundheitssystem zu entwickeln, sondern diese auch in eine öffentliche und breite Diskussion zu tragen. Die Thematisierung und Erörterung dieser Fragen nach Leistungsbegrenzungen, Priorisierungen und Rationierungen, nach Eigenverantwortung und Kostenbeteiligung ist ganz bestimmt nicht populär. Aber wir dürfen uns den Fragen nicht länger verweigern, und wir müssen die Bürger offen mit der unangenehmen Wahrheit konfrontieren, dass die Mittel begrenzt sind, die für die umfangreicher und teurer werdenden medizinischen Bedürfnisse zur Verfügung stehen.

Die Ehrlichkeit gebietet es, klar und deutlich zu sagen, dass das Gesundheitswesen in Zukunft durch unsere Bevölkerungsentwicklung und durch den Fortschritt in allen Bereichen der Medizin trotz aller Sparbemühungen nicht auf dem heutigen Ausgabenniveau zu halten ist. Es wird teurer werden. Zugleich führt kein Weg daran vorbei, dass die Mittel, die uns für unser Gesundheitswesen zur Verfügung stehen, nicht unbegrenzt zu vermehren sind. Nach meiner Überzeugung sind die Ausweitung der Verpflichtung zur Prävention sowie die Einführung des Prinzips der Kostenerstattung mit einer prozentualen Selbstbeteiligung realistische und praktikable Optionen, um diese Dynamik unter Einbindung der Versicherten in den Griff zu bekommen.

Die Eigenverantwortung wird zunehmend eine wichtigere Rolle spielen. So steht es auch im Koalitionsvertrag, den CDU/CSU und SPD zu Beginn dieser Legislaturperiode vereinbart haben: „Nicht alles, was wünschenswert ist, wird der Staat zukünftig bereitstellen können. Dem Einzelnen wächst eine größere Eigenverantwortung zu. Diesen Übergang werden wir mit sozialem Augenmaß gestalten." An anderer Stelle heißt es in der Vereinbarung unter der Überschrift „Soziale Sicherheit verlässlich und gerecht gestalten": „Eigenverantwortung und Eigeninitiative müssen gestärkt werden, und Solidarität ist nicht nur innerhalb der einzelnen Generationen, sondern auch zwischen den Generationen gefordert."[5]

Es gehört zu den Grundüberzeugungen der Union über das gesellschaftliche Zusammenleben und die Aufgaben von Staat und Politik, dass der Einzelne, soweit es in seinen Kräften steht, für sich selbst verantwortlich ist. Darüber hinaus hat er einen Anspruch auf Solidarität und ist zugleich anderen zur Solidarität verpflichtet, so wie es in seinen Kräften steht. Dementsprechend steht fest, dass es im Gesundheitssystem auch künftig einen sozialen Ausgleich zwischen gesunden und kranken Menschen, zwischen Beziehern höherer und niedrigerer Einkommen sowie zwischen Alleinstehenden und Familien geben muss.

Eigenverantwortung bedeutet dabei nicht nur eine Beteiligung an den Kosten, eine Kostenübernahme durch den Einzelnen zur Entlastung des Solidarsystems. Es geht darüber hinaus ganz zentral um die Vermeidung von Krankheit und eine gesunde Lebensführung. Es besteht kein Zweifel darüber, dass die Prävention für die Erhaltung der Gesundheit in medizinischer Sicht wie zur Kostenbegrenzung in unserem Gesundheitssystem gleichermaßen sinnvoll ist. So heißt es schon in den Leitsätzen der 1. Hauptversammlung des Hartmannbundes 1950 in München: „Eine Entlastung für die Sozialversicherungsträger wird es bedeuten, wenn die vorbeugende Gesundheitspflege und die organisierte Bekämpfung der Volkskrankheiten unter Mitwirkung der Ärzteschaft ausgebaut werden."[6]

Die Versicherten der gesetzlichen Krankenversicherungen sind mündige und verantwortungsbewusste Bürger. Als solche sprechen wir sie seit Jahren an, wenn wir sie zu einer gesundheitsbewussten Lebensweise, zur Prävention und zur Teilnahme an Vorsorgeuntersuchungen aufrufen. Diese Appelle haben sehr guten Erfolg, wie die jährlich größer werdende Zahl von Teilnehmern an den Präventionsangeboten der GKV-Kassen zeigen. Es ist nur folgerichtig, wenn die Eigenverantwortung der Versicherten sich auch in Form einer Beteiligung an den Kosten ausdrückt. Nach meiner Überzeugung sind wir in dieser Hinsicht mit der Einführung von Wahltarifen im Rahmen des Gesetzes zur Stärkung des Wettbewerbs in der gesetzlichen Krankenversicherung (GKV/WSG) auf einem richtigen Weg, um die Eigenverantwortung der Versicherten zu stärken und sie aktiv in das Gesundheitssystem mit seinen Kosten und Leistungen einzubinden.

Die Einführung der Kostenerstattung anstelle des Sachleistungsprinzips wäre ein grundlegender Beitrag zu mehr

Transparenz in unserem Gesundheitssystem. Den gewünschten Steuerungseffekt auf die Ausgaben der gesetzlichen Krankenversicherung wird die Kostenerstattung allerdings nur in Kombination mit einer prozentualen, sozial
abgefederten Eigenbeteiligung bringen, die nach oben begrenzt ist, je nach dem finanziellen Leistungsvermögen
des Einzelnen.

Hinsichtlich der zu fordernden Prävention und gesundheitsbewussten Lebensführung wissen wir alle, dass Verbote und Vorschriften nur die erhoffte Wirkung haben,
wenn wir auch konsequent kontrollieren, ob sie eingehalten werden, und einen Verstoß mit Sanktionen und Strafen
verfolgen. Es besteht auch Einigkeit, dass wir keine allgegenwärtige Kontrolle durch den Staat wollen und unser
demokratischer Staat auch gar nicht in der Lage wäre, diese
Kontrollen durchzuführen.

Insofern kann es die Aufgabe und das Ziel des Staates nur
sein, alle Bürger zu verantwortungsbewussten Entscheidungen zugunsten ihrer Gesundheit zu befähigen. Eine, wenn
nicht sogar *die* entscheidende Voraussetzung dafür ist es,
dass unser System durchschaubar und verständlich wird.
Konkret bedeutet dies unter anderem, die Zahl der beteiligten Akteure und Institutionen ebenso wie die viel zu komplizierten Regelungen in unserem Gesundheitssystem drastisch zu straffen, zu reduzieren und so zu vereinfachen.

Darüber hinaus wird der Staat seine Bürger verstärkt
und wesentlich rigoroser als bisher zu einem gesundheitsbewussten Verhalten motivieren müssen. Die Mittel, die
uns zur Verfügung stehen, sind:
- Aufklärungskampagnen über gesundheitsförderliches
  und -schädigendes Verhalten, z. B. über den Nutzen von
  gesunder Ernährung, ausreichender Bewegung, Impfungen usw.,
- finanzielle Anreize für diejenigen, die Untersuchungen
  zur Vorsorge und Früherkennung in Anspruch nehmen,

– finanzielle Nachteile für diejenigen, die sich einer gesundheitsbewussten Lebensweise verweigern.

Anmerkungen

[1] Stenografischer Wortbericht des 111. Deutscher Ärztetag vom 20. bis 23.5.2008 in Ulm; „Gesundheitspolitische Leitsätze" („Ulmer Papier") des 111. Deutscher Ärztetages vom 20. bis 23.5.2008 in Ulm; *Neumann, Philipp:* „Ärztepräsident hält Rationierung für unvermeidbar". In: Die Welt vom 19.5.2008.

[2] 7. Hamburger Krankenhaustag am 8.6.2006 in Hamburg, Podiumsgespräch: „Gesundheitsreform – was plant die große Koalition?" mit Eike Hovermann, MdB, Dr. Rolf Koschorrek, MdB und Jürgen Abshoff, HKG; *Hovermann, Eike:* Viele Unwägbarkeiten, Zur aktuellen Diskussion um den Gesundheitsfonds. In: Gesellschaftspolitische Kommentare (gpk) 5/2008, 7f.

[3] *Arentz, Hermann-Josef:* Solidarität braucht Eigenverantwortung. Orientierungen für ein zukunftsfähiges Gesundheitssystem. In: Die politische Meinung. Monatszeitschrift zu Fragen der Zeit 48 (2003), Heft 406 [9/2003], 15–18.

[4] *Die Deutschen Bischöfe, Kommission für gesellschaftliche und soziale Fragen, Kommission für caritative Fragen:* Solidarität braucht Eigenverantwortung. Orientierungen für ein zukunftsfähiges Gesundheitssystem", hrsg. v. Sekretariat der Deutschen Bischofskonferenz, Mai 2003.

[5] Gemeinsam für Deutschland – mit Mut und Menschlichkeit. Koalitionsvertrag zwischen CDU, CSU und SPD vom 11.11.2005. II. Staatsfinanzen nachhaltig konsolidieren – Steuersystem zukunftsorientiert reformieren.

[6] Leitsätze des Verbandes der Ärzte Deutschlands (Hartmannbund) zur Gesundheitspolitik und Sozialversicherung, aufgestellt in der 1. Hauptversammlung des Hartmannbundes am 11./12.11.1950 in München.

Volkskrankheiten: Prognosen und Visionen aus ärztlicher Sicht

Rafael Rosch, Carsten J. Krones, Gerhard Steinau, Volker Schumpelick

Die demografische Entwicklung und ihre Konsequenzen für Morbidität, Krankheitskosten und Pflegebedarf sind offensichtlich und stellen eine große Herausforderung für die Gesundheitssysteme dar. Priorisierungen und eine finanzielle Mehrbelastung des Individuums scheinen in Zukunft unvermeidbar.

In der Abwendung von Versorgungsdefiziten gilt es gleichzeitig die Leistungserbringer und eine fortschrittliche und kosteneffiziente Medizin sowie Maßnahmen der Prävention zu fördern.

Die medizinischen Leistungen sind schon jetzt an eine hohe Morbidität angepasst: Aktuell sind ca. 40 % der operierten Patienten in Kliniken der Maximalversorgung über 60 Jahre alt, 60 % der 60-Jährigen und 80 % der 75-Jährigen weisen mindestens einen Risikofaktor auf. Der zunehmende Anteil an älteren und multimorbiden Patienten und die deutlich verkürzte stationäre Behandlungsdauer resultieren allerdings in einer extremen Leistungsverdichtung, die einen zunehmenden Bedarf an qualitativer ärztlicher Leistung mit sich bringt. Viele Ärzte empfinden jedoch die steigende Arbeitsbelastung und Bürokratisierung verbunden mit einer unzureichenden Vergütung als unattraktiv. Folgen sind eine Abwanderung in nichtärztliche Arbeitsmärkte, wie die Verwaltung oder die pharmazeutische und medizintechnische Industrie, und eine zwar nicht rasante, aber doch kontinuierliche Abwanderung ins Ausland – 2007 waren es 2439 von insgesamt 413.000 Ärztinnen und Ärzten. Beeinflusst wird die zukünftige ärztliche Versorgung darüber hinaus auch durch den demografischen Wandel innerhalb der Ärzteschaft. Das derzeitige Durchschnittsalter liegt für Krankenhausärzte bei 41 Jahren und für Vertragsärzte bei 51 Jahren – mit zunehmender Tendenz.

Ein weiterer Aspekt ist schließlich die zunehmende Feminisierung des Arztberufes: Bereits jetzt sind 41 % aller berufstätigen Ärzte Frauen, und im Jahr 2006 waren 56 % der Erstmeldungen bei den Ärztekammern Frauen. Die Zahl angestellter Ärztinnen nahm beispielsweise in Nordrhein-Westfalen von 1995 bis 2006 um 39,3 % zu. Berufliche Unterbrechungen durch Schwangerschaft oder Elternzeit oder die notwendige Teilzeitarbeit zur gewünschten Vereinbarkeit von Familie und Beruf führen de facto zu einem Minus an Patientenversorgung pro Arzt.

Die Prognose für die Pflege wird am Beispiel des Pflegebedarfs in der Pflegeversicherung offensichtlich. Für 2050 wird eine Verdopplung der Zahl der Pflegebedürftigen von 2 Millionen im Jahr 2000 auf 4,4 Millionen prognostiziert. Entsprechend der Abnahme der Gesamtbevölkerung steigt dann der relative Anteil sogar um 161 %, d. h. jeder 16. Einwohner ist pflegebedürftig! Daraus ergibt sich ein größerer Bedarf an Pflegeeinrichtungen und Pflegepersonal in der Pflegeversicherung.

Verschiedene Kompensationsmöglichkeiten sind denkbar, um auch 2050 eine ausreichende und professionelle ärztliche und pflegerische Versorgung zu gewährleisten: Durch eine adäquate Vergütung ärztlicher und pflegerischer Leistung wird die Attraktivität der Berufe gestärkt. Die Berufszufriedenheit kann weiter verbessert werden durch eine Entbürokratisierung und die Delegation nichtärztlicher Aufgaben an nichtärztliches Assistenzpersonal bzw. neu zu schaffende Berufe. Zusätzlich könnten vorhandene Ressourcen besser ausgeschöpft werden. Möglichkeiten böten die Ermöglichung der freiwilligen Verlängerung der ärztlichen Tätigkeit und die optimierte Wiedereingliederung von Frauen durch flexible Arbeitszeitmodelle inklusive der Kinderbetreuung. Jedoch ist nicht vorhersehbar, inwieweit Ärztinnen und Ärzte unter den jetzigen Bedingungen von diesen Möglichkeiten Gebrauch machen würden.

Möglichkeiten, um einen Pflegenotstand innerhalb der Pflegeversicherung abzuwenden, sind die Stärkung der ambulanten und mobilen Pflege und verbesserte Bedingungen zur Pflege von Angehörigen. Ein Signal ist hierbei beispielsweise die Einrichtung der „Pflegezeit" naher Angehöriger im aktuellen Pflegezeitgesetz. Unterstützend wirkt die Entwicklung seniorengerechter Techniken im häuslichen Alltag.

Der medizinische Fortschritt und das Potenzial einer kosteneffizienteren Medizin bleiben in Vorausberechnungen häufig unberücksichtigt. Das Ziel ist dabei neben der Vermeidung und effektiven Heilung von Krankheiten die Vermeidung von Pflegebedürftigkeit. Beispiele für eine fortschrittliche und kosteneffiziente Medizin sind die minimal-invasive Chirurgie und die sogenannte „Fast track"-Chirurgie, die eine Verkürzung der stationären Verweildauer ermöglicht haben: So sank die durchschnittliche stationäre Verweildauer von 10,6 Tagen im Jahr 1996 auf 8,5 Tage im Jahr 2006, und die Prognose für das Jahr 2050 beläuft sich auf 3,8 Tage.

Entwicklungen in der Medizintechnik und Telemedizin unterstützen durch Vernetzung eine effizientere flächendeckende Versorgung. Durch Fortschritte der Molekularbiologie und Biomedizin könnten neue Medikamente und „maßgeschneiderte" Therapien für Krebs, Osteoporose und die koronare Herzkrankheit die Gesundheitsspanne während der Lebensspanne verlängern. Erwähnt werden sollen hier beispielhaft die „Bluthochdruckimpfung", die „targeted therapy" gegen Krebserkrankungen oder die Visionen in der Stammzelltransplantation.

Zweifellos spielen in gesundheitsökonomischer Sicht die Prävention und die präventive Medizin eine herausragende Rolle. Neben Erziehung und Aufklärung über gesundheitsbewusste Ernährung und gesundheitsbewusstes Verhalten, gilt es die Kinder- und Jugendgesundheit zu fördern. Unterstützend wirken Anreize durch Bonussysteme oder geförderte Behandlungsprogramme. Die präventive Chirurgie, wie die Adipositas-Chirurgie oder die Chirurgie der Halsschlagader zur Schlaganfallprophylaxe, können helfen, kostenintensive Volkskrankheiten zu vermeiden.

Zusammenfassend wird es mit der Stärkung der Leistungserbringer, des effizienten medizinischen Fortschritts und der Prävention gelingen, eine flächendeckende und qualitativ hochwertige medizinische Versorgung für alle auch in Zukunft zu gewährleisten.

Literatur

Beske, Fritz / Becker, Ekkehard / Katalinic, Alexander / Krauss, Christian / Pritzkuleit, Ron (Hrsg.): Gesundheitsversorgung 2050. Kiel 2007.

Gesundheitsberichterstattung des Bundes: Gesundheit in Deutschland, 2006 [http:// www.gbe-bund.de].

Meichsner, Irene: Gesundheit – Wie geht es uns denn morgen. Zeit online 5/2006 [http://www.zeit.de/zeit-wissen/2006/05/Serie_2050_Gesundheit.xml].

Misselwitz, Christian Foerch Bjoern / Sitzer, Matthias / Steinmetz, Helmuth / Neumann-Haefelin, Tobias: Die Schlaganfallzahlen bis zum Jahr 2050. In: Deutsches Ärzteblatt 105 (2008), 467–473.

Novotny, Ulrike: Innovationen gestalten den demographischen Wandel. In: Deutsche Zeitschrift für klinische Forschung 10/1–2 (2006), 18–22.

Schnabel, Reinhold: Zukunft der Pflege. Studie im Auftrag der Initiative Neue Soziale Marktwirtschaft, Universität Duisburg-Essen und Zentrum für Europäische Wirtschaftsforschung, 2.5.2007.

Statistisches Bundesamt: Pflegebericht 2005. Wiesbaden 2007.IV.
Volkskrankheiten konkret

Zunahme der Lebenserwartung: Größenordnung, Determinanten und Perspektiven[1]

Stephan K. Weiland †, Kilian Rapp, Jochen Klenk, Ulrich Keil

Die durchschnittliche Lebenserwartung in Deutschland steigt seit vielen Jahren in einer bemerkenswerten Größenordnung. Lag 1980 in den alten Bundesländern die Lebenserwartung von Männern zum Zeitpunkt der Geburt noch bei 69,9 Jahren, so waren es im Jahr 2002 bereits 75,6 Jahre (Grafik 1). Innerhalb von 22 Jahren betrug die Zunahme also 5,7 Jahre. Dies entspricht einem Anstieg von 2,6 Lebensjahren pro Dekade. Bei den Frauen war der Anstieg mit 4,6 Jahren nur wenig geringer und erreichte im Jahr 2002 eine Lebenserwartung von 81,3 Jahren.[2]

Der Unterschied in der Lebenserwartung von Männern und Frauen beträgt derzeit fast sechs Jahre. So große Differenzen zwischen den Geschlechtern sind zwar typisch für hoch entwickelte Industriestaaten, aber keineswegs biologisch zwingend, sondern wahrscheinlich zu großen Teilen auf Unterschiede in Lebensführung und Lebensbedingungen zurückzuführen. Die Differenz in der Lebenserwartung zwischen den Geschlechtern entwickelte sich in Deutschland, ähnlich wie in anderen Industrieländern, relativ rasch in der Mitte des 20. Jahrhunderts. 1925 betrug der Unterschied noch 2,9 Jahre, 1978 waren es 6,7 Jahre.[3] Die Gründe für diese drastische Entwicklung sind bislang nicht gut verstanden.[4] Die bei den Männern früher einsetzende Epidemie des Rauchens spielt dabei sicherlich eine wesentliche Rolle, kann aber die Differenz allein nicht erklären. In den vergangenen drei Jahrzehnten hat sich der Abstand wieder etwas reduziert (Grafik 1).

Ein anderes, überaus interessantes Phänomen des vergangenen Jahrzehnts in Deutschland ist, dass sich die rasche Annäherung der Lebensverhältnisse in den alten und neuen Bundesländern auch deutlich in der Lebenserwartung niederschlug (Grafik 1). Betrug der Unterschied 1990 – dem Jahr der Wiedervereinigung – für Männer 3,5 Jahre und für Frauen 2,8 Jahre, waren es 1997 – als das Statistische Bundesamt die getrennte Darstellung beendete – nur noch 2,0 Jahre für Männer und 1,0 Jahr für Frauen. In den neuen Bundesländern ist also innerhalb von nur sieben Jahren die Lebenserwartung bei Frauen und Männern um 3,2 Jahre gestiegen.

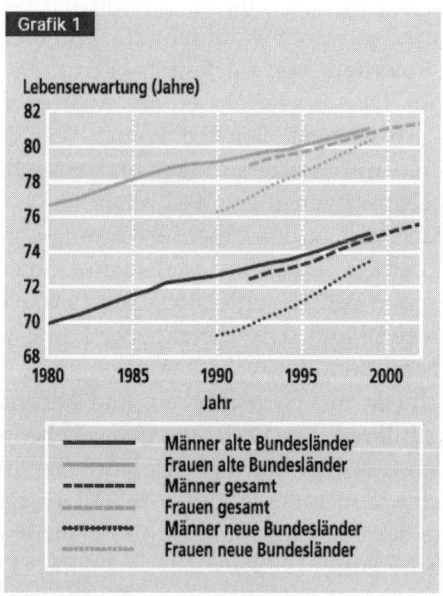

Grafik 1: Entwicklung der durchschnittlichen Lebenserwartung von Männern und Frauen in Deutschland 1980–2002

Folgende Fragestellungen sollen in diesem Beitrag untersucht werden:

– Welche Beiträge leisteten verschiedene Krankheitsgruppen zur gestiegenen Lebenserwartung?
– Wie sind die Perspektiven für eine weitere Steigerung der Lebenserwartung?

Beiträge verschiedener Krankheitsgruppen

Bei welchen Erkrankungen die Erfolge erzielt wurden, die letztlich zur Zunahme der durchschnittlichen Lebenserwartung zwischen 1980 und 2002 führten, wurde anhand der offiziellen Todesursachenstatistiken[5] mit einer von Pollard entwickelten Methode berechnet.[6] Mit diesem Verfahren können Veränderungen der altersspezifischen Mortalitätsraten aufgrund definierter Gruppen von Todesursachen im Beobachtungszeitraum analysiert und deren zeitlicher Beitrag zur veränderten Lebenserwartung abgeschätzt werden.

Die Grafiken 2 und 3 zeigen, dass in den alten Bundesländern sowohl bei Männern (2,6 von 5,8 Jahren) als auch bei Frauen (2,2 von 4,6 Jahren) der größte Beitrag zur gestiegenen Lebenserwartung auf eine deutliche Reduktion der altersspezifischen Mortalität an Herz-Kreislauf-Erkrankungen zurückgeht. Hier konnten also große Erfolge erzielt werden. Der Rückgang der Mortalität an ischämischen Herzkrankheiten (ICD-10: I20–I25) war bei Männern stärker ausgeprägt als bei Frauen, die Erfolge bei den zerebrovaskulären Erkrankungen (ICD-10: I60–I69) waren hingegen bei beiden Geschlechtern ähnlich.

Deutlich geringer sind die Fortschritte bei den bösartigen Neubildungen. Der Beitrag dieser Krankheitsgruppe war bei Männern und Frauen mit jeweils 0,6 Jahren wesentlich niedriger als der der Herz-Kreislauf-Erkrankungen. Eindrucksvoll ist der Gegensatz zwischen den Geschlechtern in Bezug auf den Lungenkrebs. Während bei den Männern eine deutliche Steigerung der Lebenserwartung durch eine verminderte Mortalität aufgrund von Lungenkrebs beobachtet wurde, führte bei den Frauen die gestiegene Mortalität durch Lungenkrebs zu Einbußen bei der Lebenserwartung.

Der größte Effekt bei den bösartigen Neubildungen ist jedoch sowohl bei Männern als auch bei Frauen auf eine Abnahme der Sterblichkeit an Magenkrebs zurückzuführen. Dieser Rückgang ist im Wesentlichen durch eine seit Jahren sinkende Neuerkrankungsrate (Inzidenz) bedingt.

Die dritte wichtige Kategorie bilden die Todesfälle durch äußere Ursachen (ICD-10 V01–Y98). Ihr Beitrag betrug bei den Männern fast ein Jahr, davon gehen etwa sechs Monate auf eine Reduktion tödlicher Verkehrsunfälle zurück. Der Anteil sinkender perinataler Mortalität hat gegenüber früheren Jahrzehnten an Bedeutung verloren. Die Reduktion der Mortalität an respiratorischen Erkrankungen leistete insbesondere bei den Männern einen erheblichen Beitrag. Die relative Bedeutung der genannten Krankheitsgruppen für die Steigerung der Lebenserwartung in Deutschland ähnelt den Daten, die für die USA publiziert wurden.[7]

Eine todesursachenspezifische Analyse der besonders schnell steigenden Lebenserwartung in den neuen Bundesländern (1990–1997) zeigte, dass hierfür noch stärker als bei den Veränderungen in den alten Bundesländern eine Reduktion der Mortalität an Herz-Kreislauf-Erkrankungen – 1,7 Jahre bei Männern und 1,9 Jahre bei Frauen – verantwortlich war. Auch der Beitrag von Krankheiten des Respirationstraktes (0,35 beziehungsweise 0,23 Jahre) und der Mortalität durch äußere Ursachen (0,47 beziehungsweise 0,36 Jahre) war im Vergleich zu anderen Todesursachen stärker ausgeprägt als in den alten Bundesländern. Ein Zugewinn an Lebenserwartung durch eine Abnahme bösartiger Neubildungen wurde hingegen nicht beobachtet. Ihr

Beitrag reduzierte sogar leicht (< 1 Monat) den Anstieg der Lebenserwartung bei Männern und Frauen.

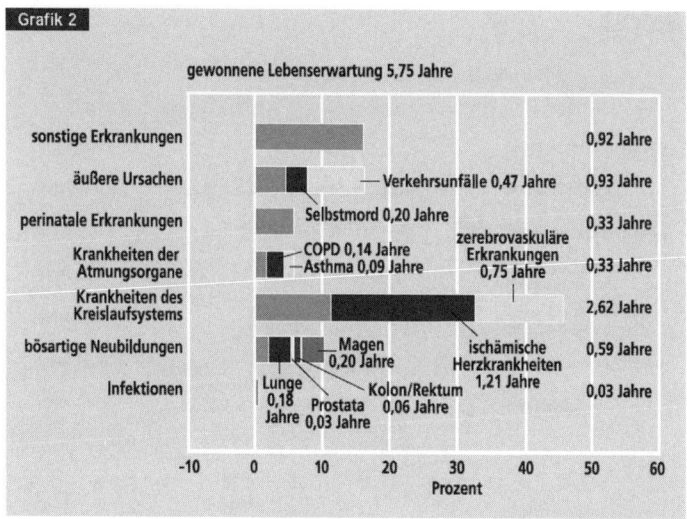

Grafik 2: Beitrag verschiedener Krankheitsgruppen zur Zunahme der durchschnittlichen Lebenserwartung bei Männern 1980–2002

Die Steigerung der Lebenserwartung nach der industriellen Revolution gelang zunächst durch eine Senkung der Mortalität in den jüngeren Altersgruppen, nicht zuletzt durch eine Verminderung der Säuglingssterblichkeit. Zwischen 1980 und 2002 ging jedoch ein großer Teil der Gewinne auf ältere Altersgruppen zurück. Altersspezifische Abnahmen der Sterblichkeit in der Gruppe der 60- bis 79-Jährigen führten zu einer Zunahme der durchschnittlichen Lebenserwartung von 2,4 Jahren bei Männern und von 1,9 Jahren bei Frauen.

In der Gesamtbevölkerung sind Herz-Kreislauf-Erkrankungen zwar noch immer die häufigste Todesursache, bis zur Altersgruppe 65 bis 69 Jahre überwiegen jedoch heute Todesfälle durch Krebserkrankungen.

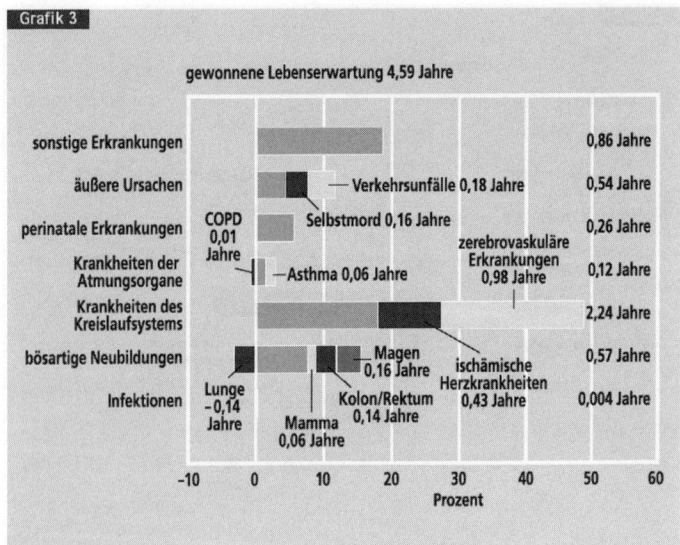

Grafik 3: Beitrag verschiedener Krankheitsgruppen zur Zunahme der durchschnittlichen Lebenserwartung bei Frauen 1980–2002

Perspektiven für eine weitere Steigerung

Internationaler Kontext

Um die Frage zu beantworten, wie lange die Lebenserwartung weiter steigen wird, ist ein Blick über die Landesgrenzen hilfreich. 2002 berichteten Oeppen und Vaupel in der Zeitschrift *Science* über ein außerordentlich interessantes Phänomen.[8] Sie hatten weltweit Veränderungen der Lebenserwartung über einen Zeitraum von 160 Jahren (seit

1840) betrachtet und in einer Grafik über die Jahre hinweg immer das Land mit der jeweils höchsten Lebenserwartung eingetragen (Grafik 4). Bemerkenswert ist die Tatsache, dass die Lebenserwartung, von wenigen Jahren abgesehen, über den gesamten Zeitraum konstant und nahezu linear anstieg. Dabei ist zu berücksichtigen, dass die Länder, die jeweils an der Spitze liegen, häufig wechseln. Es gibt jedoch durchaus Länder, die öfter vorkommen, wie beispielsweise Norwegen und Neuseeland.

Der Anstieg der Lebenserwartung begann also schon lange vor der Entwicklung der „modernen" Medizin, und interessanterweise fanden große Durchbrüche der „modernen" Medizin in der Grafik keinen markanten Niederschlag. Die Kurve zeigt, dass unter optimaler Ausnutzung der jeweils gegebenen wirtschaftlichen, politischen und sozialen Umstände die Lebenserwartung um etwa 2,3 Jahre pro Dekade anstieg.

Die Autoren haben ihrer Arbeit den Titel „The broken limits of life expectancy" gegeben. Sie demonstrierten, dass in den vergangenen Jahrzehnten ein weiterer Anstieg der Lebenserwartung von Experten immer wieder für unwahrscheinlich gehalten wurde und es dann aber doch meist nur wenige Jahre dauerte, bis die für möglich gehaltenen Prognosen von der Realität übertroffen wurden.

Die Lebenserwartung in Deutschland hat sich in den vergangenen 100 Jahren stark an die internationalen Spitzenwerte angenähert (Grafik 4). Dennoch gibt es ein nicht geringes Potenzial für weitere Verbesserungen. Tabelle 1 zeigt, dass Deutschland im Jahre 2002 im europäischen Vergleich keineswegs einen Spitzenplatz belegte.[9] Spitzenreiter bei den Männern war Island mit einer Lebenserwartung von 78,4 Jahren und bei den Frauen Frankreich mit 83,5 Jahren.

In den vergangenen Jahrzehnten nahm die Lebenserwartung in vielen, aber nicht allen europäischen Ländern zu.

In einigen Staaten Osteuropas kam es zu teilweise starken Rückgängen. Diese werden stärker im Zusammenhang mit Veränderungen von Lebensbedingungen und Verhaltensweisen als mit Verschlechterungen bei der medizinischen Versorgung gesehen.[10] Negative Veränderungen der Lebensbedingungen innerhalb einzelner Länder können offenbar sehr rasch zu deutlichen Reduktionen in der Lebenserwartung führen, wie sie derzeit auch in mehreren Ländern außerhalb Europas, zum Beispiel in Afrika und Asien, beobachtet werden.[11] Diese Beispiele zeigen, dass sich der weltweit beobachtete Anstieg in den Ländern mit der jeweils höchsten Lebenserwartung keineswegs in allen Staaten wiederfindet. Entscheidend sind die Bedingungen in den jeweiligen Ländern.

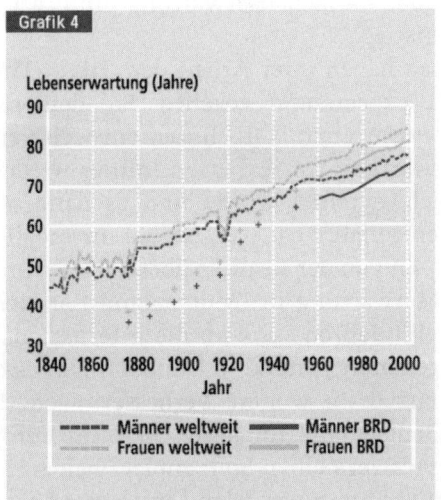

Grafik 4: Entwicklung der Lebenserwartung weltweit (d. h. in den Ländern mit der jeweils höchsten Lebenserwartung [Oeppen / Vaupel 2002]) und in Deutschland 1840–2002 (+ nur für diese Jahre waren Angaben für Deutschland verfügbar)

Tabelle 1: Durchschnittliche Lebenserwartung

Tabelle			
Durchschnittliche Lebenserwartung zum Zeitpunkt der Geburt (2002) in ausgewählten europäischen Ländern (7)			
Land	**Männer**	**Land**	**Frauen**
Island	78,4	Frankreich	83,5
Schweden	78,0	Spanien	83,0
Italien	76,8	Schweden	82,6
Österreich	76,4	Italien	82,5
Spanien	76,1	Österreich	82,2
Frankreich	75,9	Island	81,8
Großbritannien	75,8	Deutschland	81,6
Deutschland	75,6	Großbritannien	80,5
Tschechische Republik	72,4	Tschechische Republik	79,0
Polen	70,6	Polen	78,7

Potenzielle Determinanten

Die Erfolge bei den Herz-Kreislauf-Erkrankungen waren in Deutschland in den vergangenen zwei Jahrzehnten beeindruckend. Sie wurden sowohl durch Verbesserungen der medizinischen Versorgung in den Krankenhäusern als auch durch Erfolge bei der primären und sekundären Prävention der Risikofaktoren erreicht.[12] Dennoch ist das Potenzial für eine weitere Reduktion der Mortalität keineswegs ausgeschöpft.[13]

Die Prävalenz der kardiovaskulären Risikofaktoren in Deutschland ist nach wie vor sehr hoch.[14] In der MONICA-Kohortenstudie Augsburg konnten über 65 % der beobachteten Myokardinfarkte durch die „klassischen Risikofaktoren" Rauchen, Hypertonie und Hypercholesterinämie erklärt werden.[15]

Auch die Versorgung von Patienten mit gesicherter koronarer Herzkrankheit ist nicht optimal. Die EUROASPIRE-

Studie legte dar, dass durchschnittlich 19 Monate nach der Diagnose einer koronaren Herzkrankheit bei mehr als 60 % der Patienten noch immer mindestens zwei Risikofaktoren nachweisbar waren.[16] Im zeitlichen Vergleich – 1995/1996 versus 1999/2000 – zeigte sich zwar eine Abnahme der Hypercholesterinämie um 20 %, die Häufigkeit von Hypertonie und Adipositas war jedoch angestiegen. ACE-Hemmer, Betablocker, Lipidsenker und insbesondere Statine wurden zum Zeitpunkt der zweiten Studie öfter eingesetzt.

Insgesamt war die Sekundärprävention der koronaren Herzkrankheit (wie in den meisten an der internationalen Studie teilnehmenden Zentren) unzureichend.[17] Im Bereich der primären und sekundären Prävention von Herz-Kreislauf-Krankheiten besteht also noch ein großes Potenzial für weitere Verbesserungen.

Der Beitrag der Krebserkrankungen zur Erhöhung der Lebenserwartung fällt im Vergleich zu dem der Herz-Kreislauf-Erkrankungen gering aus. In den vergangenen fünf bis zehn Jahren zeigte sich jedoch eine Tendenz zu steigenden Beiträgen. Zweifellos wurden bei bestimmten Tumorerkrankungen, wie beispielsweise bösartigen Neubildungen im Kindesalter, durch neue Therapien große Erfolge erzielt.[18] Dennoch sind die Fortschritte beim Kampf gegen die bösartigen Neubildungen trotz enormer Anstrengungen, insbesondere auch bei der klinischen Versorgung, enttäuschend.

In den USA ist ebenfalls nur eine geringe Abnahme der Krebsmortalität beobachtet worden. Als Konsequenz wurde eine stärkere Förderung der Präventionsforschung und eine bessere Umsetzung der Erkenntnisse aus Präventionsstudien gefordert.[19] Auch in Deutschland fällt auf, dass ein beträchtlicher Teil der bei den Krebserkrankungen gewonnenen Lebenserwartung durch eine sinkende Inzidenz von Tumoren – wie zum Beispiel Lungenkrebs bei Männern bzw. Magenkrebs bei Männern und Frauen –, also durch Krankheitsprävention, erreicht wurde.

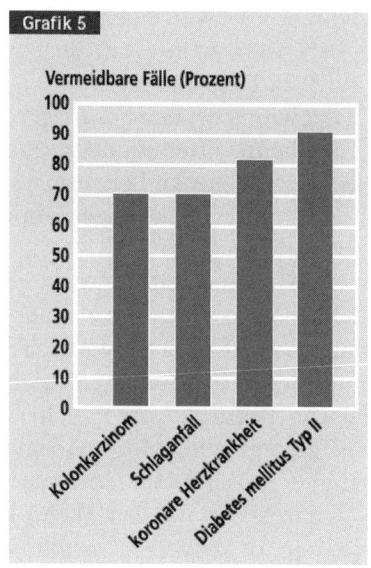

Grafik 5

Vermeidbare Fälle (Prozent)

Grafik 5: Geschätzte Anteile der Erkrankungen an Kolonkarzinom, Schlaganfall, koronarer Herzkrankheit und Diabetes mellitus Typ II, die potenziell durch Änderungen bei den Lebensgewohnheiten vermeidbar wären (nach: Willett 2002; mit freundlicher Genehmigung von *Science*, Washington/USA)

Es ist davon auszugehen, dass die Erfolge bei der Bekämpfung von Krebserkrankungen in den nächsten Jahren zunehmen werden. Dabei kommt (neben der weiteren Verbesserung der Therapien) der Prävention eine große Bedeutung zu. Dass gegen das Rauchen, das in Deutschland für etwa 20 % der Krebserkrankungen[20] verantwortlich ist und dessen kanzerogene Wirkung seit mehr als 50 Jahren bekannt ist, nicht entschlossener vorgegangen wird, ist ein gesundheitspolitisches Desaster.

Welche Bedeutung das Rauchen hat, lässt sich gut daran demonstrieren, dass bei den Männern, die heute weniger rauchen als vor Jahren, eine verringerte Mortalität durch Lungenkrebs die Lebenserwartung um fast zwei Monate verlängert hat (Grafik 2). Dies entspricht etwa einem Drittel des gesamten Zugewinns bei den bösartigen Neubildungen. Bei Frauen, die heute öfter rauchen, ging hingegen etwa ein Drittel des Zugewinns an Lebenserwartung durch andere Tumoren aufgrund von häufiger vorkommenden Lungenkarzinomen verloren (Grafik 3).

Rauchen ist in Deutschland seit vielen Jahren der wichtigste vermeidbare Risikofaktor und für mehr als 100.000 vorzeitige Todesfälle pro Jahr verantwortlich.[21] Für einen erfolgreichen Kampf gegen das Rauchen (nicht gegen die Raucher – der falsche Begriff „Anti-Raucher-Kampagne" hat für viel Unheil gesorgt und sollte verschwinden) sind viele gesellschaftliche Kräfte nötig. International wurde auf diesem Gebiet durch die von der WHO koordinierte Framework Convention for Tobacco Control[22] viel erreicht. Für Deutschland wird es wichtig sein, dass die Konvention auch tatsächlich konsequent umgesetzt wird.[23]

Künftig werden die genetische und die molekulare Forschung eine wichtige Rolle spielen. Allzu enthusiastische Erwartungen an die Ergebnisse dieser Forschung für die Prävention und Heilung von Krankheiten bergen jedoch die Gefahr, dass die Prioritäten für die Gesundheitsforschung und -förderung verzerrt werden.[24] Die wichtigen chronischen Erkrankungen werden in der Regel durch ein komplexes Zusammenspiel von genetischen Faktoren und von Umweltfaktoren – wie zum Beispiel Fehlernährung, mangelnde körperliche Aktivität, Übergewicht, Rauchen und Alkohol – verursacht. Die epidemiologische Forschung hat in den vergangenen 50 Jahren erhebliche Fortschritte bei der Suche nach Krankheitsursachen gebracht. So kann heute bei vielen wichtigen Erkrankungen ein großer Teil der Inzidenz auf Risikofaktoren zurückgeführt werden, die potenziell modifizierbar und damit der Prävention zugänglich sind (Grafik 5).

Die Bedeutung ausgewählter Risikofaktoren für die Länder in Westeuropa ist von der Weltgesundheitsorganisation berechnet worden.[25] Entsprechende Daten für Deutschland allein sind allerdings nicht verfügbar. Grafik 6 zeigt, dass für Männer das Rauchen der mit Abstand wichtigste Risikofaktor ist, gefolgt von Hypertonie und Hypercholesterinämie. Danach folgen Übergewicht, mangelnde körperliche Bewegung, zu geringer Verzehr von Obst oder Gemüse und Alkoholkonsum. Die Bedeutung von Außenluftverschmutzung, physikalisch-chemischen Expositionen am Arbeitsplatz und illegalen Drogen ist geringer. Das Bild bei den Frauen ist ähnlich, mit Ausnahme des Tabak- und Alkoholkonsums.

Die Faktoren Übergewicht, Fehlernährung und mangelnde Bewegung gewinnen zunehmend an Bedeutung. In den USA lag im Jahr 2000 die Zahl der durch diese Faktoren verursachten Todesfälle (365.000) nur noch knapp hinter der, die auf das Rauchen (435.000) zurückgeführt wurde.[26] Mittlerweile gibt es sogar Befürchtungen, dass die Epidemie des Übergewichts in den USA einen weiteren Anstieg der Lebenserwartung verhindern könnte.[27]

In Deutschland ist die Bedeutung des Übergewichts noch nicht so groß wie in Amerika, aber auch hier hat die Häufigkeit von Übergewicht bei Kindern, Jugendlichen und Erwachsenen in den vergangenen Jahren stark zugenommen.[28] Die Entwicklung von wirksamen Präventionskonzepten zur Eindämmung der Übergewichtsepidemie ist für die kommenden Jahre immens wichtig.

Schließlich tragen gesellschaftliche und soziale Determinanten ganz wesentlich zur Inzidenz und zum Verlauf von Krankheiten bei.[29] Faktoren wie Ausbildung, Einkommen, Berufsstatus, Mangel an sozialem Rückhalt sowie psychosoziale Belastungen am Arbeitsplatz und in der Familie haben einen wichtigen Einfluss auf Morbidität und Mortalität. Ein weiteres Beispiel für die Bedeutung gesellschaftlicher Faktoren ist der Rückgang der Todesfälle durch Verkehrsunfälle, der bei den Männern fast ein halbes Jahr zur gewonnenen Lebenserwartung beigetragen hat.

Nicht unerwähnt bleiben sollte jedoch, dass trotz gestiegener durchschnittlicher Lebenserwartung auch im Jahr 2002 noch fast jeder fünfte Mann (18,4 %) und fast jede zehnte Frau (9,6 %) vor dem Erreichen des 65. Lebensjahres starben.[30]

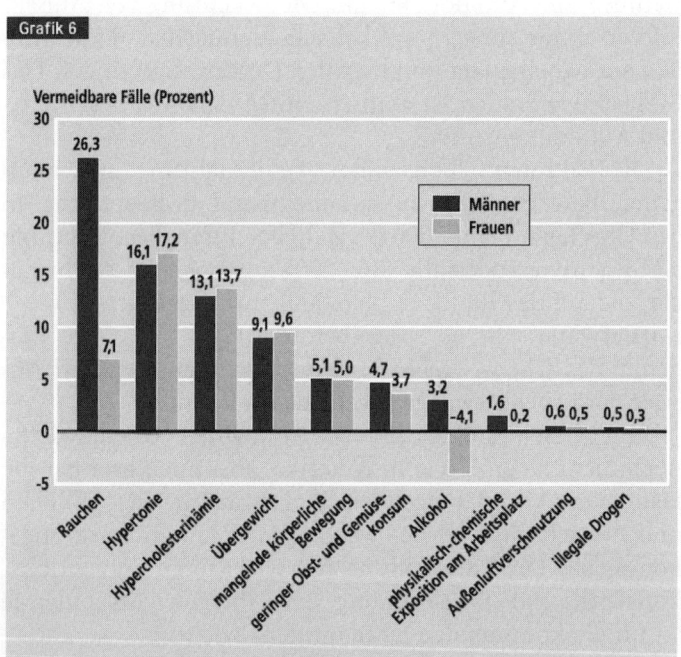

Grafik 6: Anteile der Todesfälle, die in westeuropäischen Ländern auf bestimmte Risikofaktoren zurückgeführt werden:[31] Die Grafik zeigt Einzelschätzungen für die jeweiligen Risikofaktoren. Da diese teilweise durch andere Risikofaktoren oder mit diesen gemeinsam wirken, liegt der Beitrag von Gruppen von Risikofaktoren in der Regel unterhalb der Summe der Einzelschätzungen.

Ausblick

Seit Beginn der industriellen Revolution ist die Spitzen-
lebenserwartung weltweit relativ konstant um etwa 2,3
Jahre pro Dekade gestiegen. In den Ländern mit den jeweils
optimalen gesellschaftlichen und medizinischen Bedingungen wird die Lebenserwartung vermutlich auch weiterhin rasch zunehmen. Deutschland ist aufgefordert, alle Anstrengungen zu unternehmen, um an diese internationale
Entwicklung Anschluss zu halten. Hierzu sind neben Verbesserungen der Patientenversorgung Fortschritte bei der
Prävention von überragender Bedeutung. Wenn diese gelingen, sind die Aussichten auf ein zunehmend längeres Leben für die Menschen in Deutschland ausgezeichnet.

Literatur

Bailar, J. C. (3rd) / Gornik, H. L.: Cancer undefeated. In: New England Journal of Medicine 336 (1997), 1569–1574.

Bobak, M. / Marmot, M.: East-West mortality divide and its potential explanations: proposed research agenda. In: British Medical
Journal 312 (1996), 421–425.

Brenner, H.: Long-term survival rates of cancer patients achieved
by the end of the 20th century: a period analysis. In: Lancet 360
(2002), 1131–1135.

Deutsches Krebsforschungszentrum: Gesundheit fördern – Tabak-
konsum verringern: Handlungsempfehlungen für eine wirksame Tabakkontrollpolitik in Deutschland. Heidelberg 2002.

EUROASPIRE I and II Group: Clinical reality of coronary prevention guidelines: a comparison of EUROASPIRE I and II in nine
countries. In: Lancet 357 (2001), 995–1001.

*Ezzati, M. / Lopez, A. D. / Rodgers, A. / Hoorn, S. V. / Murray,
C. J. L:* Selected major risk factors and global and regional burden of disease. In: Lancet 360 (2002), 1347–1360.

Heidrich, J. / Liese, A. D. / Kalic, M. et al.: Sekundärprävention der
koronaren Herzkrankheit. Ergebnisse der EuroASPIRE I- und II-
Studien in der Region Münster. In: Deutsche medizinische Wochenschrift 127 (2002), 667–672.

Helmert, U. / Strube, H.: Die Entwicklung der Adipositas in Deutschland im Zeitraum von 1985 bis 2002. In: Gesundheitswesen 66 (2004), 409–415.

Keil, U. / Liese, A. D. / Hense, H. W. et al.: Classical risk factors and their impact on incident non-fatal and fatal myocardial infarction and all-cause mortality in southern Germany. In: European Heart Journal 8 (1998), 1197–1207.

Kuulasmaa, K. / Tunstall-Pedoe, H. / Dobson, A. et al.: Estimation of contribution of changes in classic risk factors to trends in coronary-event rates across the WHO MONICA Project populations. In: Lancet 355 (2000), 675–687.

Lawlor, D. A. / Ebrahim, S. / Davey Smith, G.: Sex matters: secular and geographical trends in sex differences in coronary heart disease mortality. In: British Medical Journal 323 (2001), 541–545.

Lenfant, C.: Shattuck lecture. Clinical research to clinical practice – lost in translation? In: New England Journal of Medicine 349 (2003), 868–874.

Marmot, M.: Social determinants of health inequalities. Lancet 365 (2005), 1099–1104.

McMichael, A. J. / McKee, M. / Shkolnikov, V. / Valkonen, T.: Mortality trends and setbacks: global convergence or divergence? In: Lancet 363 (2004), 1155–1159.

Mokdad, A. H. / Marks, J. S. / Stroup, D. F. / Gerberding, J. L.: Actual causes of death in the United States, 2000. In: Journal of the American Medical Association 291 (2004), 1238–1245; Erratum in: Journal of the American Medical Association 293 (2005), 293–294.

Oeppen, J. / Vaupel, J. W.: Demography. Broken limits to life expectancy. In: Science 296 (2002), 1029–1031.

Olshansky, S. J. / Passaro, D. J. / Hershow, R. C. et al.: A potential decline in life expectancy in the United States in the 21st century. In: New England Journal of Medicine 352 (2005), 1138–1145.

Peto, R. / Lopez, A. D. / Boreham, J. / Thun, M. / Clark, H.: Mortality from smoking in developed countries: 1950–2000. Indirect estimates from national vital statistics. Oxford 1994, 88–93.

Pollard, J. H.: The expectation of life and its relationship to mortality. In: Journal of the Institute of Actuaries 109 (1982), 225–240.

Statistisches Bundesamt: Periodensterbetafeln für Deutschland. Wiesbaden 2004.

Statistisches Bundesamt: Fachserie 12, Reihe 4. www.gbe-bund.de.

Tunstall-Pedoe, H. / Vanuzzo, D. / Hobbs, M. / Mahonen, M. / Cepaitis, Z. / Kuulasmaa, K. / Keil, U: Estimation of contribution of changes in coronary care to improving survival, event rates, and coronary heart disease mortality across the WHO MONICA Project populations. In: Lancet 355 (2000), 688–700.

Willett, W. C.: Balancing life-style and genomics research for disease prevention. In: Science 296 (2002), 695–698.

World Health Organisation (WHO): Core Health Indicators from the World Health Report. www3.who.int/whosis/core/core_select.cfm.

World Health Organisation (WHO): WHO Framework Convention on Tabacco Control. www.who.int/gb/fctc.

Anmerkungen

[1] Der vorliegende Beitrag ist die geringfügig überarbeitete Fassung eines Aufsatzes, der zuerst erschienen ist in: Deutsches Ärzteblatt 103 (2006), A1072–A1077.

[2] Statistisches Bundesamt 2004.

[3] Statistisches Bundesamt 2004.

[4] Lawlor et al. 2001.

[5] Statistisches Bundesamt 2004; Statistisches Bundesamt, Fachserie 12, Reihe 4.

[6] Pollard 1982.

[7] Lenfant 2003.

[8] Oeppen / Vaupel 2002.

[9] WHO: Core Health Indicators from the World Health Report.

[10] Bobak / Marmot 1996.

[11] McMichael et al. 2004.

[12] Tunstall-Pedoe et al. 2000; Kuulasmaa et al. 2000.

[13] Lenfant 2003.

[14] Keil et al. 1998; Heidrich et al. 2002; EUROASPIRE I and II Group 2001.

[15] Keil et al. 1998.

[16] Heidrich et al. 2002.

[17] EUROASPIRE I and II Group 2001.

[18] Bailar / Gornik 1997; Brenner 2002.

[19] Bailar / Gornik 1997.

[20] Peto et al. 1994.

[21] Peto et al. 1994.

[22] WHO Framework Convention on Tobacco Control.

[23] WHO Framework Convention on Tobacco Control; Deutsches Krebsforschungszentrum 2002.

[24] Willett 2002.

[25] Ezzati et al. 2002.

[26] Mokdad et al. 2004.

[27] Olshansky et al. 2005.

[28] Helmert / Strube 2004.

[29] Marmot 2005.

[30] Statistisches Bundesamt 2004.

[31] Ezzati et al. 2002.

Herz-Kreislauf-Erkrankungen

Michael-Jürgen Polonius

Der vorliegende Beitrag beschäftigt sich auf der Basis der konkret verfügbaren Daten mit der Morbidität und Mortalität sowie der Versorgungssituation bei den typischen Erkrankungen des Herz-Kreislauf-System.[1]

Die Herz-Kreislauf-Erkrankungen umfassen die unmittelbar herzbedingten, die des Gefäßsystems und die unmittelbar pulmonal bedingten. Exemplarisch werde ich mich auf die wichtigsten, d. h. gleichzeitig häufigsten herzbedingten sowie auf ein Beispiel der gefäßbedingten Krankheiten beschränken.

Das Zahlenmaterial fußt überwiegend auf den Statistiken von 2005. Seit nunmehr 20 Jahren werden diese Zahlen in dem sogenannten Herzbericht von Ernst Bruckenberger aufgearbeitet und veröffentlicht. Vorläufer dieses Berichts war der jährliche Leistungsbericht der Deutschen Gesellschaft für Thorax-, Herz- und Gefäßchirurgie (seit 1972).

Gleichzeitig liegen diesem Bericht die Morbiditäts- und Mortalitätsdaten des Statistischen Bundesamtes sowie die Versorgungsdaten der Kassenärztlichen Bundesvereinigung (KBV) zugrunde.

Zusätzlich ist noch eine Besonderheit des deutschen Gesundheitssystems zu erwähnen. Trotz aller Gesundheitsreformen herrscht in Deutschland noch immer eine sektorale Versorgung vor, d. h. eine Trennung in ambulante und stationäre Versorgung. Die bestehenden Datenpoole sind weder personen-, d. h. patientenbezogen, noch fallbezogen zur Deckung zu bringen. Die hier verwendeten Daten beziehen sich überwiegend auf den stationären Sektor.

Teil A

Zu den herzbedingten Erkrankungen gehören eine Vielzahl von unterschiedlichen Erkrankungen. Die Darstellung hier beschränkt sich auf die vier häufigsten.

1. Die ischämische Herzerkrankung

Sie beruht auf einer mangelnden Versorgung des Herzmuskels mit Sauerstoff. Hauptursache ist die Erkrankung der Herzkranzgefäße, die sogenannte Koronarsklerose.

Die Angina pectoris und der akute Myokardinfarkt sind die bekannten klassischen Zustandsbilder der ischämischen Herzerkrankung.

2. Erkrankungen der Herzklappen

Die Herzklappen üben in dem Pumporgan Herz die Ventilfunktion aus. Je nachdem, wie diese Ventile eine Schließ- oder Öffnungseinschränkung entwickeln, kommt es zu einer unterschiedlichen Belastung des Herzmuskels. Es kommt entweder zu einem Zuwachs des Muskels (Hypertrophie) oder einer Überdehnung (Dilatation).

Während bis Ende der siebziger Jahre die überwiegende Ursache für diese Erkrankung in einer Infektion der Herzklappen lag, ist heute die altersbedingte Degeneration absolut vorherrschend. Dies hat gleichzeitig zu einer deutlichen Altersverschiebung des Zeitpunkts des Auftretens dieser Erkrankung geführt.

3. Herzrhythmusstörungen

Die Leistungsfähigkeit des Herzens ist von einem regelmäßigem Rhythmus abhängig. Verantwortlich für diese Regelmäßigkeit ist das Reizleitungssystem. Die Erkrankungen dieses Systems umfassen ein breites Spektrum, vom harmlosen sogenannten „Stolpern" bis hin zum „Herzrasen", dem Flimmern. Sie können ursächlich im Reizleitungssystem begründet sein, aber auch Folge anderer Herzerkrankungen sein, z. B. der beiden erstgenannten.

4. Die Herzinsuffizienz

Dabei handelt es sich um die Unfähigkeit des Herzens, der geforderten Leistung zu entsprechen. Sie kann neben den unter 1.–3. erwähnten auch durch andere Krankheiten bedingt sein, wie z. B. Bluthochdruck, Nierenerkrankungen und viele andere.

Tab. 1:

Die 10 führenden Ursachen für Tod und Behinderung						
Deutschland			**Weltweit**			
Todesursachen 2001	*Absolut*	Anteil	Ursache Behinderung	2001	2020	
Chronische ischämische Herzkrankheit	*92.775*	11,2	Atemwegsinfektionen	1	6	
Akuter Myokardinfarkt	*65.228*	7,9	HIV / AIDS	2	10	
Herzinsuffizienz	*56.799*	6,8	Perinatale Komplikationen	3	25	
Schlaganfall	*40.671*	4,9	Diarrhoe	4	9	
Bösartige Neubildung der Bronchien und der Lunge	*38.525*	4,6	Unipolare Depression	5	2	
Bösartige Neubildung des Dickdarms	*19.950*	2,4	Ischämische Herzerkrankung	6	1	
Bösartige Neubildung der Brustdrüse	*17.737*	2,1	Schlaganfall	7	4	
Chronische obstruktive Lungenkrankheit	*17.062*	2,1	Malaria	8	28	
Pneumonie	*16.900*	2,0	Verkehrsunfall	9	3	
Diabetes mellitus	*15.145*	1,8	Chron. obstruktive Lungenerkrankung	10	5	
Statistisches Bundesamt 2003			Murray C.J. et al.: Lancet 1997 (349) : 149–1504			

Tabelle 1 zeigt die unterschiedliche Verteilung der zehn führenden Ursachen für Tod und Behinderung in Deutschland und weltweit. In der rechten Hälfte, die die weltweite Verteilung angibt, ist außerdem die prognostizierte Reihenfolge für 2020 aufgeführt.

Während in Deutschland die Herz-Kreislauf-Erkrankungen die ersten vier Plätze einnehmen, rangiert z. B. die ischämische Herzkrankheit weltweit erst an sechster Stelle, wird aber im kommenden Jahrzehnt – also bis 2020 – an die erste Stelle rücken.

Tab. 2:

Die 10 führenden Ursachen für Tod und Behinderung in Deutschland Vergleich 2001 / 2006				
Todesursachen	**2006**		**2001**	
	Absolut	**Anteil**	*Absolut*	**Anteil**
Chronische ischämische Herzkrankheit	*77.845*	9,5	*92.775*	11,2
Akuter Myokardinfarkt	*59.938*	7,3	*65.228*	7,9
Herzinsuffizienz	*47.079*	5,7	*56.799*	6,8
Bösartige Neubildung der Bronchien und der Lunge	*40.744*	5	*38.525*	4,6
Schlaganfall, nicht als Blutung oder Infarkt bezeichnet	*28.566*	3,5	*40.671*	4,9
Sonstige chronische obstruktive Lungenkrankheit	*20.709*	2,5	*17.062*	2,1
Pneumonie, Erreger nicht näher bezeichnet	*19.713*	2,4	*16.900*	2,0
Bösartige Neubildung des Dickdarmes	*18.475*	2,3	*19.950*	2,4
Hypertensive Herzkrankheit	*17.619*	2,1	-	-
Bösartige Neubildung der Brustdrüse (Mamma)	*16.553*	2,1	*17.737*	2,1

Statistisches Bundesamt 2003 / 2006

Die Veränderungen in Deutschland in den letzten fünf Jahren gehen aus Tabelle 2 hervor. Dabei zeigt sich ein beeindruckender Rückgang der Mortalität von in toto 15 %.

Wie bereits erwähnt, stehen in Deutschland für eine Gesamtbetrachtung keine sektorenübergreifenden Daten (für die ambulante und stationäre Versorgung) zur Verfügung. Jedoch lässt sich eine stationäre Morbiditätsziffer und Mortalitätsziffer (d. h. sogenannte stationäre Fälle pro 100.000 Einwohner) bestimmen.

Hierzu dienen die Daten nach § 28 Abs. 2 des KHG (Krankenhausfinanzierungsgesetz), der internationale ICD (entsprechend dem 10. Revisions-ICD-10 – SGB V) sowie

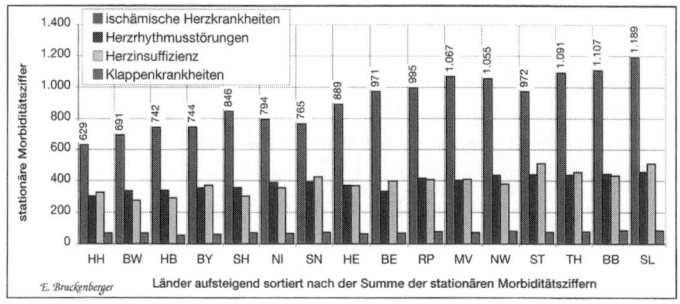

Abb. 1: Stationäre Morbiditätsziffer der ischämischen Herzkrankheiten (I20–I25), der Klappenkrankheiten (I05–I09, I34–I39), der Herzrhythmusstörungen (I44–I49) und der Herzinsuffizienz (I50) aus den Ländern (Wohnort) 2005

Quelle: Ernst Bruckenberger: Herzbericht 2006 mit Transplantationschirurgie

die sogenannten Stundenfälle (d. h. Fälle, bei denen die stationäre Verweildauer weniger als einen Tag beträgt). Darauf beruhen alle Zahlenbeispiele, die in den Tabellen und Grafiken präsentiert werden.

Von den 17 Mio. stationär behandelten Fällen 2005 entfielen 1,437 Mio. oder 8,4 % auf die vier vorher dargestellten Herzerkrankungen. Der Anteil der Männer betrug 57 %, der Anteil der Frauen 43 %.

Die meisten der genannten Erkrankungen treten bei Männern häufiger auf als bei Frauen: Bei der ischämischen Herzerkrankung übersteigt die Zahl der Erkrankungen bei den Männern die bei den Frauen um 92 %, beim akuten Herzinfarkt um 74 % und bei den Klappenerkrankungen und Herzrhythmusstörungen um ca. 11 %. Lediglich bei der Herzinsuffizienz war die Häufigkeit bei den Frauen um 11 % höher.

Interessant ist auch der Wohnortvergleich. Bei der Morbiditätsziffer (bezogen auf die stationäre Behandlung) findet sich eine Differenz von

1. fast 100 % zwischen Hamburg und dem Saarland,
2. fast 62 % zwischen Bremen und dem Saarland bzw. Brandenburg,
3. fast 75 % zwischen Baden-Württemberg und dem Saarland bzw. Sachsen-Anhalt.

2005 verstarben in Deutschland 830.227 Menschen, hiervon fielen 228.838 oder 27,6 % auf die vier von mir dargestellten Diagnosen. Bis auf den akuten Myokardinfarkt (Männer 22,5 %) überstieg die Sterbeziffer der Frauen die der Männer um 40–70 %.

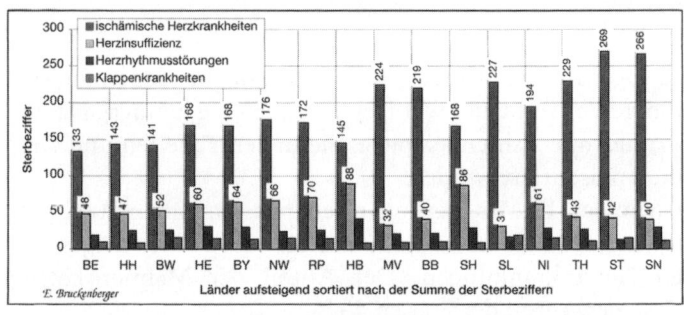

Abb. 2: Gestorbene an ischämischen Herzkrankheiten (I20–I25), an Herzrhythmusstörungen (I44–I49), an Klappenkrankheiten (I05–I09, I34–I39), und an Herzinsuffizienz (ICD I50) aus den Ländern (Wohnort) 2005

Quelle: Ernst Bruckenberger: Herzbericht 2006 mit Transplantationschirurgie

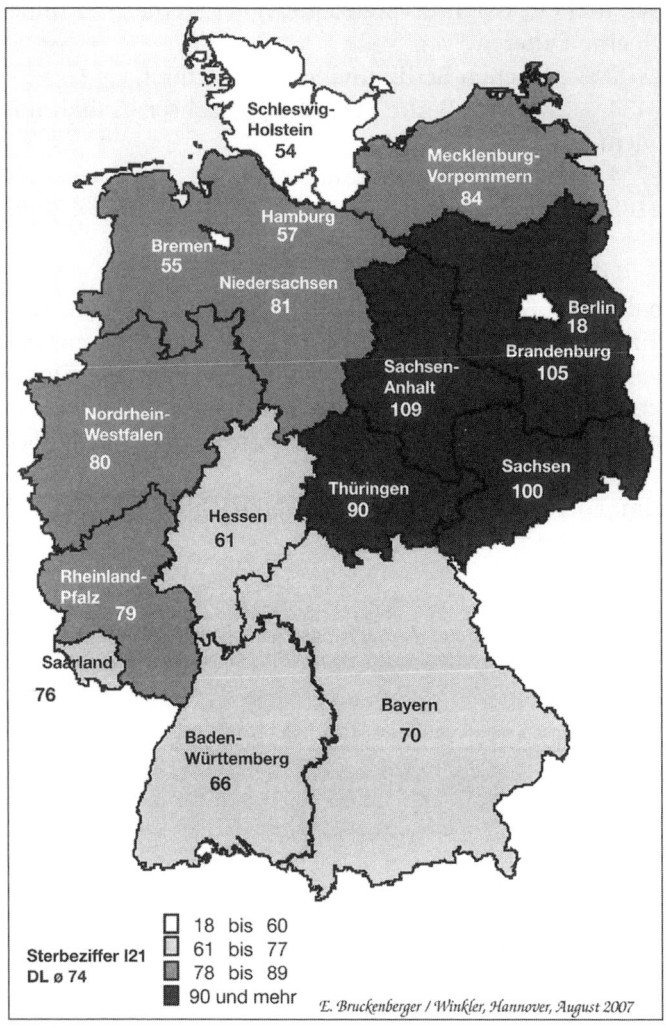

Abb. 3: Sterbeziffer an akutem Myokardinfarkt (ICD I21) nach Ländern (Wohnort) 2005

Quelle: Ernst Bruckenberger: Herzbericht 2006 mit Transplantationschirurgie

Auch hier ein Wohnortvergleich: Bei der Sterbeziffer findet sich eine Differenz von
1. 102 % zwischen Berlin und Sachsen-Anhalt,
2. 134 % zwischen Berlin / Hamburg / Sachsen-Anhalt und dem Saarland,
3. 234 % zwischen Bayern und Berlin,
4. 188 % zwischen dem Saarland und Schleswig-Holstein.

Myokardinfarkt
Ob diese großen regionalen Unterschiede auf Versorgungs-defizite, Infrastrukturprobleme, besondere gesundheitliche Belastungen der jeweiligen Bevölkerung oder auf Doku-mentationsfehler zurückzuführen sind, ist z. Zt. nicht fest-stellbar und wurde nach meiner Kenntnis bisher auch noch nicht eingehend untersucht.

Im Folgenden noch weitere Vergleiche nach Ländern und Geschlecht:

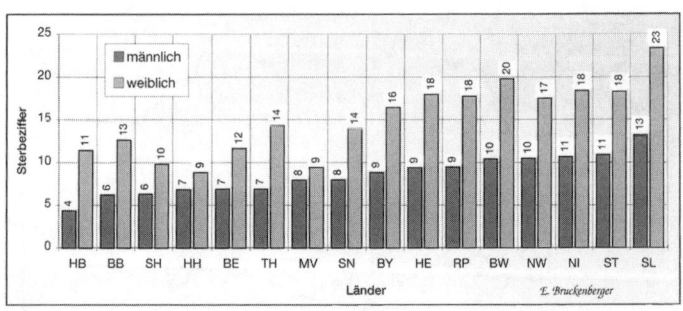

Abb. 4: Sterbeziffer der Klappenkrankheiten nach Ländern und Geschlecht im Jahre 2005
Quelle: Ernst Bruckenberger: Herzbericht 2006 mit Transplantations-chirurgie

Es stimmt schon nachdenklich, dass solche großen Unter-schiede keinen gesundheitspolitischen Handlungsimpuls

bei den Verantwortlichen in den Ländern und im Bund auslösen.

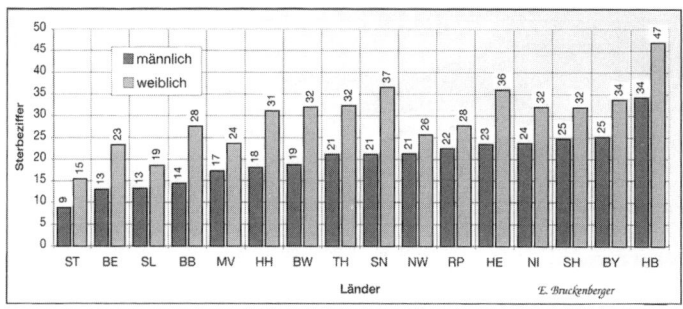

Abb. 5: Sterbeziffer der Herzrhythmusstörungen nach Ländern
und Geschlecht im Jahre 2005

Quelle: Ernst Bruckenberger: Herzbericht 2006 mit Transplantations-
chirurgie

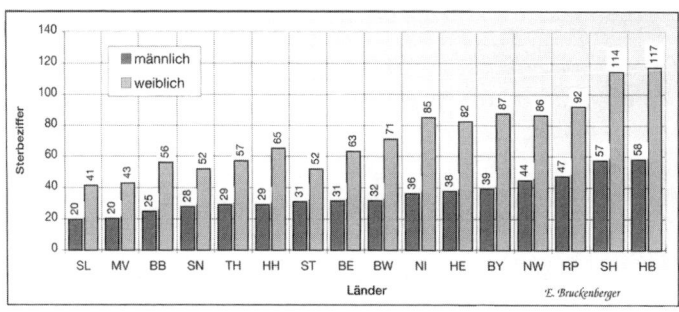

Abb. 6: Sterbeziffer der Herzinsuffizienz nach Ländern und Geschlecht im Jahre 2005

Quelle: Ernst Bruckenberger: Herzbericht 2006 mit Transplantations-
chirurgie

261

Betrachtet man die Jahre 1980–2005, zeigt sich folgendes Bild:

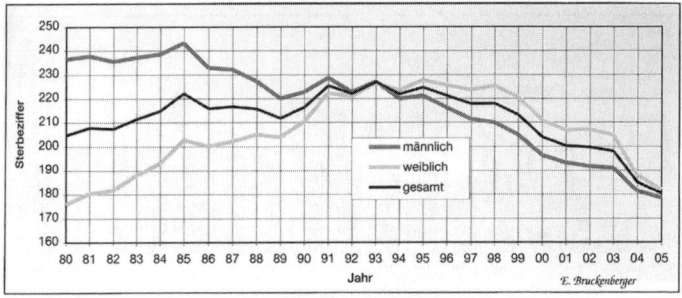

Abb. 7: Entwicklung der Sterbeziffer der ischämischen Herz-krankheiten in Deutschland von 1980 bis 2004

Quelle: Ernst Bruckenberger: Herzbericht 2006 mit Transplantations-chirurgie

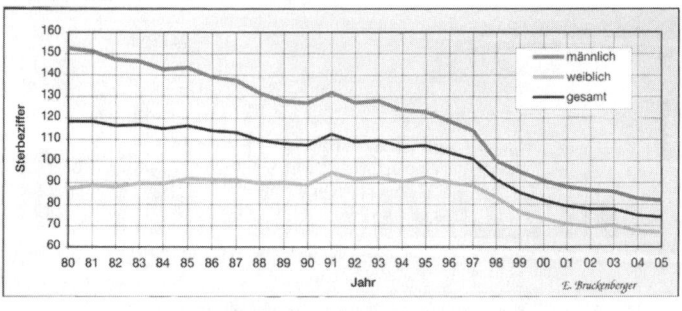

Abb. 8: Entwicklung der Sterbeziffer des akuten Myokard-infarktes in Deutschland von 1980 bis 2005

Quelle: Ernst Bruckenberger: Herzbericht 2006 mit Transplantations-chirurgie

262

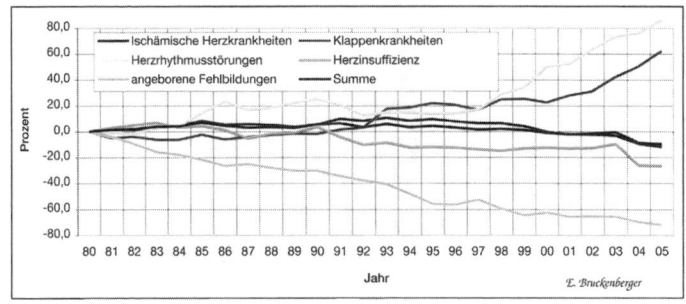

Abb. 9: Entwicklung der Sterbeziffer der ausgewählten Herz-krankheiten insgesamt in Deutschland von 1980 bis 2005

Quelle: Ernst Bruckenberger: Herzbericht 2006 mit Transplantations-chirurgie

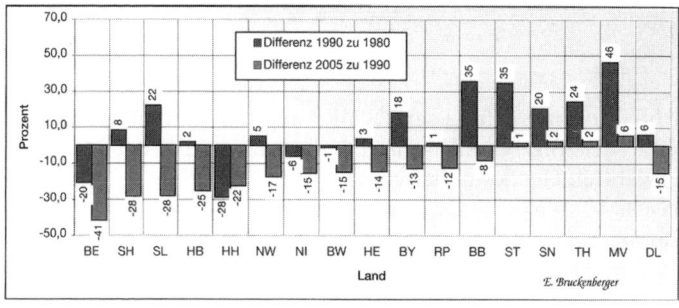

Abb. 10: Entwicklung der Sterbeziffer ausgewählter Herzkrank-heiten in den Ländern von 1980 bis 2005 (aufsteigend sortiert nach der Sterbeziffer 2005)

Quelle: Ernst Bruckenberger: Herzbericht 2006 mit Transplantations-chirurgie

263

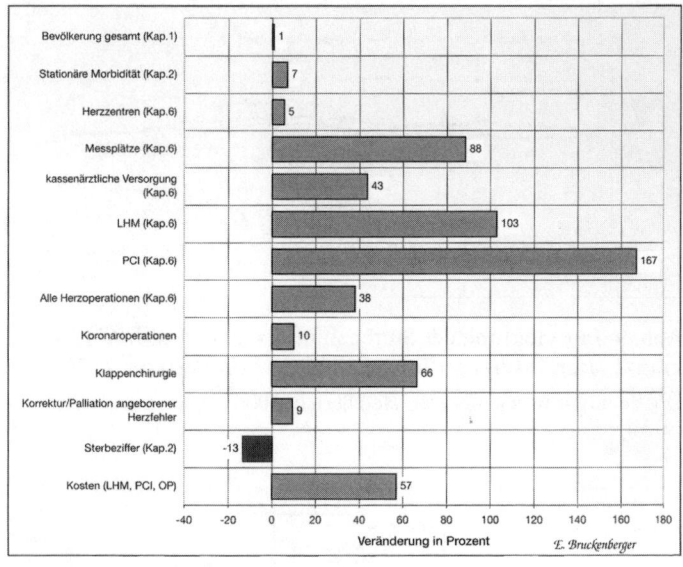

Abb. 11: Entwicklung der Bevölkerung, der stationären Morbidität, der Angebotsstrukturen und der Mortalität bei den ausgewählten Herzkrankheiten

Quelle: Ernst Bruckenberger: Herzbericht 2006 mit Transplantationschirurgie

Bei der Morbidität zeigt sich
– ein Sinken der stationären Fälle seit 2002,
– eine Verlagerung in die höheren Altersgruppen,
– ein generelles Sinken der Morbiditätsziffer in allen Altersgruppen.

Bei der Mortalität ist festzustellen
– ein Sinken der Sterbeziffer seit 1995,
– eine Verlagerung der Mortalität in höhere Altersgruppen.

Bei einer rein ökonomischen, volkswirtschaftlichen Betrachtungsweise, wie sie z. Zt. im Gesundheitswesen populär ist, steht dem immer höheren Einsatz diagnostischer und therapeutischer Leistungen kein vergleichbarer Erfolg (gemessen an der Entwicklung bzw. dem Rückgang der Mortalität) gegenüber.

Die aufgezeigte tendenzielle Verschiebung des Eintritts des Todes in immer spätere Lebensjahre ist aus Sicht der betroffenen Patienten eine erfreuliche und wünschenswerte Entwicklung. Zu klären wäre jedoch, ob dieses Ergebnis nicht auch mit einem geringeren Mitteleinsatz zu erreichen wäre.

Teil B

Hier nun noch ein paar Zahlen zu einer gefäßbedingten Herz-Kreislauf-Erkrankung.

Während die peripheren Gefäßerkrankungen im Wesentlichen ein Morbiditätsproblem darstellen, tragen die Erkrankungen der Gehirnarterien inklusive der Halsschlagadern erheblich zu den hohen Sterblichkeitsziffern der Herz-Kreislauf-Erkrankungen bei. Daher ist die desaströse Folge dieser Gefäßerkrankung, „der Schlaganfall", in der Gesamtbetrachtung von besonderer Bedeutung.

Die akute Durchblutungsstörung verursacht die lebensbedrohliche Erkrankung des zentralen Nervensystems (s. Seite 266).

Beim ischämischen Schlaganfall, dem Hirninfarkt, wird durch den akuten Verschluss eines Gefäßes bei Teilen des Gehirns die Blutversorgung unterbrochen.

Beim hämorrhagischen Schlaganfall, der Hirnblutung, kommt es durch eine plötzlich auftretende Undichtigkeit (Platzen eines Aneurysma) zum Austritt von Blut mit Verdrängung bzw. Zerstörung von Hirngewebe (s. Seite 267).

● Definition Schlaganfall

Durch eine akute Durchblutungsstörung verursachte, oft sehr bedrohliche Erkrankung des zentralen Nervensystems.

WHO-Definition: „... sich rasch entwickelnde klinische Zeichen einer umschriebenen (oder globalen) Störung der Hirnfunktion, die länger als 24 Stunden andauern oder zum Tode führen und außer einer vaskulären keine andere offensichtliche Ursache haben" (vgl. *Adams, R. D. et al.:* Principles of Neurology. New York [6]1997, 777–810).

Hauptformen:
– ischämischer Schlaganfall (Hirninfarkt),
– hämorrhagischer Schlaganfall (Hirnblutung).

Symptomatik:
– fokales zentralnervöses Defizit,
– akutes bis subakutes Auftreten.

Abb. 12

● Schlaganfall: Ursachen

zerebrale Ischämie (85 %):
– Unterbrechung oder Verringerung der Durchblutung,
– Blutmangel infolge eines Gefäßverschlusses (Embolie, Thrombose, Arteriitis),

Hämorrhagie (15 %):
– Blutung durch Beschädigung eines Gefäßes.

Zuordnung nur nach Anfertigung eines CT möglich!

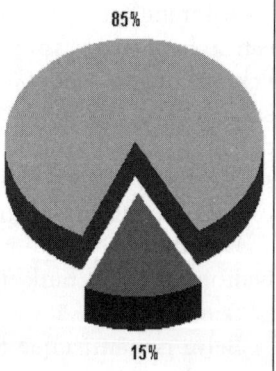

Abb. 13

● Schlaganfall: Herzinfarkt versus Hirninfarkt – Verhalten

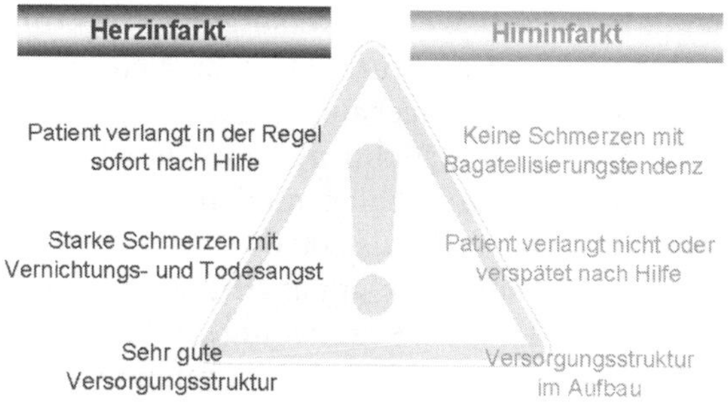

Herzinfarkt	**Hirninfarkt**
Patient verlangt in der Regel sofort nach Hilfe	Keine Schmerzen mit Bagatellisierungstendenz
Starke Schmerzen mit Vernichtungs- und Todesangst	Patient verlangt nicht oder verspätet nach Hilfe
Sehr gute Versorgungsstruktur	Versorgungsstruktur im Aufbau

Abb. 14

● Epidemiologie des Schlaganfalls in Deutschland (82,5 Mio. Einwohner):

Inzidenz:

	182/100.000	=	150.000 Patienten
♀	170/100.000	=	72.000 Patienten
♂	200/100.000	=	81.000 Patienten

1-Jahres-Letalität:

	40 %	=	60.000 Todesfälle
♀	29.000		
♂	33.000		

1-Jahres-Morbidität bei den überlebenden ca. 100.000 Patienten:
64.000 hilfs- bzw. pflegebedürftig
Kosten pro Schlaganfall in den ersten 12 Monaten: 17.799 €
Lebenslange Kosten: 90.981 $

Quellen: Erlanger Schlaganfall Register, Interdisziplinäres Zentrum für Public Health (IZPH) der Universität Erlangen-Nürnberg. In: Stroke 27 (1996), 1459–1466; Cerebrovascular Diseases 17 (2004), 134

Abb. 15

Schlussbemerkung

Es ist bemerkenswert, welche Versorgungsstrukturen im kardiologischen / kardiochirurgischen Bereich in den vergangenen Jahrzehnten aufgebaut wurden – im Vergleich zum neurologischen / gefäßchirurgischen Bereich zur Versorgung der Patienten mit Schlaganfällen.

2005 wurden etwas mehr als 200.000 akute Herzinfarkte stationär behandelt und eine annähernd gleich große Anzahl an Schlaganfällen. Die Rezidivquote beim Herzinfarkt ist ca. 1 % im ersten Jahr, die des Schlaganfalls 8–15 %. Ca. 1 Mio. Menschen leben in Deutschland mit den Folgen ihres Schlaganfalls.

Gerade auf dem Gebiet der Herz-Kreislauf-Erkrankungen ist Versorgungsforschung dringend notwendig. Nur so werden wir Antworten auf die dringenden Fragen bekommen.
– Warum gibt es so große regionale Unterschiede?
– Welche Versorgungsdichte ist notwendig?
– Welche Prävention greift?
– Welche Infrastruktur ist notwendig und ausreichend?

All dies lässt sich aber nur über eine sektorübergreifende Datenbasis erarbeiten. Hier ist jedoch die Politik gefordert, die gesetzlichen Voraussetzungen für eine Zusammenführung der Daten zu schaffen

Anmerkung
[1] Zur besonderen Bedeutung der Herz-Kreislauf-Erkrankungen unter den Volkskrankheiten, besonders im Hinblick auf die Zunahme der Lebenserwartung, vgl. auch den Beitrag von Stephan K. Weiland, Kilian Rapp, Jochen Klenk und Ulrich Keil in diesem Band.

Adipositas und Diabetes

Manfred Weber

Einleitung

Volkskrankheiten sind Erkrankungen, von denen eine große Anzahl der Bevölkerung betroffen ist. Die Definition ist vergleichsweise unpräzise und somit beliebig dehnbar. Im Allgemeinen versteht man hierunter die Adipositas, den Diabetes mellitus, die arterielle Hypertonie, die chronisch-obstruktive Atemwegserkrankung und Erkrankungen des Muskel- und Skelettsystems, übergreifend als „Rheuma" bezeichnet. Aber auch Schwerhörigkeit, „Krebs", Allergien, Osteoporose, Kopfschmerzen und Migräne, Depressionen, Angstzustände und Demenz werden zu den Volkskrankheiten gezählt. Diese Erkrankungen stellen für das Gesundheitssystem aufgrund ihrer Häufigkeit, des zumeist chronischen Charakters und wegen ihrer gesundheitlichen Folgeschäden eine erhebliche Belastung dar. Nachfolgend soll über die Volkskrankheiten Adipositas und Typ-2-Diabetes mellitus berichtet werden.

Adipositas

Unter Adipositas versteht man ein starkes Übergewicht durch Vermehrung des Körperfettes *mit krankhaften Auswirkungen*. Krankheiten, die als Folge einer Adipositas entstehen können, sind Typ-2-Diabetes mellitus, arterielle Hypertonie, Tumorerkrankungen, Fettstoffwechselstörungen, Arteriosklerose, nicht-alkoholische Fettleber, Schlaf-

apnoe-Syndrom, gastro-ösophageale Refluxkrankheit, chronisch-obstruktive Atemwegserkrankungen und Erkrankungen des Muskel- und Gelenksystems. Auch Unfälle
mit Frakturen finden sich gehäuft in diesem Kollektiv.[1]

Normalgewicht, Übergewicht und Adipositas werden
unterschiedlich definiert. Eine einfache Bestimmung erlaubt der sog. Broca-Index. Hierbei wird die Körpergröße in
Zentimetern um 100 vermindert, und man erhält das Normalgewicht in Kilogramm für Männer. Reduziert man
diese Rechengröße um 5 %, so ergibt sich das Normalgewicht für Frauen. Übergewicht wird nach Broca definiert
als Überschreiten des Normalgewichts bis zu 10 %. Eine
Adipositas beginnt bei darüber hinausgehenden Werten.
Die heute geläufigere Definition benutzt den sog. Body-
Mass-Index (BMI). Dieser Index errechnet sich aus der Körpermasse in Kilogramm dividiert durch das Quadrat der
Körperlänge in Metern. Menschen mit einem BMI zwischen 25 und 29,9 werden als übergewichtig, Menschen
mit einem BMI über 30 als adipös bezeichnet.

Eine derartige Trennung zwischen Übergewicht und
Adipositas macht deshalb Sinn, weil sich eine erhöhte
Morbidität und Mortalität adipöser Personen nachweisen
ließ. So nimmt das relative Todesrisiko für Männer ab einem BMI von 30 deutlich zu. Dies gilt für kardiovaskuläre
Todesfälle bereits ab einem BMI von über 25. Bei Frauen
findet sich eine vergleichbare Zunahme, die ebenfalls mit
einer Erhöhung der kardiovaskulären Mortalität bei einem
BMI über 25 beginnt und für die Gesamtmortalität ab einem BMI über 30 steil ansteigt.[2] Nach dem Gesundheits-
Survey des Robert-Koch-Instituts von 2003 sind 17 % der
Männer und 19,3 % der Frauen über 18 Jahre in Deutschland adipös (BMI > 30). Erschreckend ist hierbei insbesondere die deutliche Zunahme der juvenilen Adipositas. So
zeigte die *Studie zur Gesundheit von Kindern und Jugend-*
lichen in Deutschland, die von 2003 bis 2006 durchgeführt

wurde, dass insgesamt 9 % der Kinder im Alter von drei bis 17 Jahren übergewichtig und 6 % fettleibig sind. Im Alter zwischen elf und 17 Jahren fand sich sogar eine Überge-wichtigkeit von 17–19 %, wobei Unterschiede zwischen Jungen und Mädchen nicht festzustellen waren.

Fragt man nach den Gründen für die deutliche Zunahme der Prävalenz der Adipositas in der Bevölkerung seit dem Ende des Zweiten Weltkriegs, so sind genetische, in erster Linie jedoch Umweltfaktoren zu benennen. Von den selte-nen monogenetischen Erkrankungen abgesehen, bei denen die schwere Adipositas nur eines von mehreren Symptho-men ist (neben mentaler Retardierung, Dysmorphien und organspezifischen Entwicklungsstörungen), scheint das Körpergewicht und die Fettmasse beim Menschen im We-sentlichen polygenetisch bestimmt zu sein. Hierfür spre-chen Zwillingsstudien, bei denen die Kinder nach Adop-tion in verschiedenen Elternhäusern aufwuchsen. Diese Arbeiten belegen, dass der BMI der adoptierten Kinder sehr eng mit dem ihrer biologischen Eltern, jedoch nicht mit dem der Adoptiveltern korreliert.[3]

Genetische Ursachen erklären allerdings nicht den dra-matischen Anstieg der Adipositas in Deutschland um ca. 7 % in der letzten Dekade. In den USA ist die Zunahme der Adipösen noch größer. Dort nahm der Anteil von Personen mit einem BMI > 30 von 22,5 % im Zeitraum 1988–1994 auf 30,5 % im Zeitraum 1999–2000 zu. Für die Gewichts-zunahme in den westlichen Industrieländern bietet die *Thrifty-genotype-Hypothese* eine plausible Erklärung. An-genommen wird hierbei, dass in früheren Jahrhunderten bei traditioneller Lebensweise Nahrungsknappheit bestand und eine hohe körperliche Aktivität zur Nahrungsbeschaffung notwendig war. Unter diesen Bedingungen waren die Men-schen normgewichtig. Die biologischen Kontrollmechanis-men waren auf „Mangel" eingestellt und machten es mög-lich, in Zeiten besseren Nahrungsangebots etwas mehr als das Notwendige aufzunehmen. Nachdem jedoch heutzutage Nahrungsmittel nahezu unbegrenzt zur Verfügung stehen, versagt diese Mangel-Regulation. Tatsächlich findet sich in den westlichen Populationen nach Abschluss des 30. Lebensjahres eine mittlere Gewichtszunahme von etwa 500 g pro Jahr, was in etwa 5000 zusätzlich zugeführten Kilokalorien (10 kcal = 1 g Fett) entspricht. Der Fehler in der Bilanz der Nahrungsaufnahme beläuft sich demnach auf weniger als 1 % des täglichen Kalorienkonsums oder auf etwa 15 kcal pro Tag, d. h. 1,5 Stückchen Würfelzucker oder ein Bahlsen-Keks pro Tag werden zu viel konsumiert. Dieser geringe Fehler belegt andererseits, dass physiologisch eine außerordentlich feine, größtenteils unbewusste Kontrolle über die aufgenommene Nahrungsmenge existiert. Ein Beleg, wie eng die Veränderung der Lebensumstände mit dem Körpergewicht korreliert, sind die Pima-Indianer Nordamerikas. Ursprünglich war ihre Lebensweise traditionell durch Nahrungsknappheit und hohe physische Anstrengungen bei der Nahrungsbeschaffung gekennzeichnet. Mit der Übernahme einer westlichen Lebensweise stiegen Übergewicht und Diabetes dramatisch an.

Undenkbar wäre die augenblickliche Adipositas-Epidemie zudem ohne die durchgreifende Veränderung der Arbeits- und Lebenswirklichkeit im 20. Jahrhundert. Die Technisierung der Landwirtschaft und der Industrieproduktion, die Einführung moderner Transportmittel wie Auto, Bahn und Flugzeug, die Verbreitung des Kühlschranks, des Fernsehers und des Computers haben die körperlichen Belastungen oder Aktivitäten der Bevölkerung am Arbeitsplatz und in der Freizeit erheblich reduziert. Nachdem diese Abnahme der körperlichen Aktivität in den 60er bis 80er Jahren der wichtigste Faktor für die Gewichtszunahme war, spielen heute auch Veränderungen im Nahrungsgehalt (Nahrungsverdichtung) und in der Nahrungsmenge (Supersizing) eine wichtige Rolle.

Das hohe Mortalitätsrisiko des Adipösen wird auch durch die Fettverteilung bestimmt. So ist eine Fettmenge, die den Bauchumfang vergrößert (androide oder Apfel-Form) gefährlicher als die sog. gynoide Form, bei der das Fett sich im Bereich des Gesäßes und der Oberschenkel ablagert (auch Birnenform genannt). Im ersten Falle handelt es sich um viszerales Fett, welches sich im Omentum majus und in der Leber findet, im zweiten Fall um kutanes Fett. Das Viszeralfett ist von besonderer Relevanz, da es das größte hormonaktive endokrine Organ des Körpers darstellt. Es produziert sowohl pro-inflammatorische Cytokine wie IL1, IL6, TNFα, wobei Letzteres auch die Sekretion von Adiponektin supprimiert, das physiologisch ein potenter Insulin-Sensitizer ist. Die in Abhängigkeit vom Volumen des Viszeralfettes verminderte Sekretion von Adiponektin erhöht so die Insulinresistenz, die eine der wesentlichen Gründe für den Typ-2-Diabetes ist. Aufgrund des direkten pathophysiologischen Zusammenhanges zwischen Adipositas und Diabetes wurde auch der Begriff „Diabesitas" geprägt. Die besondere Relevanz des viszeralen Fettes für die wichtigsten Folgekrankheiten der Adipositas machen verständlich, weshalb die einfache Messung des Bauchumfangs ein ähnlich guter Risikoindikator ist wie der BMI oder Broca-Index. Ein Bauchumfang von mehr als 102 cm für Männer oder mehr als 94 cm für Frauen ist einem BMI > 30 vergleichbar. Von Bedeutung ist zudem, dass das Viszeralfett die weiblichen Sexualhormone in freies Östrogen konvertiert, sodass sich hohe Östrogenspiegel bei postmenopausalen adipösen Frauen nachweisen lassen. Ein Zusammenhang mit der erhöhten Prävalenz von Mamma- und Korpuskarzinomen in dieser Patientengruppe wird vermutet. Möglicherweise wird auch das Prostatakarzinom des Mannes durch diese endokrine Aktivität des Viszeralfettes begünstigt.[4]

Der Tagesbedarf an Kalorien setzt sich im Wesentlichen

aus drei Komponenten zusammen: 1. dem Grundumsatz, d. h. dem Energieverbrauch ohne körperliche Aktivität bei Thermoneutralität (ca. 28° C Umgebungstemperatur). Er macht 50–70 % des Gesamtkalorienverbrauchs aus; 2. aus der körperlichen Aktivität, die 20–40 % ausmacht; 3. aus der adaptiven Thermogenese, die zum Schutz des Organismus vor Auskühlung in Reaktion auf die Umgebungstemperatur ca. 10–30 % der Kalorien verbraucht. Der Grundumsatz wird im Schlaf um ca. 10 % gesenkt, in Hungerphasen um bis zu 40 %. Dies macht das Abnehmen so schwer und erklärt auch den sog. Jojo-Effekt bei drastisch kalorienreduzierten Kostformen. Im letzten Fall bleibt der Grundumsatz bei Rückkehr zu den normalen Essgewohnheiten zunächst noch auf seinem niedrigen Niveau, und das erklärt die schnelle Gewichtszunahme nach derartigen Kuren.

Der hohe Kalorienverbrauch durch körperliche Aktivität stellt einen wichtigen und prinzipiell modifizierbaren Anteil am Gesamtenergieumsatz dar. Der größte Teil wird hierbei durch Alltagsaktivität, im Beruf oder zu Hause verbraucht; Energieverbrauch durch Sport wird nicht hierzu gezählt. Im englischen Sprachgebrauch bezeichnet man Letzteren als „Non-Exercise-Activity Thermogenesis" (NEAT). Die NEAT kann pro Tag beispielsweise durch Fahrt zur Arbeit mit dem Fahrrad, stehende Tätigkeit am Arbeitsplatz (im Vergleich zu sitzender Tätigkeit) und leichte Gartenarbeit nach Feierabend um bis zu 1500 Kalorien pro Tag differieren. Im Gegensatz dazu nimmt sich die Summe des Kalorienverbrauchs auch bei zweimal wöchentlichem Sport (eine Stunde) mit ca. 500 Kalorien gering aus. Regelmäßige stramme Spaziergänge von 60 bis 90 Minuten Dauer pro Tag können deshalb den Gewichtsanstieg bremsen oder eine Gewichtsabnahme unterstützen.

Zusammenfassend ist mit der steigenden Prävalenz der Adipositas in den westlichen Gesellschaften ein großes gesundheitspolitisches Problem entstanden. Die Folgekrankheiten der Adipositas sind vielfältig und belasten die Gesundheitssysteme in erheblicher Weise. Individuell führt die Adipositas zu einer Verkürzung der Lebenszeit. So konnte gezeigt werden, dass adipöse Patienten mit 40 Lebensjahren eine um sieben Jahre verkürzte Lebenserwartung haben. Insbesondere die deutliche Zunahme der kindlichen Adipositas ist besorgniserregend, da das kindliche Körpergewicht in das Erwachsenenalter „mitgenommen" wird. Präventive Maßnahmen sollten deshalb dringlich Ernährungsunterricht an den Schulen und regelmäßige körperliche Betätigung einschließen.

Typ-2-Diabetes mellitus

In Deutschland wird seit dem Ende des Zweiten Weltkrieges eine kontinuierliche Zunahme der Zahl der Menschen festgestellt, die an Typ-2-Diabetes mellitus erkrankt sind. Nach Auswertung einer großen Versichertenstichprobe der AOK Hessen waren im Jahr 2001 hochgerechnet 6,9 % der Bevölkerung wegen Diabetes mellitus in Behandlung.[5] Bis 1970 war man von einer Diabetesprävalenz von unter 2 % ausgegangen. Auch die aktuellen Daten dürften weit unterschätzt sein, weil bei den meisten Erhebungsmethoden diejenigen Patienten nicht erfasst werden, die noch keine medikamentöse Behandlung benötigen. In anderen Untersuchungen wird zudem deutlich, dass in der Altersgruppe der 55- bis 74-Jährigen auf jede Person mit bekanntem Diabetes eine weitere Person mit bis dahin nicht diagnostizierter Erkrankung kommt, mit anderen Worten: dass von einer Dunkelziffer von ca. 50 % ausgegangen werden kann. Die besten Daten zu diesem Thema stammen aus der nordamerikanischen NHANES-Studie, die von 1976 bis 1980 an einer weitgehend repräsentativen Stichprobe im Alter zwischen 20 und 74 Jahren durchgeführt wurde.

Zusätzlich zu den 3,4 % bekannten Diabetikern fand sich dort eine Prävalenz unerkannter Diabetesfälle von 3,2 %.[6] Zudem wurde eine Prävalenz von Personen mit gestörter Glukosetoleranz von 11,2 % ermittelt. In einer holländischen Studie an Personen zwischen 45 und 75 Jahren war die Prävalenz des unerkannten Diabetes mit 4,8 % sogar höher als der Anteil der bekannten Diabetiker mit 3,5 %.[7] Betroffen waren insbesondere Personen mit deutlichem Übergewicht, d. h. einem BMI von > 30, und Bewegungsmangel. Ursache der hohen Dunkelziffer dürfte sein, dass der Typ-2-Diabetes häufig symptomarm oder symptomlos beginnt, sodass er oft erst im Rahmen einer ärztlichen Routineuntersuchung entdeckt wird. So hat sich zeigen lassen, dass die Zeit von der Erstmanifestation eines Typ-2-Diabetes mellitus bis zur Diagnose zwischen fünf und sieben Jahren liegt.

Der Typ-2-Diabetes mellitus wird nicht so sehr wegen seiner Akutkomplikationen gefürchtet, sondern wegen des Auftretens von diabetischen Spätschäden. In den Anfängen der Erkrankung lassen sich die Blutzuckerspiegel durch diabetische Diätformen, Erhöhung der körperlichen Aktivität, eine Vielzahl von Medikamenten oder Insulin kontrollieren. Neuere Studien zeigen jedoch, dass eine noch so intensive Blutzuckereinstellung die Mortalität und die Häufigkeit von Spätkomplikationen nicht oder kaum günstig beeinflussen kann.[8]

Die diabetischen Spätkomplikationen sind nach ca. 15 Jahren Diabetesdauer zu erwarten und betreffen in erster Linie das Gefäßsystem. Man unterscheidet Erkrankungen der kleinen Gefäße, die sog. Mikroangiopathie, von denen der großen Gefäße, der Makroangiopathie. Die Mikroangiopathie betrifft vor allen die Netzhautdurchblutung und kann zu einem Verlust des Sehvermögens führen, die Nieren (mit nachfolgender Dialysepflichtigkeit), die zerebrale Durchblutung mit vaskulärer Demenz und die periphere arterielle Durchblutung, was sich vor allem an den Füßen bemerkbar macht. Makroangiopathische Veränderungen betreffen das Herz durch Herzinfarkt, das Gehirn durch Schlaganfälle, die Bauchschlagader durch Entwicklung von Bauchaortenaneurysmata und auch die peripheren Gefäße durch das vermehrte Auftreten einer Verschlusserkrankung. Neben den Gefäßen wird vor allen Dingen das Nervensystem in Form einer Polyneuropathie betroffen mit „Ameisenlaufen", Hyperästhesien, Taubheitsgefühl, einschießenden Schmerzen und anderen polyneuropathischen Störungen, zumeist beginnend an den Extremitäten. Auch das autonome Nervensystem kann betroffen sein.

Besonders einschneidend für die Lebensqualität des Patienten ist das Auftreten einer diabetischen Nephropathie mit nachfolgender Dialysepflichtigkeit. Aufgrund der hohen Prävalenz der Diabeteserkrankung stellt die diabetische Nephropathie einen großen Teil der neu dialysepflichtigen Patienten dar. So waren im Jahr 2006 32 % der 6863 neu dialysepflichtigen Patienten Typ-2-Diabetiker. Dieser Komplettausfall eines inneren Organes (Organtod) dokumentiert auch, wie weit fortgeschritten die Spätschäden der Erkrankung zu diesem Zeitpunkt bereits sind. Es ist somit nicht verwunderlich, dass die Prognose der Typ-2-Diabetiker an der Dialyse mit einem 5-Jahres-Überleben von nur ca. 10 % so schlecht ist wie die von Tumorpatienten. Aufhalten lässt sich das Fortschreiten einer diabetischen Nephropathie nur durch eine konsequente Blutdrucksenkung in den unteren normotensiven Bereich (< 130/80 mmHg). Während bei einer liberaleren Blutdruckeinstellung (Blutdruck > 140/90 mmHg) ein Nierenfunktionsverlust von ca. 1 % pro Monat zu erwarten ist, lässt sich durch eine strikte Blutdruckeinstellung der Nierenfunktionsverlust auf etwa 0,3 % pro Monat reduzieren. Für den Patienten bedeutet dies, dass er bei einer erstmaligen Erhöhung der Nierenwerte im ungünstigsten Fall bereits nach etwa fünf Jahren dialysepflichtig ist, im günstigsten Fall jedoch erst nach ca. 15 Jahren.[9] Abgesehen von diesem individuellen Benefit profitiert das Gesundheitssystem dadurch, dass Dialysekosten von ca. 40.000 Euro pro Behandlungsjahr eingespart werden können.

Die Gesamtkosten, die die Gesellschaft für die Behandlung des Diabetes mellitus ausgeben muss, werden derzeit auf etwa 30 Mrd. Euro geschätzt.[10] Der Hauptanteil ist hierbei nicht für die Therapie der Erkrankung, sondern für die Behandlung der schweren Folgeerkrankungen zu veranschlagen. So zeigt eine Studie der AOK Hessen aus dem Jahre 2001, dass pro Patient und Jahr 5262 Euro direkte Kosten anfallen. 14,8 % fallen hiervon für Arztkosten an, 19,1 % für Arzneimittelkosten, 35,5 % werden jedoch für stationäre Behandlungsmaßnahmen ausgegeben. Vergleichbar alte Versicherte ohne Diabetes verursachen hingegen nur Kosten von 2755 Euro.[11] Bei einer angenommenen Prävalenz von 7,5 % des Diabetes mellitus für Deutschland ergibt dies hochgerechnet Kosten von 31,5 Mrd. Euro. Unter Berücksichtigung der Vollkosten für die sozialen Sicherungssysteme mit Arbeitsunfähigkeitstagen und Verrentungskosten lassen sich sogar Gesamtkosten für die Volkskrankheit Diabetes mellitus von 61,7 Mrd. Euro kalkulieren.

Sorge bereitet darüber hinaus die starke Zunahme von Kindern und Jugendlichen mit Typ-2-Diabetes mellitus. Meist handelt es sich hier um Kinder mit Übergewicht und einer familiären Diabetes-Disposition. In einer Gruppe von übergewichtigen Kindern und Jugendlichen zwischen 9 und 20 Jahren in Bayern fand sich bei 1,5 % ein Diabetes mellitus Typ 2. Wegen der steigenden Anzahl von Kindern und Jugendlichen mit Übergewicht, dem zunehmenden Bewegungsmangel sowie aufgrund der ungesunden Ernährung in dieser Altersgruppe ist in den kommenden Jahren mit einem weiteren Anstieg des Diabetes mellitus Typ 2 im Kindes- und Jugendalter zu rechnen. Ergänzt man die vorgenannten Zahlen um die vermutete Dunkelziffer, dann dürften bereits jetzt über 10 % aller Deutschen oder mehr als 8 Mio. Menschen an einem Diabetes mellitus leiden.

Die dramatische Zunahme des Typ-2-Diabetes und die hohen Folgekosten machen deutlich, dass präventive Maßnahmen eine hohe Priorität haben müssen. Aufgrund des engen Zusammenhanges zwischen Übergewicht und Diabetes ist die Bekämpfung des Übergewichts das zentrale Ziel der Gesundheitsbemühungen. Einerseits sollte man sich konzentrieren auf Programme zur Ernährungsschulung und zur Steigerung der körperlichen Aktivität. Bereits in Kindergärten und Schulen müsste deshalb das Fach „Ernährungslehre" den konventionellen Biologieunterricht ergänzen. Was Eiweiße, Fette oder Kohlenhydrate sind, weiß eine Vielzahl der Schulabgänger nicht zu sagen. Für die erwachsene Bevölkerung sollten die öffentlich-rechtlichen Fernsehanstalten nicht nur Kochkurse mit Sterneköchen anbieten, sondern etwas zum Wissen der Bevölkerung über den Aufbau und die Zusammensetzung unserer Nahrungsmittel beitragen. Zudem muss der Schul- und Erwachsenensport neue Wege gehen, und er sollte die traditionellen außerschulischen Vereinssportaktivitäten mit integrieren. Sport im Erwachsenenalter sollte durch Betriebssport, eine Förderung der Idee des Sportabzeichens oder der Wanderbewegung u. a. m. gefördert werden. Sportliche Vorbilder sollten zum Nacheifern anregen. Werbung für kalorienreiche Produkte müsste untersagt werden. Auch wäre über einen Beitragsnachlass für Normgewichtige in den Krankenversicherungen nachzudenken. Die Zeit drängt!

Literatur

ADVANCE Collaborative Group (Patel, A. / MacMahon, S. / Chalmers, I. et al.): Intensive blood glucose control and vascular outcomes in patients with type 2 diabetes. In: New England Journal of Medicine 358 (2008), 2560–2572.

Action to Control Cardiovascular Risk in Diabetes Study Group (Gerstein, H. C. / Mille, M. E. / Byington, R. P. et al.): Effects of intensive glucose lowering in type 2 diabetes. In: New England Journal of Medicine 358 (2008), 2545–2459.

Calle, E. E. / Thun, M. J. / Petrelli, J. M. / Rodriguez, C. / Heath, C. W.: Body-mass index and mortality in a prospective cohort of U. S. adults. In: New England Journal of Medicine 341 (1999), 1097–1105.

Dieterle, C. / Landgraf, R.: Folgeerkrankungen und Komplikationen der Adipositas. In: Der Internist 47 (2006), 141–149.

Duckworth, W. / Abraira, C. / Moritz, T. et al.: Glucose control and vascular complications in veterans with type 2 diabetes. In: New England Journal of Medicine 360 (2009), 129–139.

Harris, M. I. / Hadden, W. C. / Knowlen, W. C. / Gennett, P. H.: Prevalence of diabetes and glucose tolerance and plasma glucose levels in U. S. population aged 20–74 years. In: Diabetes 36 (1987), 523–534.

Haslam, D. W. / James, W. P. T.: Obesity. In: Lancet 366 (2005), 1197–1209.

Hasslacher, C.: Protektion der Nierenfunktion bei Diabetikern. In: Der Internist 48 (2007), 686–697.

Köster, I. / von Ferber, L. / Ihle, P. / Schubert, I. / Hauner, H.: The cost burden of diabetes mellitus: the evidence from Germany – the CoDiM Study. In: Diabetologia 49 (2006), 1498–1504.

Liebl, A.: Kosten in der Früh- und Spätphase des Typ-2-Diabetes. In: Der Internist 48 (2007), 708–714.

Mooy, J. M. / Grootenhuis, P. A. / de Vries, H. et al.: Prevalence and determinants of glucose intolerance in a Dutch caucasian population. The Hoorn Study. In: Diabetes care 18 (1995), 1270–1273.

Slawik, M. / Beuschlein, F.: Genetik und Pathophysiologie der Adipositas. In: Der Internist 47 (2006), 120–129.

Anmerkungen

[1] Haslam / James 2005; Dieterle / Landgraf 2006.

[2] Calle et al. 1999.

[3] Slawik / Beuschlein 2006.

[4] Haslam / James 2005.

[5] Köster et al. 2006.

[6] Harris et al. 1987.

[7] Mooy et al. 1995.

[8] Action to Control Cardiovascular Risk in Diabetes Study Group 2008; ADVANCE Collaborative Group 2008; Duckworth et al. 2009.

[9] Hasslacher 2007.

[10] Liebl 2007.

[11] Köster et al. 2006.

Adipositas im Kindes- und Jugendalter

Eine retrospektive Studie

Gerhard Steinau, Carsten J. Krones, Rafael Rosch, Volker Schumpelick

Entsprechend einer repräsentativen Studie des Robert-Koch-Instituts (RKI) im Zeitraum von 2003 bis 2006 an 17.000 Kindern und Jugendlichen im Alter von 13 bis 17 Jahren sind 9 % übergewichtig und 6 % bereits adipös. Dies fokussiert die Tragweite und Dringlichkeit des Problems des Übergewichts im Kindes- und Jugendalter. Von der Childhood Group der International Obesity Task Force (IOTF) ist eine verbindliche Standarddefinition der Adipositas entwickelt worden (Cole).

Im Gegensatz zur Erwachsenenmedizin erfolgt die Einteilung gemäß der Perzentil-Kurven, wo eine große Anzahl von Kindern nach Größe und Gewicht gemessen und nach Alter gegliedert wurde. Anhand der statistischen Verteilung der Referenzwerte ergeben sich folgende Grenzwerte zur Definition von Übergewicht bzw. Adipositas: das Überschreiten der 90. Perzentile für Übergewicht und das Überschreiten der 97. Perzentile für Adipositas. Ab dem Alter von 18 Jahren gelten dann die entsprechenden Grenzwerte für Erwachsene mit einem Body-Mass-Index (BMI) ab 25 kg/m² für Übergewicht bzw. ab 30 kg/m² für Adipositas.

Die Entwicklung von Adipositas-assoziierten somatischen Erkrankungen ist in einer Studie an über 9000 Kindern ermittelt worden. Demnach war bei adipösen Kindern, die oberhalb der 95. Perzentile lagen im Vergleich zu Kindern mit einem BMI unterhalb der 85. Perzentile das Risiko im Hinblick auf Cholesterin, diastolische Blutdruckwerte, Triglyzeride und eine Hyperinsulinämie deutlich erhöht (Tab. 1).

Tab. 1: Risikoprofil von adipösen Kindern und Jugendlichen

Adipositas assoziierte Erkrankungen erhöhen das Risiko für:
• **Serumgesamtcholesterin und diast. Blutdruckwerte 2x**   • **LDL-Erhöhung und HDL-Erniedrigung 3x**   • **syst. Blutdruck 4x**   • **Triglyzeride 7x**   • **Hyperinsulinämie 12x**
Bogalusy Heart Study 1999

In einer retrospektiven Studie sind wir der Frage nachgegangen, ob sich in den letzten 20 Jahren das Durchschnittsgewicht chirurgisch kranker Kinder erhöht hat. Hierzu sind in Fünfjahresabständen (1987, 1992, 1997, 2002 und 2007) alle Kinder retrospektiv ausgewertet worden, die mit einer Leistenhernie oder Blinddarmentfernung (Appendektomie) behandelt worden sind. Da wir das Durchschnittsgewicht nachfragten und nicht lediglich die Häufigkeit von Übergewicht oder Adipositas ermitteln wollten, wurde zur besseren Vergleichbarkeit der BMI ausgerechnet und verglichen. Des Weiteren sind wir der Frage nachgegangen, ob wir eine stetige Gewichtszunahme in einer Altersgruppe (z. B. Säuglinge, Kleinkinder, Schulkinder klein oder Schulkinder groß) nachweisen konnten.

Tab. 2: Anzahl und BMI der Kinder in den verschiedenen
Untersuchungszeiträumen

	BMI	n
1987:	16,32	170
1992:	16,84	156
1997:	17,45	118
2002:	17,52	108
2007:	18,74	127

679 Kinder + Jugendliche

Alle Kinder, die in dem o. g. Zeitraum an einer Leistenhernie operiert wurden oder sich einer Appendektomie unterzogen haben, wurden in die Studie aufgenommen. Insgesamt sind 679 Kinder und Jugendliche operiert worden, von denen 333 sich einer Hernienoperation und 346 einer Appendektomie haben unterziehen müssen. Die jeweilige Anzahl der Kinder in den einzelnen untersuchten Zeiträumen ist in der Tabelle 2 wiedergegeben. Die Ergebnisse weisen in der Längsuntersuchung eine kontinuierliche Zunahme des BMI nach.

Aufgeschlüsselt nach Altersgruppen konnten wir eine nahezu gleichmäßige Verteilung der Anzahl der untersuchten Kinder und Jugendlichen beobachten. Lediglich bei den Schulkindern klein (6.–12. Lebensjahr) ist mit insgesamt 263 Kindern eine überproportional große Anzahl untersucht worden. Dies liegt an der Häufung von Leistenhernienoperationen und Appendektomien besonders in dieser Altersgruppe, während in den übrigen entweder vermehrt Herniotomien oder Appendektomien vorgenommen wurden (Tab. 3).

In einer kombinierten Quer- und Längsschnittsuntersuchung haben wir zunächst die einzelnen Altersgruppen aufgeschlüsselt und mit dem jeweiligen Op-Jahr verglichen (Tab. 4). Hierbei konnte bei den Schulkindern klein eine kontinuierliche Zunahme des durchschnittlichen BMI nach-

Tab. 3: Anzahl der Kinder und Jugendlichen aufgeschlüsselt nach Altersgruppen

Säuglinge:	1.-12.	Lebensmonat	n=115
Kleinkinder:	1.- 5.	Lebensjahr	n=162
Schulkinder: (klein)	6.-12.	Lebensjahr	n=263
Schulkinder: (groß)	13.-18.	Lebensjahr	n=139

Tab. 4: Durchschnittsgewicht aufgeschlüsselt nach Altersgruppe und Op-Jahr

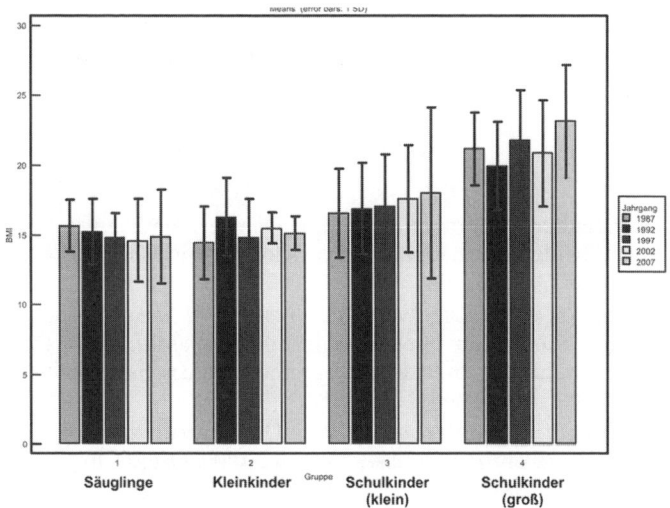

gewiesen werden. In jedem untersuchten Zeitraum von 1987 bis 2007 hat demnach eine Zunahme des BMI stattgefunden. Dieser Zuwachs ist zwar nicht statistisch signifikant, jedoch ist der Trend eindeutig. In den übrigen Altersgruppen bestand zwar auch eine Tendenz zur Zunahme des BMI, eine kontinuierliche Zunahme wie bei den kleinen Schulkindern konnte jedoch nicht ermittelt werden.

Zusammenfassend konnten wir in der retrospektiven Untersuchung eine konstante Zunahme des BMI bei Kindern und Jugendlichen über den Zeitraum von 20 Jahren nachweisen, die in der Gruppe der kleinen Schulkinder am augenfälligsten nachweisbar war. Ursächlich für diese Zunahme sind entsprechend dem WHO-Report Bewegungsarmut und eine falsche Ernährung durch einen veränderten Lebensstil mit Nahrung im Überfluss und einer Motorisierung des Alltags anzusehen. Nach unseren Ergebnissen sollte mit einer intensiven Bewegungstherapie und einer Aufklärung über richtige Ernährung im Kindergarten bzw. frühen Schulalter begonnen werden, um der Ausbildung von Übergewicht und Adipositas entgegenwirken zu können.

Literatur

Cole, T. J. / Bellizzi, M. C. / Flegal, K. M. / Dietz, W. H.: Establishing a standard definition for childhood overweigth and obesity worldwide: international survey. In: British Medical Journal 320 (2000), 1240–1243.

Freedman, D. S. / Dietz, W. H. / Srinivasan, S. R. / Berenson, G. S. et al.: The relation of overweight to cardiovascular risk factors among children and adolescents: the Bogalusa heart study. In: Pediatrics 103 (1999), 1175–1182.

World Health Organization (WHO): Diet, nutrition and the prevention of chronic diseases. The Joint WHO/FAO Expert Report. Genf 2003.

Stoppt die Adipositas–„Epidemie" den Trend zur Langlebigkeit?[1]

Achim Regenauer

Die in allen Wohlstandsländern um sich greifende Fettsucht könnte die bisher stetig steigende Lebenserwartung bremsen. In den USA ist die Sterblichkeitsverbesserung bei Frauen über 40 bereits rückläufig. Für die Lebens- und Krankenversicherung hätte das – zum Teil gegenläufige – Folgen.

Ein Baby, das heute in Deutschland zur Welt kommt, wird im Schnitt etwa drei Monate länger leben als ein Baby, das ein Jahr zuvor geboren wurde, und fast sechs Monate länger als ein Kind, das heute seinen zweiten Geburtstag feiert. So schnell steigt seit vielen Jahren die durchschnittliche Lebenserwartung in den Industrienationen. Langlebigkeitsforscher prophezeien uns für die mittlere Zukunft sogar ein Lebensalter über 100 Jahren.

Mit welcher Geschwindigkeit die Lebenserwartung in den westlichen Ländern weiterhin zunimmt, hängt ganz wesentlich von Fortschritten in der Medizin und den ökonomischen Ressourcen im Gesundheitswesen ab. Verfolgt man die altersadjustierte (d. h. auf gemeinsame Altersstruktur standardisierte) Entwicklung des Anstiegs der Lebenserwartung im letzten Jahrhundert, so stellt man fest, dass diese stetig – wenn auch mit unterschiedlichen Steigungen – angestiegen ist. Analysiert man diese verschiedenen Gradienten näher, so lassen sie sich durchaus mit bedeutenden medizinischen Innovationen in Einklang bringen. Im Zeitraum von 1900 bis etwa 1940/50 hat dank

287

der Einführung von Massenimpfungen gegen die verschiedensten Infektionskrankheiten und der sukzessiven Einführung von Antibiotika die Sterblichkeit bei infektiösen Erkrankungen drastisch abgenommen, was insbesondere der jungen und mittleren Generation zugutekam.

Im Zeitfenster von ca. 1940 bis 1960 ließen dann vor allem Verbesserungen in der Geburtsheilkunde und der Perinatologie die bis dahin noch sehr hohe Mütter- und Neugeborenensterblichkeit stark sinken. Und im Zeitraum von 1970 bis 2000 machte die Medizin vor allem auf dem Gebiet der Diagnostik und Behandlung, später auch der Prävention von kardiovaskulären Erkrankungen (z. B. Herzinfarkt, Herzgefäßverengungen, Schlaganfall) große Fortschritte.

Zu nennen sind hier in erster Linie die Einführung von Intensivstationen zur Akutbehandlung von Herzinfarkt- und Schlaganfall-Patienten, die Bypassoperationen, Ballondilatationen erst ohne, später mit Stents (Kunststoffröhrchen in den Herzkranzgefäßen) und Herzschrittmacher. Diese und andere Innovationen konnten die Sterblichkeit der mittleren und älteren Bevölkerung beachtlich verringern. Natürlich beruht dabei ein Teil des gesamten Lebenserwartungszuwachses immer auch auf Diagnose- und Behandlungsfortschritten bei anderen Erkrankungen. Zwischen 1970 und 2000 sind beispielsweise den verschiedenen Therapiearten bei vielen Krebserkrankungen und perinatalen Krankheiten sowie der Unfallverhütung insgesamt fast drei Jahre zu verdanken, während die o. g. Fortschritte bei den kardiovaskulären Erkrankungen die Lebenserwartung um etwa vier Jahre erhöht haben.

Die durchschnittliche Lebenserwartung eines Neugeborenen in den USA rangiert in einem über den Zeitraum von 1960 bis 2002 von Aktuaren der Münchener Rück angestellten Vergleich mit der Lebenserwartung eines Neugeborenen in Frankreich, Kanada, England/Wales, Deutschland

und Japan an letzter Stelle, und auch der Lebenserwartungszuwachs, der in den USA bis zum Beginn der 1980er
Jahre noch durchschnittlich vier Monate pro Jahr betrug,
hinkt dem der Vergleichsländer inzwischen deutlich hinterher, bei den Frauen sogar noch stärker ausgeprägt. Die
Langlebigkeit steigt zwar auch in den USA kontinuierlich
an, aber nicht mehr mit dem Tempo wie bis zur Mitte der
1980er Jahre. Betrachtet man die durchschnittliche Sterblichkeitsverbesserung von 1992 bis 2002 in Abhängigkeit
vom Lebensalter und stellt diese der o. g. internationalen
Vergleichsgruppe gegenüber, wird deutlich, dass in den
USA die junge Bevölkerung (noch?) überdurchschnittlich
profitiert, während der Lebenserwartungszuwachs von
Männern und Frauen ab 40 überwiegend an letzter Stelle
der Vergleichsländer liegt – und dies, obwohl die bedeutenden medizinischen Innovationen der letzten Jahrzehnte
auch in den USA vorwiegend der mittleren und älteren Generation zugutekamen.

Etwa ab dem Alter von 40 Jahren fällt der Lebenserwartungszuwachs der amerikanischen Männer rapide ab und
verharrt bis zum Alter 50 fast an der Nulllinie. Bei Frauen
ist der Abfall noch viel drastischer: Ab 40 steigt deren
Sterblichkeit streckenweise sogar über das Niveau der Vor-
jahre. Bei Amerikanerinnen zwischen 40 und 50 Jahren
und ab 80 Jahren hat sich die Sterblichkeit durchschnittlich von Jahr zu Jahr erhöht. Ob diese Daten bereits eine
Trendumkehr der Langlebigkeit ankündigen, kann man
aufgrund der vorliegenden Analyse von nur zehn Jahren
noch nicht sagen. Ein baldiges Ende der bisher stetig steigenden Lebenserwartung mit immer neuen Rekorden
kann aber nicht mehr ausgeschlossen werden. Falls der
Trend tatsächlich einbricht, scheint dies als Erstes bei der
weiblichen Bevölkerung der USA der Fall zu sein.

Worauf lässt sich der gebremste Zuwachs der Lebenserwartung bei US-Amerikanern ab 40 Jahren zurückfüh-

ren? Die Gesundheitsministerien der US-Bundesstaaten führen jedes Jahr eine Telefonumfrage durch, bei der Bürger nach ihrer Größe und ihrem Gewicht gefragt werden, um aus diesen Angaben den Body-Mass-Index (BMI) zu errechnen. Der BMI ist die international anerkannte Einheit zur Definition von Übergewicht und Adipositas, der unabhängig von Alter und Geschlecht leicht ermittelt werden kann, indem man das Körpergewicht in Kilogramm durch das Quadrat der Körpergröße in Metern teilt. Laut der Weltgesundheitsorganisation (WHO) gelten Menschen mit einem BMI von 18,5 bis 24,9 als normalgewichtig, von 25 bis 29,9 als übergewichtig und ab einem BMI von 30 als adipös. Die Ergebnisse der Telefonumfrage offenbaren seit etwa 1985 das enorme und rasant wachsende Ausmaß der Adipositas in den USA. Lag zu dieser Zeit der Anteil an adipösen Amerikanern noch bei rund 10 % der Gesamtbevölkerung, so weist nach den aktuellsten Auswertungen von 2005 die Hälfte der US-Bundesstaaten eine Adipositasrate um 20–25 % und die andere Hälfte – und hier besonders die Südstaaten – von über 30 % auf.

Diese Besorgnis erregende Bilanz wird von der Realität sogar noch übertroffen, da aus dem Vergleich dieser selbstberichteten mit zur gleichen Zeit objektiv gemessenen Studiendaten bekannt ist, dass die am Telefon angegebenen Maße schmeichelhafter ausfallen, als sie tatsächlich sind. Die Frauen neigen dazu, ihr Gewicht etwas nach unten zu korrigieren, während die Männer bei der Gewichtsangabe ehrlicher sind, sich dafür aber etwas größer machen. Die Adipositas ist in den USA also noch stärker verbreitet, als die Statistik es abbildet (vgl. Abb. 1).

Nun ist Adipositas weit mehr als ein kosmetisches Problem. Um die Gesundheitsgefährdung durch Adipositas richtig einzuschätzen, ist es entscheidend zu wissen, dass diese nicht nur ein unabhängiger Risikofaktor für die Entwicklung von kardiovaskulären Erkrankungen ist, sondern

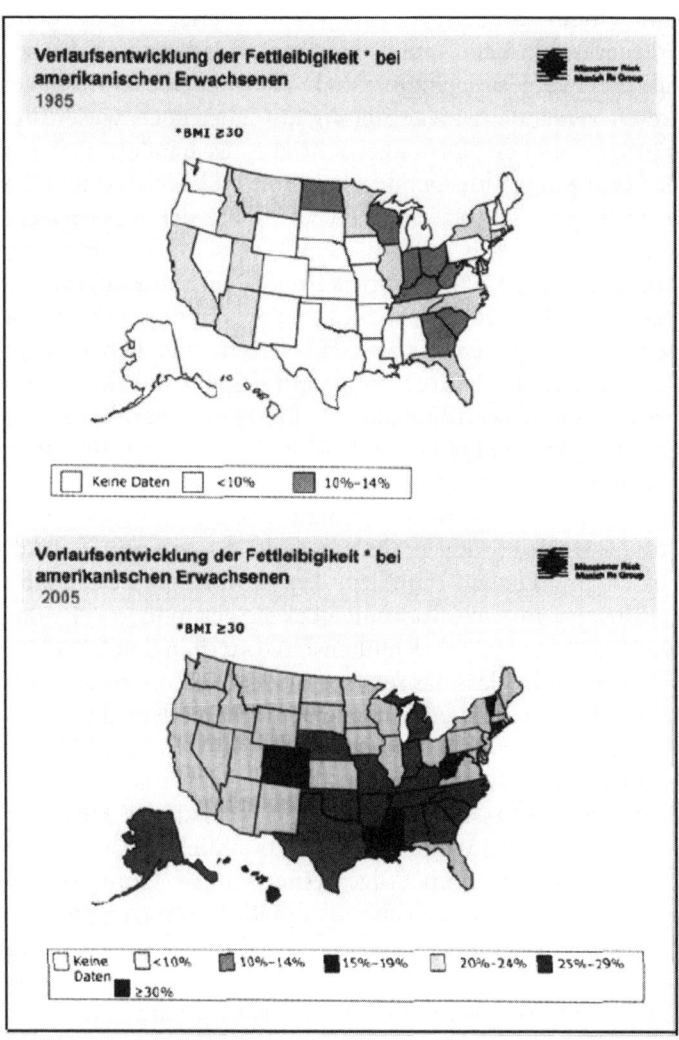

Abbildung 1 Fettleibigkeit in den USA.

mit einem ganzen Bündel verschiedener Begleit- oder Folgeerkrankungen einhergeht, die wiederum mit Risikofaktoren vergesellschaftet sind. Diese Folgeerkrankungen treten zwar nicht zwangsläufig auf, aber doch wesentlich häufiger als bei Normalgewichtigen. Es handelt sich insbesondere um Bluthochdruck, erhöhte Blutfettwerte (Cholesterin und Triglyzeride), Hypertrophie der linken Herzkammer, Diabetes mellitus Typ 2, verschiedene bösartige Tumore, Gicht, muskulo-skelettale Erkrankungen wie Hüft- oder Kniegelenksarthrosen, Schlafapnoe, Erkrankungen an den oberen Luftwegen, Nieren- und Lebererkrankungen und schließlich das gesamte Spektrum der kardiovaskulären Erkrankungen – koronare Herzkrankheit, Herzinfarkt und Schlaganfall –, an denen in den Industrienationen die meisten Menschen sterben.

Besonders eng und mit Daten aus der amerikanischen Nurses Health Study gut belegt ist die Assoziation von Adipositas und Diabetes mellitus Typ 2. Aus der über 16 Jahre geführten Längsschnittstudie über die gesundheitliche Entwicklung von 100.000 Krankenschwestern in den USA lässt sich ermitteln, dass das relative Risiko, im Zeitraum von 16 Jahren Diabetes zu entwickeln, mit steigendem BMI exponentiell zunimmt. Schon geringes Übergewicht erhöht die Inzidenz von Diabetes bis zum 10-Fachen, und bei einem BMI von 35 und darüber ist das Diabetesrisiko 60-fach (!) erhöht. Bis ein Risikokandidat tatsächlich Diabetes bekommt, vergehen im Allgemeinen einige Jahre. So wie nach den Daten zur Errechnung des BMI, so fragen die amerikanischen Gesundheitsministerien die Bürger auch telefonisch nach dem Vorliegen von Diabetes: Seitdem sich die Adipositas seit etwa 1980 wie ein Flächenbrand in den USA ausbreitet, nimmt auch – mit einem Abstand von etwa zehn Jahren – der Diabetes mellitus kontinuierlich und rasant zu. Auch hier sind die berichteten Zahlen mit dem Faktor 1,3–1,5 zu multiplizieren, weil fast jeder Dritte bis jeder

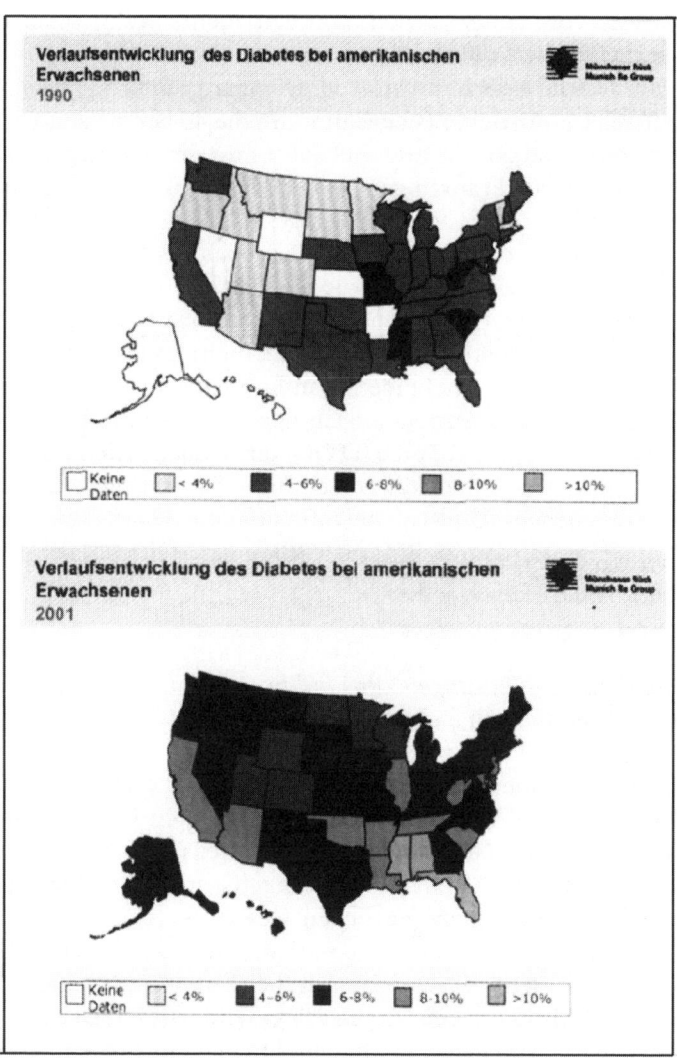

Abbildung 2 Diabetes in den USA.

Zweite von seiner Zuckerkrankheit nichts weiß, solange diese noch keine Symptome hervorruft (s. Abbildung 2).

Da ein erheblicher Anteil der US-amerikanischen Bevölkerung im mittleren Lebensalter um die 40 bereits seit vielen Jahren adipös ist und vielfach unter den lebensgefährlichen Folgeerkrankungen leidet, liegt es nahe, davon auszugehen, dass der Rückgang des Lebenserwartungszuwachses ab einem Alter von 40 auf das Konto der Adipositas mit ihren Folgeerkrankungen geht.

Die Adipositas ist aber keineswegs nur ein amerikanisches Phänomen. Zeitversetzt und nicht ganz so dramatisch breitet sich die Epidemie in Europa, aber auch in den Entwicklungsländern aus; nach den Angaben der International Obesity Task Force (ITOF), einer übergreifenden Institution von Adipositas-Forschungsorganisationen in 50 verschiedenen Ländern, beläuft sich die Häufigkeit der Adipositas (also eines BMI über 30) in der Mehrzahl der europäischen Staaten auf 15–20 %.

Medizinische Lösungen zur Eindämmung der Adipositas-Epidemie nicht in Sicht

Bisher ist keine durchschlagende medizinische Therapie bekannt, die die Adipositas mit ihren riskanten Folgeerkrankungen in den Griff bekommen könnte. Eine chirurgisch durchgeführte Magenverkleinerung (Gastric Banding) ermöglicht zwar einen deutlichen Gewichtsverlust, kommt aber nur für hochgradig adipöse Patienten mit einem BMI über 40 in Betracht. Der Eingriff, bei dem ein Silikonband wie ein Gürtel um den Magen gelegt wird, wird in Deutschland an ca. 2000 Personen im Jahr durchgeführt. In den USA kommt derzeit ein neues Medikament namens Rimonabant auf den Markt, das entsprechende Körperhormone beeinflusst, die das Sättigungsgefühl regeln. Das Medikament hat in Studien mit über 6600 Patienten einen Gewichtsverlust von 5–8 kg hervorgerufen und zudem einen positiven Effekt auf die metabolischen Risikofaktoren erzielt, indem es Triglyzeride, Cholesterin und auch Blutzucker senkt. Rimonabant wird zwar von seinen Fürsprechern als Durchbruch bei der Behandlung der Adipositas gepriesen; aufgrund noch fehlender Daten zur Sicherheit und Langzeitwirkung ist jedoch Zurückhaltung angebracht, da aus der Erfahrung mit anderen Appetitzüglern bekannt ist, dass letztlich nur 10 % der Patienten auf Dauer, d. h. über 5–10 Jahre, eine nennenswerte und nachhaltige Gewichtskorrektur erreichen konnten. Rimonabant wurde übrigens erst kürzlich auch in Deutschland zugelassen.

Gesundheitspolitische Kampagnen haben besonders in den USA und ansatzweise auch in Europa dazu beigetragen, dass die wichtigsten bekannten Risikofaktoren, die für kardiovaskuläre Erkrankungen und teilweise auch für Krebs prädisponieren, in den letzten Jahrzehnten in der Bevölkerung abgenommen haben: Die Menschen achten zunehmend darauf, sich cholesterinarm zu ernähren, es wird weniger geraucht, und die Häufigkeit von hohem Blutdruck sinkt aufgrund konsequenter medikamentöser Behandlung. Drei der vier wichtigsten Risikofaktoren für die Haupttodesursachen in den westlichen Ländern sind in den USA seit 1960 kontinuierlich zurückgegangen, nur das Übergewicht steigt – trotz aller ärztlichen und gesundheitspolitischen Aufklärungsbemühungen – unaufhörlich an.

Übergewicht – erworben oder angeboren?

Mit besonders alarmierender Geschwindigkeit breitet sich die Epidemie unter Kindern aus. Nach Angaben der International Obesity Task Force (ITOF) ist der Zuwachs an Adipositas im Kindesalter von 5 bis 11 vor allem in den letzten

Jahren beängstigend hoch, am schlimmsten in England und Polen. Besonders besorgniserregend ist, dass adipöse Kinder ihr Übergewicht zu einem hohen Anteil auch im Erwachsenenalter beibehalten werden. Gegenüber den heute adipösen Erwachsenen, die ihr Übergewicht meist erst im mittleren Alter angesetzt haben, muss die nachwachsende Generation 20 oder 30 Jahre länger die schädlichen Effekte des Übergewichts auf den Organismus erleiden, mit allen gesundheitlichen Konsequenzen und drohenden Folgeerkrankungen. Das stellt nicht nur eine körperliche und seelische Belastung für jeden einzelnen Betroffenen dar, sondern auch eine unüberschaubare ökonomische Belastung für das Gesundheitssystem der Zukunft.

Verantwortlich für das Übergewicht sind das quantitativ und qualitativ falsche Ernährungsverhalten sowie Bewegungsmangel. Man weiß aber heute auch, dass bis zu 340 Gene das Körpergewicht mit beeinflussen. Laut der „Thrifty-genes"-Hypothese haben sich entwicklungsgeschichtlich diejenigen Gene durchgesetzt, die zu einer effizienten Fettspeicherung veranlagen, was bei den Lebensbedingungen der Menschen im Jungpaläolithikum ein Überlebensvorteil war, beim heutigen Nahrungsüberangebot hingegen ein Nachteil ist. In den USA steigt der Pro-Kopf-Kalorienverbrauch seit 1980 stark an; der Zuckerverbrauch erhöhte sich seit dem Jahr 1800 von sieben amerikanischen Pfund pro Kopf auf 147 Pfund im Jahr 2001. Sehr viel Zucker wird dabei in Form von Softdrinks konsumiert. Zur Veranschaulichung: Ein Liter Cola enthält die Menge von etwa 40 Stück Würfelzucker. Die Aufnahme von Kohlehydraten in flüssiger Form ist jedoch besonders ungünstig, da der menschliche Organismus diese Energie nur suboptimal verwerten kann; obwohl jede Menge Kalorien zugeführt wird, verbleibt nur ein kurzes Sättigungsgefühl.

Softdrinks und Fastfood werden trotz der Preisinflation relativ billiger. Die volkswirtschaftliche Abteilung der

Münchener Rück hat errechnet, wie sich allein zwischen 1999 und 2005 in Deutschland der Preis einer Zigarette und der Preis von Pommes Frites und Cola – als Beispiel einer typischen Fastfood-Mahlzeit – entwickelt haben: Die Zigarette hat sich um mehr als die Hälfte verteuert, während eine Portion Pommes Frites und Cola im Preis gleich geblieben bzw. unter Berücksichtigung des Inflationsindex sogar billiger geworden sind. Zwar ist der finanzielle Aspekt sicherlich nicht der einzige Grund dafür, dass das Rauchen ab- und die fett- und zuckerreiche Ernährung zunimmt, doch auch dieser Gesichtspunkt ist ein nicht zu unterschätzender.

Bedeutung der Adipositas-Epidemie für die Versicherungen

Eine für die Versicherungswirtschaft relevante Frage ist, ob die gesundheitsschädlichen Auswirkungen von Übergewicht bzw. Adipositas so stark sind, dass die Sterblichkeit trotz der Verminderung der anderen Risikofaktoren ansteigen wird. In der internationalen medizinischen Fachpresse und anderen Medien wird diese Frage teilweise kontrovers diskutiert. Während die einen die Übergewichtsproblematik als überzogen bewerten, prophezeien andere einen Einbruch der steigenden Lebenserwartung. Generell ist festzustellen, dass die privat Versicherten, die überproportional aus der mittleren und höheren Einkommens- und Bildungsschicht stammen, im Allgemeinen eine geringere Sterblichkeit aufweisen als die Gesamtbevölkerung. Diese Tatsache relativiert die momentane Situation; die nachwachsende Generation wird allerdings in allen Bevölkerungsgruppen wesentlich umfassender von Adipositas betroffen sein als die heute Erwachsenen. Um adäquat auf das Risiko reagieren zu können, müssen die Versicherer die Entwicklung der medizinischen, epidemiologischen und bevölkerungssta-tistischen Trends engmaschig beobachten.

Für das Neugeschäft wird in der Lebensversicherung, aber mehr noch in der Invaliditäts- und Krankenversicherung der Risikoprüfung eine höhere Bedeutung zukommen. Hier geht es insbesondere um das prospektive Risiko von Übergewichtigen, vermehrt an den oben beschriebenen Komplikationen zu erkranken.

Eine nicht mehr auszuschließende Trendwende in der Langlebigkeit hätte natürlich Auswirkungen auf das Risiko der Lebensversicherer, denn die qx der Sterbetafeln würden mittelfristig womöglich wieder ansteigen. Für die Rentenversicherung hingegen bedeutet ein Abfall der Lebenserwartung eine Entlastung vom Langlebigkeitsrisiko.

Vor allem für Krankenversicherer birgt die Adipositas ein erhebliches Kostenpotenzial. Eine australische Untersuchung, für die 37.000 Erwachsene gefragt wurden, wie oft sie in den vorangegangenen zwei Wochen das Gesundheitssystem in Anspruch genommen haben, zeigte einen deutlichen Zusammenhang zwischen dem BMI und dem Bedarf an medizinischer Versorgung: Übergewichtige und Adipöse gehen wesentlich häufiger zum Arzt, nehmen mehr Medikamente ein, werden öfter stationär behandelt und beanspruchen häufiger die Notfallhilfe als Menschen mit Normalgewicht; bei Frauen ist dieser Effekt noch ausgeprägter als bei Männern.

Aus versicherungsmedizinischer Sicht, aber auch aus volkswirtschaftlicher Notwendigkeit heraus stellt die Adipositas-Epidemie die gesetzlichen und privaten Krankenversicherungen vor die Herausforderung, nach effektiven Präventionsmöglichkeiten zu suchen. Aus medizinischen Studien ist bekannt, wie wenig sich Patienten – sei es mit Übergewicht oder anderen Erkrankungen – an ärztliche Empfehlungen bezüglich BMI-Reduktion oder regelmäßiger Medikamenteneinnahme halten. Die Erfolgsrate konnte in den Studien jedoch erhöht werden, wenn ein finanzieller Anreiz – und sei es auch nur ein geringer – in Aussicht gestellt wurde. Es ist beispielsweise zu überlegen, ob die Versicherer dem Versicherungsnehmer eine nachweisliche Abnahme seines erhöhten BMI auf Normalwerte in irgendeiner Form vergüten sollten. Ein Beispiel aus der jüngeren Vergangenheit soll dies verdeutlichen: Die sog. Bonusregelung, die die gesetzliche Krankenversicherung 1989 für Zahnersatz eingeführt hat, belohnt beispielsweise jeden Versicherten, der über fünf bzw. zehn Jahre lang mindestens einmal jährlich zum Zahnarzt geht, indem sie bei Zahnersatz 20 bzw. 30 % Bonus auf den Festzuschuss hinzuzahlt. Dieses eigentlich relativ kleine monetäre Entgegenkommen zeigte ansehnliche Wirkung: Junge Erwachsene haben heute um 66 % weniger Karies als vor der Maßnahme, und der Zahngoldverbrauch, der Anfang der 1980er Jahre in Deutschland noch der höchste in der Welt war, ist drastisch gesunken. Vielleicht sollten die Versicherungen dieses bisher ungenutzte Präventionsmittel eines finanziellen Anreizes auch ausschöpfen, um der Adipositas, dem laut WHO größten chronischen Gesundheitsproblem unserer Zeit, nachhaltig entgegenzuwirken.

Anmerkungen

[1] Der vorliegende Beitrag ist die geringfügig überarbeitete Fassung eines Aufsatzes, der zuerst erschienen ist in: Versicherungswirtschaft 62 (2007), 1230–1233.

Krebs, Frakturen und Arthrose

Volker Schumpelick, Rafael Rosch, Joachim Conze, Gerhard Steinau, Carsten J. Krones

Die demografische Entwicklung mit ihrer relativen und absoluten Zunahme älterer Mitbürger sowie die dank verbesserter Lebensumstände und medizinischer Fortschritte verlängerte Lebenserwartung fördern ganz zwangsläufig die Rate an chirurgisch zu therapierenden Alterserkrankungen. Dazu gehören in vorderster Linie alle Arten von Krebserkrankungen, Frakturen des Skelettsystems und der endoprothetische Ersatz arthrotischer Gelenke. Während die gesteigerte Lebenserwartung nach Schirrmacher noch als biologischer Triumph unserer Generation betrachtet werden kann, erzeugen die daraus resultierenden Krankheiten einen erheblichen Kostendruck, welcher, anstatt eine fachgebundene Priorisierung zu initiieren, stellenweise in eine harte Rationierungsdiskussion gemündet ist. Die Frage, ob auch bei einem 85-jährigen Menschen noch ein künstliches Hüftgelenk implantiert werden sollte, hat mittlerweile schon viele Gazetten und Talkrunden gefüllt, auch wenn die Betroffenen in den Diskussionen nur selten zu Wort gekommen sind. Medizinische Versorgung von chronologischen Erwägungen abhängig zu machen, war und wird jedoch nie Maxime ärztlichen Handelns sein.

Die noch zu erwartenden Lebensjahre einer 60-jährigen Person haben seit 1970 für Männer von 17 auf 21 Jahre und für Frauen von 21 auf 25 Jahre zugenommen. Wenn sich dieser Trend wie erwartet bis ins Jahr 2060 fortsetzt, haben Männer mit 60 dann noch 23 und Frauen noch 28 Jahre zu erwarten (Abb. 1).

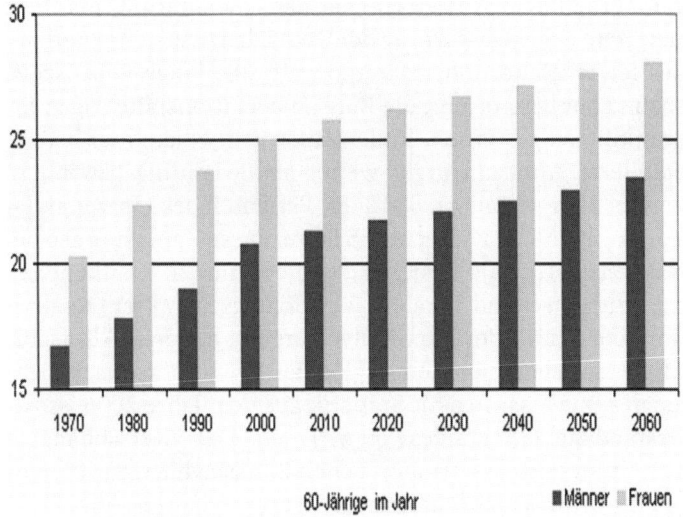

Abb. 1: Zu erwartende verbleibende Lebensjahre einer 60-jäh-
rigen Person für die Jahre 1970 bis 2060 am Beispiel der Schweiz
(2010 bis 2060 nach Grundszenario „Trend")
(Bundesamt für Statistik: Revision der Statistiken der natürlichen
Bevölkerungsbewegung [BEVNAT] [www.bfs.admin.ch])

Diese isoliert betrachtet sehr erfreuliche Entwicklung,
die vor allem den verbesserten Lebens- und Ernährungs-
bedingungen und nur in geringerem Umfang dem medizinischen Fortschritt zu verdanken ist, führt in Verbindung
mit der stagnierend niedrigen Geburtenrate auch zu einem
veränderten Generationenverhältnis. Schreibt man dieses
Szenario unverändert fort, so werden im Jahr 2050 in
Deutschland neben einem 75-Jährigen nur noch fünf Jüngere leben. 30 Jahre in die Zukunft zu blicken ist Demogra-
phen jedoch kaum verlässlich möglich – zu viele Faktoren
beeinflussen die Entwicklung der Bevölkerung.

Doch schon jetzt haben sich in der operativen Medizin

301

ganz erhebliche Auswirkungen der Überalterung manifestiert. Die Lebenserwartung der Deutschen hat sich innerhalb des letzten Jahrhunderts verdoppelt. Die lange Lebenszeitspanne hat bereits jetzt die Rate an operationspflichtigen Erkrankungen gesteigert. In der Zukunft wird die hier bereits etablierte Alterschirurgie weiter an Bedeutung gewinnen. Bereits 2005 waren ca. 33 % der Patienten des Universitätsklinikums Aachen älter als 65 Jahre. Diese Zahl ist umso bemerkenswerter, als es sich dabei nicht um ein Krankenhaus mit vorherrschend lokalem Versorgungscharakter, sondern um eine Klinik der Maximalversorgung handelt. Alterschirurgie ist dabei auch kein regionales Phänomen. Nach Zahlen des Bundesamtes für Statistik aus dem Jahre 2006 ist Altersmedizin ein bundesweiter Trend. Der altersabhängige Verteilungsgipfel stationär behandlungsbedürftiger Patienten liegt mittlerweile zwischen 70 und 80 Jahren (Abb. 2).

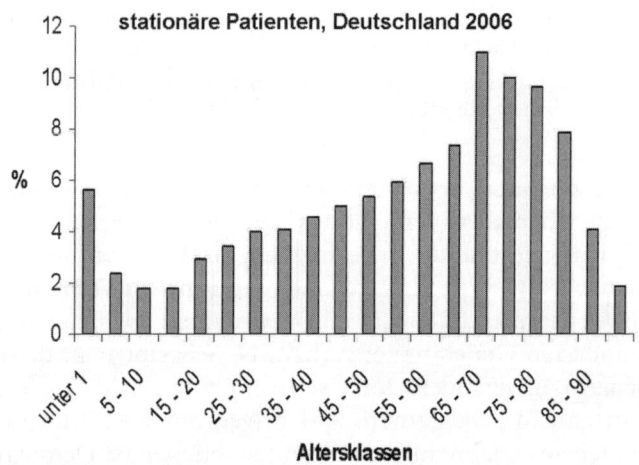

Abb. 2: Altersverteilung stationärer Patienten in Deutschland 2006
(Statistisches Bundesamt 2006)

Bei den Krebserkrankungen hat die zunehmende Alterung trotz aller parallelen Verbesserungen in der Ernährung sowie den Arbeits- und Lebensbedingungen die altersstandardisierte Inzidenz seit 1980 nahezu linear ansteigen lassen (Abb. 3).

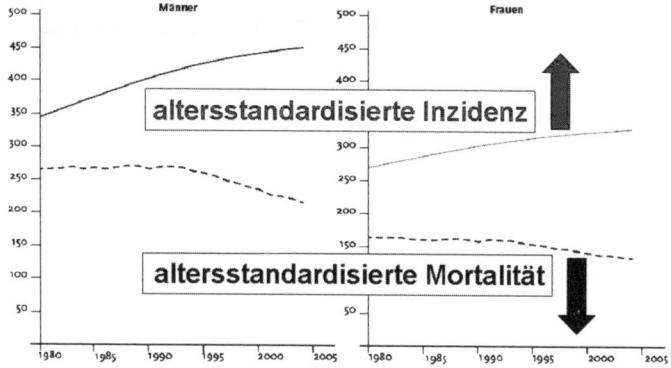

Abb. 3: Altersstandardisierte Inzidenz und Mortalität von Krebserkrankungen

(Robert-Koch-Institut 2008)

Gleichzeitig ging durch den medizinischen Fortschritt die altersstandardisierte Mortalität zurück, wenn auch nicht in gleichem Umfang (Abb. 2). Aufgrund dieser Entwicklung liegt in der Klientel der Chirurgischen Klinik des Universitätsklinikums Aachen der Anteil an über 60-Jährigen bei Tumoroperationen an der Bauchspeicheldrüse bei über 60 % und bei Tumorresektionen am Enddarm bei über 50 %. Infolgedessen ergibt sich auch eine Zusammensetzung der chirurgischen Patienten auf der Intensivstation, deren Altersgipfel eindeutig zwischen 60 und 80 Jahren liegt. Medizinisch ist die moderne Chirurgie in Zusammenarbeit mit ihren Nachbardisziplinen auf diese Herausforderung bestens eingestellt. Durch Fortentwicklungen in Operationstechnik und Intensivmedizin ist das chronologische Alter für große Operationen in spezialisierten Zentren mittlerweile kein unabhängiger Risikofaktor mehr. Renommierte Untersuchungen konnten diese Entwicklung z. B. für Tumorresektionen an der Leber, der Bauchspeicheldrüse und dem tiefen Enddarm nachweisen. Erfolgreiche Krebschirurgie im Alter hat sich damit zu einem Standard entwickelt.

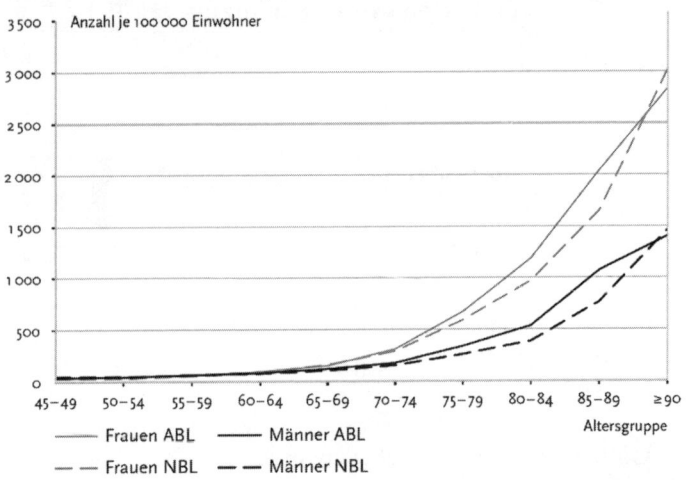

Abb. 4: Geschätztes alters- und geschlechtsspezifisches 5-Jahres-Risiko für Hüftfrakturen (ICD-9:820) in den alten (ABL) und neuen Bundesländern (NBL) für das Jahr 1996

(nach *Wildner, M. / Clark, D. E.*: Hip fracture incidence in East and West Germany: Reassessement ten years after unification. In: Osteoporosis International 12 (2001), 136–139)

Die Häufigkeit von Frakturen ist an vielen Lokalisationen altersabhängig. Der Bruch des Hüftgelenks oder des angrenzenden Oberschenkelknochens stellt in diesem Zusammenhang das schwerwiegendste und kostenträchtigste potenzielle Ergebnis der weit verbreiteten Osteoporose dar. Ca. 85 % der Stürze alter Menschen werden durch eine Kombination von Bewegungsstörungen mit banalen Umwelthindernissen ausgelöst. Ca. 1 % aller Gestürzten erleidet dabei eine Hüftfraktur. Die Verletzungsrate zeigt dabei ab dem 70. Lebensjahr eine exponentielle Korrelation – Frauen sind hier noch häufiger betroffen als Männer (Abb. 4).

Für Österreich wird mit einer Verdoppelung der Anzahl an Schenkelhalsfrakturen bis 2040 gerechnet, wofür an erster Stelle die Zunahme der Osteoporose verantwortlich ist. Bei Ausgaben von ca. 114 Millionen Euro im Jahr 2000 lassen sich auf Grundlage der üblichen Preissteigerung für 2040 Ausgaben von 900 Millionen Euro per annum hochrechnen. Wichtigster Faktor zur Lösung dieser Aufgabe scheint die Sturzprophylaxe durch eine Architektur, die auch für alte Menschen geeignet ist, und die Vermeidung von Stolperfallen zu sein, und dann auch medikamentöse und physiologische Maßnahmen gegen Osteoporose. Doch auch die moderne Unfallchirurgie hat sich bereits auf die differenzierte Anwendung eines breiten OP-Spektrums eingestellt. Neben den resezierenden Verfahren des totalen oder partiellen endoprothetischen Ersatzes kommen mittlerweile viele verschiedene stabilisierende Verfahren zum Einsatz. Gemeinsam ist allen Anwendungen das Ziel der frühzeitigen Belastung zur schnellen Remobilisation der Patienten. Die operative Therapie von Altersfrakturen adaptiert ihre Maßnahmen damit an den Einzelfall und erreicht so größtmöglichen Erfolg.

Arthrose war außerhalb atypischer monotoner Belastungen schon immer eine Alterserscheinung. Die längere Lebenserwartung hat die Rate der Betroffenen zwangsläufig erhöht. Ab 60 leiden ca. 60 % der Bevölkerung an Arthrose. Die Zahl der wegen dieser Krankheit behandlungsbedürftigen Patienten steigt ab dem 40. Lebensjahr exponentiell an. Die Rate an stationär behandlungspflichtigen Fälle folgt dieser Entwicklung mit einer Latenz von ca. 10 bis 15 Jahren nach. Nach Expertenprognosen ist mit einem weiteren Anstieg der degenerativen Gelenkerkrankungen um bis zu 70 % zu rechnen (Abb. 5), obwohl sich die ehemals als Hauptauslöser zu berücksichtigenden Arbeitsbedingungen in den letzten 50 Jahren deutlich verbessert haben.

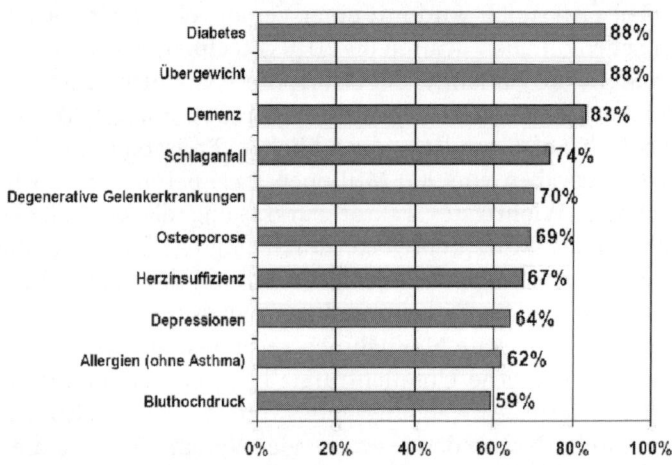

Abb. 5: Prognose zur Entwicklung von Alterserkrankungen, Expertenumfrage unter 100 führenden deutschen Forschern, Institut für Sozialmedizin, Epidemiologie und Gesundheitsökonomie, Charité Berlin, Gesundheitsmedizin, Direktor: Prof. Dr. Stefan N. Willich

Die zeitgemäße Endoprothetik ist auf diese Bedingungen eingestellt. Getrieben durch einen Wachstumsmarkt, haben sich Chirurgen, Prothesenhersteller und Medizinindustrie in einem ständigen Fortschrittsprozess bewegt. Gering-invasive Operationszugänge, begrenzte Knochenresektionen und eine verbesserte Navigation aufseiten der Operateure sowie längere Standzeiten der Implantate, eine verbesserte Lastenübertragung, eine höhere Gewebskompatibilität zur optimierten Integration aufseiten der Industrie haben die Ergebnisqualität weiter gesteigert. Endoprothetik an Hüfte und Knie ist so mittlerweile zu einem Standardverfahren mit weitester Verbreitung geworden.

Fazit

Alterschirurgie ist in Deutschland längst Alltagschirurgie. Die Lösung der hiermit verbundenen medizinischen, ethischen und ökonomischen Herausforderungen sollte außerhalb altersabhängiger Rationierungen liegen. Andernfalls würde ein großer Teil der Gesellschaft zukünftig von notwendiger medizinischer Hilfe ausgeschlossen. Das Motto „Lebe gesund" reicht für eine effiziente Alterschirurgie allein jedoch nicht aus. Um auch bei Hochbetagten große operative Eingriffe mit akzeptablem Risiko durchzuführen, benötigt man eine ständige Weiterentwicklung in operativer Technik, perioperativem Management, Intensivmedizin und Medizintechnologie. Nur so lassen sich Komplikationen und Kosten senken sowie die Mobilität und Selbstversorgung der Patienten steigern. Alterschirurgie wird mit der demografischen Entwicklung in allen westlichen Industrieländern exponentiell zunehmen. Erfolgreiche Alterschirurgie ist dabei nur durch die Einbindung der Technologie in einen ganzheitlichen Anspruch zu erreichen. Humanität durch Technik ist das Prinzip, um diese Herausforderung interdisziplinär zu meistern.

Literatur

Expertenumfrage unter 100 führenden deutschen Forschern, Institut für Sozialmedizin, Epidemiologie und Gesundheitsökonomie, Charité Berlin, Gesundheitsmedizin, Direktor: Prof. Dr. Stefan N. Willich

Robert Koch-Institut (Hrsg.): Migration und Gesundheit. Schwerpunktbericht der Gesundheitsberichterstattung des Bundes. Berlin 2008.

Schumpelick, Volker / Vogel, Bernhard (Hrsg.): Alter als Last und Chance. Freiburg 2005.

Schweizerisches Gesundheitsobservatorium: Jahresbericht 2007 [www.bfs.admin.ch].

Statistisches Bundesamt: Datenreport 2006 – Zahlen und Fakten über die Bundesrepublik Deutschland. Stuttgart 2006.

Statistisches Bundesamt: Statistisches Jahrbuch für die Bundesrepublik Deutschland 2002. Wiesbaden 2002.

Wildner, M. / Clark, D. E.: Hip fracture incidence in East and West Germany: Reassessement ten years after unification. In: Osteoporosis International 12 (2001), 136–139.

Genetik von Krebserkrankungen

Klaus Zerres

Unter den Todesursachen nehmen Krebserkrankungen mit etwas mehr als 25 % nach den Herz- Kreislauf-Erkrankungen mit ca. 50 % den zweiten Platz ein. Krebserkrankungen haben daher nicht zuletzt wegen der aufwändigen Diagnose- und Therapieverfahren einen erheblichen gesundheitsökonomischen Aspekt. Unter den Krebserkrankungen selbst führen Krebserkrankungen von Prostata, Lunge und Darm die Liste bei den Männern und Brust- und Darmkrebs bei den Frauen an. In Anbetracht der überragenden Bedeutung dieser Krankheitsgruppe nimmt die Erforschung von Krebserkrankungen eine herausragende Stellung ein.

„Krebs ist immer genetisch bedingt, aber nicht immer erblich"

Dieser Merksatz verwundert zunächst etwas, weil Krebs nicht als eine typische Erbkrankheit angesehen wird. Die Bedeutung genetischer Faktoren bei der Entstehung von Krebserkrankungen ist jedoch seit Jahrzehnten sehr gut belegt. Die Onkogenetik ist Gegenstand einer umfassenden Forschung. So weist das medizinische Datenbanksystem PubMed unter dem Suchbegriff „cancer genetics" für das Jahr 2008 insgesamt 98.422 wissenschaftliche Publikationen aus. Unter dem Begriff „hereditary cancer" finden sich für 2008 immerhin 2679 Publikationen. Diese hohe Anzahl wissenschaftlicher Publikationen belegt eindrucksvoll die grundsätzliche Bedeutung genetischer Mechanismen für die Entschlüsselung zellbiologischer Mechanismen der Krebsentstehung. Die Molekulargenetik liefert wichtige Methoden zum Verständnis zellbiologischer Vorgänge und hat daher eine Schlüsselstellung in der Erforschung der Krankheitsentstehung eingenommen.

Dass die Vererbung für die Entstehung von Krebserkrankungen Bedeutung hat, belegen erhöhte Erkrankungsrisiken für nahe Angehörige betroffener Personen. In einer Metaanalyse von Studien über Erkrankungsrisiken für nahe Verwandte von Frauen mit Brustkrebs, in die jeweils mehr als 50.000 betroffene und 100.000 nicht betroffenen Frauen eingeschlossen werden konnten, konnte beispielhaft gezeigt werden, dass das Erkrankungsrisiko bis zum 80. Lebensjahr von 7,8 % bei Frauen ohne betroffene Verwandte auf 13,3 % bzw. 21,1 % bei Frauen mit einer bzw. zwei betroffenen Verwandten anstieg.[1] (Naturgemäß handelt es sich hierbei um statistische Werte, die nicht unmittelbar auf den individuellen Einzelfall zu übertragen sind.)

Erblicher Krebs am Beispiel von mutierten Tumorsuppressorgenen

Die Beteiligung genetischer Faktoren an der Entstehung von Krebserkrankungen ist meist sehr komplex. An der Entstehung von Brust- und Darmkrebs können nach neuesten Erkenntnissen mehr als 200 Gene beteiligt sein. Diese Vorgänge spielen sich meist auf somatischer zellulärer Ebene ab. Ca. 5 % der Krebserkrankungen können hingegen als erblich im klassischen Sinne bezeichnet werden. Hierbei führt in der Regel die Veränderung einer einzelnen Erbanlage, die sich in einer elterlichen Keimzelle befand und daher mit Ausnahme der Keimzellen in jeder Körperzelle vorliegt, zu einem hohen Erkrankungsrisiko. Erbliche Krebserkrankungen folgen mithin auch den Mendel'schen

Erbgängen mit definierten Erkrankungsrisiken für nahe Verwandte. Diese eher seltenen erblichen Formen können sehr unterschiedliche Erbanlagen mit ganz unterschiedlichen Funktionen betreffen, wie die sog. Reparaturgene, Onkogene und Tumorsuppressor-Gene.

Ein Beispiel für ein Tumorsuppressorgen ist das sog. p53-Gen. Dieses Gen kann durch Aktivierung anderer Gene u. a. die nachfolgenden unterschiedlichen Wirkungen erzielen.

1. p53 kann die Bildung von Wachstumsfaktoren unterdrücken, die Zellteilung hemmen und den Zellzyklus im Falle einer Schädigung der Erbsubstanz gänzlich anhalten.
2. Wie andere Tumorsuppressorgene auch kann es im Falle einer Schädigung der Zellen den physiologischen Zelluntergang (die Apoptose) einleiten und damit vor möglichen Schäden durch die potenzielle Tumorzelle bewahren.
3. Es kann zelluläre Reperaturvorgänge einleiten.

Tumorsuppressorgene (von denen es eine Vielzahl gibt) tragen also, wie schon ihr Name sagt, in verschiedener Weise wesentlich dazu bei, die Entstehung von Tumoren zu verhindern. Es liegt daher nahe, dass das Tumorrisiko ansteigt, wenn die Tumorsuppressorfunktion beeinträchtigt ist. Ein Beispiel ist das sehr seltene, autosomal dominant erbliche Krankheitsbild mit Mutationen im p53-Gen (Li-Fraumeni-Syndrom), das vielfältige Tumoren im frühen Alter und in sehr unterschiedlichen Organsystemen (z. B. Weichteilkrebs, Leukämien, Brust-, Eierstock-, Lungen- und Magenkrebs) umfasst.

Die Zweischritthypothese der Tumorentstehung von Alfred G. Knudson

Der Amerikaner Alfred G. Kundson (*1922) hat 1971 die nach ihm benannte Hypothese, die heute als erwiesen gilt, formuliert. Die überwiegende Zahl der Gene liegt in jeder Zelle auf den paarigen Chromosomen in doppelter Kopienzahl vor. Der Mensch verfügt also in der Regel in der Zelle über jeweils zwei intakte Gene. Der Mensch besteht aus etwa 50 Billionen Zellen, die sich mit Ausnahme einzelner Zelltypen fortwährend erneuern. In der überwiegenden Zahl dieser Zellen befindet sich das menschliche Genom, das aus ca. 3 Milliarden Basenpaaren besteht, sich permanent vervielfältigt und an die Tochterzellen weitergegeben wird. Dieses System funktioniert zwar mit einer extrem hohen Präzision, aber dennoch bleiben in dieser ungeheuren Maschinerie Fehler nicht aus. Betreffen diese z. B. ein Tumorsuppressorgen, bleiben diese Schäden im Allgemeinen so lange folgenlos, wie die Zelle über eine zweite, intakte Kopie dieses Gens führt, die die Schutzfunktion in ausreichendem Maße übernehmen kann.

Die Funktion eines Tumorsuppressorgens in einer Zelle fällt erst dann aus, wenn beide Kopien des Gens in einer Zelle nicht mehr funktionsfähig sind. Spontane Veränderungen, sog. somatische Mutationen, treten mit einer bestimmten statistischen Wahrscheinlichkeit auf, die typischerweise mit dem Alter zunimmt. Wenn diese Vorgänge mit einer bestimmten Häufigkeit auftreten (beispielsweise 1:100.000 je Gen und Zelle), so entspricht die Wahrscheinlichkeit für den „zufälligen" Funktionsausfall beider Kopien in einer Zelle („zweiter Mutationsschritt") dem Produkt der beiden Wahrscheinlichkeiten (bzw. dem Quadrat der Wahrscheinlichkeit für den Ausfall einer der beiden Kopien). Hieraus lässt sich ableiten, dass das „sporadische" Auftreten von Krebs mit zunehmendem Alter zunimmt bzw. dass viele Krebsformen stark altersabhängig sind. Die Häufigkeit von „sporadischem" Krebs ist nach diesem vereinfacht dargestellten Modell also vor allem ein stochastisches Phänomen.

Bei erblichen Krebsformen liegt der Fall jedoch anders, da die hiervon betroffenen Menschen bereits von einem Elternteil ein mutiertes Gen geerbt haben, das sich in jeder Körperzelle befindet. In diesen Fällen würde immer dann, wenn in der zweiten Kopie des betreffenden Gens in einer Zelle eine Mutation der noch intakten Kopie des Gens auftritt, ein Tumor entstehen. Die Wahrscheinlichkeit ist mithin um ein Vielfaches höher als bei sporadischen Tumoren. Typisch für erbliche Krebsformen ist neben der familiären Häufung das frühe Erkrankungsalter und oft das Auftreten mehrerer unabhängiger Tumore bei einer Person.

Glücklicherweise ist die Tumorentstehung meist jedoch noch komplexer. Es müssen oft viele weitere Mutationsereignisse auftreten, ehe der Tumor auftritt. Darüber hinaus verfügen Lebewesen über sehr komplexe Reparaturmechanismen. Im Falle von erblichem Darmkrebs kann sich die Tumorentstehung über viele Jahre erstrecken und entsteht oft über langsam wachsende Vorstufen, die oft bereits in einem frühen Stadium diagnostiziert werden können. Dieser Zusammenhang rechtfertigt auch die Durchführung von Vorsorgeuntersuchungen. Die Abtragung verdächtiger Vorstufen wie z. B. Polypen im Rahmen einer Darmspiegelung kann das Auftreten einer Krebserkrankung in vielen Fällen effizient verhindern.

Krebs ist meist multifaktoriell bedingt

Multifaktoriell bedingte Erkrankungen sind die Folge eines Zusammenspiels einer genetischen Disposition, bei der meist mehrere Gene eine Rolle spielen (Polygenie), mit exogenen Faktoren, wobei diese erst wirksam werden, wenn die genetische Disposition und die exogenen Einflüsse zusammen einen gewissen Schwellenwert überschreiten. Exogene mutationsauslösende Einflüsse (Mutagene) können z. B. Strahlen, Viren, aber auch cancerogene Substanzen sein, wie sie sich z. B. im Zigarettenrauch befinden. So wurde beispielsweise der seit dem 15. Jahrhundert als „Bergsucht" bekannte Lungenkrebs der Silberbergleute im Erzgebirge bei Schneeberg durch radioaktives Radongas verursacht – ein Zusammenhang, der erst 1935 nachgewiesen werden konnte.

Erblicher Krebs erfordert eine intensive Betreuung der betroffenen Familien

Die Nachsorgeprogramme für Krebspatienten zielen unter anderem darauf ab, mögliche Folgeerscheinungen wie Rezidive oder Metastasen frühzeitig zu erkennen und spezifisch zu behandeln. Dies gilt zunächst in gleicher Weise für familiäre Krebsformen. Viele der familiären Krebsformen weisen jedoch ein breiteres Tumorspektrum auf. Zweittumoren sind aufgrund des Entstehungsmechanismus sehr typisch, sodass für betroffene Personen ein umfassendes Untersuchungsprogramm empfohlen wird. Im Falle von erblichem Brustkrebs schließt dies z. B. neben einer häufigen Untersuchung der Brust auch eine Untersuchung zur Diagnose von Eierstockkrebs ein, den bis zu 40 % der Anlageträgerinnen entwickeln. Im Falle von erblichem Darmkrebs (HNPCC) tragen Anlageträger u. a. zusätzliche Risiken für Tumoren von Gebärmutter, Magen oder Ovarien.

In Familien mit nachgewiesener krankheitsverursachender Mutation ist bei Risikopersonen (Personen mit erhöhtem Erkrankungsrisiko) eine prädiktive Testung im Prinzip möglich. Aufgrund der vielfältigen möglichen Konsequenzen für die untersuchten Personen (persönliche Situation, mögliche Risiken für die Kinder, berufliche Konsequenzen, Versicherungsproblematik etc.) sollte eine prädiktive Diagnostik nur nach vorangegangener ausführlicher und qualifizierter humangenetischer Beratung erfolgen, wie es das Gendiagnostikgesetz vorsieht.

Eine unkritische Diagnostik von „Krebsgenen" birgt vielfältige Risiken. Das Angebot von Tests, die wissenschaftlich fragwürdig sind, kann falsche Erwartungen wecken, die Betreffenden aber u. U. auch ungerechtfertigt ängstigen oder auch in falscher Sicherheit wiegen. Generell können die Ergebnisse fehlerhaft interpretiert werden. Die Frage der Konsequenzen, die sich aus dem Untersuchungsergebnis ergeben können, sollte daher vor der Durchführung des Tests reflektiert werden. Ein Testergebnis allein führt außerdem nicht automatisch zu gesundheitsbewusstem Verhalten. Die Nichtinanspruchnahme von Vorsorgeuntersuchungen ist ein zentrales Problem der präventiven Medizin. Hier sind interdisziplinäre Anstrengungen notwendig.

Fazit

Die Humangenetik hat mit einem breiten Methodenspektrum wesentliche Beiträge zur Aufklärung der Entstehung von Krebs auf der molekularen Ebene geliefert. Hierdurch sind die diagnostischen Möglichkeiten erheblich verbessert worden. In gleicher Weise haben sich vielfältige neue therapeutische Ansätze ergeben. Die onkogenetische Forschung hat daher in der Medizin einen hohen Stellenwert.

Es ist denkbar, dass in der Zukunft Risikoprofile für einzelne Krebsformen individuell ermittelt werden können. Die notwendige Umsetzung des Wissens um erhöhte Krebsrisiken zum Nutzen der untersuchten Person erfordert jedoch interdisziplinäre Anstrengungen. Die Anwendung untauglicher Tests sollte unterbunden werden. Nichtsdestoweniger gilt jedoch: Ein qualifiziertes interdisziplinäres Beratungs- und Betreuungsangebot für Familien mit erblichen Krebserkrankungen, wie dies das Gendiagnostikgesetz vorsieht, ist zwingend erforderlich.

Anmerkungen

[1] *Collaborative Group on hormonal factors in breast cancer:* Familial breast cancer: collaborative analysis of individual data from 52 individual studies including 58.209 women with breast cancer and 101.906 women without the disease. In: Lancet 358 (2001), 1389–1399.

Epidemiologische Daten zu den Krebserkrankungen in Deutschland und ihre Bedeutung für das Gesundheitswesen

Stefan Hentschel

Der schillernde Begriff von Krebs als „Volkskrankheit" und die quantifizierende Wissenschaft der Epidemiologie sind thematisch verbunden und methodisch gegensätzlich. In Deutschland stirbt etwa jeder Vierte an einer Krebserkrankung, jeder Dritte wird ein- oder mehrmals mit der Diagnose selbst konfrontiert sein, und praktisch alle erleben in ihrem sozialen Umfeld Menschen, die erkrankten und behandelt wurden, sowie Menschen die an Krebs sterben. Es ist die Aufgabe der Epidemiologie, möglichst präzise und zählbar zu bestimmen, wer von welcher Erkrankung in welchem Alter mit welchem Geschlecht wann und aus welcher Bevölkerungsgruppe betroffen ist.

Diese zählbare Beschreibung der Wirklichkeit ist jedoch nicht der angestrebte Zweck der epidemiologischen Krebsregistrierung. Es geht nicht nur um eine Beschreibung der Wirklichkeit, sondern es geht auch und gerade um die angemessene Beschreibung der Veränderungen und der Veränderbarkeit. Krebsregister sind Instrumente der Aufklärung, d.h. sie sind keinesfalls nur Stellen zum Sammeln, Archivieren oder gar zum Verstecken von Daten. Sie sind eingerichtet worden in der klaren Überlegung, dass objektivierbare Daten zum Krebsgeschehen medizinisch und gesundheitspolitisch unverzichtbar sind, um die Krankheitslast vermindern, die therapeutischen Möglichkeiten verbessern und dem Anliegen der Patienten und der sie begleitenden Mitmenschen und Pflegenden entsprechen zu können.

Ein Vergleich dieses Anspruchs mit der öffentlich wahrgenommenen Krebsregistrierung in Deutschland ist ernüchternd. Es gibt hier gern zitierte und insbesondere gern erinnerte Vorurteile in Bezug auf die aktuelle Situation: Es gebe in Deutschland kaum Daten; der überzogene Datenschutz verhindere alles, es gebe kaum glaubwürdige Daten, die Daten seien nicht nutzbar und ein einheitliches deutsches Krebsregister löse diese Probleme. Selbst in großen Tageszeitungen und ebenso auch in der ärztlichen Fachpresse, finden sich noch Aussagen, die den derzeit erreichten und international anerkannten Stand ignorieren und – sehr deutsch – eine aus der jeweiligen Sicht umfassende und möglichst komplette Neuorientierung fordern.

Tatsächlich ist die derzeitige Situation deutlich komplexer und positiver. In der Abbildung 1 ist die historische Entwicklung der Krebsregistrierung in Deutschland zusammenfassend dargestellt. Schon vor der deutschen Vereinigung verfügten Hamburg (seit 1926), die Länder der damaligen DDR (seit 1953), das Saarland (seit 1967) und der Regierungsbezirk Münster (seit 1985) über Daten zum Krebsgeschehen in der Bevölkerung. Im Weiteren ist es in den östlichen Ländern gelungen, einige Strukturen und die im ehemaligen Krebsregister der DDR gesammelten Daten zu erhalten bzw. an das bundesrepublikanische Rechtssystem anzupassen. Daneben wurde in den alten Ländern die Krebsregistrierung deutlich ausgebaut; sieben neue Register wurden gegründet: Rheinland-Pfalz, Baden-Württemberg, Niedersachsen, Schleswig-Holstein, Bayern, Bremen und Darmstadt. Das von 1995 bis 1999 geltende Krebsregistergesetz des Bundes verpflichtete dann alle Bundesländer zum Aufbau einer föderal strukturierten Registrierung auf Länderebene. Nordrhein-Westfalen und Hessen weiteten die regional begonnene Registrierung zwischenzeitlich landesweit aus, und auch Baden-Württemberg, das die Registrierung 2004 vorübergehend eingestellt hatte, befindet sich derzeit in einer neuen Aufbauphase. Aktuell verfügt Deutschland somit flächendeckend über die gesetzlichen Grundlagen für eine bevölkerungsbezogene Krebsregistrierung. Ergänzend zu diesen nach dem Wohnortprinzip arbeitenden Registern gibt es in Deutschland in vielen Ländern eine breiter erfassende klinische Krebsregistrierung, die Krebsfälle nach dem Behandlungsort registriert und zunehmend stärker mit den epidemiologischen Registern kooperiert.

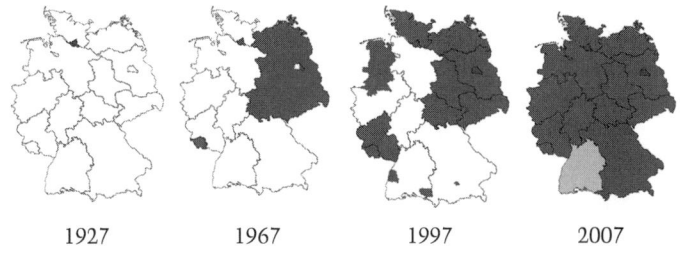

| 1927 | 1967 | 1997 | 2007 |

Abb. 1: Historische Entwicklung der Krebsregistrierung in Deutschland

Die gesetzliche Grundlage und das Vorhandensein einer Registrierung bedeutet nun keinesfalls automatisch, dass die benötigten Daten auch vollzählig erfasst werden. Ein neu eingerichtetes bevölkerungsbezogenes Krebsregister braucht, so die nationale und internationale Erfahrung, etwa 5–15 Jahre, bis die Einarbeitung und Nachrecherche der Sterbefälle ohne vorausgegangene klinische Meldung abgeschlossen ist. Erst danach hat sich der Datenbestand des Registers so stabilisiert, dass eine angemessene Bewer-

tung der Zahlen und Raten möglich wird. Bei diesem Auf-
bauprozess eines Registers steigt der Aufwand für Erfassung und Qualitätssicherung der Daten mit der Größe des
Einzugsgebietes, er steigt mit der Unterschiedlichkeit der
einzubeziehenden Melder, er steigt mit der Komplexität
des Meldeweges, und er steigt insbesondere exponentiell
mit steigendem Vollzähligkeitsniveau.

Gute Register sollten kontinuierlich mindestens 90 %
der neu diagnostizierten Erkrankungsfälle beschreiben,
bessere Register 95 %. Ob eine Erfassungsrate von 100 %
realistisch ist oder eher artefaktverdächtig, wird kontrovers
diskutiert. Anzustrebendes Ziel ist auf jeden Fall eine möglichst vollständige Erfassung aller diagnostizierten Krebs-
neuerkrankungen in einer definierten Population.

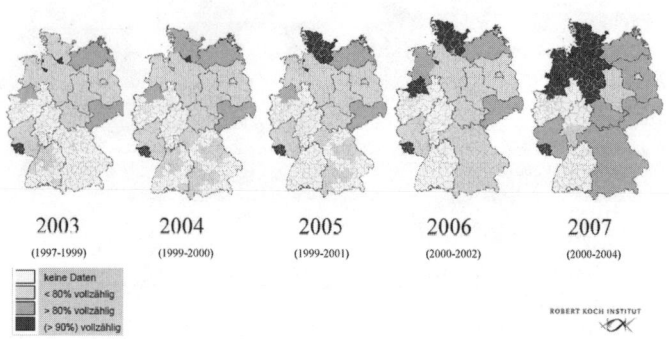

Abb. 2: Vollzähligkeit der Krebsregistrierung in Deutschland

In Deutschland führt das Robert-Koch-Institut eine jährliche Vollzähligkeitsschätzung durch, die die Krebsregister
unter einen nicht unerheblichen Erfolgsdruck setzt. Die in
Abbildung 2 dargestellten Schätzungen wurden in den Jahren
2003–2007 durchgeführt und betreffen die Neuerkrankungs-
fälle der Diagnosejahre 1997–2004. Die stetige Verbesserung
der Datenlage ist unverkennbar. Für den Diagnosejahrgang

2004 verfügen wir in Deutschland im Saarland, im Regierungsbezirk Münster, in Bremen, in Niedersachsen, in Hamburg und in Schleswig-Holstein über eine etwa 90-prozentige Erfassung aller Krebserkrankungen. Es ist jetzt schon absehbar, dass eine Reihe weiterer Länder (z. B. Bayern, Sachsen, Brandenburg, Mecklenburg-Vorpommern) in den aktuelleren Diagnosejahren eine ausreichende Vollzähligkeit erreichen können.

Dass dieser Fortschritt in Deutschland auch international wahrgenommen wird, zeigt ein Blick in die aktuelle Veröffentlichung der International Agency für Research on Cancer (IARC), einer Unterorganisation der WHO.[1] Die aktuelle Ausgabe von *Cancer Incidence in Five Continents* weist München, Saarland, Sachsen, Münster, Brandenburg, Hamburg und Mecklenburg-Vorpommern mit den Diagnosejahrgängen 1998–2002 als Register aus, die nach internationalen Qualitätsregeln belastbare Ergebnisse dokumentieren können. Bei einer weiteren Unterstützung durch die Bundesländer und bei einer weiter verbesserten klinischen Krebsregistrierung ist zu erwarten, dass bei der nächsten Ausgabe von *Cancer Incidence in Five Continents* mehr als die Hälfte der Bevölkerung Deutschlands als vollständig dokumentiert bewertet werden.

Aber auch wenn alle Krebserkrankungen in Deutschland vollzählig erfasst würden, ist damit jedoch keinesfalls die Beantwortung aller Fragestellungen möglich. Grundsätzlich besteht auf den verschiedenen Ebenen der Krebsregistrierung (der Meldung an ein Register, dem Abgleich unterschiedlicher Meldungen zu einer Erkrankung sowie der anschließenden Datenanalyse) ein grundlegender Widerspruch zwischen der Datenvollzähligkeit und der Informationsdichte pro Fall. Es gibt in der Epidemiologie eine Art von „Heisenbergscher Unbestimmtheitsrelation". Es ist nicht möglich, gleichzeitig alle Informationen über alle Krebserkrankungsfälle zu dokumentieren, zu plausibilisieren und zu analysieren. Die in Deutschland repetitiv vorgetragene Forderung nach einer einheitlichen und flächendeckenden Erfassung der Daten auf dem Dichteniveau klinischer Studien entbehrt aus der Sicht des Praktikers einer vernünftigerweise erreichbaren Grundlage. Eine erfolgreiche und transparente Krebsregistrierung bedarf zwingend der Datensparsamkeit. Sie muss sich auf wenige essenziell wichtige und in der Nomenklatur eindeutige und international anerkannte Merkmale beschränken. Abbildung 3 stellt diesen Zielkonflikt schematisch dar. Erst auf der Basis einer vollzähligen und in der Nomenklatur einheitlichen Datengrundlage[2] können dann gesundheitspolitische, klinische und grundlagenwissenschaftliche Spezialfragestellungen modular einbezogen und erfolgreich bearbeitet werden.

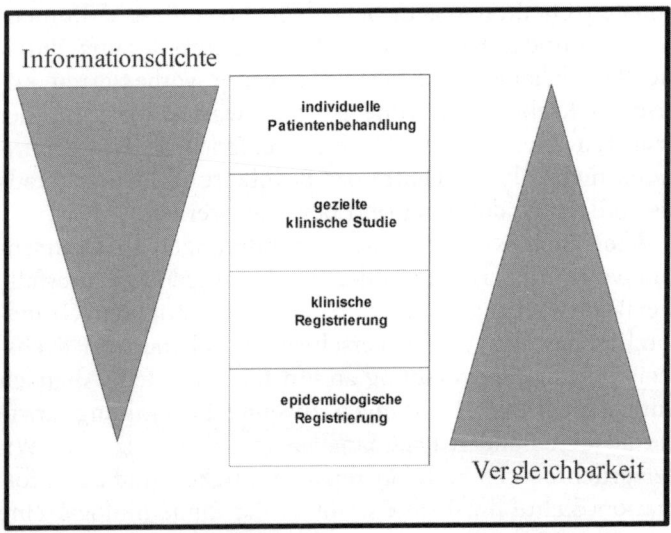

Abb. 3: Informationsdichte und Vollzähligkeit

Die Bedeutung der Krebsregisterdaten

Die im Krebsregister gesammelten Informationen geben zunächst einmal Auskunft über die Anzahl der diagnostizierten und dem Krebsregister gemeldeten Erkrankungen. Wie viele Menschen sind von welchen Erkrankungen betroffen? Langfristig und bevölkerungsbezogen arbeitende Register geben darüber hinaus Auskunft über zeitliche und regionale Veränderungen. Derartige Fallzahlen werden von den Krebsregistern in regelmäßigen Krebsdokumentationen wie auch zunehmend im Internet zur Verfügung gestellt. Seit 1997 berichten die deutschen Krebsregister in Zusammenarbeit mit dem Robert-Koch-Institut unter dem Titel *Krebs in Deutschland – Häufigkeiten und Trends* über die gesammelten Daten und die zeitlichen Veränderungen. Abbildung 4 stellt die prozentuale Verteilung der Krebsneuerkrankungsfälle bei Männern und Frauen nach der aktuellen 6. Auflage dar.[3] Auf beide Geschlechter bezogen sind die Darmkrebserkrankungen am häufigsten. Bei Frauen sind dann die Brustkrebserkrankungen und bei Männern die Prostataerkrankungen die am häufigsten diagnostizierten Krebserkrankungen.

Ein Bezug dieser Fallzahlen auf die jeweilige Wohnbevölkerung ermöglicht im weiteren Auskünfte über die Wahrscheinlichkeit einer Krebsdiagnose in den jeweiligen Alters- und Geschlechtsgruppen. Während die Fallzahlen insbesondere für die Versorgungsplanung wichtig sind, sind die Erkrankungswahrscheinlichkeiten essenziell für eine angemessene Risikobewertung. Erst der Bezug auf die alters- und geschlechtspezifische Erkrankungswahrscheinlichkeit ermöglicht realistische Bewertungen von zeitlichen Veränderungen.

Es ist zu prognostizieren, dass zukünftig die absoluten Fallzahlen der allermeisten Krebserkrankungen in Deutschland deutlich steigen werden. Generell kann von

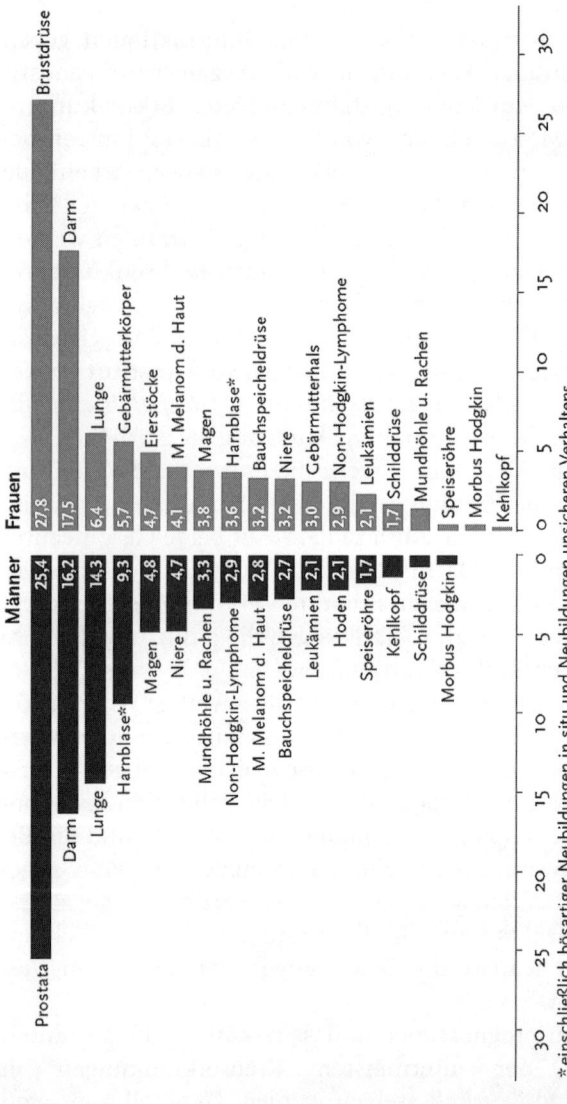

Abb. 4: Prozentuale Verteilung der Krebsneuerkrankungsfälle bei Männern und Frauen
Quelle: Gesellschaft der epidemiologischen Krebsregister in Deutschland[4]

* einschließlich bösartiger Neubildungen in situ und Neubildungen unsicheren Verhaltens

einer steigenden Lebenserwartung ausgegangen werden; insbesondere aber erreichen die sog. geburtenstarken Jahrgänge einen Altersbereich, in dem Krebserkrankungen häufiger zu erwarten sind. Aber auch eine verbesserte Diagnostik sowie breit angelegte Krebsfrüherkennungsprogramme können zu einem Anstieg der diagnostizierten Krebserkrankungen führen.

Dieser generelle Trend ist jedoch nicht für alle Krebserkrankungen gleichermaßen gültig. So haben im Vergleich mit der Vergangenheit z. B. die Krebserkrankungen des Magens und des Gebärmutterhalses deutlich abgenommen. Demgegenüber ist derzeit eine Zunahme von Lungenkrebserkrankungen bei Frauen im Altersbereich zwischen 50 und 60 Jahren zu beobachten. Es ist zu erwarten, dass der bekannte und gut beschriebene Zusammenhang zwischen Rauchgewohnheiten und Lungenkrebs, der früher überwiegend die männliche Bevölkerung betraf, sich in Deutschland bei den Frauenkohorten in tragischer Weise wiederholen wird.

Krebserkrankungen treten aus verschiedenen Gründen nicht in der Bevölkerung gleich verteilt auf. Langfristig und vollzählig arbeitende Krebsregister können und sollen u. a. auch zur rationalen Diskussion von sog. Krebsclustern beitragen. Sie geben Auskunft über zeitliche und regionale Verteilungen und ermöglichen eine erste Bewertung eines Clusterverdachts in der Bevölkerung auf der Grundlage einer unabhängigen Datenbasis. Sie sind damit in der Lage, den Prima-facie-Verdacht einer Krebshäufung zu prüfen. Sie können weitergehende Hypothesen generieren oder Wahrnehmungsverzerrungen aufdecken. Ihr Datenbestand und ihre Informationsdichte allein sind jedoch kaum geeignet, eine Ursachenvermutung wissenschaftlich eindeutig zu belegen. Hierzu bedarf es in aller Regel gezielter nachgehender Studien mit ergänzendem Datenmaterial und unter Einbeziehung der Grundlagenforschung.

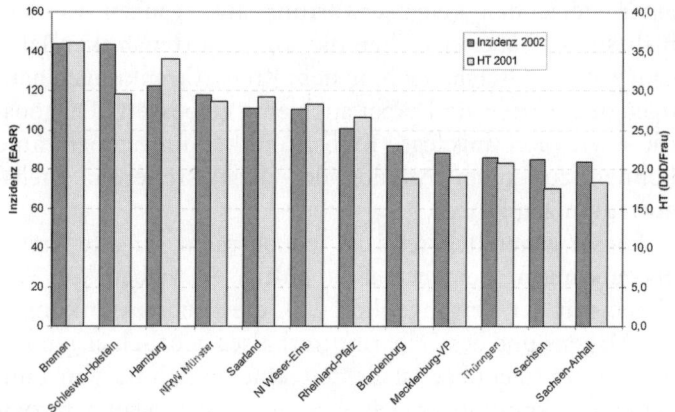

Abb. 5: Hormonersatztherapieverschreibung (HT) 2001
(tägliche Dosis je Frau) und Brustkrebsinzidenz 2002
(altersstandardisierte Rate je 100.000 Frauen) in den
deutschen Bundesländern

Die Daten aus Krebsregistern sind zusätzlich aber auch
ein unerlässliches Korrektiv für die Hoffnungen, die sich
mit der Einführung neuer Therapie- oder Screeningverfahren verbinden, sowie für die sog. „klinische Erfahrung"
der behandelnden Ärzte. So wurde z. B. in Deutschland anhand der im Kinderkrebsregister gesammelten Informationen gezeigt, dass ein Neuroblastomscreening zwar, wie erwartet, die Anzahl der diagnostizierten Fälle und auch den
Anteil an früheren Erkrankungsstadien erhöhen konnte.
Dieses Screening war aber ganz entgegen den klinischen
Hoffnungen nicht geeignet, die Sterbewahrscheinlichkeit
der „gescreenten" Kindergruppe zu senken.[5] Ein anderes
Beispiel hierfür sind z. B. die Daten der deutschen Landeskrebsregister, wenn man sie in einen Zusammenhang mit
den Daten der Krankenkassen zur Einnahme von Hormonersatzmedikamenten bei Frauen zwischen 50 und 69 Jahren stellt. Hier zeigen sich bevölkerungsbezogen deutliche

Hinweise zwischen der diagnostizierten Brustkrebserkrankungsrate und der verschriebenen Menge an Hormonersatzmedikamenten (Abb. 5).

Zusammenfassung

Entgegen der historisch nachhinkenden öffentlichen Wahrnehmung gibt es in Deutschland zurzeit mehr nutzbare Daten aus Krebsregistern, als tatsächlich klinisch und gesundheitspolitisch genutzt werden. Die in Deutschland traditionell hohen Anforderungen des Datenschutzes sind in der Praxis sicherlich hinderlich und verkomplizieren den notwendigen Datenabgleich; sie schaffen jedoch auch das notwendige Vertrauen von Patienten und Bevölkerung in eine verlässliche, transparente und objektive Krebsregistrierung. Der Neuaufbau eines einheitlichen deutschen Krebsregisters für eine Bevölkerung von über 80 Millionen Einwohnern wäre international vollkommen ungewöhnlich; er würde mehr Probleme schaffen, als er lösen würde, und würde die Krebsregistrierung um Jahre zurückwerfen.

Die Onkologie in Deutschland kann über die reine Übernahme internationaler Forschungen und Therapievorschläge hinausgehen. Die in Krebsregistern gesammelten Daten ermöglichen es schon heute, über Erfolge und Defizite der onkologischen Versorgung in Deutschland auf einer objektiven und bevölkerungsbezogenen Basis nachzudenken. Die große Mehrheit der ärztlich Tätigen und der erkrankten Patienten erkennt eine Notwendigkeit zur Daten- und Ergebnistransparenz in der Onkologie. Die behandelnden Mediziner sind aufgefordert, sowohl ihren Dokumentationsbeitrag dauerhaft zu erbringen als auch insbesondere die klinische Nutzung der gesammelten Informationen zu optimieren. Die Krebsregister haben demgegenüber die Aufgabe, den Meldeprozess effektiv und aufwandsarm zu gestalten, die gesammelten Daten aktiv der Nutzung zuzuführen und damit sowohl die klinische Forschung als auch die Gesundheitspolitik zu unterstützen.

Anmerkungen

[1] *Curado, M. P. / Edwards, B. / Shin, H. R. / Storm, H. / Ferlay, J. / Heanue, M. / Boyle, P. (Hrsg):* Cancer Incidence in Five Continents. Bd. 9. Lyon 2007.

[2] *Hentschel, S. / Katalinic, A. (Hrsg.):* Manual der epidemiologischen Krebsregistrierung. München 2008.

[3] *Robert-Koch-Institut und die Gesellschaft der epidemiologischen Krebsregister in Deutschland (Hrsg.):* Krebs in Deutschland 2003–2004. Häufigkeiten und Trends. Berlin [6]2008.

[4] *Katalinic, A. / Lemmer, A. / Zowinell, A. / Raweli, R. / Waldmann, A.:* Trends in Hormon Therapy and Breast Cancer. Incidence – Results from the German Network of Cancer Registries. In: Pathobiologie 76 (2009), 90–97.

[5] *Schilling, F. H. / Spix, C. / Berthold, F. / Erttmann, R. / Fehse, N. / Hero, B. / Klein, G. / Sander, J. / Schwarz, K. / Treuner, J. / Zorn, U. / Michaelis, J.:* Neuroblastoma Screening at one year of age. In: New England Journal of Medicine 346 (2002), 1047–1053.

Volkskrankheit Schmerz

Rainer Freynhagen

Die Jahre 2000–2010 wurden in den USA durch die „Joint Commission of Healthcare Organisations" zum Jahrzehnt der Schmerztherapie und Schmerzforschung erklärt, und seit Anfang des neuen Jahrtausends gelten Schmerzen gemeinhin als fünftes Vitalzeichen. Die bisher größte Befragung zu chronischen Schmerzen, die in sechzehn europäischen Staaten durchgeführt wurde, dokumentiert jedoch ernüchternde Realitäten.[1] Im Durchschnitt leidet jeder fünfte europäische Erwachsene (19 %) an moderaten oder sogar starken chronischen Schmerzen, in Deutschland waren es zum Zeitpunkt der Befragung 17 % (14 Mio.). Im Durchschnitt litten die Patienten seit sieben Jahren an chronischen Schmerzen, über ein Fünftel sogar seit mehr als 20 Jahren. Ein Drittel der Betroffenen berichtete, ständig – also rund um die Uhr und an 365 Tagen pro Jahr – Schmerzen zu haben. Die Erhebung belegte, dass Schmerzen den Alltag, die Leistungsfähigkeit und damit die Lebensqualität wesentlich beeinträchtigen. Begleitende Komorbiditäten wie gestörtes Schlafverhalten und Depressionen waren ein häufig beklagtes Phänomen, und etwa jeder Sechste empfand seine Schmerzen sogar als so schlimm, dass er Suizidgedanken angab. Ein Drittel der Patienten wurde zur Zeit der Befragung überhaupt nicht therapiert und nur zwei Prozent durch einen Schmerzspezialisten. Ein Fünftel aller Befragten gab an, ihr behandelnder Arzt schätze die Schmerzen nicht wirklich als ein Problem ein, und validierte diagnostische Instrumentarien zur Schmerzerhebung wurden nur selten benutzt.

„Schmerz ist ein unangenehmes Sinnes- und Gefühlserlebnis, das mit aktueller oder potenzieller Gewebsschädigung verknüpft ist oder mit Begriffen einer solchen beschrieben wird" (IASP-Definition, 1986). Akute Schmerzen haben eine eindeutige Signal- oder Warnfunktion und klingen in der Regel nach dem Abheilen der auslösenden Schädigung rasch wieder ab. Akutschmerz ist als physiologischer Schutzmechanismus somit überlebenswichtig für jedes Individuum. Im Gegensatz dazu hat der chronische Schmerz seine sinnvolle Melde-, Schutz- und Heilfunktion verloren. Er kann sich zu einer eigenständigen Krankheit entwickeln, die unabhängig von der auslösenden Ursache weiterbesteht und die Lebensqualität erheblich einschränkt. Nach der Definition der Internationalen Schmerzgesellschaft (International Association for the Study of Pain = IASP) stellen chronische Schmerzen ein biopsychosoziales Phänomen dar, dem ein monokausales, rein somatisches Schmerzkonzept nicht gerecht wird. Das biopsychosoziale Konzept des Schmerzes als eines multidimensionalen Syndroms ist wesentlich bestimmt durch kognitive und emotionale Aspekte – Hoffnungslosigkeit, Verzweiflung, Depression, Kontrollverlust – und durch Verhaltensänderungen infolge des Schmerzes. So wird chronischer Schmerz heute als psychophysisches Gesamtereignis aufgefasst.

Der Terminus „chronisch" wird überwiegend in einem zeitlichen Kontext verwendet und bezeichnet zumeist Schmerzerkrankungen, die länger als drei bis sechs Monate andauern. Eine neuere und möglicherweise operationalere Definition verwendet den Begriff „chronisch" für einen Zustand, der länger andauert als die zu erwartende Heilungszeit einer Erkrankung. Diese Definition stößt dort an ihre Grenzen, wo sich Schmerzursachen und/oder Diagnosen nicht verifizieren lassen (z. B. unspezifischer Rückenschmerz). Eine klare und allgemein akzeptierte Definition der Begriffe „akut" bzw. „chronisch" existiert also derzeit nicht. Chronischer Schmerz ist aber immer das Ergebnis einer fließenden Entwicklung. Da unser Schmerzempfinden nicht allein auf einem starren neuronalen Übertragungsmechanismus beruht, ist Schmerzwahrnehmung ein multifaktorieller Prozess, an dem neben somatischen vor allem auch psychologische und soziale Faktoren beteiligt sind. Jede Art von Schmerzimpuls reift erst nach Verarbeitung in spinalen und supraspinalen Strukturen zum persönlichen Schmerzerleben aus. Erst die affektive Verarbeitung macht die sensiblen Informationen emotional zu dem, was sie letztendlich für das einzelne Individuum bedeuten.

22 Mio. Menschen in Deutschland klagen über immer wiederkehrende Rückenschmerzen, bei ca. 10 % von ihnen helfen bereits erste Behandlungsversuche nicht. Langfristig entwickeln 35 % der Betroffenen chronisch rezidivierende oder persistierende (meist lumbale) Rückenschmerzen. Die Wahrscheinlichkeit der Rückkehr an den Arbeitsplatz sinkt nach sechs Monaten Erkrankungsdauer drastisch auf unter 40 %.

Für 70 % der Menschen in unserem Lande stellen Kopfschmerzen in ihrem Leben ein Problem dar. Man schätzt, dass etwa 54 Mio. Menschen in Deutschland unter anfallsartigen oder chronischen Kopfschmerzen leiden. Mehrere epidemiologische Studien sind der Frage nach der Häufigkeit chronischer Kopfschmerzen (CDH, chronic daily headache) nachgegangen und konnten belegen, dass ihre Punktprävalenz bei ca. 3–5 % der Bevölkerung liegt, wobei dabei in der Regel unter chronisch ein Auftreten an mehr als 15 Tagen im Monat für mindestens sechs Monate (in Ausnahmefällen drei Monate) verstanden wurde. Nach verschiedenen Studien leiden ca. 2 % unter einem chronischen Spannungskopfschmerz und 2,4 % unter einer chronischen Migräne. Mehr und mehr Patienten leiden unter Kopfschmerzen, die durch einen oft sogar iatrogen bedingten Medikamentenfehlgebrauch ausgelöst sind. Durch man-

gelnde Aufklärung, ärztliche Fehlverordnungen oder gar
aktives Vorenthalten der adäquaten („zu teuren") Präparate
werden Patienten so z. B. zur Einnahme sogenannter OTC-
Schmerzmittel („over the counter") verleitet, die frei ver-
käuflich für jedermann zunächst einmal Linderung der
Kopfschmerzen versprechen, bei zu häufiger und falscher
Nutzung aber genau das Gegenteil bewirken. Auch die zu
häufige Einnahme von anderen Schmerzmitteln, Mutter-
kornalkaloiden oder Triptanen kann zu einer Zunahme
der Kopfschmerzen und letztendlich zu einem medi-
kamenteninduzierten Dauerkopfschmerz führen, der regelhaft nur durch eine kompetente Entzugsbehandlung
therapiert werden kann. Die Kollateralschäden dieser Substanzen sind enorm, schädigen sie doch häufig vor allem
Nieren, Leber und den Gastrointestinaltrakt, bis hin zur
Dialysepflicht und tödlich verlaufenden Magen-Darm-Blu-
tungen. So wird geschätzt, das allein in Deutschland mehr
als 1500 Menschen jährlich an den Nebenwirkungen von
OTC-Medikamenten, insbesondere NSARs (nichtsteroi-
dalen Antirheumatika), versterben.

Darüber hinaus sind vor allem Nervenschmerzen, sogenannte „neuropathische Schmerzen", eine extreme Herausforderung für Arzt und Patienten. Im Gegensatz zu
Kopf- und Rückenschmerzen ist bei Nervenschmerzen das
für die Schmerzleitung und -verarbeitung zuständige System selbst erkrankt oder beschädigt. Das Nervensystem
wird insgesamt sensibler. Nicht nur an den „Eingangsstel-
len", den sogenannten Nozizeptoren, sondern überall an
den Nerven sind Erregungspotenziale auslösbar. Das Gehirn erhält dauerhaft und von allen Seiten des defekten Lei-
tungssystems Schmerzimpulse, die zu zentralen Sensibili-
sierungsphänomenen führen.

Lang andauernde und besonders unangenehme Reize aktivieren zunehmend mehr Strukturen des zentralen Nervensystems in Gehirn und Rückenmark. Das führt schließ-

lich dazu, dass die Aktivität der Nervenzellen zunimmt oder sogar – wie bei einem Krampfanfall – außer Kontrolle gerät. Bei chronischer Reizung erschöpft sich darüber hinaus das körpereigene schmerzunterdrückende System. Normalerweise wirken sogenannte Interneurone der Schmerzsensibilisierung entgegen. Diese Zellen können bei chronischer Reizung degenerieren. Deshalb helfen auch Schmerzmittel bei langer Erkrankungsdauer immer weniger. Es sind derzeit weltweit nur wenige Daten verfügbar, die sich mit der Prävalenz (Anzahl der erkrankten Individuen in einer betrachteten Population) neuropathischer Schmerzen auseinandersetzen. Aber es ist generell davon auszugehen, das die Häufigkeit dieser Erkrankungen immer noch deutlich unterschätzt wird. Zukünftig ist damit zu rechnen, das aufgrund der steigenden Lebenserwartung sowie immer längeren Überlebensraten bei Erkrankungen, die eng mit neuropathischen Schmerzen assoziiert sind (z. B. Diabetes mellitus, Tumorerkrankungen, HIV), die Diagnose neuropathischer Schmerzsyndrome an Häufigkeit zunehmen wird. Allein der erwartete Anstieg der weltweiten Diabetikerzahl auf über 320 Mio. Patienten im Jahre 2025 und die damit vergesellschaftete Problematik der schmerzhaften diabetischen Polyneuropathie, einer klassischen Nervenschmerzerkrankung, lässt für die nahe Zukunft Böses erwarten. Schätzungen zufolge ist davon auszugehen, dass bereits derzeit ca. 40 % aller Patienten in spezialisierten Schmerzambulanzen und Schmerzkliniken an neuropathischen Schmerzkomponenten leiden.

In der Bundesrepublik versterben jährlich ca. 230.000 Menschen an Tumorerkrankungen. Nach den Zahlen des deutschen Krebsregisters ist von jährlich ca. 400.000 Tumorneuerkrankungen auszugehen. Es ist bekannt, dass ca. 50 % der Krebspatienten im Frühstadium ihrer Erkrankung, ca. 70–80 % im fortgeschrittenen und bis zu 90 % im Terminalstadium über Tumorschmerzen klagen. Oft finden sich Schmerzen sogar als erstes Symptom, wobei die Häufigkeit behandlungsbedürftiger Schmerzprobleme sowohl von der Lokalisation als auch von der Pathophysiologie des Tumors abhängt. Aktuellen Schätzungen zufolge leiden ca. 220.000 Menschen in Deutschland jeden Tag unnötigerweise an Tumorschmerzen – dies sind mehr als 80 Mio. „Tumorschmerzpatiententage" pro Jahr.

Chronische Rücken- oder Kopfschmerzen, Neuropathien, akuter sowie Tumor- und postoperativer Schmerz haben neben somatischen Faktoren immer auch eine psychische Komponente. Schmerzen sind, wie gesagt, ein komplexes bio-psycho-soziales Geschehen. So ist bereits seit vielen Jahren klar, dass im Schmerzgeschehen behaviorale, physiologische, emotionale, kognitive und motivationale Parameter in komplexer Weise zusammenhängen. Alle Schmerzen beeinflussen auf allen Ebenen das Reaktionsmuster eines Organismus. Im Gegensatz zu anderen Reizen sind sie stets mit unangenehmen, oft bedrohlichen Emotionen verbunden und lösen komplexe, miteinander interagierende Reaktionen im Gehirn aus: Schmerzen beeinflussen und verbinden affektive (Wie bedeutsam und wie gefährlich ist dieser Schmerz?) mit diskriminatorischen (Wo empfinde ich den Schmerz?) und kognitiv-verarbeitenden (Was ist die Ursache des Schmerzes?) Reaktionsmustern.

Da kein somatischer (= körperlicher) Prozess ohne psychisches Korrelat vorstellbar ist, macht eine strikte Unterscheidung von somatogenem (= körperlich verursachtem) und psychogenem (= psychisch verursachtem) chronischem Schmerz zumindest theoretisch wenig Sinn. Hieraus ergibt sich heute zwingend die Forderung nach einer biopsychosozial ausgelegten Diagnostik und Behandlung aller chronischen Schmerzen. Die gesamte einschlägige Literatur stimmt darin überein, dass die besten Ergebnisse dann zu erwarten sind, wenn beide Therapierichtungen fachlich qualifiziert parallel zum Einsatz kommen. Oft sind psychologische Verfahren sogar der einzige Weg, chronische Schmerzen zu lindern. Auch bei Schmerzen mit primär körperlicher Ursache ist die Bedeutung psychischer Komponenten als Auslöser von Schmerzanfällen (z. B. Migräne) oder für deren Bewältigung nicht zu unterschätzen.

Schmerz hat als weit verbreitete Gesundheitsstörung nicht nur enorme Konsequenzen für die Lebensqualität des einzelnen Schmerzkranken, sondern stellt darüber hinaus auch durch die entstehenden Gesundheitsfolgen und -kosten eine enorme sozioökonomische Belastung dar. So wurden aktuell auf der Basis aufwendiger Berechnungen die Gesamtkosten der allein durch Rückenschmerzen verursachten direkten und indirekten Ausgaben (Medikamente, Diagnose und Behandlungskosten, Arbeitsausfall, Krankengeld, Frührente etc.) in Deutschland auf jährlich 48,9 Mrd. Euro geschätzt. Davon entfallen allein 7,6 Mrd. Euro auf die Gruppe der Rückenschmerzpatienten, die an einer neuropathischer Schmerzkomponente leiden (Radikulopathie). Was chronische Schmerzen die deutsche Gesellschaft insgesamt wirklich kosten, vermag niemand exakt zu berechnen. Konkrete Zahlen zu den Ausgaben für Kopfschmerzen, Tumorschmerzen und alle anderen bekannten Schmerzerkrankungen bleiben derzeit pure Spekulation. Exakte Daten fehlen.

Die modernen Konzepte zur Schmerzchronifizierung gehen davon aus, dass jeder nozizeptive Reiz, der auf das zentrale Nervensystem trifft, in der Lage ist, den Schmerz langfristig zu unterhalten. Allgemein anerkannt ist deshalb prinzipiell das Konzept, Schmerzen erst gar nicht chronisch werden zu lassen und durch eine angemessene und rechtzeitige Schmerztherapie Chronifizierungsmechanismen noch vor ihrer Entstehung zu unterbinden. Leider gibt es aber kaum einen Bereich in unserem Gesundheitswesen mit mehr Defiziten. Nach aktuellen Erhebungen können wir davon ausgehen, dass es in Deutschland ca. 500 spezialisierte schmerztherapeutische Anlaufstellen gibt. Das ist sicher viel zu wenig, denn nur ca. 20 % der an chronischen Schmerzen leidenden Patienten können dadurch adäquat behandelt werden. Hochrechnungen von Experten besagen, dass zur adäquaten Versorgung bundesweit ca. 2500 qualifizierte schmerztherapeutische Einrichtungen notwendig wären. Betrachtet man den Bettenbedarf für eine interdisziplinäre multimodale Abklärung und Behandlung von chronischen Schmerzen, offenbart sich ein vergleichbares Bild. Obwohl eine vorübergehende stationäre Schmerztherapie problematischer Patienten eine medizinisch effiziente und erwiesenermaßen kostendämpfende Maßnahme ist, herrschen auch auf dem stationären Sektor völlig unzureichende schmerztherapeutische Versorgungsstrukturen vor. Wartezeiten für ein stationäres Schmerzbett von vielen Monaten sind keine Seltenheit, sondern eher die Regel. Bundespräsident Johannes Rau formulierte hierzu bereits in seiner Berliner Rede vom 18. Mai 2001: „Der Streit um die aktive Sterbehilfe ist die falsche Debatte. Wir können und wir müssen viel mehr als bisher für die Schmerztherapie tun. Ich wünsche mir, dass Deutschland bei der Schmerzforschung und bei der Schmerztherapie so schnell wie möglich vorbildlich wird. Das ist nun wirklich zutiefst human und ist im Interesse eines jeden von uns." Solange man jedoch in Deutschland auch noch im Jahre 2009 sein Medizinstudium abschließen kann, ohne auch nur eine einzige Vorlesung zum Thema Schmerztherapie gehört zu haben, ist Besserung wohl kaum in Sicht.

Schmerzen sind eine globale Geißel geworden, eine allgegenwärtige Plage, eine Art „stille Epidemie". Sie bedeuten eine schwere Bürde für die Betroffenen und ihre Familien und eine gravierende und kostenintensive Herausforderung für die öffentlichen Gesundheitssysteme. Unter einer Volkskrankheit versteht man per definitionem eine Krankheit, von der eine große Zahl der Bevölkerung betroffen ist.[2]

Sollte es wirklich „Volkskrankheiten" geben – chronische Schmerzen gehören unzweifelhaft dazu.

Literatur

Batzler, W. U. et al.: Krebs in Deutschland 2003–2004. Häufigkeiten und Trends. Hrsg. vom Robert Koch-Institut und der Gesellschaft der Epidemiologischen Krebsregister in Deutschland. Berlin [6]2008.

Bellach, B.-M. / Ellert, U. / Radoschewski, M.: Epidemiologie des Schmerzes. Ergebnisse des Bundes-Gesundheitssurveys 1998. In: Bundesgesundheitsblatt, Gesundheitsforschung, Gesundheitsschutz 43 (2000), 424–431.

Bolten, W. W.: Number needed to kill. Individual drug risk with NSAIDs. In: Zeitschrift für Rheumatologie 60 (2001), 288.

Breivik, H. / Collett, B. / Ventafridda, V. / Cohen, R. / Gallacher, D.: Survey of chronic pain in Europe: prevalence, impact on daily life, and treatment. In: European Journal of Pain 10 (2006), 287–333.

Evers, S. / Frese, A. / Marziniak, M.: Differenzialdiagnose von Kopfschmerzen. In: Deutsches Ärzteblatt 103 (2006), A3040–3048.

Freynhagen, R. / Baron, R. / Gockel, U. / Tölle, T. R. T.: painDE-TECT: a new screening questionnaire to identify neuropathic components in patients with back pain. In: Current Medical Research and Opinion 22 (2006), 1911–1920.

Freynhagen, R. / Baron, R.: Kompendium Neuropathischer Schmerz. Ein praxisorientierter Leitfaden. Linkenheim-Hochstetten [2]2006.

Göbel, H. / Petersen-Braun, M. / Soyka, D.: The epidemiology of headache in Germany: a nationwide survey of a representative sample on the basis of the headache classification of the International Headache Society. In: Cephalalgia 14 (1994), 97–106.

Heidemann, E.: Tumorpatienten in Deutschland: Was wissen wir über Schmerzprävalenz? In: Der Schmerz 13 (1999), 249–252.

Merskey, H. / Bogduk, N. (Hrsg.): Classification of chronic pain. Descriptions of chronic pain syndromes and definitions of pain terms. Prepared by the International Association for the Study of Pain, Subcommittee on Taxonomy. Amsterdam 1986 (Seattle [2]1994).

Leonardi, M. / Steiner, T. J. / Scher, A. T. / Lipton, R. B.: The global burden of migraine: measuring disability in headache disorders with WHO's Classification of Functioning, Disability and Health (ICF). In: Journal of Headache and Pain 6 (2005), 429–440.

McDermott, A. M. / Toelle, T. R. / Rowbotham, D. J. / Schaefer, C. P. / Dukes, E. M.: The burden of neuropathic pain: results from a cross-sectional survey. In: European Journal of Pain 10 (2006), 127–135.

Nielson, W. R. / Weir, R.: Biopsychosocial approaches to the treatment of chronic pain. In: Clinical Journal of Pain 17 (2001), 114–127.

Sandkuhler, J.: The organization and function of endogenous antinociceptive systems. In: Progress in Neurobiology 50 (1996), 49–81.

Schmidt, C. O. / Schweikert, B. / Wenig, Ch. M. / Schmidt, U. / Gockel, U. / Freynhagen, R. / Tölle, Th. R. / Baron, R. / Kohlmann, Th.: Modelling the prevalence and cost of back pain with neuropathic components in the general population. In: European Journal of Pain 13 (2009) (im Druck).

Turk, D. C. / Okifuji, A.: Psychological factors in chronic pain: evolution and revolution. In: Journal of Consulting and Clinical Psychology 70 (2002), 678–690.

Waddell, G.: Volvo award in clinical sciences. A new clinical model for the treatment of low-back pain. In: Spine 12 (1987), 632–644.

Anmerkungen

[1] Breivik et al. 2005.

[2] Vgl. de.wikipedia.org/wiki/Volkskrankheit.

Volkskrankheit Depression

Kurt Hahlweg

*1. Die Bedeutung psychischer Störungen für Gesellschaft
und Volkswirtschaft*

Psychische Störungen wie Depressionen, Angststörungen,
Schizophrenie oder somatoforme Störungen sind sehr häufig und haben in den letzten Jahren zugenommen. In
Deutschland beträgt die Lebenszeitprävalenz 43 %; bezogen auf die letzten zwölf Monate waren 31 % der Erwachsenen erkrankt.[1] Neben den Belastungen und dem Leid, die
psychische Störungen für die Patienten und die Angehörigen mit sich bringen, verursachen sie erhebliche Kosten
für das Gesundheitswesen. Dies lässt sich an verschiedenen Parametern festmachen:

1. *Krankentage:* Seit 1997 steigt die Anzahl der Krankentage, die durch psychische Störungen verursacht werden,
kontinuierlich an. Im Jahr 2007 machten sie 9,3 % aller
Krankheitstage aus und lagen damit an 4. Stelle (1. Rang:
Muskel- und Skeletterkrankungen mit 26 %; 2. Rang:
Atemwegserkrankungen mit 16 %; 3. Rang: Verletzungen
mit 15 %).

2. *Fallzeiten:* Während der durchschnittliche Erkran-
kungsfall zwölf Kalendertage dauerte, lagen die Fallzeiten
bei psychischen Störungen bei 31 Tagen. Nur bösartige Tumorerkrankungen führten zu noch längeren Fehlzeiten
(35,5 Tage je Fall). Muskel- und Skeletterkrankungen, wie
zum Beispiel Rückenerkrankungen, dauerten im Durchschnitt 18 Tage pro Fall.

3. *Krankenhausfälle:* Die Krankenhausfälle nahmen von 1994 bis 2005 um 36 % zu (bei anderen, somatischen Erkrankungen nur um 11 %).

4. *Krankheitsdauer:* Die Zunahme langwieriger Erkrankungen, die durch psychische Störungen verursacht werden, hat erheblichen Einfluss auf den Krankenstand: Langzeitfälle mit über sechswöchiger Krankheitsdauer verursachten 42 % aller Krankentage, obwohl sie nur 4 % der Fälle ausmachten.

5. *Erwerbsminderungsrente:* Im Jahr 2003 waren psychische Störungen (vor allem Depressionen) mit 32 % die häufigste Ursache für die Berentung wegen verminderter Erwerbsfähigkeit, gefolgt von Krankheiten der Wirbelsäule und des Rückens.

6. *Volkswirtschaftliche Kosten:* Im Jahre 2006 betrug der Ausfall an Bruttowertschöpfung ca. 7 Mrd. Euro, dies entspricht 10,5 % des Gesamtausfalls; im Jahre 2000 lag der Anteil noch bei 5,3 %.

2. Depressive Störungen

Was haben Abraham Lincoln, Kaiserin Sissi, Ernest Hemingway, Hermann Hesse, Pablo Picasso, Marilyn Monroe, Ray Charles, Kurt Cobain, Eric Clapton oder Sebastian Deisler gemeinsam? Sie alle waren an einer klinisch bedeutsamen Depression erkrankt und einige, z. B. Hemingway oder Kurt Cobain, starben durch Suizid.

Grundsätzlich kennt jeder Mensch depressive Gefühlsstimmungen und depressive Symptome, denn sie gehören zum normalen Gefühlsleben dazu. Ein häufiger Grund für die noch immer vorherrschende Unterschätzung der Depression liegt darin, dass wir umgangssprachlich schon von Depressionen sprechen, wenn lediglich die Stimmung etwas gedrückt ist.

Eine depressive Erkrankung unterscheidet sich von diesen Stimmungen durch die Anzahl, Intensität, Qualität und Dauer der depressiven Symptome sowie durch die daraus resultierenden Einschränkungen im Vermögen, den Verrichtungen des Alltags nachzugehen. Depressionen gehen wie kaum eine andere Erkrankung mit hohem Leidensdruck einher, da diese Erkrankung ins Zentrum des Wohlbefindens und der Lebensqualität zielt. Von einer Patientin wurde dies in folgende Worte gefasst: „Während meiner schweren körperlichen Erkrankung wollte ich Hilfe und hatte Hoffnung, während der Depression wollte ich nur mehr sterben."

2.1 Die Klassifikation depressiver Störungen nach ICD-10

Eine „depressive Episode" mit Krankheitswert liegt dann vor, wenn länger als zwei Wochen mindestens zwei der folgenden Hauptkriterien erfüllt sind: 1. depressive Stimmung (Schwermut) die meiste Zeit des Tages, 2. Interessenverlust oder Freudlosigkeit, 3. Antriebsmangel oder gesteigerte Ermüdbarkeit.

Weiterhin müssen zwei oder mehr zusätzliche Symptome vorhanden sein: Verlust des Selbstvertrauens oder des Selbstwertgefühls; unbegründete Selbstvorwürfe oder ausgeprägte, unangemessene Schuldgefühle; Hoffnungslosigkeit; Suizidgedanken oder -handlungen; vermindertes Denk- und Konzentrationsvermögen, Unentschlossenheit; psychomotorische Agitiertheit oder Hemmung; Schlafstörungen; verminderter oder gesteigerter Appetit; zahlreiche körperliche Beschwerden und Einbußen bei der Leistungsfähigkeit oder im sozialen Funktionsniveau.

Gerne übersehen wird die lang anhaltende (chronische), doch weniger stark ausgeprägte Depression, die sogenannte „Dysthymie". Die depressiven Symptome müssen mindestens zwei Jahre lang anhalten und es sollten mindestens zwei der folgenden Symptome bestehen: Energiemangel oder Erschöpfung; Freudlosigkeit; Appetitlosigkeit oder übermäßiges Bedürfnis zu essen; Schlaflosigkeit oder übermäßiges Schlafbedürfnis; geringes Selbstwertgefühl; Konzentrationsstörungen oder Entscheidungsschwierigkeiten; Hoffnungslosigkeit.

Um für sich *selbst* festzustellen, ob eine Depression vorliegen könnte, können folgende Fragen einen ersten Hinweis geben:[2]

1. Haben Sie die Freude an Dingen verloren, die Ihnen sonst Spaß machen?
2. Fühlen Sie sich meist niedergeschlagen, traurig oder hoffnungslos?
3. Fehlt Ihnen der Antrieb für alltägliche Aufgaben?
4. Grübeln Sie viel?

Wenn Sie eine oder mehrere Fragen bejaht haben und diese Beschwerden schon länger als zwei Wochen anhalten, dann beantworten Sie noch folgende Fragen:

1. Wachen Sie mitten in der Nacht oder auch frühmorgens auf, fühlen Sie sich dann schlecht und können nicht mehr einschlafen?
2. Haben Sie Konzentrationsprobleme, oder fällt es Ihnen neuerdings schwer, Entscheidungen zu treffen?
3. Haben Sie schon daran gedacht, dass es besser wäre, endlich tot zu sein?

Wenn Sie eine oder mehrere Fragen bejahen, gibt es Verdachtsmomente, dass eine Depression vorliegen könnte. Sie sollten dann einen Fachmann (Psychiater, Psychotherapeuten) oder Ihren Hausarzt um Rat fragen.

2.2 Ursachen

Unser Wissen über die Ursachen der Entstehung und des Verlaufs von Depressionen sind immer noch sehr lückenhaft. Sicher ist, dass es sich dabei um ein *multikausales* Geschehen handelt, wobei von einer gegenseitigen Beeinflussung der beteiligten Faktoren ausgegangen wird. Wichtige Faktoren für die Entstehung einer Depression sind demnach:

– *Genetik:* Für Angehörige ersten Grades eines depressiv Erkrankten wird das Erkrankungsrisiko als etwa 1,5- bis 2-mal so hoch eingeschätzt wie in der nicht belasteten Bevölkerung.

– *kindliche Entwicklung:* Die Lebenssituation von depressiven Menschen ist häufig von vermehrten Konflikten, Scheidung, Verlusten, Suizid und anderen Schwierigkeiten geprägt. Diese Umstände können dazu beitragen, dass das Krankheitsrisiko für Kinder depressiver Eltern um das 2- bis 5-Fache erhöht ist.

– *Lebensereignisse:* Auch wenn die meisten Menschen nach schweren negativen Lebensereignissen (z. B. Tod eines Angehörigen, Scheidung, Arbeitslosigkeit) nicht klinisch depressiv werden, ist das Risiko hierfür bei Personen mit genetischer Morbidität erhöht. Belastende Lebensereignisse fungieren als Auslöser. Eine besondere Rolle spielt hierbei der Faktor Verlust.

– *biologische Stressoren:* Körperliche Erkrankungen, wie zum Beispiel eine Schilddrüsenunterfunktion, aber auch pharmakologische Substanzen können eine depressive Episode auslösen. Bei älteren Menschen kann die Depression durch die Neigung zum Rückzug ins Bett, durch Appetitlosigkeit oder durch zu geringe Flüssigkeitsaufnahme sehr rasch zu lebensbedrohlichen Zuständen führen. Auch ist sehr gut belegt, dass der Verlauf vieler anderer Erkrankungen, wie z. B. Diabetes

mellitus, oder der Zustand nach einem Herzinfarkt äu-
ßerst negativ beeinflusst wird, wenn gleichzeitig eine
unbehandelte Depression vorliegt.

- *Neurobiologie:* Als ausschlaggebend werden vor allem
  Imbalancen zwischen aminergen und cholinergen Trans-
  mittern gesehen. Inwieweit diese Transmitterimbalan-
  cen Korrelat bzw. Folge emotionaler, kognitiver und körperlicher Vorgänge sind oder aber ihre Ursache, ist dabei
  nicht geklärt. Meist wird jedoch von einer gegenseitigen
  Beeinflussung zwischen Neurochemie und depressiver
  Symptomatik ausgegangen, stellt doch Depressivität
  selbst einen massiven zentralnervösen Stressor dar.

3. Volkskrankheit Depression?

Die große Bedeutung depressiver Erkrankungen ergibt sich
aus der Häufigkeit, dem Verlauf, der Mortalität und den
psychischen, sozialen und ökonomischen Krankheitsfolgen der Störung.

3.1 Epidemiologie

Häufigkeit: Nach Wittchen und Jacobi (2006) beträgt die
12-Monats-Prävalenzrate in Deutschland 13 %, die Lebenszeitprävalenz liegt bei 19 % (Frauen: 25 %, Männer: 12 %);
somit sind ca. 6 Millionen Menschen betroffen, davon wiederum ca. 4 Millionen behandlungsbedürftig. Diese Zahlen
gelten für Erwachsene im Alter von 18–65 Jahren. Es erscheint gesichert, dass Depressionen seit 1935 deutlich angestiegen sind. Schon 5 % der 12- bis 18-Jährigen haben
eine depressive Episode erlebt.

Das mittlere *Erkrankungsalter* liegt bei 31 Jahren, wobei
das Ersterkrankungsalter sinkt. Depressionen werden also
häufiger und treten früher auf. Als Gründe werden soziale

Faktoren wie die zunehmende Urbanisierung, größere geografische Mobilität, die schnelle Veränderung der Lebensbedingungen oder die sinkende soziale Unterstützung durch Veränderung in den Familienstrukturen angeführt – die Scheidungsrate wird zukünftig bei 45 % liegen.

Das Erkrankungsrisiko für *Frauen* ist doppelt so hoch wie bei den Männern. Als Grund werden soziale (z. B. die Rolle der Frau) und biologische (z. B. Östrogen) Faktoren diskutiert, aber auch geschlechtsspezifische Unterschiede in der Bereitschaft, über psychische Probleme zu kommunizieren. Verheiratete Frauen haben höhere Raten als ledige, die höchsten Raten nicht-berufstätige Frauen mit Kindern. Ebenso sind die Prävalenzraten bei jungen Frauen mit Kindern erhöht. Auch *sozioökonomische Marker* wie ein niedriges Einkommen, Arbeitslosigkeit und niedriger Ausbildungsstand sind mit erhöhten Raten einer depressiven Erkrankung korreliert.

Verlauf: Depressionen sind in der Mehrzahl episodisch verlaufende Erkrankungen mit einem rezidivierenden Verlauf: Bei ca. 70 % der Betroffenen ist davon auszugehen, dass nach einer ersten depressiven Episode mindestens eine weitere Episode folgt; im Mittel werden sechs Episoden über die Lebensdauer berichtet.

3.2 Soziale und ökonomische Krankheitsfolgen

Mortalität: Ca. 15 % der depressiven Personen begehen Suizid; insgesamt gab es im Jahr 2006 ca. 9400 Suizide in der Bundesrepublik und somit mehr Tote als durch Verkehrsunfälle, Tötungsdelikte und AIDS zusammen. Die Zahl der Suizidversuche liegt um den Faktor 7–12 höher als die der vollzogenen Suizide. Rund 80 % der Personen mit Suizidgedanken und -handlungen hatten eine depressive Episode. Der „Freitod", d. h. der im gesunden Zustand getroffene Entschluss, sich das Leben zu nehmen, kommt sehr selten vor. In der Altersgruppe der 15- bis 35-Jährigen steht der Suizid nach den Unfällen sogar an zweiter Stelle aller Todesursachen. Das höchste Suizidrisiko tragen ältere Männer, das höchste Suizidversuchsrisiko jüngere Frauen.

Arbeitsausfalltage: Depressionen sind in der Regel mit massiven Einschränkungen der Funktionstüchtigkeit und der Arbeitsproduktivität verbunden und gehen somit mit großen gesellschaftlichen Kosten einher. Hinsichtlich der Arbeitsausfalltage liegen Personen mit Depressionen deutlich über den Personen ohne eine solche Diagnose (25 versus 11,5 Tage). Bei psychischen Störungen im Allgemeinen und bei Depressionen im Besonderen ist zu beachten, dass nicht nur vermehrte berufliche Krankheitstage, sondern auch Produktivitätsminderungen und Funktionseinschränkungen an normalen Tagen und in allen Lebensbereichen zur Krankheitslast beitragen. Depressionen verursachen etwa drei Viertel aller Arbeitsunfähigkeitstage bei psychischen Erkrankungen. Im Jahr 2003 waren Depressionen die häufigste Ursache für die *Berentung* wegen verminderter Erwerbsfähigkeit.

Behandlungskosten:[3] Die Behandlung von affektiven Störungen verursachte im Jahre 2002 Kosten in Höhe von ca. 4 Mrd. Euro. Die jährlichen Behandlungskosten schwankten zwischen 700 und 4000 Euro pro Patient. Somit gehören Depressionen zu den wichtigsten Erkrankungen unserer Zeit mit erheblichem Einfluss auf die Gesellschaft und das Gesundheitswesen.

3.3 Global Burden of Disease

Spätestens seit der Global-Burden-of-Disease-Studie der WHO ist die immense Bedeutung von Depressionen für Gesellschaft und Volkswirtschaft deutlich geworden. Depressionen sind in den Industrienationen schon heute nach ischämischen Herzerkrankungen für die meisten „durch Behinderung beeinträchtigten Lebensjahre" verantwortlich (Indikator, der die Erkrankungsjahre pro Bevölkerung berücksichtigt, gewichtet mit der Schwere der Beeinträchtigung durch die jeweilige Erkrankung). Diese in ihrer Deutlichkeit für viele überraschenden Ergebnisse waren für die WHO Anlass, Aktionsprogramme auf nationaler Ebene zur Bekämpfung depressiver Erkrankungen zu fordern.

Modellrechnungen für das Jahr 2020 prognostizieren, dass depressive Erkrankungen mindestens zur *zweitwichtigsten* schweren Erkrankung weltweit avancieren werden, wenn man die damit verbundene Belastung untersucht. Belastung bedeutet hier nicht nur die Beeinträchtigung der Lebensqualität oder auch der Lebenserwartung der betroffenen Personen, sondern auch zum Beispiel den Ausfall an Produktivkraft, die Belastung der Angehörigen und die Folgeschäden für Familie und soziales Umfeld. Die Depression als eine Erkrankung, die vorwiegend das mittlere und höhere Lebensalter betrifft, fällt in einen Lebensabschnitt größter Produktivität.

Seit Längerem ist deutlich, insbesondere durch den kontinuierlichen Anstieg der durch Depression bedingten Arbeitsunfähigkeit, dass die Depression nicht nur ein zentrales Thema der Gesundheitspolitik und -versorgung sein muss, sondern auch von nicht zu unterschätzender Bedeutung für andere Politikbereiche wie Arbeitsmarktpolitik oder Familienpolitik ist.

4. Therapie

Antidepressiva und Psychotherapie (insbesondere kognitiv-verhaltenstherapeutische Verfahren und Interpersonelle Psychotherapie) sind sehr wirksam und helfen bei 60–70 % der akut erkrankten Patienten.[4] Wirksame Behandlungen werden jedoch sehr häufig nicht eingesetzt, da Depressio-

nen übersehen und in ihrer Schwere unterschätzt werden.
Dafür gibt es mehrere Gründe:

1. Die depressiv Erkrankten erleben ihre Erkrankung
fälschlicherweise als persönliches Versagen und schämen
sich, zum Arzt zu gehen. Viele Erkrankte sind auch zu
hoffnungslos und kraftlos, um sich Hilfe zu holen.

2. Die meisten depressiven Patienten befinden sich beim
Hausarzt in Behandlung. Ca. 11 % aller Patienten, die an einem Stichtag den Hausarzt aufsuchten, litten an einer Depression. Für diesen ist es oft schwierig, eine Depression zu
diagnostizieren, da die Patienten körperliche Beschwerden
in den Vordergrund stellen (sog. larvierte Depression) und
emotionale Beschwerden kaum äußern. Sie klagen v. a. über
Kopf- und Rückenschmerzen, Atembeschwerden (Lufthun-
ger, Engegefühl), Herzbeschwerden (Druck, Herzrasen oder
-stolpern); Magen-Darm-Beschwerden (Übelkeit, Durchfall,
Schmerzen) oder Unterleibsbeschwerden (Zyklusbeschwer-
den, Krämpfe, Bauchschmerzen, Reizblase), sodass die zugrunde liegende Depression bei mehr als der Hälfte der Patienten nicht erkannt wird.

Insgesamt wird nur eine Minderzahl der durch Depression
betroffenen Personen medizinisch erreicht. Geht man von
der Anzahl der behandlungsbedürftigen depressiven Patienten aus (4 Mio. = 100 %), so sind 65 % (2,6 Mio.) in hausärzt-
licher Behandlung. Davon werden 33 % (1,3 Mio.) als depressiv Erkrankte diagnostiziert und nur 8 % (300.000) suffizient
behandelt; allerdings sind nur 3,3 % (135.000) der Patienten
nach mehr als drei Monaten noch compliant: a) weil ärzt-
licherseits keine wirksame Behandlung verordnet wurde
oder b) weil die Patienten die Behandlung, z. B. die Einnahme
von Antidepressiva, nicht einhalten bzw. vorzeitig wieder ab-
brechen oder das Angebot einer Psychotherapie ablehnen.[5]

5. Was ist zu tun?

Vordringliches Ziel muss sein, bestehende Störungen besser zu diagnostizieren und zu behandeln. Ein Grund für die unzureichende Behandlung depressiver Patienten liegt in Wissensdefiziten und Vorurteilen bezüglich der Diagnostik und Therapie in der Bevölkerung,[6] aber auch bei den Behandlern. Wissen über die eigene Erkrankung kann Ängste und Vorurteile abbauen und das Hilfesuchverhalten und die Compliance verbessern. Das Internet erscheint hier als ein ideales Mittel, um das öffentliches Bewusstsein zu stärken. Es gibt verschiedene Webseiten im Internet, die bekannteste ist das „Kompetenznetzwerk Depression", das vom Bundesministerium für Bildung und Forschung (BMBF) finanziert wurde (http://www.kompetenznetz-depression.de). Die Angebote sind vielfältig und beinhalten Informationen für direkt Betroffene (Patienten, Angehörige) und (Haus-)Ärzte sowie für indirekt Betroffene wie Lehrer, Sozialarbeiter oder Personalsachbearbeiter. Das Angebot von Selbsthilfebüchern und Ratgebern ist vielfältig.[7]

5.1 Prävention

Ganz besonders wichtig ist es jedoch, das Auftreten depressiver Störungen zu verhindern. Präventive Maßnahmen werden zwar von den Krankenkassen finanziert, die Angebote sind jedoch vordringlich auf die Prävention somatischer Erkrankungen wie Herzinfarkt, Übergewicht oder Diabetes gerichtet. Deshalb werden zurzeit vor allem Kurse gefördert, die versuchen, die bekannten Risiken bzw. Verhaltensweisen wie Rauchen, Übergewicht, Bewegungsmangel oder Stress zu beeinflussen.

Wie bereits angedeutet, kann ein günstiger Zeitpunkt für Maßnahmen zur Prävention psychischer Störungen und insbesondere von Depression das Kindesalter sein:

Die Kindheit von später depressiven Patienten ist häufig von vermehrten partnerschaftlichen Konflikten der Eltern, Scheidung, Verlusterlebnissen, körperlichen und sexuellen Misshandlungen und anderen Schwierigkeiten geprägt. Ein wesentlicher Risikofaktor liegt vor, wenn ein Elternteil depressiv erkrankt ist. Dann ist das Krankheitsrisiko für die Kinder um das 2- bis 5-Fache erhöht.

5.2 Universelle Prävention: Elterliche Risikofaktoren für die Entwicklung kindlicher Störungen

Für die Prävention von psychischen Störungen und Verhaltensstörungen im Kindesalter ist es vor allem wichtig, familiäre Risikovariablen zu verändern: inkonsistentes und bestrafendes Erziehungsverhalten, negative familiäre Kommunikationsmuster und chronische partnerschaftliche Konflikte. Sehr wesentlich ist auch, ob bei den Eltern psychische Störungen (wie z.B. Drogen- oder Alkoholmissbrauch) vorliegen.

Insbesondere depressive Probleme der Mutter, z.B. die postpartale (bis 1 Jahr nach der Geburt) Depression, die bei ca. 10–15 % der Mütter auftritt, wirken sich ungünstig auf die Entwicklung der Kinder aus. Nach wie vor sind es die Mütter, die in den ersten Lebensjahren den Hauptteil der anfallenden Betreuungsarbeit leisten, wobei viele sehr hohe Ansprüche an sich stellen – sie wollen die perfekte Mutter sein – und an diesem Anspruch früher oder später scheitern. Selbstvorwürfe, Schuld- und Schamgefühle und schließlich depressive Verstimmungen sind die Folge. Hinzu kommt, dass sich bei 30 % der Beziehungen nach der Geburt eines Kindes die Qualität der Partnerschaft verschlechtert, ein weiterer Faktor, der zu Depressionen führen kann.

Eine Reduktion der familiären Risikovariablen durch möglichst frühzeitige präventive Interventionen bereits im Kindergartenalter erscheint nach vorliegenden Befunden als dringend geboten: Je früher interveniert wird, desto größer ist auch die Chance, dass sich das Verhalten nicht bereits stabilisiert hat.

Insbesondere Programme zur Stärkung der elterlichen Erziehungskompetenz wie das Positive Erziehungsprogramm Triple P (www.triplep.de) sollten verstärkt zum Einsatz kommen.[8] Ziel dieses wissenschaftlich fundierten Programms ist es, Eltern dabei zu unterstützen, eine liebevolle und fördernde Beziehung zu ihren Kindern aufzubauen. Es werden Wege aufgezeigt, Kinder auf konstruktive, nicht verletzende, gewaltfreie Weise zu erziehen, ihre gesunde Entwicklung zu fördern sowie sie dabei zu unterstützen, die altersspezifischen Anforderungen zu meistern. Die wichtigsten Grundlagen sind liebevolle Zuwendung und eine angemessene Kommunikation in der Familie. Triple P unterstützt Eltern darin, ihre Kinder mit einem autoritativen, manchmal auch partizipativ oder demokratisch genannten Erziehungsstil zu erziehen. Entsprechend fördert das Programm sowohl Warmherzigkeit, Liebe und Zuwendung als auch Struktur, klare Regeln und Konsequenzen. Die langfristige Wirksamkeit dieses und anderer kognitiv-verhaltenstherapeutisch orientierter Elterntraining-Programme ist gesichert.[9]

Für Kinder im Schulalter liegt ebenfalls ein evidenzbasiertes Präventionsprogramm vor (LARS & LISA[10]), das an Grund- und weiterführenden Schulen von Lehrern und Lehrerinnen im Klassenverbund durchgeführt werden kann.

Zur Reduktion depressiver Störungen erscheint es dringend notwendig, evidenzbasierte Programme flächendeckend einzuführen, da alle therapeutischen Interventionen die Häufigkeit von Neuerkrankungen (Inzidenz) nicht beeinflussen können.

Zum Abschluss sollen als Selbsthilfe für Angehörige die häufigsten *Fehler* aufgeführt werden, die im Umgang mit depressiv Erkrankten vermieden werden sollten:

1. die Aufforderung, sich „zusammenzureißen",
2. Überzeugungsversuche und Diskussionen,
3. Versuche, dem Patienten einzureden, es gehe ihm / ihr besser,
4. Kritik, Angriffe und Vorhaltungen,
5. Floskeln,
6. die Empfehlung, in fremde Umgebung zu fahren,
7. der Rat, wichtige Entscheidungen zu treffen.

Anmerkungen

[1] *Wittchen, Hans-Ulrich / Jacobi, Frank:* Epidemiologie. In: *Stoppe, Gabriela / Bramesfeld, Anke / Schwartz, Friedrich-Wilhelm (Hrsg.):* Volkskrankheit Depression? Heidelberg 2006, 15–37.

[2] *Hautzinger, Martin:* Ratgeber Depression. Göttingen 2006.

[3] *Blume, Anne / Hegerl, Ulrich:* Internetbasierte Kommunikation im Kompetenznetz „Depression, Suizidalität": Erfahrungen und Chancen. In: *Bauer, Stephanie / Kordy, Hans (Hrsg.):* E-mental-health. Neue Medien in der psychosozialen Versorgung. Heidelberg 2008, 61–72.

[4] *Möller, Hans Jürgen / Laux, Gerd / Deister, Arno:* Psychiatrie und Psychotherapie. Stuttgart [2]2001, 5.

[5] *DeJong, Renate / Hautzinger, Martin / Kühner, Christine / Schramm, Elisabeth:* Evidenzbasierte Leitlinie zur Psychotherapie affektiver Störungen. Göttingen 2007.

[6] Blume / Hegerl 2008.

[7] Hautzinger 2006.

[8] *Heinrichs, Nina / Bodenmann, Guy / Hahlweg, Kurt:* Prävention bei Paaren und Familien. Göttingen 2006.

[9] Vgl. Heinrichs et al. 2006.

[10] Vgl. DeJong et al. 2007.

Die Alzheimer-Krankheit

Alexander Kurz

1. Häufigkeit und demographische Entwicklung

Die Hirnkrankheit, die Alois Alzheimer im Jahr 1906 als
Erster beschrieb,[1] galt lange Zeit als seltenes neurologisches Leiden des mittleren Lebensalters und spielte in den
Lehrbüchern der Psychiatrie oder Neurologie nur eine Ne-
benrolle. Der Münchner Forscher war aber schon 1911 zu
der Auffassung gelangt, dass die von ihm entdeckte präse-
nile Erkrankung in klinischer und neuropathologischer
Hinsicht mit der viel häufigeren senilen Demenz gleichzusetzen war.[2] Die Bedeutung dieser Erkenntnis offenbarte
sich jedoch erst 60 Jahre später.[3] Inzwischen hatte die Lebenserwartung in westlichen Ländern um 20 Jahre zugenommen. Damit einhergehend war die Häufigkeit der senilen Demenz dramatisch angestiegen, sodass sie jetzt als ein
erstrangiges soziales und ökonomisches Problem wahrgenommen wurde. Wenn die Geistesschwäche der Hochbetagten nichts anderes war als die spät im Leben auftretende Variante der ursprünglich an einer viel jüngeren
Patientin beobachteten Pathologie, musste die Alzheimer-
Krankheit als eines der häufigsten Gesundheitsproblcmc in
der zweiten Lebenshälfte gelten. Sie hatte eine einzigartige
Karriere vom exotischen Einzelfall zur Volkskrankheit
durchlaufen. Die gegenwärtigen Hochrechnungen gehen
davon aus, dass sich die Zahl der Krankheitsfälle in
Deutschland aufgrund der weiter steigenden Langlebigkeit
von gegenwärtig rund 600.000 auf das Doppelte im Jahr
2050 erhöhen wird.[4] Eine große sozialmedizinische und ge-

sundheitsökonomische Bedeutung erlangt die Alzheimer-Krankheit, weil sie bei einem großen Teil der Altersbevölkerung über lange Zeit zu einer hochgradigen Pflegebedürftigkeit führt. Die wichtigsten Komponenten der durch sie hervorgerufenen Gesundheitskosten entfallen auf die unbezahlten Leistungen der Angehörigen und auf die Aufwendungen für institutionelle Langzeitpflege.

2. Pathologische Veränderungen im Gehirn

Die Alzheimer-Krankheit gehört zu den neurodegenerativen Prozessen, bei denen Fehler bei der Verarbeitung von Proteinen zu abnormen Ablagerungen im Gehirn führen, die auf unterschiedlichen Wegen das Absterben von Nervenzellen hervorrufen. Die pathologischen Vorgänge beginnen viele Jahre, möglicherweise sogar Jahrzehnte vor dem Auftreten der ersten klinischen Symptome. Diese werden erst manifest, wenn der Krankheitsprozess zu einer Schädigung großer Teile der Hirnrinde geführt hat. Betroffen sind zwei Proteine; eines davon ist in der Zellmembran verankert (Amyloid-Vorläuferprotein), das zweite dient im Zellinneren zur Stabilisierung von Transportstrukturen (Tau). Aus dem Amyloid-Vorläuferprotein wird durch zwei nacheinander in Aktion tretende Enzyme (β-Sekretase und γ-Sekretase) die β-Amyloid-Sequenz herausgeschnitten. Dieses Fragment bildet kleine Komplexe (Oligomere), von denen ausgeprägte schädliche Wirkungen auf Nervenzellen ausgehen. Sie beeinträchtigen die Funktionsfähigkeit von Mitochondrien, in denen die Energie erzeugt wird, die unter anderem für die Signalweiterleitung im Gehirn erforderlich ist. Darüber hinaus lösen sie eine entzündliche Reaktion aus, welche die Überlebensfähigkeit von Nervenzellen zusätzlich einschränkt. Aus den kleinen Amyloid-Komplexen enstehen in einem weiteren Schritt ausgedehnte, fleckförmige und unlösliche Ablagerungen, die unter dem Lichtmikroskop sichtbar sind (Plaques). Ob auch diese dauerhaften Amyloid-Ablagerungen noch eine Gefahr für die Nervenzellen darstellen, ist nicht eindeutig geklärt. Das Stützprotein Tau wird aufgrund eines Ungleichgewichts von Enzymen im Übermaß mit Phosphat beladen. Als Folge davon löst es sich von den Transportstrukturen ab und verklebt zu langgestreckten, spiralig verdrehten Bündeln. Auch diese intrazellulären Gebilde sind bei ausreichender Vergrößerung für das Auge erkennbar. Zusammen mit den Plaques bilden sie die pathologischen Merkmale der Alzheimer-Krankheit. In ihrer Summe führen die geschilderten Vorgänge zu einem vorzeitigen Absterben von Nervenzellen in bestimmten Teilen des Gehirns. In der Hirnrinde sind vor allem der Schläfenlappen und der Scheitellappen betroffen. Diese Lokalisation erklärt das klinische Symptomprofil, in dessen Vordergrund Beeinträchtigungen des Gedächtnisses, der Sprache und der Orientierungsfähigkeit stehen. Ein hochgradiger Verlust von Nervenzellen ereignet sich aber auch in bestimmten Kerngebieten des Hirnstammes, beispielsweise im Meynertschen Basalkern. Von ihm geht die durch Acetylcholin vermittelte Signalübertragung aus, die für die Funktionen des Gedächtnisses und der Aufmerksamkeit besonders wichtig ist. Auch noradrenerge und serotonerge Hirnstammkerne können in Mitleidenschaft gezogen werden. Damit hängt die Entstehung der Verhaltensänderungen zusammen, die bei vielen Patienten zur Minderung der geistigen Leistungsfähigkeit und der Alltagsbewältigung hinzukommen. Am häufigsten sind Unruhe, Antriebslosigkeit, aggressive Reaktionen und depressive Verstimmung.

Die charakteristischen Gewebeveränderungen im Gehirn stehen in keinem engen Zusammenhang mit den klinischen Symptomen. In rund 10 % der Fälle tritt trotz stärkster Ausprägung von Plaques und Neurofibrillenbündeln zu Lebzeiten keine schwerwiegende Hirnleistungsstörung auf.[5] Bei Patienten mit intensiver Ausbildung oder hoher beruflicher Qualifikation führt dasselbe Maß an Gewebeveränderungen zu geringeren Symptomen.[6] Zusätzlich vorhandene durchblutungsbedingte Schäden dagegen begünstigen das Auftreten klinischer Krankheitszeichen.[7]

3. Gegenwärtige Behandlungsmöglichkeiten

Die Wirksamkeit der gegenwärtigen Medikamente zur Behandlung der Alzheimer-Krankheit ist nach Intensität und Dauer sehr begrenzt. Das liegt daran, dass sie am falschen Ende der pathologischen Kaskade angreifen. Sie gleichen einen Mangel an Überträgerstoffen aus, der erst dann zustande kommt, wenn weite Bereiche des Gehirns zerstört sind. Unter der Behandlung mit diesen Arzneimitteln bleiben das geistige Leistungsvermögen und die Fähigkeit zur Bewältigung von Alltagsaufgaben der Patienten im Durchschnitt mehrere Monate länger erhalten als ohne Therapie. Es kommt aber weder zu einer spürbaren Verbesserung der Funktionsfähigkeit im täglichen Leben noch zu einer dauerhaften Verlangsamung des Symptomverlaufs.[8] Ebenso wichtig wie der Aufschub des Fortschreitens der Symptome ist es in vielen Fällen, die Verhaltensstörungen zu behandeln, die im Verlauf der Krankheit unweigerlich auftreten. Um sie zu mildern, werden bevorzugt moderne Antidepressiva und Neuroleptika eingesetzt. Dies muss jedoch mit großer Vorsicht geschehen, weil Demenzkranke gegenüber den Nebenwirkungen dieser Arzneimittel besonders empfindlich sind.[9] Nicht-pharmakologische Behandlungsformen sind darüber hinaus geeignet, die Therapie mit Medikamenten zu ergänzen. Regelmäßige Anregung trägt dazu bei, die geistige Leistungsfähigkeit aufrechtzuerhalten,[10] die systematische Vermittlung von nützlichen Informationen unterstützt

die Alltagsbewältigung,[11] eine geeignete Beschäftigung fördert die Stimmung der Patienten,[12] der Rückgriff auf persönliche Erinnerungen erhöht ihr Wohlbefinden,[13] und ein
maßvolles körperliches Fitnesstraining hat positive Auswirkungen auf ihre Beweglichkeit und Eigenständigkeit.[14]

4. Künftige Therapieformen

Die gegenwärtigen Behandlungsmöglichkeiten sind kein geeignetes Rüstzeug gegen ein Gesundheitsproblem von der
Dimension einer Volkskrankheit. Ziel der Therapie muss
es sein, die Bürde der betroffenen Patienten und ihrer Angehörigen zu erleichtern, aber auch die Belastung der Gesellschaft zu verringern. Hierfür genügt es nicht, wenn die Behandlung erst dann beginnt, wenn der Krankheitsprozess
bereits zu einer schweren Hirnleistungsstörung und zur
Pflegebedürftigkeit geführt hat. Auch reicht es nicht aus,
das Fortschreiten der Symptome nur für wenige Monate hi-
nauszuzögern. Gegenwärtig wird in klinischen Studien eine
Vielzahl von neuartigen pharmakologischen Behandlungs-
ansätzen erprobt, deren Ziel es ist, den fortschreitenden Un-
tergang von Nervenzellen zu verlangsamen.[15] Die meisten
dieser Strategien versuchen, die fehlerhaften Stoffwechsel-
vorgänge zu verhindern oder rückgängig zu machen, die zur
Entstehung der Amyloid-Ablagerungen führen. Durch
Hemmung der Enzyme β- und γ-Sekretase könnte es gelingen, die Entstehung der schädlichen Amyloid-Fragmente
zu unterbinden. Moleküle werden synthetisiert, die sich an
kurzkettige Amyloid-Komplexe heften und dadurch deren
Zusammenlagerung zu den Plaques verhindern. Durch Sti-
mulierung der körpereigenen Abwehr mittels aktiver und
passiver Impfstoffe versucht man, die bereits entstandenen
Ablagerungen aufzulösen und abzuräumen. Darüber hinaus
werden Substanzen untersucht, welche der Schädigung von

Mitochondrien oder der Verklumpung von Tau zu den Neurofibrillenbündeln entgegenwirken. Bisher haben die klinischen Studien zum Nachweis der Wirksamkeit dieser
neuartigen Behandlungsformen aber keinen überzeugenden
Vorteil gegenüber den bisherigen symptomatischen Therapiemöglichkeiten erkennen lassen. Allerdings zeichnet
sich ab, dass sie ein völlig anderes Spektrum von Nebenwirkungen besitzen als die herkömmlichen Alzheimer-Medi-
kamente.

5. Vorbeugung

Die neurodegenerative Kaskade der Alzheimer-Krankheit
hat sehr viele Facetten und ist eng mit der Hirnalterung
verwoben, sodass für eine primäre Vorbeugung gegenwärtig
kein Ansatzpunkt erkennbar ist. Möglich erscheint jedoch
eine sekundäre Prävention mit dem Ziel, das Auftreten von
klinischen Symptomen so weit hinauszuschieben, dass zu
Lebzeiten weder eine schwere Hirnleistungsstörung eintritt noch der Zustand der Pflegebedürftigkeit erreicht
wird. Theoretisch könnte dieses Ergebnis auf zwei Wegen
erreichbar sein: durch die Verlangsamung des pathologischen Prozesses oder durch Stärkung der Widerstands- und
Kompensationsfähigkeit des Gehirns gegenüber diesem
Prozess. Die Anwendung von präventiven Strategien setzt
die Identifikation von Personen mit sehr hohem Erkrankungsrisiko voraus; die Krankheit muss im symptomfreien
oder symptomarmen Stadium zuverlässig erkannt werden.
Zu den pharmakologischen Interventionen, die im Hinblick auf eine Verlangsamung der Neurodegeneration erprobt worden sind, zählen Lipidsenker,[16] Vitamine und
Antioxidanzien,[17] Entzündungshemmer[18] und Omega-
3-Fettsäuren.[19] Für keine dieser Substanzen haben sich
Hinweise auf eine potenzielle vorbeugende Wirkung erge-

ben. Eine vielversprechende Möglichkeit, die Widerstandsfähigkeit des Gehirns gegen neurodegenerative Veränderungen zu stärken, ist die Reduktion von Komorbidität.
Besonders naheliegend ist es, dem Auftreten von zerebrovaskulären Schäden entgegenzuwirken, die bei älteren Patienten sehr häufig gleichzeitig neben der Alzheimer-typi-
schen Pathologie anzutreffen sind. Bisher konnte aber
nicht nachgewiesen werden, dass die Behandlung von vaskulären Risikofaktoren wie Hypertonie oder Diabetes die
Inzidenz von Hirnleistungsstörungen senken kann.[20] Ob
Faktoren der Lebensführung wie körperliche Aktivität
eine präventive Wirkung haben, ist schwer nachzuweisen.
Positive Belege für diese Annahme gibt es bisher nicht.[21]

6. Versorgung

Es ist zu befürchten, dass die gegenwärtig verfügbaren und
in Erprobung befindlichen therapeutischen Möglichkeiten
der dramatischen Zunahme der Krankheitsfälle in den kommenden Jahren nichts entgegensetzen können. Auch werden sie nicht verhindern, dass die Betroffenen das Stadium
der Pflegebedürftigkeit erreichen und in die völlige Abhängigkeit von ihren Nächsten geraten. Aus diesem Grund ist
es zwar unumgänglich, die Entwicklung von Medikamenten voranzutreiben, gleichzeitig müssen aber die Versorgungsstrukturen für Patienten und Angehörige ausgebaut
werden. Das wichtigste soziale Stützsystem für ältere Menschen mit Hirnleistungsstörungen ist bisher die Familie.
Diese traditionelle Versorgungsstruktur gelangt aber an die
Grenzen ihrer Tragfähigkeit, weil die Zahl der Personen,
die für die Pflege der Kranken in der Familie zur Verfügung
stehen, aufgrund der verstärkten berufsbedingten Mobilität
und der zunehmenden Berufstätigkeit von Frauen abnehmen wird. Darüber hinaus ist damit zu rechnen, dass ein

wachsender Anteil von älteren Menschen mit schweren Hirnleistungsstörungen allein leben wird und nicht über den Rückhalt einer partnerschaftlichen Bindung oder eines Familienverbandes verfügen kann. Daraus ergibt sich die Notwendigkeit, pflegende Familienmitglieder bei ihrer schweren Aufgabe zu unterstützen und zu entlasten und geeignete Versorgungsstrukturen für alleinstehende Patienten zu schaffen. Es bedarf einer den individuellen Bedürfnissen und den stadienabhängigen Erfordernissen entsprechenden Kette von ambulanten, teilstationären und stationären Einrichtungen. Dazu zählen Beratungsmöglichkeiten für Patienten und Angehörige, betreutes Einzelwohnen, ambulante Ergotherpie, Physiotherapie und Psychotherapie für Patienten im frühen klinischen Krankheitsstadium, Institutionen der Tagespflege, Wohngemeinschaften für Patienten und spezialisierte Pflegeheime. Die Schaffung derartiger Versorgungsstrukturen muss begleitet werden von der Entwicklung umsichtiger Koordinations- und Steuerungsmechanismen.

Literatur

Alzheimer, A.: Über einen eigenartigen, schweren Erkrankungsprozeß der Hirnrinde. In: Neurologisches Centralblatt 25 (1906), 1134.

Alzheimer, A.: Über eigenartige Krankheitsfälle des späteren Alters. In: Zeitschrift für die gesamte Neurologie und Psychiatrie 4 (1911), 356–385.

Bickel, H.: Demenzen im höheren Lebensalter. Schätzungen des Vorkommens und der Versorgungskosten. In: Zeitschrift für Gerontologie und Geriatrie 34 (2001), 108–115.

Farlow, M. R. / Pejovic, M. L. M. V.: Treatment options in Alzheimer's disease: Maximizing benefit, managing expectations. In: Dementia and Geriatric Cognitive Disorders 25 (2008), 408–422.

Fotuhi, M. / Mohassel, P. / Yaffe, K.: Fish consumption, long-chain omega-3 fatty acids and risk of cognitive decline or Alzheimer disease: a complex association. In: Nature Clinical Practice Neurology 5 (2009), 140–152.

Graff, M. J. L. / Vernooij-Dassen, M. J. M. / Thijseen, M. / Dekker, J. / Hoefnagels, W. H. L. / Olde-Rikkert, M. G. M.: Effects of community occupational therapy on quality of life, mood, and health status in dementia patients and their caregivers: A randomized controlled trial. In: Journal of Gerontology 62A (2007), 1002–1009.

Kandish N. / Feldman H. H.: Therapeutic potential of statins in Alzheimer's disease. In: Journal of the Neurological Sciences 2009 (in press).

Katzman, R.: The prevalence and malignancy of Alzheimer disease. A major killer. In: Archives of Neurology 33 (1976), 217–218.

Onder, G. / Zanetti, O. / Giacobini, E. / Frisoni, G. B. / Bartorelli, L. / Carbone, G. / Lambertucci, P. / Siveri, M. C. / Bernabei, R.: Reality orientation therapy combined with cholinesterase inhibitors in Alzheimer's disease: randomised controlled trial. In: British Journal of Psychiatry 187 (2005), 450–455.

Orrell, M. / Spector, A. / Thorgrimsen, L. / Woods, B.: A pilot study examining the effectiveness of maintenance cognitive stimulation therapy (MCST) for people with dementia. In: International Journal of Geriatric Psychiatry 20 (2005), 446–451.

Pope, S. K. / Shue, V. M. / Beck, C.: Will a healthy lifestyle help prevent Alzheimer's disease? In: Annual Review of Public Health 24 (2003), 111–132.

Riley, K. P. / Snowdon, D. A. / Markesbery, W. R.: Alzheimer's neurofibrillary pathology and the spectrum of cognitive function: Findings from the Nun Study. In: Annals of Neurology 51 (2002), 567–577.

Salloway, S. / Mintzer, J. / Weiner, M. F. / Cummings, J. L.: Disease-modifying therapies in Alzheimer's disease. In: Alzheimer's & Dementia 4 (2008), 65–79.

Santana-Sosa, E. / Berriopedro, M. I. / López-Mojares, L. M. / Pérez, M. / Lucia, A.: Exercise training is beneficial for Alzheimer's patients. In: International Journal of Sports Medicine 29 (2008), 1–6.

Schneider, J. A. / Wilson, R. S. / Bienias, J. L. / Evans, D. A. / Bennett, D. A.: Cerebral infarctions and the likelihood of dementia from Alzheimer disease pathology. In: Neurology 62 (2004), 1148–1155.

Sink, K. M. / Holden, K. F. / Yaffe, K.: Pharmacological treatment of neuropsychiatric symptoms of dementia. A review of the evidence. In: Journal of the American Medical Association 293 (2005), 596–608.

Stephan, B. C. M. / Brayne, C.: Vascular factors and prevention of dementia. In: International Review of Psychiatry 20 (2008), 344–356.

Stern, Y.: The concept of cognitive reserve: A catalyst for research. In: Journal of Clinical and Experimental Neuropsychology 25 (2003), 589–593.

Szekely, C. A. / Town, T. / Zandi, P. P.: NSAIDs for the chemoprevention of Alzheimer's disease. In: Subcellular Biochemistry 42 (2007), 229–248.

Wang, J. J.: Group reminiscence therapy for cognitive and affective function of demented elderly in Taiwan. In: International Journal of Geriatric Psychiatry 22 (2007), 1235–1240.

Anmerkungen

[1] Alzheimer 1911.

[2] Alzheimer 1906.

[3] Katzman 1976.

[4] Bickel 2001.

[5] Riley et al. 2002.

[6] Stern 2003.

[7] Schneider et al. 2004.

[8] Farlow / Pejovic 2008.

[9] Sink et al. 2005.

[10] Orrell et al. 2005.

[11] Onder et al. 2005.

[12] Graff et al. 2007.

[13] Wang 2007.

[14] Santana-Sosa et al. 2008.

[15] Salloway et al. 2008.

[16] Kandish / Feldman 2009.

[17] Szekely et al. 2007.

[18] Szekely et al. 2007.

[19] Fotuhi et al. 2009.

[20] Stephan / Brayne 2008.

[21] Pope et al. 2003.

Wenn die Gestalt zerfällt[1]

Konrad Maurer, David Prvulovic

Gestaltwahrnehmung

„Das Ganze ist verschieden von der Summe seiner Teile" ist einer der Hauptlehrsätze der Gestaltpsychologie und stammt von Max Wertheimer. Den Grundstein der Gestalttheorie legte allerdings schon 1890 der österreichische Psychologe und Philosoph Christian Freiherr von Ehrenfels (1869–1932), der die nach ihm benannten Gestaltqualitäten erstmalig beschrieb. Der Beginn der Gestaltpsychologie wird aber erst 1912 angesetzt, als der Frankfurter Psychologe Max Wertheimer seinen Aufsatz über die Schein- und Realbewegung veröffentlichte. In den Gestaltgesetzen werden bestimmte Gesetzmäßigkeiten der visuellen Wahrnehmung formuliert. So besagt etwa das Gesetz der „Präferenz des Näheren gegenüber dem Weiteren", dass aus einer Gruppe von z. B. Linien, die nebeneinander angeordnet sind, diejenigen, die besonders nah beieinander liegen, als zu einer Form zusammengehörig (z. B. als Säule) wahrgenommen werden und sich von den übrigen Linien absetzen. Ein anderes Gestaltgesetz besagt, dass symmetrische Strukturen bevorzugt als zusammenhängende Formen wahrgenommen werden. Dem Gesetz der Ähnlichkeit nach werden Strukturen mit ähnlicher oder gleicher Helligkeit/Farbe als zusammenhängend gesehen. Allen Gestaltgesetzen ist gemeinsam, dass sie die Art und Wiese beschreiben, wie unser Gehirn den mit potentiell unendlich vielen Bildinformationen ausgefüllten Seheindruck in bedeutsame Strukturen und Formen organisiert. Demnach ist der Seheindruck – so wie wir ihn subjektiv wahrnehmen – bereits das Ergebnis einer komplexen visuellen Informationsverarbeitung des Gehirns. Ohne diese Verarbeitungsschritte im visuellen Cortex wäre es nicht möglich, zusammengehörige Strukturen, Objekte oder Personen etc. von ihrem visuellen Hintergrund zu unterscheiden und ihrer als eines einheitlichen Ganzen gewahr zu werden.

Ein wesentlicher Mechanismus, der die Integration visueller Reize zu einer kohärenten Entität ermöglicht, wird in der neuronalen Synchronizität vermutet.[2] Darunter versteht man, dass die elektrische Aktivität verschiedener Neuronen zeitlich in hohem Maße korreliert sein muss. Nur dann ist die Aktivität zwischen diesen beiden Nervenzellen synchron. Nun bezieht sich dieses Phänomen nicht nur auf einzelne Nervenzellen, sondern auf ganze Nervenzellverbände, die mehr oder weniger weit auseinanderliegen können. Ist keine synchrone Aktivität vorhanden, dann ist die Gestaltwahrnehmung gestört bzw. reduziert. Dass Synchronizität, und zwar vor allem in einem bestimmten Frequenzbereich (Gamma-Band, 40 Hz), tatsächlich mit erfolgreicher Gestaltwahrnehmung einhergeht und dass Störungen der Gestaltperzeption mit reduzierter Synchronizität im Gamma-Band einhergehen, ist am Beispiel der Schizophrenie untersucht worden. So konnte gezeigt werden, dass es im Bereich von mehreren hundert Millisekunden nach Präsentation eines sogenannten „Mooney Face" zu einem starken Anstieg der synchronen oszillatorischen Aktivität im Gamma-Frequenzbereich kommt. Dieser Anstieg spiegelt die bewusste Wahrnehmung eines erkannten Objektes bzw. Gesichts wieder. Mooney Faces sind Photographien von Gesichtern, die nachträglich nur auf die Farben Schwarz und Weiß reduziert wurden, ohne jede Graustufenverläufe. Werden die Mooney Faces um 180° gedreht, ist es nicht mehr möglich, eine Gesichtsform darin zu erkennen. Schizophrene Pa-

tienten zeigten im Vergleich zu gesunden Kontrollproban-
den in dieser Mooney-Face-Aufgabe nicht nur eine schlech-
tere Erkennungsleistung, sondern auch eine signifikant reduzierte synchrone Gamma-Band-Aktivität.

Auch bei der Alzheimer-Demenz (AD) treten Defizite
und Veränderungen der visuellen Wahrnehmung auf. Dabei
lassen sich die jeweiligen Defizite vor dem Hintergrund
morphologisch-struktureller sowie funktioneller Schäden
in bestimmten Hirnarealen deuten. Zum besseren Verständnis der funktionellen Defizite bei der AD ist es von
Vorteil, die funktionelle Anatomie des visuellen Systems
noch einmal kurz zu rekapitulieren:

In der primären Sehrinde im Occipitallappen findet eine
retinotope Abbildung der Erregungsmuster der Netzhaut
statt. Von dort aus wird die visuelle Information entlang
zweier Hauptpfade in benachbarte und weiter entlegene
Regionen weitergeleitet, wo spezifische Aspekte analysiert
und repräsentiert werden. So werden entlang des dorsalen
Pfades im Parietalkortex die Anordnung, Größe, Position,
Orientierung, Perspektive und andere visuell-räumliche
Aspekte verarbeitet. Dieses Gebiet ist auch von höchster
Relevanz für das visuelle Bewusstsein: Menschen mit einem Defekt (z. B. nach Hirninfarkt) im Bereich des rechten
Parietallappens erleiden einen Neglekt zur kontralateralen
Gesichtsfeldhälfte. Visuelle Reize werden von dort nicht
mehr bewusst wahrgenommen, obwohl die Information
von der Netzhaut ungestört fortgeleitet und in der Sehrinde
abgebildet wird. Auch parietale Störungen geringeren Aus-
maßes können bereits zu Störungen der Raumwahrnehmung führen.

Der andere Hauptpfad ist der ventrale Pfad, der sich vom
inferioren Occipital- bis zum Temporallappen erstreckt.
Dort werden nicht nur Farbinformationen kodiert, sondern
auch Objekte und Gesichter repräsentiert. Störungen in
diesem Bereich führen zu Defiziten in der Objekt- und Ge-

sichtserkennung, im Extremfall bis hin zur Gesichts- bzw. Objektblindheit (Prosopagnosie, Objektagnosie).

Das Werk von Carolus Horn: Eine Dokumentation des Gestaltzerfalls

Am Beispiel von Carolus Horn (1921–1992), einem begnadeten Grafiker und Künstler, sollen die Folgen der AD auf das künstlerische Schaffen im Verlauf der Erkrankung aufgezeigt werden.[3] Am Beispiel seiner Krankengeschichte können die durch die AD bedingten visuellen Defizite bis hin zum vollständigen Gestaltzerfall eindrucksvoll beobachtet werden. Dies wiederum erlaubt es, einen so nie dagewesenen Einblick zu gewinnen in die durch die Erkrankung veränderte Wahrnehmungswelt des Alzheimer-Patienten.

Carolus Horn zeigte bereits sehr früh seine besondere Begabung für das Zeichnen und Malen. Während des Zweiten Weltkrieges war er Kriegsgefangener in Russland. Dort half ihm sein Talent zu überleben. Dort zeichnete er Kriegsszenen, Szenen aus dem Gefangenenlager sowie andere Auftragswerke. Als er aus der Gefangenschaft entlassen wurde, heuerte er als Werbegrafiker bei der bekannten Werbeagentur McCann an. Dort designte und erstellte er Werbegrafiken für Coca Cola, Opel, Esso und andere Marken (Abb. 1). Er wurde zu einem der bekanntesten und meistgeachteten Künstler seines Fachs.

Im Alter von 57 Jahren litt er an Angina pectoris, und 1982 wurde ein Herzinfarkt diagnostiziert, worauf eine Bypass-Operation erfolgte. Obwohl er sich nach der Operation besser fühlte, zeigte er zunehmende Anzeichen von Ängstlichkeit und Unruhe sowie Wesensveränderungen. Er wurde eigensinniger, gereizter und misstrauisch. Dies waren wahrscheinlich die ersten Anzeichen der Demenzerkrankung. Es folgten Gedächtnisstörungen, Zeitgitterstörungen sowie Orientierungsstörungen. Die Fähigkeit zu rechnen sowie zum abstrakten Denken schwand. Es stellten sich auch Sprachstörungen ein. Obwohl Carolus Horn wegen seiner Klaustrophobie stets eine computertomographische Untersuchung seines Gehirns ablehnte, konnte aufgrund des typischen klinischen Verlaufs die Diagnose einer wahrscheinlichen Alzheimer-Demenz gestellt werden. Sämtliche diagnostischen Kriterien der NINCDS-ADRDA[4] waren hierfür erfüllt.

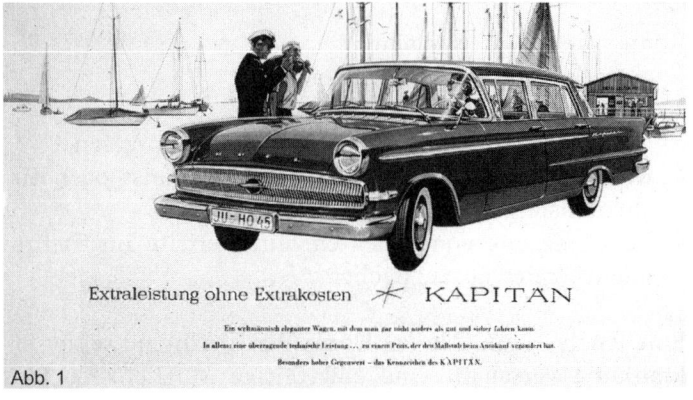

Extraleistung ohne Extrakosten ✳ KAPITÄN

Ein wirklich eleganter Wagen, mit dem man gut und sicher fahren kann.

In allem: eine überragende technische Leistung ... zu einem Preis, der den Maßstab beim Autokauf verändert hat.

Besonders hoher Gegenwert – das Kennzeichen des KAPITÄN.

Abb. 1

Störungen der visuellen Aufmerksamkeit, der Bewegungswahrnehmung, der Tiefenwahrnehmung, der Farberkennung sowie der Fertigkeit zu zeichnen sind Teil der klinischen Symptome bei der AD.[5] Zusätzlich können noch bestimmte formale und kontextuelle Kriterien in Bezug auf das künstlerische Schaffen definiert werden, die hilfreich sein können, den Zusammenhang von Kunst und Demenz besser zu beschreiben.

Formale Charakteristiken sind:
– Regression (Rückfall zu primitiven, kindlichen Strichzeichnungen mit Verlust der Raumperspektive),
– Verzerrung (komisch-groteske Darstellungen),

- Kondensation (Überfüllung),
- Transformation (Neomorphismen – fremdartige Veränderungen der Anatomie und Physiognomie),
- Stereotypie (ornamental anmutende stereotype Wiederholung bestimmter Motive),
- hölzerne Darstellung (Verlust von Tiefeninformation [Schattierung] und von Bewegung),
- Desintegration (Vernachlässigung der räumlichen Beziehung zwischen Objekten sowie Verlust der natürlichen Physiognomie von Menschen und Tieren [Prosopagnosie]).

Kontextuelle Kriterien sind:
- abstrakte Formen und Kritzeleien,
- Benutzung überflüssiger Ornamente,
- geometrisch-lineare Formen und magische Wesen,
- Kompositionen, die an byzantinische Kunst oder Kirchenfensterglaskunst erinnern,
- Verkleinerung von Objekten, um Defizite im Tieffrequenzbereich auszugleichen.

Eine Analyse von Carolus Horns Werk während seiner Erkrankung verschafft eine einzigartige Möglichkeit, Einblick zu erlangen, wie die fortschreitende AD seine Wahrnehmung der Welt zunehmend verändert hat. In der Tat spiegeln sich in seinen Zeichnungen und Bildern typische Symptome der AD:
- gestörte Tiefen- und Raumwahrnehmung,
- Verlust der Fähigkeit, Gesichter, Geschlechter oder verschiedene Altersstufen zu unterscheiden,
- veränderte Präferenz im Gebrauch von Farben,
- Tendenz zum Kritzeln,
- psychiatrische und Verhaltenssymptome der Demenz.

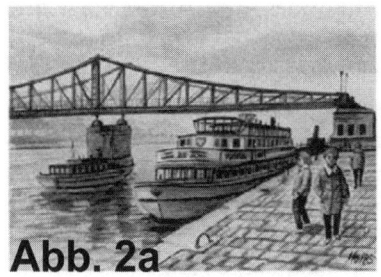

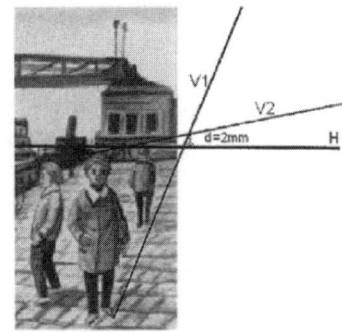

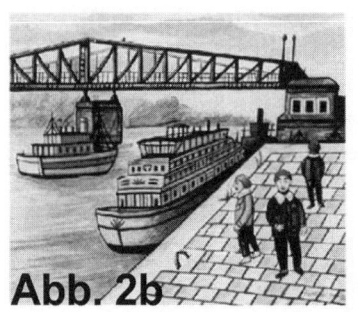

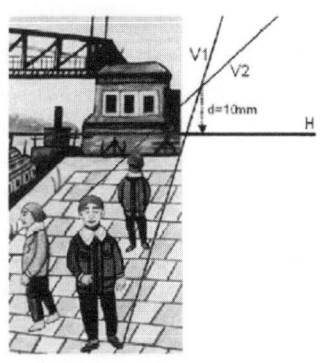

Seine beiden Bilder des „Eisernen Stegs" (Abb. 2 a + b), die in unterschiedlichen Krankheitsphasen entstanden sind, zeigen beispielhaft den fortschreitenden Verlust visuell-räumlicher Verarbeitung auf. So laufen die Fluchtlinien im Bild aus der frühen Erkrankungsphase nur unwesentlich oberhalb des Horizonts zusammen: ein Zeichen, dass die perspektivische Struktur nur leicht gestört ist. Im zweiten Bild dagegen, das aus einer Zeit stammt, in der die Erkrankung mindestens mittelschwer ausgeprägt war, treffen sich die Fluchtlinien weit oberhalb des Horizonts: ein Anzeichen dafür, dass die Perspektive schwer gestört ist. Aus diesem Grund hat der Betrachter des Bildes auch den Eindruck, dass die im Bild gezeigten Personen gleichsam an einer Wand hängen und nicht auf dem Steg entlanggehen. Dazu passt auch, dass die Größe der dargestellten Bordsteinkacheln nicht mit zunehmender Distanz vom Betrachter abnimmt, sondern konstant bleibt: Auch dies trägt zu einer deutlichen Störung des Tiefeneindrucks in diesem Bild bei.

Im nächsten Beispiel (Abb. 3a) sehen wir, wie sich die Darstellung von Gesichtern verändert: Sind in Abb. 3a noch neomorphistische Tendenzen vorhanden (das Gesicht des Kindes ist wie das Gesicht eines Affen dargestellt), sind in Abb. 3b die Gesichter auf Grundformen reduziert und lassen sich überhaupt nicht mehr voneinander differenzieren. Dies würde sehr gut zum typischen Phänomen der Prosopagnosie (Unfähigkeit, Gesichter zu erkennen) bei der AD passen.

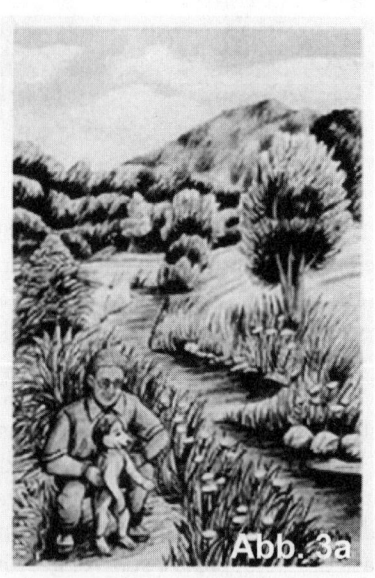

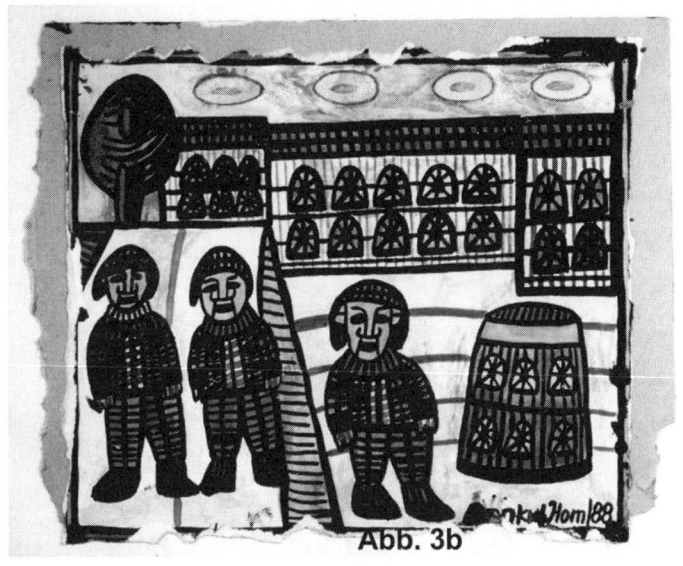

Abb. 3b

In Abbildung 3b ist außerdem eine bemerkenswerte Verwechslung von Wolken und Spiegeleiern zu beobachten. Bilder, in denen Carolus Horn Personen mit Doppelgesichtern malt, deuten auf psychotische Phänomene hin (Abb. 4).

Ein weiteres Phänomen ist die Verschiebung der Farbpräferenz: Dominieren zu Beginn der Erkrankung noch vorwiegend dunklere und blaue Farbtöne, ändert sich das Farbverhältnis in seinen späteren Werken massiv zugunsten heller, leuchtender, überwiegend gelb-rötlicher Farben (Abb. 5a und 5b).

Im Endstadium der Erkrankung ist schließlich der Verlust jeglicher Objekt- und Gestaltstruktur zu erkennen: Seine Zeichnungen bestehen weitgehend aus Bleistiftkritzeleien (Abb. 6). Wenige Monate später verstarb Carolus Horn.

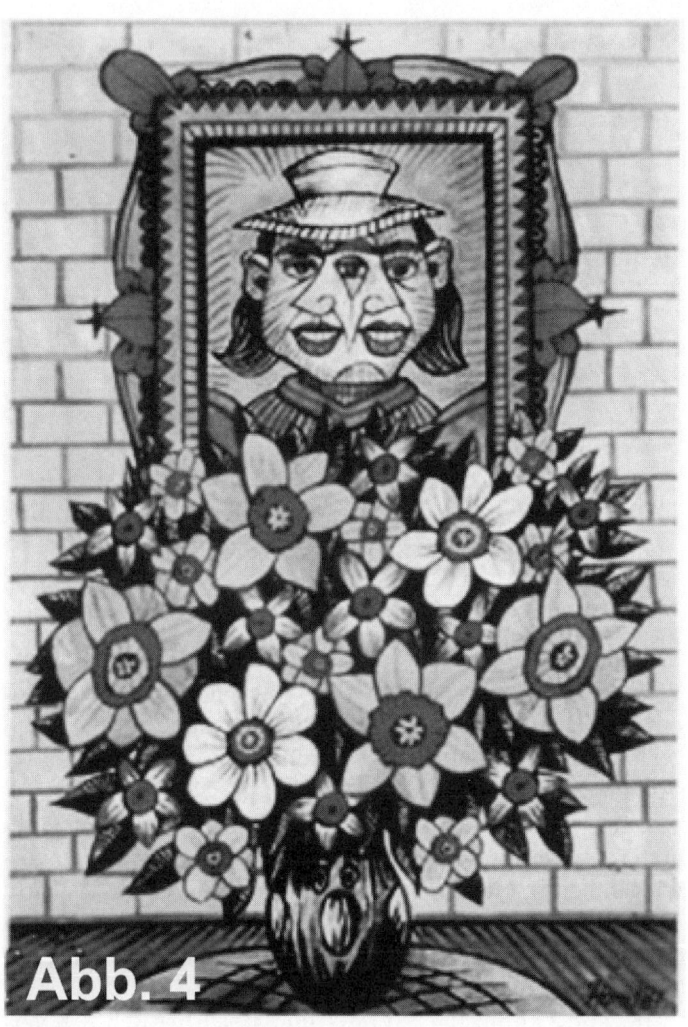

Abb. 4

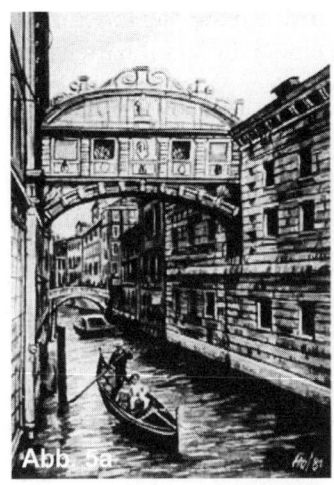

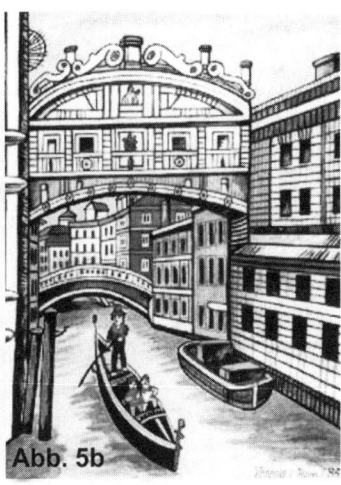

Abb. 5a

Abb. 5b

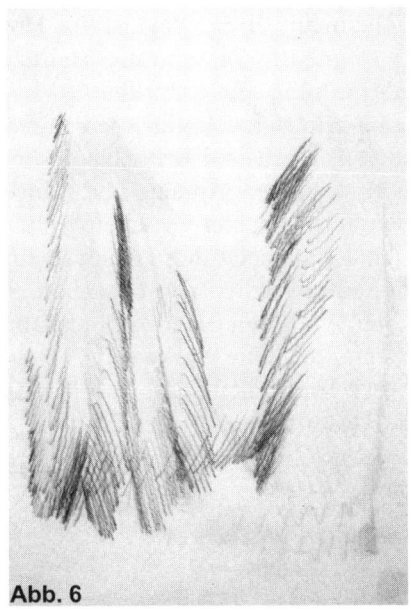

Abb. 6

Carolus Horns Werke zeigen deutliche Veränderungen über die Zeit hinweg und spiegeln so die krankhaften Veränderungen des Gehirns und die bei der AD gestörte visuelle Funktionalität auf mehreren Ebenen wider.[6] Der Verlust der Tiefenwahrnehmung und der räumlichen Strukturen ist eines der frühesten Zeichen in seinen Bildern. In der Tat gehören eine Minderperfusion und ein Mindermetabolismus im temporalen und im parietalen Cortex zu den Kardinalzeichen der AD. Die Defizite in diesen Arealen können sehr gut sowohl die visuell-räumlichen Störungen bei der AD erklären (parietale Dysfunktion) als auch die Störungen der Objekt- und Gesichtserkennung (inferotemporaler Cortex). In der Tat sind visuell-räumliche Störungen wie etwa die reduzierte Fähigkeit, Winkelgrößen zu unterscheiden, typisch für die AD.[7]

Psychotische Symptome sind bei der Alzheimer-Demenz ebenfalls nicht selten.[8] Bei Carolus Horn finden sich Zeichen für wahnhafte Verkennung, Halluzinationen, depressive Verstimmung sowie Unruhe.

Die letzen Werke von Carolus Horn waren im wesentlichen abstrakte Formen und Kritzeleien – am ehesten bedingt durch eine schwere Apraxie und Agnosie mit einem weitgehenden Verlust seiner visuellen Welt.

Zusammenfassend zeigt diese Analyse einen engen Zusammenhang auf zwischen neuropsychologischen Defiziten, klinischen Symptomen und Veränderungen der künstlerischen Darstellung. Die Werke von Carolus Horn liefern einen in dieser Form nicht dagewesenen Einblick darin, wie sich die Gestalt aus der Sicht des an Alzheimer Erkrankten über die Zeit verändert, bis sie schließlich vollständig zerfällt.

Literatur

Cronin-Golomb, A. / Corkin, S. / Rizzo, J. F. / Cohen, J. / Growdon, J. H. / Banks, K. S.: Visual dysfunction in Alzheimer's disease: relation to normal aging. In: Annals of Neurology 29 (1991), 41–52.

Maurer, K. / Prvulovic, D.: Paintings of an artist with Alzheimer's disease: visuoconstructural deficits during dementia. In: Journal of Neural Transmission 111 (2004), 235–245.

Prvulovic, D. / Hubl, D. / Sack, A. T. / Melillo, L. / Maurer, K. / Frölich, L. / Lanfermann, H. / Zanella, F. E. / Goebel, R. / Linden, D. E. / Dierks, T.: Functional imaging of visuospatial processing in Alzheimer's disease. In: NeuroImage 17 (2002), 1403–1414.

Ska, B. / Poissant, A. / Joanette, Y.: Line orientation judgment in normal elderly and subjects with dementia of Alzheimer's type. In: Journal of Clinical and Experimental Neuropsychology 12 (1990), 695–702.

Uhlhaas, P. J. / Singer, W.: Neural synchrony in brain disorders: relevance for cognitive dysfunctions and pathophysiology. In: Neuron 52 (2006), 155–168.

Wragg, R. E. / Jeste, D. V.: Overview of depression and psychosis in Alzheimer's disease. In: American Journal of Psychiatry 146 (1989), 577–587.

Anmerkungen

[1] Der vorliegende Beitrag ist (geringfügig verändert) entnommen aus: *Hartwich, Peter / Barocka, Arnd (Hrsg.):* Psychisch krank. Das Leiden unter Schwere und Dauer. Verlag Wissenschaft und Praxis, Sternenfels 2009.

[2] Uhlhaas / Singer 2006.

[3] Maurer / Prvulovic 2004.

[4] McKhann et al. 1984.

[5] Cronin-Golomb et al. 1991.

[6] Cronin-Golomb et al. 1991.

[7] Ska et al. 1990; Prvulovic et al. 2002.

[8] Wragg / Jeste 1989.

IV. Volkskrankheiten in der Leistungsgesellschaft

Gesundheit als Investitionsgut
Bedeutung einer gesünderen Bevölkerung für Gesellschaft und Ökonomie

Peter Marx, Anke Rahmel

Health equals wealth

In der Diskussion um die Maßnahmen zur Bekämpfung von Volkskrankheiten wird vor dem Hintergrund epidemiologischer Projektionen vorrangig die Ausgabenseite betrachtet. Die Eindämmung steigender Gesundheitsausgaben steht dabei in Deutschland seit Jahrzehnten im Mittelpunkt zahlreicher Reformbemühungen. In der Vergangenheit wurde nur selten darüber gesprochen, welche positiven Wirkungen mit der Verbesserung und Aufrechterhaltung eines guten Gesundheitszustandes der Bevölkerung auf die gesamte Gesellschaft und deren Entwicklung verbunden sind. Dies ändert sich zunehmend zugunsten einer Perspektive, wonach Gesundheitsausgaben nicht als „unproduktive" Transfer- oder Sozialausgaben anzusehen sind, sondern als Ausgaben, denen ein zukünftiger Ertrag gegenübersteht. Zu den produktiven Wirkungen von Gesundheitsausgaben zählt beispielsweise die Reduktion der gesellschaftlichen Kosten, die durch bestimmte Krankheiten verursacht werden. Voraussetzung für diese Perspektive ist, dass alle Auswirkungen, die von einem verbesserten oder schlechteren Gesundheitszustand auf die Gesellschaft ausgehen – gemäß einer gesamtwirtschaftlichen Nutzenbetrachtung – in die Überlegungen einbezogen werden. Gesundheit kann dabei als immaterielles und soziales Kapital der Gesellschaft verstanden werden.

Die Weltgesundheitsorganisation (WHO) hat diesen Zusammenhang gründlich erforscht und dazu eine interessante Studie veröffentlicht. Sie kommt zu dem Ergebnis, dass die Unterschiede im Wirtschaftswachstum zwischen armen und reichen Ländern schätzungsweise zur Hälfte zurückzuführen sind auf Krankheiten und auf die geringere Lebenserwartung in den armen Ländern.[1]

Auch die EU-Kommission hat sich dem Thema gewidmet. Der frühere EU-Kommissar David Byrne, ein Experte für Gesundheitsfragen, hat das Ergebnis dieser Analysen in einfachen Worten auf den Punkt gebracht. Er sagte: „Health equals wealth" – also: Gesundheit gleich Wohlstand.[2]

Und erst im Sommer 2008 hat die europäische Ministerkonferenz, die im estnischen Tallinn tagte, diesen Zusammenhang noch einmal unterstrichen und eine entsprechende Charta[3] verabschiedet. Sie wurde von den Gesundheitsministern aus mehr als 50 Ländern unterzeichnet. Ausdrücklich hat die WHO danach die internationale Staatengemeinschaft aufgefordert, mehr in ihren wichtigsten Aktivposten zu investieren: in die Gesundheit ihrer Menschen.

Im Fokus dieses Beitrags steht die These, der zufolge der Gesundheitsstatus einer Gesellschaft ein Wachstumsfaktor ist, der – über die reinen Gesundheitseffekte hinaus – zu einer gesamtwirtschaftlichen Wachstumsdynamik und steigenden Wohlfahrt beitragen kann. Demnach können Gesundheitsausgaben als Investitionen angesehen werden. Physische und psychische Gesundheit ist u. a. als ein wichtiger Standort- und Wettbewerbsfaktor eines Landes anzusehen, den es bestmöglich zu entwickeln gilt. Ein vergleichsweise schlechter Gesundheitszustand kann mit der Verschwendung von „Humankapital" gleichgesetzt werden. Das Wirkungsgefüge zwischen Gesundheit und

Wachstum einer Gesellschaft ist komplex und sollte detailliert betrachtet werden, um sich hieraus ergebende gesundheitspolitische Konsequenzen abzuleiten.

Der Zusammenhang zwischen Gesundheit und Wachstum

In einer Studie der Commission on Macroeconomics and Health der WHO wurden die Gründe für den wirtschaftlichen Erfolg verschiedener Länder untersucht. In wenig entwickelten Ländern konnten u. a. die klassischen Volkskrankheiten, die mit Unterernährung, schlechter Versorgung mit Trinkwasser, fehlendem Impfschutz sowie weiteren unzureichenden Begleitumständen einhergehen, als Hauptursache für deren geringes Wirtschaftswachstum identifiziert werden. Der Bericht der WHO verdeutlichte, dass gezielte Investitionen in die grundlegende Verbesserung der Gesundheitslage in wenig entwickelten Ländern zu einem enormen Wirtschaftswachstum führen können. Die Studie konnte jedoch nicht zeigen, ob ein solcher Zusammenhang auch für entwickelte Länder und Industrienationen gilt.[4] Dies liegt u. a. daran, dass zahlreiche Volks- und Zivilisationskrankheiten der Industrieländer (z. B. Herz-Kreislauf-Erkrankungen, Diabetes, Rheuma, Depressionen, Bluthochdruck) erst durch die Folgen der wirtschaftlichen Entwicklung und die Einflüsse der Leistungsgesellschaft ausgelöst wurden. Wie lässt sich nun aber der vielschichtige Zusammenhang zwischen Gesundheit und Wachstum in Industrienationen eindeutig nachweisen?

Einen Ansatz zur Messung des betrachteten Zusammenhangs bietet die Ermittlung der gesamtwirtschaftlichen Belastung durch Krankheiten, die sog. Cost-of-Illness-Methode. Sie dient der Berechnung der direkten Gesundheitskosten, die in einem Land durch bestimmte Krankheiten verursacht werden. Dazu zählen Kosten des Gesundheitssystems sowie der sozialen Sicherungssysteme wie der Renten- oder Pflegeversicherung. Diese Methode ist weit verbreitet und liefert wertvolle Informationen über Volkskrankheiten und ihre wirtschaftlichen Auswirkungen. Dabei ist die ausschließliche Betrachtung der Kostenseite jedoch für viele Fragestellungen unzureichend. Für nutzenorientierte Überlegungen ist die Cost-of-Illness-Betrachtung nur eingeschränkt geeignet, da die vielfältigen positiven ökonomischen Wirkungen von Gesundheitsausgaben unbeachtet bleiben.[5]

Zur Erfassung der beidseitigen Effekte, die mit den Kosten und dem Nutzen von inkrementellen Ausgaben im Gesundheitswesen verbunden sind, stehen volkswirtschaftliche Mikro- und Makro-Verfahren zur Verfügung. Mikro-Verfahren führen Untersuchungen auf der individuellen Ebene bzw. auf der Ebene eines Haushalts durch. Sie verfolgen das Ziel, typische Verhaltensweisen der einzelnen Akteure über Jahrzehnte hinweg zu beobachten und dabei Gesetzmäßigkeiten festzustellen. Eine detaillierte Datenerhebung ermöglicht es, den Einfluss der Gesundheit eines Individuums auf zahlreiche ökonomische Faktoren zu messen. Unter anderem können dabei folgende Parameter bestimmt werden:[6]

– Produktivität (z. B. gemessen am Lohnniveau):
   Wie viel leistet ein gesunder bzw. kranker Arbeitnehmer?
– Arbeitsstunden:
   Wie lange arbeitet ein gesunder bzw. kranker Arbeitnehmer?
– Renteneintrittsalter:
   In welchem Alter geht ein gesunder bzw. kranker Arbeitnehmer in Rente?
– Arbeitslosigkeit:
   Bestehen Beziehungen zwischen Gesundheit bzw. Krankheit und Arbeitslosigkeit?

- Fluktuation:
  Wirkt sich die Gesundheit bzw. Krankheit eines Arbeit-
  nehmers auf seine Treue zum Unternehmen aus?
- Berufstätigkeit anderer Familienmitglieder:
  Arbeiten die Familienmitglieder eines Arbeitnehmers
  (mehr), wenn dieser krank wird?
- Bildungsinvestitionen:
  Wie viel Geld investieren gesunde bzw. kranke Personen
  in die eigene Aus-, Fort- und Weiterbildung?
- Sparverhalten:
  Wie lässt sich das Sparverhalten und die Vermögensbil-
  dung gesunder bzw. kranker Personen beschreiben?

Zur Ergänzung der individuellen Perspektive der Mikro-
Verfahren dienen Makro-Verfahren, mit denen eine ganzheitliche Betrachtungsweise vorgenommen werden kann.
Makro-Verfahren untersuchen Gesamtzusammenhänge
und messen die Auswirkungen von Gesundheit auf aggregierter volkswirtschaftlicher Ebene. Dadurch sind Makro-
Verfahren in der Lage, auch Auswirkungen wie die Veränderung der Altersstruktur, das Bevölkerungswachstum
sowie Morbiditäts- und Mortalitätsraten einzubeziehen.
Unter Anwendung makroökonomischer Instrumente können allgemeine Entwicklungstendenzen im historischen
Rückblick (z. B.: Wie viel Prozent des heutigen Wohlstands
wurden durch Verbesserungen im Bereich der Gesundheit
ermöglicht?) oder Fragestellungen in Ländervergleichen
(z. B.: Wie hoch ist die Auswirkung eines zusätzlichen Jahres an Lebenserwartung auf das Wirtschaftswachstum für
verschiedene Länder?) untersucht werden.[7]

Gesundheitsstatus als Wachstumsfaktor: Empirische Ergebnisse

Verschiedene Studien auf der Mikro-Ebene weisen unterschiedliche Wirkungsmechanismen zwischen der Gesundheit und dem wirtschaftlichen Wachstum einer Industrienation nach: So belegen sie beispielsweise, dass gesündere Bürger produktiver arbeiten und somit höhere Einkommen generieren.[8] Ferner existieren Korrelationen zwischen anderen Faktoren, die in enger Verbindung mit der Gesundheit stehen, wie z. B. Fitness, Körpergröße oder Körpermasse, und dem Einkommensniveau.[9] Ein weiterer nachgewiesener Zusammenhang ist, dass gesündere Bürger mehr Zeit am Arbeitsplatz verbringen können, während weniger gesunde Bürger mehr Krankheitstage in Anspruch nehmen und früher in Rente gehen.[10] Zudem wurde empirisch bestätigt, dass ein besserer Gesundheitszustand zu mehr geleisteten Arbeitsstunden führt,[11] und andere Studien belegen, dass ein besserer Gesundheitszustand die Wahrscheinlichkeit erhöht, dass ein Bewerber einen Ausbildungs- bzw. Arbeitsplatz erhält.[12]

Studien auf der Makro-Ebene stützen weiterhin die Hypothese, dass Gesundheit in Industrienationen ein zuverlässiger Indikator für das Wirtschaftswachstum ist. So besteht ein Zusammenhang zwischen einem verbesserten gesellschaftlichen Gesundheitsstatus und Investitionen in Humankapital, besserer Integration in den Arbeitsmarkt, höheren ausländischen Direktinvestitionen und einem Produktivitätsanstieg.[13] Auch wenn sich diese Studien auf verschiedene Länder und Zeiträume beziehen und mit unterschiedlichen Variablen, Definitionen und Modellen arbeiten, zeigen die Ergebnisse in die gleiche Richtung, und die Schlussfolgerungen stimmen bemerkenswert überein: Die Wirkung der Gesundheit in der Bevölkerung auf das Wirtschaftswachstum bzw. Einkommensniveau ist häufig sogar stärker als die des Bildungsgrades.[14]

Ein großer Teil des heutigen wirtschaftlichen Wohlstands ist insbesondere auf die erfolgreiche Bekämpfung von Volkskrankheiten zurückzuführen.[15] So gehen ca. 30–50 % des Wirtschaftswachstums in industrialisierten Ländern im vergangenen Jahrhundert auf Verbesserungen des Gesundheits- bzw. Ernährungszustands zurück.[16] Unter anderem identifizierte eine Studie, durchgeführt in 26 Industrieländern (darunter Deutschland), für den Zeitraum von 1960 bis 2000 die Mortalität durch Herz-Kreislauf-Erkrankungen als direkten Indikator für negatives Wirtschaftswachstum. Demzufolge geht eine Reduktion der mit Herz-Kreislauf-Erkrankungen assoziierten Mortalität um 10 % mit einem Anstieg des Pro-Kopf-Einkommens von 1 % einher.[17]

Eine speziell auf die EU-Länder ausgerichtete Studie stellte 2005 fest, dass ein hohes Gesundheitsniveau mit verschiedenen wirtschaftlichen Erfolgsindikatoren verbunden ist:[18]

– Mehr Gesundheit im Kindes- und Jugendalter führt zu größerer Bildungsbeteiligung, längerer Bildungsdauer und höheren Bildungsabschlüssen.

– Im erwerbsfähigen Alter ist Gesundheit eine wichtige Voraussetzung für ein höheres Arbeitsentgelt.

– Ein hohes Gesundheitsniveau ist wichtig für die grundsätzliche Teilnahme am Arbeitsmarkt sowie für die Menge der geleisteten Arbeitsstunden und die Dauer der Lebensarbeitszeit.

– Der Wohlstand einer Gesellschaft war in den vergangenen Jahrhunderten stets eng mit der Gesundheitsentwicklung verknüpft.

Konsequenzen für den Einzelnen

Der einzelne Bürger kann aus den dargestellten empirischen Befunden auf der Mikroebene lernen: Der Einzelne profitiert persönlich von seiner Investition in die eigene Gesundheit. Auf lange Sicht zahlen sich zumeist Investitionen in eine Verbesserung der Lebensumstände aus, aber auch wirtschaftliche Vorteile können eine mittelbare Folge sein. Dieses Bewusstsein scheint sich in der Bevölkerung nach und nach zu verbreiten. So wird Gesundheit für einen Großteil der Gesellschaft zunehmend wichtiger. Die zeigt sich z. B. in der Vielfalt der genutzten Angebote am sog. Zweiten Gesundheitsmarkt – also bei allen privat finanzierten Gesundheitsdienstleistungen, Wellness-Angeboten und Produkten (individuelle Gesundheitsleistungen). Die Nachfrage ist beachtlich und nimmt ständig zu. Im Jahre 2003 lag das Volumen des Zweiten Gesundheitsmarktes noch bei 49 Mrd. Euro; 2008 umfasste er bereits 64 Mrd. Euro. Laut einer Studie von Roland Berger Strategy Consultants investiert jeder Erwachsene heute 900 Euro pro Jahr in Vorsorgeuntersuchungen, alternative Medizin, Wellness, Sport und gesunde Ernährung. Fast alle Bevölkerungsgruppen, unabhängig vom Einkommen, möchten zunehmend etwas für ihre Gesundheit tun und nutzen gesundheitsfördernde Produkte und Dienstleistungen. Zudem durchdringt das Thema Gesundheit mehr und mehr alle Lebensbereiche. Längst bietet der Zweite Gesundheitsmarkt mehr als traditionelle Zusatzangebote wie Homöopathie und freiwillige Vorsorgeuntersuchungen[19] und umfasst Leistungen und Produkte wie Nahrungsergänzungsmittel, Sportartikel, Bio-Lebensmittel, hautverträgliche Kleidung, Gesundheitstourismus, Naturkosmetik sowie Wellness- und Fitnessangebote.

Die Gesellschaftssysteme befinden sich im Wandel und konfrontieren Gesundheitsinstitutionen mit einem veränderten Kundenverhalten: Aus den vormaligen Patienten werden mehr und mehr selbstbewusste Nachfrager, die Gesundheit „konsumieren". Der Wert der individuellen Gesundheit hängt dabei verstärkt vom Einzelnen ab, der für sich selbst Einschätzungen und Bewertungen vornimmt. Dass die privat finanzierte Nachfrage in Zukunft auch Leistungen des heutigen Ersten Gesundheitsmarkts umfasst, scheint sich dabei immer mehr von der Utopie zu einem möglichen Zukunftsszenario zu entwickeln.

Konsequenzen für die Gesundheitspolitik

Diese empirischen Befunde verdeutlichen, dass der positive Nutzen von Gesundheitsausgaben auf die Entwicklung eines Landes – insbesondere auf lange Sicht – bisher weitgehend unterschätzt und durch die Fokussierung auf Ausgabenbegrenzungen verzerrt wird. Die ausschließliche Betrachtung von direkten Wirkungen der Gesundheitsausgaben erscheint somit als eine eingeschränkte Sichtweise, da ein mögliches Wirtschaftswachstum als weiteres positives Ergebnis einer erfolgreichen Gesundheitspolitik außer Betracht bleibt. Mehr noch: Aus Investitionen in die Gesundheit lassen sich ökonomische Gewinne realisieren.[20] Generelle Voraussetzung dafür ist die Erkenntnis, dass Ausgaben der Gesundheitspolitik als Investition in ein gesundes und wirtschaftlich erfolgreiches Land zu sehen sind.[21]

Ein nachhaltiger, auf volkswirtschaftliches Wachstum ausgerichteter Ansatz für die Gesundheitspolitik sollte folgende Aspekte berücksichtigen:

Soziale Unterstützung:
Ziel ist die lokale und soziale Verankerung von Grundprinzipien der Gesundheitsförderung für die Bevölkerung, wie die gesundheitliche Wertorientierung, Partizipation und Vernetzung von Akteuren. Durch den Aufbau und Erhalt

von unterstützenden Rahmenbedingungen sollen soziale und physische Umwelten geprägt werden, um z. B. chronisch kranke und behinderte Menschen zur Arbeit zu befähigen.

Bildung und Gesundheitskompetenz:
Die Eigenverantwortung des Bürgers, ein gesundes Leben zu führen, setzt bestimmte Kenntnisse und Kompetenzen voraus. Diese können z. B. durch eine glaubwürdige und an die Zielgruppen angepasste „Health Promotion" zu den Themen Rauchen, Ernährung und körperliche sowie psychische Fitness geschaffen werden.

Integration in die Arbeitswelt:
Psychische Schwierigkeiten sind unter Arbeitslosen stärker verbreitet als unter Beschäftigten. Forschungen bestätigen, dass Arbeitslosigkeit zu Krankheiten führt, gleichermaßen auf körperlicher wie auch auf psychischer Ebene. Das Risiko für Depressionen, Angstzustände und somatische Krankheiten ist vier- bis zehnmal höher als bei beschäftigten Personen. Aus diesen Gründen können staatliche Eingriffe zur Senkung der Arbeitslosenquote auch als Teil einer ganzheitlichen Gesundheitspolitik verstanden werden.

Arbeitsbedingungen:
Stressbelastete Arbeitsbedingungen gehen häufig mit einer Beeinträchtigung der Gesundheit einher. Auch wenn die Arbeitsbedingungen sich in den letzten Jahrzehnten deutlich verbessert haben, sollte eine auf Wachstum ausgerichtete Politik für die Verbesserung besonders belastender Arbeitsbedingungen sorgen.

Kundenorientierung:
Die Ausrichtung des Gesundheitssystems auf Kundenbedürfnisse ist eine unbestrittene Voraussetzung für die Nut-

zung der angebotenen Leistungen. Verfügbarkeit und Qualität von Gesundheitsdiensten, geograpfischer Zugang, kundenfreundliche Organisation sowie Akzeptanz und Erschwinglichkeit zeichnen eine auf Wachstum ausgerichtete Gesundheitspolitik aus.

Gesunde Entwicklung im Kindesalter:
Viele gesundheitsrelevante Determinanten für das spätere Leben werden schon im Kleinkind- und Kindesalter beeinflusst. Um richtige Weichenstellungen vorzunehmen, sollten in speziellen Schulungen den Erziehungsberechtigten Kompetenzen für eine gesunde Entwicklung der Kinder vermittelt werden. Themen wie beispielsweise Ernährung, Stressbewältigung und Erziehungskompetenz sollten dabei im Vordergrund stehen.

Früherkennung und Vorbeugung von Krankheiten:
Die regelmäßige Teilnahme an Früherkennungsuntersuchungen und ein umfassender Impfschutz sind wichtige Bausteine einer gesunden Lebensweise. Primärprävention dient dem Erkennen von Gesundheitsrisiken und der effektiven Vorbeugung von Krankheitsrisiken. Dazu gehören beispielsweise regelmäßige Kontrollen des Bluthochdrucks, Screenings gegen Haut- oder Darmkrebs, Mammografien und regelmäßige Blutzuckerkontrollen.

Staatliche Verantwortung für eine Grundversorgung und Förderung von privaten Investitionen in Gesundheit:
Staatliche Eingriffe in das Gesundheitswesen sollen zur sozialen Gerechtigkeit beitragen, jedoch die Wirtschaftlichkeit des Systems nicht negativ beeinflussen. Deshalb ist die Ausgestaltung eines zu definierenden Basis-Leistungspakets, in dem festgelegt wird, welche Leistungen zu einer solidarisch abgesicherten Grundversorgung gehören, von zentraler Bedeutung. Den Bürgern, die aus eigenen Mitteln

zusätzlich für ihre eigene Gesundheit sorgen wollen, sollte die Möglichkeit dazu eröffnet und entsprechende Anreize gegeben werden.

Fazit

Empirisch gilt der Zusammenhang zwischen der Gesundheit und dem Wachstum einer Gesellschaft – auch in Industrienationen – als erwiesen. Je gesünder die Bürger eines Landes sind, desto größer ist ihre Produktivität und damit auch das Wirtschaftswachstum. Diese Beziehung kann als eine zu Unrecht vernachlässigte Perspektive bei vielen gesundheitspolitischen Diskussionen verstanden werden, die stärker in die Reformprozesse im Gesundheitswesen einbezogen werden sollte.[22]

Um den Nutzen einer gesunden Bevölkerung für die Volkswirtschaft weiter zu steigern, ist es unabdingbar, Gesundheit als ein Investitionsgut zu begreifen. Die Perspektive „Health equals wealth" fordert zudem, durch gezielte öffentliche und private Investitionen den Gesundheitszustand einer Bevölkerung zu erhöhen, um wirtschaftliches Wachstum und Wohlstand zu mehren. Volkskrankheiten der modernen Wissens- bzw. Leistungsgesellschaften sind mit besonders großen Verlusten und Einschränkungen verbunden. Der Staat kann die Wirkungsbeziehungen zwischen Gesundheit und Wachstum noch verstärken, indem er seine Interventionsmöglichkeiten strategisch nutzt. Diese reichen von der Förderung der Gesundheitskompetenz der Bürger über Präventionsmaßnahmen und eine kundenfreundliche Gestaltung des Gesundheitssystems bis hin zur Förderung von privaten Investitionen der Bürger in ihre eigene Gesundheit, von der der Staat ebenfalls profitiert.

Literatur

Alsan, Marcella / Bloom, David / Canning, David: The effect of population health on foreign direct investment. Cambridge 2004.

Arora, Suchit: Health, Human Productivity and Long-Term Economic Growth. Cambridge 2001.

Averett, Susan / Korenman, Sanders: The Economic Reality of the Beauty Myth. In: Journal of Human Resources 31 (1996), 304–330.

Barro, Robert: Determinants of economic growth – a cross-country empirical study. Cambridge 1997.

Barry, Anne-Marie: Understanding the sociology of health: An introduction. London u. a. [2]2007.

Beaglehole, Robert: Public Health in the new era: Improving Health through collective action. In: Lancet 363 (2004), 2084–2086.

Berger, Roland (Hrsg.): Studie zum Zweiten Gesundheitsmarkt: Chancen für Politik und Unternehmen. München 2007.

Bloom, David E. / Canning, David: The health and wealth of nations. In: Science 287 (2000), 1207–1209.

Bloom, David / Canning, David / Sevilla, Jaypee: Health, worker productivity and economic growth. Pittsburgh 2002.

Brunello, Giorgio / d'Hombres, Beatrice: Does Obesity Hurt Your Wages More in Dublin than in Madrid? Discussion Paper Series IZA DP Nr. 1704 (Forschungsinstitut zur Zukunft der Arbeit). Bonn 2005.

Byrne, David: Health equals Wealth. Beitrag zum 6. European Health Forum. Bad Gastein 2003.

Cawley, John: Body Weight and Women's Labor Market Outcomes. NBER (National Bureau of Economic Research) Working paper Nr. 7481. New York 2000.

Chirikos, Thomas N. / Nestel, Gilbert: Further Evidence in the Economic Effects of Poor Health. In: The Review of Economics and Statistics 67 (1985), 61–69.

Commission on Macroeconomics and Health (WHO): Macroeconomics and Health: Investing in Health for Economic Development. Genf 2001.

Currie, Janet / Madrian, Brigitte N.: Health, Health Insurance and the Labour Market. In: *Ashenfelter, Orley / Card, Daniel*

(Hrsg.): Handbook of Labour Economics. Bd. 3. Amsterdam u. a. 1999, 3309–3415.

Europäische Kommission (Hrsg.): Gesunde Menschen in einer gesunden Umwelt – Umwelteinflüsse auf die Gesundheit. Überblick über die Informationsgrundlagen für weitere politische Maßnahmen in Europa. Luxemburg 2006.

Fogel, Robert W.: Economy Growth, Population Theory and Physiology – the Bearing of Long-Term Processes on the Making of Economic Policy. In: The American Economic Review 84 (1994), 369–395.

Hesse, Helmut: Knappheit der Gesundheit aus Knappheit der Mittel im Gesundheitswesen. Stuttgart 2004.

Hurrelmann, Klaus: Gesundheitssoziologie. Eine Einführung in sozialwissenschaftliche Theorien von Krankheitsprävention und Gesundheitsförderung. Weinheim u. a. [4]2000.

Kalemli-Ozcan, Sebnem / Ryder, Harl / Weil, David: Mortality decline, human capital investment and economic growth. In: Journal of Development Economics 62 (2000), 1–23.

Klose, Thomas: Der Wert besserer Gesundheit. Frankfurt am Main u. a. 2002.

Lechner, Michael / Vazquez-Alvarez, Rosalia: The Effect of Disability on Labour Market Outcomes in Germany: Evidence from matching. CEPR (Centre for Economic Policy Research) Discussion Paper Nr. 4223. London 2004.

Levine, Ross / Renelt, David: A sensitivity analysis of cross-country growth regressions. In: American Economic Review 82 (1992), 942–963.

Maeder, Christoph: Gesundheit, Medizin und Gesellschaft. Beiträge zur Soziologie der Gesundheit. Zürich 1999.

Marstedt, Gerd: Gesundheit als produktives Potential – Arbeitsschutz und Gesundheitsförderung im gesellschaftlichen und betrieblichen Strukturwandel. Berlin 1995.

Meggeneder, Oskar: Volkswirtschaft und Gesundheit. Investitionen in Gesundheit, Nutzen aus Gesundheit. Frankfurt am Main 2008.

Pelkowski, Jode M. / Berger, Mark C.: The impact of health on employment, wages and hours worked over the life cycle. In: The Quarterly Review of Economics and Finance 44 (2004), 102–121.

RTI International – Scientific Research Development Institute

(Hrsg.): http://www.rti.org/page.cfm?objectid=CA1E1F48-8B6C-4F07-849D6A4C12CBF.

Sala-I-Martin, Xavier / Doppelhofer, Gernot / Miller, Ronald: Determinants of long-term growth: a Bayesian averaging of classical estimates (BACE) approach. In: American Economic Review 94 (2004), 813–835.

Schumpelick, Volker / Vogel, Bernhard (Hrsg.): Was ist uns die Gesundheit wert? Gerechte Verteilung knapper Ressourcen. Freiburg 2007.

Siddiqui, Sikandar: The Impact of Health on Retirement Behaviour: Empirical Evidence from Germany. In: Econometrics and Health Economics 6 (1997), 425–438.

Silverstein, Samuel / Garrison, Howard / Heinig, Stephen: A few basic economic facts about research in the medical and related life sciences. In: The FASEB Journal 9 (1995), 833–840.

Stahl, Time: Health in All Policies – Prospects and Potentials. Ministry of Social Affairs and Health. Helsinki 2006.

Suhrke, Marc / Urban, Dieter: Are cardiovascular diseases bad for economic growth? WHO European Office for Investment for Health and Development. Venedig 2006.

Suhrke, Marc / McKee, Martin / Sauto Arce, Regina / Tsolova, Svetla / Mortensen, Jorgen: The Contribution of Health to the Economy in the European Union. In: *Noack, Horst / Kahr-Gottlieb, Dorothea (Hrsg.):* Promoting the Public's Health. EUPHA 2005 Conference Book. Hamburg 2006, 44–52.

U.S. Environmental Protection Agency (Hrsg.): http://www.epa.gov/oppt/coi/.

Westermayer, Gerhard: Produktivitätsfaktor betriebliche Gesundheit. Göttingen u. a. 2006.

Whitehead, Margaret / Dahlgren, Göran: Leveling Up: A discussion paper in concepts and principles for tackling social inequities in health. Kopenhagen 2006.

World Health Organization (Hrsg.): Investment for Health: A discussion paper of the role of economic and social determinants of health. Kopenhagen 2002.

World Health Organization (Hrsg.): Die Charta von Tallinn: Gesundheitssysteme für Gesundheit und Wohlstand (Europäische Ministerkonferenz der WHO zum Thema Gesundheitssysteme: Gesundheitssysteme, Gesundheit und Wohlstand). Tallinn 2008.

Anmerkungen

[1] Vgl. WHO 2002.

[2] Vgl. Byrne 2003.

[3] Vgl. WHO 2008.

[4] Vgl. Commission on Macroeconomics and Health 2001.

[5] Vgl. http://www.epa.gov; http://www.rti.org.

[6] Vgl. Marstedt 1995; Bloom / Canning 2000, 1207ff; Klose 2002; Westermayer 2006; Meggeneder 2008.

[7] Vgl. Klose 2002; Westermayer 2006.

[8] Vgl. Chirikos / Nestel 1985, 61ff; Currie / Madrian 1999, 3309ff.

[9] Vgl. Averett / Korenman 1996, 304ff; Cawley 2000; Brunello / Hombres 2005.

[10] Vgl. Siddiqui 1997, 425ff.

[11] Vgl. Pelkowski / Berger 2004, 102ff.

[12] Vgl. Lechner / Vazquez-Alvarez 2004.

[13] Vgl. Levine / Renelt 1992, 942ff; Fogel 1994, 369ff; Silverstein 1995; Kalemli-Ozcan et al. 2000; Bloom et al. 2002; Alsan et al. 2004; Sala-I-Martin et al. 2004, 813ff.

[14] Vgl. Barro 1997.

[15] Vgl. Fogel 1994, 369ff.

[16] Vgl. Arora 2001.

[17] Vgl. Suhrke / Urban 2006.

[18] Vgl. Suhrke et al. 2006, 44ff.

[19] Vgl. Berger 2007.

[20] Vgl. Maeder 1999; Hurrelmann 2000; Barry 2007.

[21] Vgl. WHO 2002; Europäische Kommission 2006.

[22] Vgl. Whitehead / Dahlgren 2006.

Volkskrankheiten als Herausforderung für die GKV

Christoph Straub

Volkskrankheiten – eine Definition

„Volkskrankheiten" sind Krankheiten, die besonders häufig auftreten, d. h. von denen eine große Zahl von Menschen betroffen ist. Hierzu zählen z. B.

- Diabetes (mit mehr als 5 Mio. Diabetikern),
- Hypertonie (altersabhängig, 10–30 % der Bevölkerung),
- die chronisch-obstruktive Lungenerkrankung COPD (5 Mio. Erkrankte),
- Herz-Kreislauf-Erkrankungen,
- rheumatische Erkrankungen,
- Depressionen (ca. 4 Mio. Erkrankte),
- Schmerz,
- Krebserkrankungen.

In vorindustrieller Zeit handelte es sich bei den „Volkskrankheiten" in der Hauptsache um sogenannte Mangelerkrankungen und Infektionskrankheiten. Deren Zurückdrängen durch die Verbesserung der Lebensverhältnisse und der Hygiene, durch eine ausreichende Nahrungszufuhr und den Einsatz geeigneter Medikamente und Impfungen sowie insbesondere die Erfolge der Medizin bei akuten, katastrophalen Ereignissen haben dazu geführt, dass die Bevölkerung heute in den Industrienationen überwiegend an „Zivilisations"- bzw. „Wohlstandskrankheiten" leidet.

Diese sind im Großen und Ganzen eine Folge von Überlastung und Degeneration.

Das Erkrankungsrisiko für „Zivilisationskrankheiten" hängt nachweislich in hohem Maße von den vorherrschenden Lebensverhältnissen, von Lebensstilen, Verhaltensweisen und Umweltfaktoren ab. Der Sachverständigenrat für die Konzertierte Aktion im Gesundheitswesen hat bereits in seinem Gutachten 2000/2001 darauf hingewiesen, dass die Medizin allein heutzutage nur einen begrenzten Einfluss auf die Bevölkerungsgesundheit hat. Je nach Modellannahme und Berechnungsart beträgt ihr Anteil an der Verbesserung der gesundheitlichen Gesamtsituation einer Bevölkerung nur etwa 10–30 %, bei Frauen etwa 20–40 %. Der Einfluss von Umwelt und Lebensstil auf die Gesundheit beträgt nach Schätzungen dagegen bis zu 50 %.

Zu den „Zivilisationskrankheiten" zählen außer den bereits genannten Erkrankungen beispielsweise auch Karies, Übergewicht und Essstörungen, Allergien, spezielle Krebsarten wie Lungen- und Darmkrebs und bestimmte Hauterkrankungen. So sind diese Krankheiten Begleiter und Folge unserer Kultur. Eine Adaption von Anatomie und Physiologie der Menschen an die rapide geänderte Lebenswelt fehlt bisher. Zukünftig werden aber auch hier Veränderungen hin zu einer besseren Kohlenhydrat-, Fett-, Alkohol- oder Nikotintoleranz und zu einer höheren Stressresistenz zu beobachten sein.

Bedeutung der Prävention am Beispiel körperlicher Aktivität

Übergewicht und Adipositas, Rauchen, anhaltender Stress und Bewegungsmangel als Risikofaktoren von Volkskrankheiten nehmen in der deutschen Wohlstandsgesellschaft epidemische Ausmaße an. So sind 75 % der erwachsenen

Männer und mehr als die Hälfte der erwachsenen Frauen in Deutschland übergewichtig oder adipös. Damit gibt es in Deutschland mehr Menschen mit überhöhtem Körpergewicht als in jedem anderen europäischen Land, wie eine Studie der International Association for the Study of Obesity (IASO) von 2007 belegt.

Auch die Bewegungsintensität der Deutschen ist erforscht: Fast jeder zweite Deutsche ist sportlich inaktiv, wie eine Studie der Techniker-Krankenkasse und des FAZ-Instituts gezeigt hat.

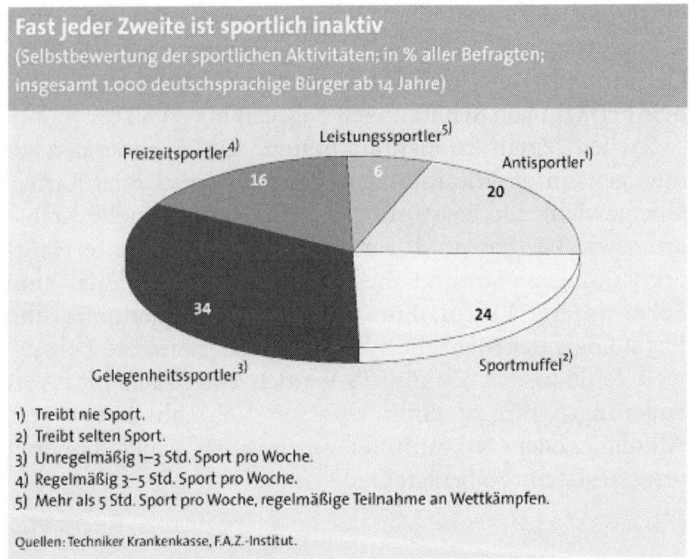

Fast jeder Zweite ist sportlich inaktiv
(Selbstbewertung der sportlichen Aktivitäten; in % aller Befragten; insgesamt 1.000 deutschsprachige Bürger ab 14 Jahre)

Freizeitsportler[4]   Leistungssportler[5]   Antisportler[1]
16   6   20
34   24
Gelegenheitssportler[3]   Sportmuffel[2]

1) Treibt nie Sport.
2) Treibt selten Sport.
3) Unregelmäßig 1–3 Std. Sport pro Woche.
4) Regelmäßig 3–5 Std. Sport pro Woche.
5) Mehr als 5 Std. Sport pro Woche, regelmäßige Teilnahme an Wettkämpfen.

Quellen: Techniker Krankenkasse, F.A.Z.-Institut.

Eindrucksvoll haben Di Loreto et al. 2005 belegt, wie sich die Krankheitskosten von Patienten mit Typ-2-Diabetes durch regelmäßiges Spazierengehen deutlich reduzierten. Eine signifikante Änderung des Sterberisikos für Hypertoniker, Raucher, Diabetiker, Übergewichtige und Patienten, die unter COPD leiden, durch körperliche Aktivität ist ebenfalls nachweisbar. Etwa die Hälfte der Herz-Kreislauf-Krankheiten könnte durch gesundheitsbewussteres Verhalten vermieden oder hinausgezögert werden. Insbesondere kontinuierliche körperliche Aktivität beugt der Eintrittswahrscheinlichkeit von koronaren Herzerkrankungen vor. Der Grund ist eine verbesserte Funktionsökonomie des Herz-Kreislauf-Systems, die gegen Arteriosklerose vorbeugen kann.

Der tschechische Langstreckenläufer Emil Zatopek (1922–2000) schreibt dazu: „Fisch schwimmt – Vogel fliegt – Mensch läuft" und verweist damit treffend auf den benötigten Paradigmenwechsel von der Medikalisierung zurück zum „gesunden Leben", auf die Bedeutung der Prävention.

Krankheiten, die Folgen eines schädlichen Lebensstils sind, sollten primär durch eine Änderung des Lebensstils begegnet werden, was intuitiv humaner, weniger riskant und gleichzeitig kostengünstiger für die sozialen Sicherungssysteme ist. Prävention wird damit zu einer gesamtgesellschaftlichen und politischen Aufgabe.

Herausforderungen: Gesundheitscoach und „Chronic Care Model"

In den vergangenen Jahren haben die meisten Krankenkassen eine Infrastruktur für Präventionsmaßnahmen für ihre Versicherten aufgebaut. Es wurden in Kooperation mit wissenschaftlichen Institutionen neue Produkte entwickelt und mit dem bestehenden Angebot anderer Institutionen und den jeweiligen Settings vernetzt. Neben Patienteninformationen und Gesundheitskursen, neben Ärztezentren und der gezielten Unterstützung der Patienten bei der Suche nach geeigneten Ärzten und Kliniken setzt die Techniker-Krankenkasse z. B. auch auf Gesundheitspartnerschaften im Patientendialog und in Integrationsverträgen

zur Telemedizin sowie auf den Gesundheitscoach zur Prä-
ventions-, Motivations- und Rehabilitationsberatung.

Der von einem Expertenteam (Sportwissenschaftler,
Ernährungswissenschaftler, Psychologen) entwickelte In-
ternetcoach unterstützt Versicherte interaktiv in den Bereichen Fitness, Ernährung, Walking, Antistress und Nichtrauchen. Er plant auf der Grundlage von Versichertendaten
individuell die optimale Strategie, motiviert und gibt profes-
sionelles Feedback zu Fortschritten. TK-Versicherte können
ihn rund um die Uhr zur Planung des persönlichen Trai-
nings- oder Speiseplans online nutzen. Das Coaching ist für
alle geeignet, die dauerhaft etwas für ihre Gesundheit tun
oder nach einer längeren Pause wieder anfangen wollen.

Die ersten Ergebnisse zur Versichertenakzeptanz sind
positiv. So beurteilen knapp 60 % der angesprochenen Versicherten das Angebot als sehr gut oder gut. Im Trendmoni-
tor der TK 2008 bestätigen 78 % der befragten Versicherten,
dass ihr Vertrauen in die eigene Krankenkasse groß ist,
wenn es um Gesundheitsfragen geht. Durch hohen zeitlichen und ökonomischen Druck sowie durch die vielen
spontanen und kurzen Patientenkontakte mangelt es den
Ärzten an Möglichkeiten zur kontinuierlichen Information, Beratung und Motivation ihrer Patienten, zur Förderung der Compliance und langfristiger Lebensstilände-
rungen. In dieser Situation gelingt es den Kassen, die
genannten Lücken der Beratung und Förderung durch eigene Angebote wie beispielsweise den Gesundheitscoach
zu ergänzen, Informationen über Leistungen und Erkrankungen zur Verfügung zu stellen und über geeignete Versorgungsangebote zu beraten. Der „Coach" oder Motivati-
onsberater der Kasse fördert die Motivation und
Compliance der Versicherten und Patienten langfristiger,
als es dem Arzt möglich wäre, und erhöht das „Empower-
ment" der Patienten durch Gesundheitsaufklärung, Ziel-
vereinbarungen und Arzneimittelberatung.

Das „Chronic Care Model" ist ein innovatives Konzept zur umfassenden und verbesserten Versorgung von chronisch Kranken. Auch dieses Modell setzt auf den informierten und aktivierten Patienten, und zwar in einer produktiven Beziehung mit einem qualifizierten und proaktiven Versorgungs- bzw. Praxisteam. Der Patient wird dann zum „Gestalter" für seine Erkrankung und sein Wohlbefinden, wenn zwischen Praxisteam und Patient eine gelungene partnerschaftliche Kommunikation in Form der partizipativen Entscheidungsfindung erreicht werden konnte. Interaktionen zwischen Versorgungs-/Praxisteam und Patient können nur produktiv sein, wenn das Gesundheitssystem in den Bereichen

– Unterstützung des Selbstmanagements,
– neuartige Gestaltung der Leistungserbringung durch verantwortliche und effektive Aufgabenteilung,
– gezielte Entscheidungsunterstützung mithilfe von evidenzbasierten Leitlinien und Kooperation mit Fachspezialisten und
– klinische Informationssysteme

ausreichend entwickelt ist. Der Anpassungsbedarf für das deutsche Gesundheitswesen ist entsprechend hoch.

Anreiz zur Prävention gefährdet

In den vergangenen Jahren wurde auf unterschiedlichen Ebenen versucht, Präventionsmaßnahmen als gesamtgesellschaftliche Aufgabe zu etablieren. So initiieren das Bundesgesundheitsministerium und andere Ministerien mit viel Aufwand Ernährungs- und Bewegungskampagnen. Die gesetzlichen Krankenkassen sollen pro Versicherten einen Betrag von 2,78 Euro für gezielte Präventionsmaßnahmen ausgeben – zahlreiche Kassen überschreiten diesen Betrag. Ein eigenständiges Präventionsgesetz ist seit einiger Zeit in der Diskussion, liegt aber auf Eis.

Der Anreiz, all diese Maßnahmen weiter auszubauen, um die Folgeerkrankungen der Wohlstandsgesellschaft möglichst erst gar nicht entstehen zu lassen, wird jedoch mit dem ab 2009 angewandten „morbiditätsorientierten Risikostrukturausgleich" (kurz: Morbi-RSA) konterkariert. In Zukunft wird nicht mehr diejenige Kasse belohnt werden, die es schafft, dass ihre Versicherten durch Bewegung und gesunde Ernährung die Einnahme von Medikamenten vermeiden oder so lange wie möglich hinauszögern können. Künftig erhält jede Kasse nämlich einen finanziellen Zuschlag für jeden Versichertem mit definierten Erkrankungen aus dem Morbi-RSA, der mindestens ein halbes Jahr medikamentös behandelt wurde. Das Interesse einer Krankenkasse muss in vielen Fällen also nicht mehr in der Vermeidung, sondern in der guten Dokumentation einer – mindestens halbjährigen – medikamentösen Behandlung liegen. Damit wird dem Präventionsgedanken völlig zuwidergehandelt.

Die Techniker-Krankenkasse wird sich auch zukünftig im Rahmen der gesetzlichen Möglichkeiten für Prävention und Gesundheitsförderung starkmachen und ihren Versicherten entsprechende Angebote zur Verfügung stellen. Unter den Bedingungen des Morbi-RSA entsteht jedoch die Situation, dass erfolgreiche Präventionsangebote die Kassen wirtschaftlich belasten. Diese Regelungen sind vor dem Hintergrund der Möglichkeiten dieser Programme für die Versicherten und die Entlastung der Sozialsysteme paradox.

Volkskrankheiten und sektorenübergreifende Versorgung

Hans Georg Faust

Als Volkskrankheiten werden Krankheiten bezeichnet, die in der Bevölkerung weit verbreitet sind. Bei der Betrachtung der Epidemiologie von Volkskrankheiten spielen genetische, infektiologische und umweltbedingte Komponenten eine Rolle.

In industrialisierten Ländern wie Deutschland sind Volkskrankheiten in zunehmendem Maße durch eine gesundheitsschädliche Lebensweise bedingt. Sie verlaufen chronisch und beeinträchtigen den Gesundheitszustand der Betroffenen nicht nur durch die Krankheit selbst, sondern auch in Verbindung mit Folge- und Begleitkrankheiten.

Das deutsche Gesundheitswesen ist durch seine Historie und in seiner Struktur darauf angelegt, eine kurative Versorgung der Patienten auf einem sehr hohen Niveau sicherzustellen. Dies führt zu einem Fokus auf eine Versorgung, die sich an der Lösung von akuten Problemen orientiert. Unterstützt wird diese Ausrichtung durch eine starke Sektorisierung bei der Leistungserbringung und durch finanzielle Anreizstrukturen, die die akutmedizinische Intervention belohnen.[1]

Im Gegensatz hierzu zeigt die Betrachtung des Gesundheitszustandes der Bevölkerung eine Dominanz der Volkskrankheiten mit chronischem Verlauf. So liegt die Häufigkeit in der erwachsenen Gesamtbevölkerung für erhöhten Blutdruck bei knapp 30 %, für Gelenkverschleiß bei etwa 19 %, für eine koronare Herzkrankheit (KHK) und für Diabetes bei etwa 6 %.[2] In der hausärztlichen Versorgung, bei also bereits erkrankten Patienten, findet sich ein erhöhter Blutdruck bereits in einer Häufigkeit von 37 %, ein Diabetes bei 14 % und eine KHK bei 12 %.[3]

Bei zunehmender Lebenserwartung und gleichzeitig chronischem Verlauf der Krankheiten liegt ein weiteres relevantes Problem in der Multimorbidität der Bevölkerung. Nach einer Untersuchung des Robert-Koch-Instituts beträgt die Häufigkeit von multimorbiden Zuständen in der Altersgruppe zwischen 40 und 49 Jahren für Männer 36 %, für Frauen bereits 51 %. In der Altersgruppe zwischen 70 und 79 Jahren steigt diese Häufigkeit für Männer auf 70 % und für Frauen auf 80 % an. Ein Drittel der deutschen Bevölkerung leidet unter drei oder mehr Krankheiten.[4]

Die Hauptlast der Multimorbidität wird durch Volkskrankheiten verursacht: Bei der Kombination von zwei Krankheiten stehen erhöhter Blutdruck und erhöhte Blutfette an erster Stelle, bei der Kombination von drei Krankheiten sind es Bluthochdruck, erhöhte Blutfette und Gelenkverschleiß. Die häufigste Kombination von vier Krankheiten besteht aus einer Durchblutungsstörung des Gehirns, erhöhten Blutfetten, Bluthochdruck und Gelenkverschleiß.[5]

Festzuhalten bleibt also, dass die Krankheitslast durch Volkskrankheiten in Deutschland geprägt wird von Chronizität und Multimorbidität.

In Anbetracht des Anstieges der Häufigkeit dieser Krankheiten – allein und in Kombination – beschreibt der Sachverständigenrat für die konzertierte Aktion im Gesundheitswesen in seinem Gutachten 2000/2001 u. a. folgende Versorgungsdefizite: die Dominanz der Akutmedizin, die Vernachlässigung von Prävention und Rehabilitation, eine Passivrolle sowie die unzureichende Schulung und Partizipation der Patienten, eine somatische Fixierung, den Mangel an interdisziplinären Versorgungsstrukturen sowie das Abweichen von einer evidenzbasierten Versorgung.[6] Die beschriebenen Defizite sind praktisch deckungsgleich mit der von Ed Wagner beschriebenen „Chronic-Care-Krise".[7]

Aus den Bedürfnissen einer älter werdenden, an multiplen Volkskrankheiten leidenden Bevölkerung leitet der Sachverständigenrat seine Forderung nach einer gleichzeitigen und gleichberechtigten Anwendung und Verzahnung von Maßnahmen der Gesundheitsförderung, Prävention, Kuration, Rehabilitation und Pflege ab – und zwar in einem mit dem Patienten, der durch gezielte Information aktiv am Versorgungsprozess teilnehmen kann, abgestimmten Prozess.[8]

Als einer der Hauptfaktoren, die einer derartigen Versorgung entgegenstehen, gilt das sektorisierte deutsche Gesundheitssystem. Der Gesetzgeber hat auch deshalb in mehreren Gesetzgebungsverfahren Elemente der sektorübergreifenden Versorgung in das SGB V eingeführt.

Diese beinhalten die Möglichkeit der ambulanten Behandlung im Krankenhaus (§§ 39, 115 a–b, 116 b, 117 SGB V), der fachgruppenübergreifenden Leistungserbringung in medizinischen Versorgungszentren (§ 95 SGB V), der Tätigkeit der Ärzte sowohl im ambulanten wie auch im stationären Bereich (Regelungen des VÄndG), der Einführung eines Anspruchs auf Versorgungsmanagement (§ 11 Abs. 4 SGB V) sowie die Einführung von Disease-Management-Programmen (§ 137 f–g SGB V) und der Integrierten Versorgung (§ 140 a–d SGB V).

Insbesondere die beiden letztgenannten Versorgungsformen sind unter der Intention eingeführt worden, die Versorgung von Volkskrankheiten zu verbessern und eine leistungssektorenübergreifende Versorgung, orientiert am Versorgungsprozess, zu ermöglichen.

Disease-Management-Programme (DMP) sollen als strukturierte interdisziplinäre und sektorenübergreifende

Behandlungsprogramme insbesondere bei chronischen Krankheiten eine leitlinienorientierte Versorgung sicherstellen, die durch Organisation des Prozesses auch die geschilderten Schnittstellenprobleme reduziert. Mit ihrer Einführung im Jahr 2002 war aber auch ein gesundheitspolitisches Korrektiv durch Koppelung der DMP an den Risikostrukturausgleich verbunden. Hierdurch sollte für die Kassen erstmals ein Anreiz gesetzt werden, ihren Versicherten derartig strukturierte Behandlungsprogramme anzubieten.

Die Integrierte Versorgung wurde bereits im Jahr 2000 in das System eingeführt. Unter Integrierter Versorgung wird in Deutschland eine leistungssektorenübergreifende und innerhalb eines Leistungssektors fachübergreifende Versorgung verstanden, die eine direkte vertragliche Beziehung zwischen Leistungserbringern und Kostenträgern beinhaltet.

Initial bestanden sehr detaillierte Regelungen, die den möglichen Vertragspartnern nur einen sehr geringen Gestaltungsspielraum ermöglichten. Erst 2004 gelang es, diese neue Versorgungsform mit Leben zu erfüllen. Verantwortlich hierfür waren hauptsächlich die Flexibilisierungen in der Vertragsgestaltung, die einen Wettbewerb unterschiedlicher Vertragspartner und Vertragsinhalte eröffneten, sowie die Anschubfinanzierung.

Die Rahmenbedingungen wurden vom Gesetzgeber bewusst gelockert, um einen Suchprozess für gute Versorgungsmodelle auszulösen.

Da DMP nun bereits seit fünf Jahren, die integrierte Versorgung seit vier Jahren zunehmend in die deutsche Versorgungslandschaft implementiert sind, sei die Frage gestattet, inwieweit die postulierten Verbesserungen der Versorgung eingetreten sind, und dies mit besonderem Blick auf den Verlauf der Volkskrankheiten.

Für DMP ist eine externe Evaluation im § 137 f (4) SGB V festgeschrieben, ebenso die Pflicht zur Veröffent-

lichung dieser Evaluation. Dieser Pflicht sind die Krankenkassen bzw. die Verbände nachgekommen. Die Interpretation dieser Evaluationsberichte fällt jedoch recht unterschiedlich aus. Sie reicht im Kassenlager von „Keine
Effekte" über „Erkennbare Tendenzen für eine Verbesserung der Versorgung und Patientenzufriedenheit" bis
hin zu „Signifikant weniger Komplikationen und bessere
Prävention". Ähnlich uneinheitlich ist die Bewertung der
DMP in wissenschaftlichen Veröffentlichungen.[9]

Festzuhalten bleibt jedoch, dass es mit Einführung der
DMP in Deutschland erstmals gelungen ist, leitlinienorientierte strukturierte Behandlungsprogramme für Volkskrankheiten zu implementieren.

Für die Integrierte Versorgung hat der Gesetzgeber eine
Verpflichtung zur qualitätsgesicherten, wirksamen, ausreichenden, zweckmäßigen und wirtschaftlichen Versorgung
festgeschrieben, eine Evaluation oder wissenschaftliche
Begleitforschung jedoch nicht explizit eingefordert. Somit
kann in der Bewertung dieser neuen Versorgungsform
nicht auf ein standardisiertes Instrumentarium zurückgegriffen werden. Einige Verträge werden durch wissenschaftliche Institute evaluiert, ein Großteil wird nicht evaluiert, bei einigen Evaluationen ist die Neutralität des
Betrachters nicht sichergestellt. Dies bemängelt auch der
Sachverständigenrat in seinem Gutachten 2007.[10]

Zur Beantwortung der Frage, inwieweit es durch die Einführung neuer Versorgungsformen zu einer Verbesserung
der Versorgung gekommen ist, lohnt es sich aber, die unterschiedlichen Typologien der Verträge anzusehen.[11]

Zu Beginn der Entwicklung integrierter Versorgungsmodelle wurden vermehrt Verträge geschlossen, die bisherige Leistungsanteile (ambulant/stationär/Reha) zu einem
Behandlungskomplex zusammenfassen. Klassische Beispiele hierfür sind die Verträge zur Hüft- und Knieendopro-
thetik, aber auch für konservative und operative Behand-

lung am Herzen. Diese Verträge machen auch heute noch das Gros der abgeschlossenen Verträge zur Integrierten Versorgung aus. Hier wird für eine eng definierte Indikation das Ineinandergreifen der unverändert bestehenden sektoralen Leistungsanteile optimiert.

Eine weitere Vertragsart stellen substitutive Verträge dar, die bisher stationäre Leistungen ambulant erbringen lassen. Typische Vertreter dieser Vertragsformen sind Vereinbarungen zum ambulanten Operieren.

Anspruchsvollere Formen der Verträge zur Integrierten Versorgung sind solche mit Anteilen eines Case-Managements oder von Managed Care. Verträge zur Behandlung der Herzinsuffizienz, unter anderem auch mit telemedizinischer Unterstützung, sowie zur Behandlung psychiatrischer Erkrankungen sind Beispiele für diese Typologie.

Indikationsübergreifende und populationsgestütze Modelle stellen die eigentliche Herausforderung für die Integrierte Versorgung dar. Auch für diese Form gibt es inzwischen mehrere längerfristig umgesetzte Verträge, gestützt auf Versorgungsregionen oder Versorgungsnetze.

Gerade die Modelle der beiden letztgenannten Versorgungsformen zeigen ermutigende Ergebnisse, insbesondere auch in Hinblick auf die Verbesserung der Versorgung von Volkskrankheiten.

Werden sektorenübergreifende Versorgungsmodelle also zur Lösung für die Versorgung von Volkskrankheiten?

Der Sachverständigenrat empfiehlt für eine Weiterentwicklung in seinem Gutachten 2007, DMP als eine Variante der integrierten Versorgung und nicht als gesondertes Modell zu betrachten, Qualitätsstandards zu definieren, eine Qualitätssicherung der Verträge einzuführen und Barrieren für qualifizierte Leistungserbringer zur Teilnahme an der Versorgung abzubauen.[12]

Die Weiterentwicklung der sektorenübergreifenden Versorgung wird auch durch die Änderung der Rahmenbedingungen für die Finanzierung der gesetzlichen Krankenversicherung erheblich beeinflusst. So entfällt für die integrierte Versorgung die Anschubfinanzierung, für Disease-Management-Programme entfällt die Koppelung an den Risikostrukturausgleich (RSA), es werden nur noch die direkten Programmkosten erstattet.

Dies soll für die DMP eine Änderung weg von einem Einschreibewettbewerb hin zu einem Wettbewerb um die beste Versorgung auslösen, sowohl unter medizinischen wie auch finanziellen Aspekten. Bewährte Anteile eines strukturierten Versorgungsprogramms werden übernommen, während Anteile, deren Nutzen nicht belegbar ist, verschwinden werden.

Gleichzeitig muss der bürokratische Aufwand reduziert werden, erste Schritte hierzu sind bereits umgesetzt. Aufgrund der Anforderungen durch die Zunahme chronischer Erkrankungen und der Multimorbidität müssen die DMP sich weiterentwickeln, sinnvollerweise durch eine Einbettung in populationsgestützte, indikationsübergreifende integrierte Versorgungsmodelle.

Dieser Entwicklung stellt sich auch nicht der Wegfall der Anschubfinanzierung für die integrierte Versorgung entgegen. Eine Anschubfinanzierung hat ihre Berechtigung bei der Entwicklung einer neuen Versorgungsform mit hohem Unsicherheitscharakter und initialem Investitionsrisiko. Diese Phase ist jedoch zwischenzeitlich als beendet anzusehen, in Zukunft sollten sich im Wettbewerb auch hier nur Modelle durchsetzen, die ihren Nutzen in der qualitativen Verbesserung des Versorgungsprozesses oder des medizinischen Ergebnisses unter gleichbleibenden oder optimalerweise verbesserten finanziellen Kennzahlen nachgewiesen haben.

Einen entscheidenden Einfluss wird die Morbiditätsorientierung des RSA haben. Das Interesse der Kostenträger wird durch dessen Fokussierung auf chronische

Krankheiten und seine prospektive Ausrichtung nämlich darauf gelenkt, ihre Versicherten mit chronischen Krankheiten derartig zu versorgen, dass sich der Krankheitsverlauf bessert oder stabilisiert. Um dies zu erreichen, bieten die sektorenübergreifenden Versorgungsmodelle die richtigen Instrumente.

Bei der Umsetzung wird es nicht nur darauf ankommen, vorhandene Leistungsanteile miteinander zu vernetzen und Versorgungspfade zu verbessern. Studienergebnisse weisen vielmehr darauf hin, dass der Patient als entscheidender Faktor noch immer nicht ausreichend am Versorgungsprozess beteiligt ist, sodass selbst beste evidenzbasierte Medizin nur zu einem eingeschränkten Erfolg führt.[13] Hier wird es darauf ankommen, das Wissen der Patienten um ihre Erkrankung und ihre Eigenverantwortung für ihre Erkrankung zu erhöhen und sie zu einer aktiven Rolle zu motivieren. Auch für diese Herausforderungen bieten indikationsübergreifende, populationsgestützte integrierte Versorgungsmodelle die richtige Plattform.

Durch die veränderten Anreizmechanismen sollte es also zu einer stärkeren Fokussierung der sektorenübergreifenden Versorgung auf Volkskrankheiten kommen. Ob hierdurch die postulierten Erfolge tatsächlich eintreten, ist unbedingt durch wissenschaftliche Evaluation zu überprüfen. Hierbei müssen auch vermehrt Aspekte der Versorgungsqualität berücksichtigt werden. Eine methodisch saubere Versorgungsforschung mit Betrachtung der wesentlichen Aspekte des Versorgungsprozesses und des Krankheitsverlaufes ist also eine unabdingbare Voraussetzung für einen nachhaltigen Erfolg sektorenübergreifender Versorgungsmodelle.

Anmerkungen

[1] *Sachverständigenrat für die Konzertierte Aktion im Gesundheitswesen:* Gutachten 2000/2001: Bedarfsgerechtigkeit und Wirtschaftlichkeit, Band III (Über- Unter und Fehlversorgung).

[2] *Kohler, M. / Ziese, Th.:* Telefonischer Gesundheitssurvey des Robert-Koch-Instituts zu chronischen Krankheiten und ihren Bedingungen. Berlin 2004.

[3] *Pieper, L. et al.:* Kardiovaskuläre Hochriskokonstellation in der primärärztlichen Versorgung. DETECT-Studie 2003. In: Bundesgesundheitsblatt, Gesundheitsforschung, Gesundheitsschutz 48 (2005), 1374–1382.

[4] *Wiesner, G. / Grimm, J. / Bittner, E.:* Multimorbidität in Deutschland. Stand – Entwicklung – Folgen. Berlin 2003.

[5] Ebd.

[6] Sachverständigenrat 2000/2001 (wie Anm. 1).

[7] *Gensichen, J. et al.:* Die Zukunft ist chronisch: das Chronic Care-Modell in der deutschen Primärversorgung. In: Zeitschrift für ärztliche Fortbildung und Qualität im Gesundheitswesen 100 (2006), 365–374.

[8] Sachverständigenrat 2000/2001 (wie Anm. 1).

[9] *Sachverständigenrat zur Begutachtung der Entwicklung im Gesundheitswesen:* Gutachten 2007: Kooperation und Verantwortung. Voraussetzung einer zielorientierten Gesundheitsversorgung; *Pobiruchin, M. / Schramm, W.:* Führt das DMP Typ-2-Diabetes zu besseren HBA_{1C}- und Blutdruckwerten? Eine Analyse anhand veröffentlichter Qualitätsberichte. In: Münchner medizinische Wochenschrift / Fortschritte der Medizin 150 (2008), 16–21; *Ullrich, W. / Marschall, U. / Graf, C.:* Versorgungsmerkmale des Diabetes mellitus in Disease-Management-Programmen. In: Diabetes, Stoffwechsel, Herz 16 (2007), 407–414.

[10] Sachverständigenrat 2007 (wie Anm. 9).

[11] *Hildebrandt, H.:* Integrierte Versorgung – Stand der Dinge. In: Krankenhaus-Umschau-Sonderheft Integrierte Versorgung 9/2004, 4–11.

[12] Sachverständigenrat 2007 (wie Anm. 9).

[13] *EUROASPIRE II Study Group:* Lifestyle and risk factor management and use of drug therapies in coronary patients from 15 countries: principal results from EUROASPIRE II Euro Heart Survey

Programme. In: European heart journal 22 (2001), 554–572; *Boersma, E. et al:* Blood pressure is insufficiently controlled in European patients with established coronary heart disease. In: Journal of hypertension 21 (2003), 1831–1840; *Zylka-Menhorn, V.:* Europäischer Kardiologenkongress: Prävention ist nicht (nur) Privatsache. In: Deutsches Ärzteblatt 104 (2007), A2465.

Was kann das Kurwesen leisten?

Gert Nachtigal

Bereits vor zwei Jahren habe ich mich in einem ähnlichen Rahmen über Kur und Rehabilitation geäußert und habe auch damals schon eine gewisse Skepsis gegenüber dem Kurwesen nicht verleugnet.[1] Daran hat sich bis heute nichts geändert, jedenfalls solange Vorsorgekuren zulasten der gesetzlichen Krankenversicherung und damit zulasten von Arbeitnehmern und Arbeitgebern als Beitragszahlern gehen.

Solange der Einzelne Kurmaßnahmen selbst bezahlt, ist dagegen nichts einzuwenden. Das Motiv, eine Vorsorgekur bei seiner Krankenkasse zu beantragen, ist aber häufig nicht das Interesse, sich gesund zu erhalten, sondern eher der Wunsch, einen zusätzlichen Urlaub nehmen zu können. Der Begriff „Kurlaub" kommt nicht von ungefähr.

An dieser Stelle wird deutlich, dass es zunächst einer Einstellungsänderung, eines Bewusstseinswandels in der Bevölkerung bedarf.

Es ist zwar allenthalben zu hören: „Gesundheit ist unser höchstes Gut." Solange aber nicht nach dieser Maxime gelebt wird, bleiben dies leere Worte. Und dass es bei breiten Bevölkerungsschichten keinen ernsthaften Willen gibt, sich gesund zu erhalten, zeigen die deutlich steigenden Zahlen bei den sogenannten Volkskrankheiten.

Insbesondere Übergewicht bis hin zur Adipositas, häufig in Kombination mit Diabetes mellitus und Herz- und Kreislauferkrankungen, sowie zahlreiche Krebserkrankungen sind vor allem durch eine falsche Lebensweise verursacht oder zumindest begünstigt. Mangelnde Bewegung, falsche Ernährung, Rauchen, übermäßiger Alkoholgenuss sind die Hauptursachen für die Zunahme dieser Krankheitsbilder. Die Weichen dafür werden häufig bereits im Kindesalter gestellt: Fast Food statt des Kochens frischer Zutaten usw. Auch der Bewegungsmangel wird von klein auf „antrainiert": häufiges Fernsehen, stundenlange Beschäftigung mit dem Computer und zusätzlich noch der leider viel zu oft vorkommende Ausfall des Schulsports.

Über das Leid des Einzelnen, den eine solche Krankheit trifft, hinaus werden dadurch auch erhebliche Kosten verursacht – und zwar nicht nur bei den Krankenkassen für die ambulante und stationäre Versorgung der Patienten, sondern auch bei den Rentenversicherungsträgern für Rehabilitationsmaßnahmen und bei der Bundesagentur für Arbeit für Wiedereingliederungsmaßnahmen. Und nicht zu vergessen auch die ca. 30 Milliarden Euro, die die Arbeitgeber Jahr für Jahr für die Entgeltfortzahlung aufbringen müssen.

Dies kann man nur verhindern, wenn jeder Einzelne sich gesundheitsbewusster verhält als heute. Jeder Mensch ist gefordert, alles zu tun, was seiner Gesundheit dient, und alles zu unterlassen, was ihr schadet. Gesundheitsbewusstes Verhalten kann wesentlich dazu beitragen, Krankheiten und Gesundheitsschäden zu vermeiden bzw. ihren Eintritt zu verzögern, ihre Dauer zu begrenzen und ihr Ausmaß zu verringern. Diese Eigenverantwortung des Einzelnen für seine Gesundheit kann durch nichts ersetzt, niemandem abgenommen und auch nicht angeordnet werden.

Um diese Eigenverantwortung zu stärken, bedarf es meines Erachtens eines Instrumentenkastens, der sowohl Aufklärung und Anreize als auch Sanktionen enthält.

Bei der Vorsorgekur ist dies kaum realisierbar. Dort ist der Versicherte nicht unter gewissenhafter Aufsicht, sondern nimmt seine Anwendungen ein oder zwei Mal am Tag in Anspruch. Ansonsten besteht – anders als bei Rehabilitationsmaßnahmen – ein relativ loses Verhältnis zum Versicherungsträger bzw. zu den Therapeuten.

Bei der medizinischen Rehabilitation ist es meines Erachtens durchaus denkbar, dass zu Beginn der Maßnahme Rehabilitationsziele zwischen dem behandelnden Arzt und dem Patienten vereinbart werden. Werden die Ziele nicht erreicht und liegt dies nachweislich an der mangelnden Mitwirkung des Rehabilitanden, so könnte ich mir vorstellen, dass er sich an den Kosten der Maßnahmen deutlich beteiligt.

Den Einwand des Misstrauens zwischen Arzt und Patient und des Überwachens, verbunden mit bürokratischem Aufwand, lasse ich nicht gelten. Gerade im Bereich der Rehabilitation ist der Kontakt zwischen dem Arzt und den Therapeuten auf der einen Seite und dem Rehabilitanden auf der anderen Seite so eng, dass es relativ einfach zu dokumentieren ist, ob der Rehabilitand seinen Mitwirkungspflichten ausreichend nachgekommen ist.

Auf der anderen Seite ist es aber auch durchaus denkbar, dem Rehabilitanden bei intensiver Mitarbeit und einem früheren als dem geplanten Erreichen des Rehabilitationserfolges einen Bonus zukommen zu lassen. Die Krankenkassen haben heute schon zahlreiche Möglichkeiten, dem Versicherten Boni als Gegenleistung für ein bestimmtes Verhalten zu gewähren.

Wichtiger noch als Kuration und Rehabilitation ist aber zweifellos Prävention. Man muss die Menschen stärker motivieren, etwas für ihre Gesundheit zu tun. Der von Bundesgesundheitsministerin Schmidt vorgelegte Entwurf eines Präventionsgesetzes wurde diesem Ziel nicht gerecht. Insofern ist es zu begrüßen, dass der Entwurf wenn auch noch nicht endgültig gestorben, so doch zumindest in ein tiefes Koma gefallen ist.

Nun noch einmal zu der Frage, was das Kurwesen im Zusammenhang mit Volkskrankheiten leisten kann. Viele Kureinrichtungen haben sich inzwischen umorientiert in Richtung Wellness. Damit wird meines Erachtens deutlich, dass diese Einrichtungen selbst einsehen, dass die Vorsorgekuren alter Prägung eigentlich nicht mehr in den Leistungskatalog der gesetzlichen Krankenversicherung gehören und auch nicht mehr zeitgemäß sind. Darüber hinaus erreicht man die Bevölkerung heute über Wellnessangebote doch recht gut. Das bedeutet, dass auch derartige Kur- bzw. Wellnesseinrichtungen vermehrt auf einen Bewusstseinswandel bei den Menschen hinwirken können.

Anmerkungen

[1] Vgl. *Nachtigal, Gert:* Kurwesen und Rehabilitation – Stellenwert und Grenzen. In: *Schumpelick, Volker / Vogel, Bernhard (Hrsg.):* Was ist uns die Gesundheit wert? Gerechte Verteilung knapper Ressourcen. Freiburg 2007, 206–209.

Was kann die Rehabilitation leisten?

Wolfgang Glahn

Jeder zweite erwachsene Deutsche ist chronisch krank – oder war es oder wird es im Leben noch sein. Jeder Zehnte hat Durchblutungsstörungen am Herzen, und jeder Dritte darunter wird einen Infarkt erleiden. Jeder Vierte – und bei denen, die über 60 sind, jeder Zweite – hat zu hohen Blutdruck. Jeder Siebte trinkt gesundheitsschädigend zu viel. Jeder Vierte ist Raucher oder Exraucher. Jeder Fünfte hat Übergewicht und jeder Dritte erhöhtes Serumcholesterin.

Wir geben zu Beginn des 21. Jahrhunderts in Deutschland 250 Mrd. Euro für die Gesundheit aus, und die Hälfte von uns ist chronisch krank – überwiegend an einer der großen Volkskrankheiten.

Chronische Krankheiten werden durch ihre Krankheitslast beschrieben. Krankheitslast wird dabei umfassend definiert als die Gesamtheit der Kosten- und Versorgungslast, der persönlichen Befindens- und Schmerzlast und der sozialen und ökonomischen Last des kranken Mitglieds für die Gesellschaft. Krankheitslast kumuliert sich von der ersten Befindensstörung über den gesamten Verlauf bis zu den Krankheitsfolgen, möglichen Behinderungen, der Einschränkung der persönlichen Lebensleistung und den durch Behinderung und vorzeitigen Tod entgehenden Lebensjahren. – Ich habe hier darzustellen, wie die Rehabilitation dazu beitragen kann, die Volkskrankheitslast zu verringern.

Chronische Krankheiten sind überwiegend durch menschliches Verhalten bestimmt. Die Rehabilitation hat wie keine andere Versorgungsleistung die Chance, Medizin und Verhaltenstraining zu einem gemeinsamen verhaltensmedizinischen Angebot zu verbinden, das die Krankheitslast signifikant vermindert. Zwei Szenarien:

Erwin Schneider, 52, kaufmännischer Abteilungsleiter,
Ex-Raucher (25 Jahre lang), Übergewicht, Cholesterin und
Blutdruck nicht im Griff, begeisterter Grillkoch, zu wenig
Bewegung, erleidet einen Schlaganfall. Akutversorgung im
städtischen Krankenhaus, halbseitige Teillähmung, Sprachstörung, immense psychische Probleme. Frühzeitige Verlegung in eine verhaltensmedizinisch-neurologische Rehabilitationsklinik. Die notwendige medizinische Versorgung
lege artis fand zunächst noch in der klinikeigenen Intensivstation statt, einschließlich der neurologischen und internistischen Bestandsaufnahme.

Die Rehaplanung sah vor: sofort einsetzende intensive
physiotherapeutische Betreuung mit Krankengymnastik,
Bewegungstraining, später Gehschule und individuell fordernder Sporttherapie; intensive Sprachschulung, besonderes Training für Kau- und Schluckstörungen; intensive
neuropsychologische Betreuung und persönlichkeitsbezogene Verhaltenstherapie, Kunst- und Ergotherapie; Ernährungs- und Sportgruppen; begleitende Musiktherapie; berufliche Readaption.

Die überwältigende Krankheitslast der Apoplexie ist
beim Verlassen der Klinik auf ein erträgliches Maß reduziert mit weiteren Verbesserungschancen. Die linksseitige
Teillähmung ist stark verbessert, die Sprache fast klar,
wenn auch noch verlangsamt. Eine ambulante Reha ist
also weiterhin erforderlich. Erwin Schneider wird jedoch
wieder im Beruf arbeiten können. Er hat Gewicht verloren,
hat sich schon für ein sportliches Fahrrad entschieden und
will zukünftig in Maßen Fisch grillen.

Jutta Frisch, 43, hat nach kinderloser Ehe und Scheidung
versucht, ihre Depression und ihre Ängste mit Alkohol-
und Medikamentenabusus zu überdecken. Ernste psycho-

somatische Probleme mit Herz, Verdauung und Schlaf. Nach vielfältigem Arztwechsel und mehreren kurzen Krankenhausaufenthalten ist sie mit ihrem Leben und ihrer Modeboutique am Ende. – Trotz Krankheitslast und Leidensdruck ist der Lebenswille aber noch groß genug. Sie entscheidet sich, statt des vielfach gedanklich durchgespielten Suizids, Hilfe in einer psychosomatischen Rehaklinik mit dem Schwerpunkt Abhängigkeitskrankheiten zu suchen.

Nach sechs Wochen Klinik weiß Jutta Frisch, dass sie nicht endogen depressiv ist, nie wieder den vorher so geliebten starken Südwein trinken wird, die Medikamente in der Apotheke lässt und dass sie noch viel Leben vor sich hat. Sie ist voller neuer Pläne für ihre Boutique. Gruppen- und Einzelpsychotherapie, Angst- und Depressionsbewältigungsgruppen, Entspannungstraining, künstlerische Ergotherapie, Rollenspiel, Sport und viel Bewegung haben ihre Krankheitslast in erstaunlich kurzer Zeit fast auf Null gebracht.

Reha kostet weit weniger, als sie spart, und kann bei chronischen Krankheiten die Krankheits- und Kostenlast um bis zu zwei Drittel (oder sogar mehr) senken. Eine exemplarische Studie zur Effizienz der psychosomatischen Rehabilitation ergibt allein auf diesem Feld in der Hochrechnung für 2006 eine mögliche Reduktion der nationalen Versorgungskosten von 3,5 Mrd. um 45 %.

Die beschriebenen Szenarien sind in 800 deutschen Rehakliniken tägliche Realität. Allein die Allgemeine Hospitalgesellschaft versorgt jährlich 50.000 Patienten verhaltensmedizinisch. Die gewaltige Volkskrankheitslast wird mit qualifizierter Rehabilitation wirksam verringert – aber leider nicht immer und überall. Akute Ersterkrankungen und akute Ereignisse im Verlauf chronischer Krankheiten werden in unseren Krankenhäusern überwiegend exzellent versorgt. Dagegen bleibt dem chronisch Langzeitkranken in

Deutschland zwischen kurzer Verweildauer im Akutkrankenhaus und überlasteter ambulanter Arztpraxis für eine notwendige intensivere Betreuung nur die Rehabilitation.

Unserem Gesundheitswesen fehlt das Konzept des *moyen séjour*, des „mittleren Aufenthalts", wie er in französischen Krankenhäusern gängig ist. So sollten sich unsere Rehakliniken nicht nur als Rehakliniken für Behinderte, sondern gleichzeitig als Ergänzung der stationären und ambulanten Akutmedizin für chronisch Kranke verstehen.

Im Verlauf der chronischen Volkskrankheiten verhütet Rehabilitation präventiv eine Verschlimmerung und mindert das Risiko, ein großes Akutereignis oder danach ein Rezidiv zu erleiden. Sie führt Anschlussheilbehandlungen durch, verhütet und mindert drohende Krankheitsfolgen und Behinderungen und trainiert den Patienten, mit unvermeidbaren Folgen zu leben. Wo das Akutkrankenhaus im Verweildauerdruck nicht mehr leisten kann und ambulante Versorgung nicht ausreicht, ist effiziente Rehaleistung gefragt. Die Schlagworte der Kostenträger dafür sind „Reha vor Dauerkosten", „Reha vor Rente" und „Reha vor Pflege".

Als Beispiel nenne ich die Zahlen für die ischämische Herzkrankheit: 500.000 diagnostische und 150.000 interventionelle Herzkatheder und 100.000 Bypässe jährlich beweisen, dass wir ischämische Herzkrankheiten in der Akutmedizin hervorragend versorgen. 280.000 Herzinfarkte und 360.000 Herztote beweisen aber gleichzeitig, dass das nicht ausreicht. Die Herzkrankheitslast bleibt trotz beeindruckender Akutmedizin viel zu hoch.

Ischämische Herzkrankheit entsteht, weil sich ein Mensch krankmachend verhält. Sie verschlimmert sich bis zum Infarkt, weil er sich auch bei guter ärztlicher Versorgung weiter krankmachend verhält. Sie führt nach dem ersten Infarkt trotz aufwendiger Akutversorgung oft zum zweiten, wenn und weil sich der Patient selbst dann immer noch krankmachend verhält. Die Herztoten beweisen es: Es gibt erheblichen zusätzlichen Handlungsbedarf in der Verhaltensmedizin.

Ein großes Akuteignis hat durchschnittlich eine sieben Jahre vorauslaufende Krankheitskarriere, und die Zahl der Rezidive danach ist entschieden zu hoch. Wenn jeder Patient rechtzeitig verhaltensmedizinisch präventiv oder nachversorgt werden könnte, ließe sich, so eine wissenschaftliche Studie, ein ganzes Drittel der chronischen Volkskrankheitslast vermeiden. Und das wäre ein gigantischer Erfolg. – Der verhaltensmedizinische Leistungskatalog dafür ist uns allen klar, wir befolgen ihn aber viel zu wenig effizient: Blutdruck und Cholesterin senken, richtige statt falsche Ernährung, Angst- und Stressmanagement, Entspannung, Bewegungs- und Sporttraining, kein Rauchen, weniger Alkohol, Vermeidung oder Reduzierung von Übergewicht: das Arbeitsfeld der Rehabilitation.

Wir geben 250 Mrd. Euro für Gesundheit aus, davon, so der Sachverständigenrat 2002, drei Viertel für chronische Krankheiten. Das sind konkret 370 Mio. ambulante Arztkontakte, 70 % aller Krankenhausfälle, 83 % der Arzneirezepte und 95 % der Hauspflegefälle für chronische Volkskrankheiten. – Wir wenden 250 Mrd. Euro Versorgungskosten für unsere Gesundheit auf. Die verordneten Rehaleistungen machen dabei aktuell ganze 7 Mrd. Euro aus, ein Anteil von noch nicht einmal 3 %. Das reicht nicht aus. Die Verhaltensmedizin muss und kann mehr leisten.

Bei Weitem nicht jede Depression und jeder Diabetes und nicht jeder Herz-, Schmerz-, Krebs- und Rückenkranke in Deutschland hat die Chance von Jutta Frisch und Erwin Schneider. Die letzte Gesundheitsreform hat deshalb eine gute Entscheidung getroffen. Sie hat erstmals in der Geschichte der deutschen Gesundheitsversorgung die medizinische Rehabilitation definitiv im Leistungskatalog der Krankenkassen festgeschrieben.

Es sei nochmals an die eingangs aufgezählte statistische Krankheitslast erinnert. Unser Gesundheitswesen muss im Hinblick auf das krank machende Verhalten der Menschen viel konkreter und wirksamer handeln. Wir müssen von der Gesundheitspolitik und der Gesundheitsversorgung viel dramatischer mehr Engagement und Leistung fordern. Die Verhaltensmedizin ist in Deutschland das Arbeitsfeld der Rehabilitation. Geben wir ihr die Chance, für die großen Volkskrankheiten wirklich das zu leisten, was sie leisten kann.

Volkskrankheiten im Wandel der gesellschaftlichen Entwicklung

Medizinische und pharmazeutische Forschung im Übergang von der Industrie- zur Wissensgesellschaft

Andreas Penk, Peter Marx, Anke Rahmel

Einleitung

Volkskrankheiten – angefangen bei relativ harmlosen Beschwerden bis hin zu todbringenden Krankheiten – prägen die unterschiedlichen Epochen der Menschheitsgeschichte. Sie nehmen damit unmittelbar Einfluss auf die soziale und ökonomische Entwicklung von Gesellschaften. Entsprechend umfangreich waren und sind bis heute die Bemühungen, den Volkskrankheiten Einhalt zu gebieten und ihre Auswirkungen einzudämmen.

Bei einer näheren Betrachtung stellt man fest, dass in jedem Zeitalter die Bekämpfung bestimmter Erkrankungen eine gewisse Priorität hatte, während die Heilung anderer Volkskrankheiten eher vernachlässigt wurde. Es wird hier die These vertreten, dass bei der Setzung von Schwerpunkten bei diesen Bekämpfungsstrategien unter anderem der gesellschaftliche Rahmen eine besondere Rolle spielt, der das Leistungsbild der jeweiligen Epoche prägt. Stark vereinfachend werden die Leistungsbilder der letzten drei Jahrhunderte als „preußisches Militär" im 19. Jahrhundert, „Produktivität" in der Zeit der Industrialisierung und „kognitives Leistungsideal" in der Wissensgesellschaft gegenübergestellt. Interessant ist in diesem Zusammenhang, dass mit dem Übergang von der Industriegesellschaft zur Wissensgesellschaft sich die gesellschaftliche Perspektive auf Volkskrankheiten verändert und medizinische und pharmazeutische Forschungsentscheidungen beeinflusst.

Der folgende Beitrag widmet sich diesen Interdependenzen und sucht Antworten auf die folgenden Fragen:

– Welche Bedeutung hat die gesundheitsbasierte Leistungsfähigkeit?

– Lösen gesellschaftliche Leitbilder Forschungsentscheidungen und Innovationen aus?

– Welche Faktoren determinieren die Forschungsentscheidungen der Gegenwart und Zukunft?

– Welchen Einfluss hat die Gesellschaft auf die Dynamik, die mit dem Erhalt oder der Steigerung der Leistungsfähigkeit einhergeht?

1. Volkskrankheiten und Zivilisationskrankheiten

Eine allgemein anerkannte Definition des Begriffs Volkskrankheit gibt es in der Fachliteratur nicht. Allen definitorischen Ansätzen ist gemein, dass es sich bei einer Volkskrankheit um eine Krankheit handelt, die die Bürger eines Landes mit hoher Wahrscheinlichkeit betrifft bzw. befällt und somit für alle ein ernst zu nehmendes gesundheitliches Risiko darstellt.[1] Konsens, ob nur Krankheiten mit potenziell tödlichem Ausgang als Volkskrankheiten bezeichnet werden können, besteht jedoch nicht.

In einer breiten Definition umfasst der Begriff Volkskrankheit unter anderem alle Formen des physischen oder psychischen Leids, die bei einem Großteil der Bevölkerung auftreten. In Anlehnung an diese Definition zeigt Tabelle 1 eine Übersicht der häufigsten Volkskrankheiten in Deutschland (2007).

Tab. 1: Volkskrankheiten in Deutschland 2007

Volkskrankheit	*Erkrankte in Prozent der Bevölkerung*
Karies	rund 90 %
Übergewicht	mehr als 50 %
Herz-Kreislauf-Erkrankungen	mehr als 43 %
Krebserkrankungen	mehr als 25 %
arterielle Hypertonie	20–25 %
Tinnitus	20–22 %
Rückenschmerzen	rund 18 %
Rheuma	rund 11 %
Depressionen	10–12 %
Migräne	rund 8 %
Diabetes mellitus	7–8 %
Erkrankung der Atmungsorgane	6–7 %
Alkoholsucht	mehr als 5 %

Quelle: BKK-Gesundheitsreport 2007

Volkskrankheiten lassen sich in klassische Volkskrankheiten sowie Zivilisationskrankheiten (synonym: Wohlstandskrankheiten) untergliedern. Ein grundsätzliches Unterscheidungskriterium stellt der Einfluss der Lebensumstände, wie z. B. Ernährung, Hygiene, Technisierung, Lärm, Luftverunreinigung, Genussmittelmissbrauch oder Erfolgsdruck, dar.[2] Die klassischen Volkskrankheiten (z. B. rheumatische Erkrankungen) sind unabhängig von diesen Faktoren, wohingegen Zivilisationskrankheiten durch bestimmte Lebensgewohnheiten determiniert werden.[3] Im Gegensatz zu den klassischen Volkskrankheiten lässt sich das Entstehen der Zivilisationskrankheiten durch Gesundheitsvorsorge oder Lebensführung beeinflussen bzw. verhindern, da ihr Auftreten überwiegend durch materielle sowie ideelle Einflüsse der

Zivilisation verursacht wird.[4] Zu den Risikofaktoren für das Auftreten von Zivilisationskrankheiten gehören:[5]
- Nikotin,
- Alkohol,
- Bewegungsmangel,
- Über- und Fehlernährung,
- psychische Belastung (Stress),
- soziale Faktoren (z. B. Arbeitslosigkeit, Vereinsamung),
- bestimmte Normen und Ideale (z. B. Schlankheitsideal),
- mediale Reizüberflutung.

Zu den besonders weit verbreiteten oder wachsenden Zivilisationskrankheiten gehören gegenwärtig bestimmte Krebserkrankungen (z. B. Lungenkrebs, Darmkrebs), Diabetes mellitus (Typ 2), manche Hauterkrankungen (z. B. Neurodermitis, Akne), Übergewicht und Essstörungen (z. B. Anorexia nervosa, Bulimia nervosa), Neurosen, Kreislaufstörungen, zahlreiche Erkältungskrankheiten, Bluthochdruck, manche Allergien, Herz- und Gefäßkrankheiten oder bestimmte psychische Erkrankungen.[6]

Die Ursachen und auslösenden Faktoren für das Auftreten dieser Zivilisationskrankheiten mögen im Einzelfall ganz individuell sein. Mit der epidemiologisch zu beobachtenden Veränderung des Profils von Zivilisationskrankheiten bei Populationen und über lange Zeiträume soll der Zusammenhang mit der Entwicklung des gesellschaftlichen Kontexts näher betrachtet werden. Ausgangspunkt ist dabei, dass unsere Gesellschaft in jeder historischen Epoche unter ganz verschiedenen Bedingungen, aber dennoch in einem gewissen Sinne immer eine „Leistungsgesellschaft" war. Unterschiede traten aber in der Entwicklung von „Leistungsbildern" auf. Diese Leistungsbilder bedingen eine implizite gesellschaftliche Prioritätensetzung und haben starken Einfluss auf nachfolgende Ressourcenentscheidungen.

2. Einflüsse der Leistungsgesellschaft

Die Leistungsgesellschaft gilt als die Voraussetzung für die größtmögliche Entfaltung wirtschaftlicher Produktivität und gesellschaftlichen Wohlstands – ihre wesentliche Aufgabe besteht darin, das Sozialprodukt zu maximieren.[7] Leistung wird dabei als zentraler Wert betrachtet, der durch Sozialisation vermittelt wird. Typische Verhaltensmerkmale in der Leistungsgesellschaft sind z. B.:[8]

- Status- und Prestigestreben,
- individuelles Verantwortungsbewusstsein,
- Erfolgsorientierung,
- Streben nach persönlicher Unabhängigkeit,
- Einkommens- und Gewinnmaximierung.

Im Sozialsystem der Leistungsgesellschaft werden gesellschaftlicher Status und Wohlstand in einem offenen Wettbewerb nach persönlicher Befähigung verteilt. Somit besteht eine Gleichheit der Ausgangschancen, die eine spätere soziale Differenzierung nach der individuellen Leistung ermöglicht.[9]

Das allgemeine Leistungsstreben in der Gesellschaft führt zu Leistungsdruck – jeder steht im Streben nach gesellschaftlicher Anerkennung oder Wohlstand in Konkurrenz mit anderen. Eine Leistungsgesellschaft kann als Voraussetzung für gesellschaftliche Dynamik und ein hohes Maß an individueller Entfaltung gesehen werden. Als Konsequenz ergeben sich hieraus auch negative Folgen: Rivalität am Arbeitsplatz, Mobbing, Zukunfts- und Versagensängste sowie die Vernachlässigung anderer Bedürfnisse (Familie, Freizeit, Kultur).[10] Zivilisationskrankheiten wie Stress, Burn-out, Bluthochdruck mit erhöhtem Herzinfarktrisiko und verschiedene psychische Erkrankungen sind die Folge.[11]

Im Zuge der Vermeidung oder Behandlung dieser Zivilisationskrankheiten entstehen hohe unmittelbare Kosten.

Tab. 2: Durch Herz-Kreislauf-Erkrankungen verursachte Kosten im Gesundheitswesen

Land	Kosten pro Bürger (€)	Anteil an den gesamten Gesundheitsausgaben (%)
Deutschland	423	15
Vereinigtes Königreich	368	18
Schweden	316	12
Niederlande	273	11
Luxemburg	255	8
Österreich	247	11
Finnland	235	12
Dänemark	215	7
Italien	204	11
Belgien	201	8
Frankreich	194	8
Griechenland	140	11
Irland	108	4
Spanien	97	7
Portugal	93	8
Tschechische Republik	83	14
Slowenien	80	8
Zypern	67	7
Estland	55	17
Ungarn	52	9
Slowakei	52	18
Polen	46	16
Litauen	43	16
Lettland	24	11
Malta	22	2

Quelle: Meggeneder (Hrsg.) 2008, 77

Tabelle 2 zeigt beispielhaft eine Übersicht der Gesundheitsausgaben durch kardiovaskuläre Krankheiten in der EU.[12]
Deutschland verzeichnet die höchsten direkten Gesundheitsausgaben für Herz-Kreislauf-Erkrankungen pro Kopf.

Darüber hinaus entstehen hohe Belastungen für die
Volkswirtschaft, etwa durch abnehmende Produktivität,
eine zunehmende Anzahl der Krankentage oder eine verkürzte Lebensarbeitszeit, die sich nur zum Teil in unmittelbaren Kosten darstellen lassen, aber das Potenzial von
Gesellschaften und Volkswirtschaften negativ beeinflussen. Diese negativen Potenzialeinflüsse wirken sich – über
Generationen betrachtet – nicht nur kurzfristig, sondern
auch langfristig auf den Wachstumspfad von Volkswirtschaften aus. Die Commission on Macroeconomics and
Health der WHO (2001) betont, dass das vermehrte Auftreten von Zivilisationskrankheiten für ein geringes Wirtschaftswachstum verantwortlich ist.[13] Unter diesem
Gesichtspunkt stellt der „Gesundheitsstatus" einer Gesellschaft sozioökonomisches Kapital dar, das durch entsprechende Maßnahmen abgebaut, erhalten oder vermehrt
werden kann.

Wie sollte angesichts der erwarteten Belastungen durch
Volkskrankheiten aus einer gesellschaftlicher Perspektive
künftig damit umgegangen werden?

Es wird hier die Ansicht vertreten, dass die dazu in vergangenen Epochen gewählten Strategien konditional zu der
verfügbaren Technologie und im Kontext dominierender
gesellschaftlicher Leistungsbilder standen. Zur Unter-
mauerung dieser Aussage liefert ein historischer Rückblick
auf gesellschaftliche Entwicklungen, die im Zusammenhang mit der Behandlung von Volkskrankheiten stehen,
wichtige Anhaltspunkte. Hierzu werden stark vereinfachend drei Typen von Leistungsbildern herausgearbeitet,
die charakterisierend für die unterschiedlichen Epochen einer Leistungsgesellschaft stehen sollen. Danach soll die

Frage untersucht werden, ob und inwiefern medizinische
und pharmazeutische Forschungsentscheidungen durch
das zugrunde liegende Motiv der gesellschaftlichen Leis-
tungssteigerung in der jeweiligen Periode geleitet wurden.

3. Behandlungsstrategien von Volkskrankheiten im Kontext gesellschaftlicher Leistungsbilder

In jeder Epoche unserer jüngeren Geschichte waren natio-
nalstaatliche Regierungen und Entscheidungsträger aus der
Wirtschaft dazu gezwungen, zum Wohle der Gesellschaft
auf das Auftreten von Volkskrankheiten zu reagieren.[14] In
Deutschland besteht seit Ende des 19. Jahrhunderts ein Zusammenhang zwischen der Verbreitung bzw. Bekämpfung
bestimmter Volkskrankheiten und dem damals neu entstandenen Leitbild einer modernen Leistungsgesellschaft.
Drei Entscheidungsgründe aus der deutschen Geschichte
sollen zeigen, wie aus dem Wandel des gesellschaftlichen
Lcistungsbilds große Fortschritte bei der Bekämpfung ausgewählter Volkskrankheiten resultierten, dic die Leistungsfähigkeit des Landes wesentlich beeinflussten.[15]

Leistungsbild im 19. Jahrhundert:
„Preußisches Soldatenleben"

Gegen Ende des 19. Jahrhunderts entstand in Preußen eine
Gesellschaftsform, die als besonders leistungsbetont sowie
erfolgversprechend angesehen wurde und erste Grundzüge
einer Leistungsgesellschaft nach unserem Verständnis aufweist. Die Leistungsorientierung in Preußen war jedoch
primär machtpolitisch – insbesondere territorial-militä-
risch – ausgerichtet. Zu den Problemen des preußischen
Militärs gehörte eine sinkende Zahl an Rekruten, die den
Musterungsanforderungen genügten. Damit war das Leis-

tungsbild der Armee insgesamt bedroht. Die Ursachen dafür lagen in:

- einer durch Verwahrlosung und Unterernährung bedingten geringen Zahl an wehrfähigen Bürgern, insbesondere in der städtischen Bevölkerung,
- mangelnder Hygiene (z. B. Infektionskrankheiten, Seuchengefahr),
- hoher Säuglingssterblichkeit,
- instabilen Verhältnissen im Land (das Militär fungierte als Ordnungshüter) und
- politischen Widerständen (z. B. gegen das hohe Militärbudget).[16]

Gerade die oft hygienisch bedingten Zivilisationskrankheiten – Typhus, Diphtherie, Tuberkulose waren häufige Krankheiten – standen den politischen und militärischen Zielen Preußens entgegen und waren Auslöser für Verbesserungen in der Hygiene- und Gesundheitsversorgung. So etablierte Otto von Bismarck die Heilfürsorge im militärischen Sanitätswesen. Zentrale Maßnahme war die systematische Ausbildung von Regimentschirurgen und Apothekern. Dabei fanden die Lehrveranstaltungen erstmals in deutscher Sprache statt. Um die Studierenden auf den neuesten Stand der wissenschaftlichen Forschung zu bringen, wurden erstmals Operationskurse an Leichen durchgeführt. Insgesamt konnte durch diese Maßnahmen in relativ kurzer Zeit eine große Anzahl an fähigem medizinischem Personal ausgebildet werden.[17] Weitere politisch forcierte Veränderungen zur Erhaltung der militärischen Leistungsfähigkeit wirkten sich auf die medizinische Forschung aus. Durch gezielte Förderung der medizinischen Forschung wurden die Erreger von Typhus, Diphtherie, Cholera und Tuberkulose identifiziert. Die ersten Impfstoffe wurden entwickelt.[18] Durch die Weiterentwicklung von immer besseren Operationsinstrumenten und die Ver-

wendung von Desinfektionsmitteln konnte die Patienten-
behandlung verbessert werden.[19]

Im Rahmen der sogenannten öffentlichen Gesundheitspflege fand ebenfalls eine Verbesserung der Hygiene im Alltag statt, z. B. durch den Bau von Abwassersystemen. Damit konnten die Gefahren von Kriegsseuchen wie Ruhr
und Typhus gemindert werden. Unter dem Schlagwort
„Volksgesundheit" wurde ein allgemeines Verständnis
von Hygiene und Gesundheit in der Bevölkerung durchgesetzt.[20]

Leistungsbild im 20. Jahrhundert:
„Produktivität" in der Industrialisierung

Im Zuge der Industriellen Revolution und mit dem Auf-
schwung der deutschen Industrie zu Ende des 19. Jahrhunderts und zu Beginn des 20. Jahrhunderts mussten Wirtschaft
und Unternehmen erkennen, dass sich die Produktionsziele
selbst bei wachsendem Kapitaleinsatz nicht mehr erzielen
ließen, weil der Faktor Arbeit nicht mit dem Tempo der technischen Entwicklung Schritt hielt. Die Nachfrage nach gesunden, qualifizierten und leistungsfähigen Arbeitskräften
stieg einerseits stark an, andererseits hatte der hohe Krankenstand unter den Arbeitern zur Folge, dass die Produktivität der Arbeiter nicht mehr gesteigert werden konnte. Ursache dafür waren die schlechten Arbeitsbedingungen:[21]

– hohe psychische und physische Arbeitsbelastung,
– Intensivierung von Arbeitszeiten und -tempo,
– Kinderarbeit,
– verpestete Luft in den Fabriken,
– fehlender Arbeitsschutz und minimale ärztliche Versorgung,
– Verelendung der Arbeiterschaft,
– mangelhafte Lebensumstände bedingt durch niedrige
  Löhne.

Früh wurde erkannt, dass schlechte Arbeitsbedingungen der industriellen Arbeitnehmer zu einer Verringerung des Nationalvermögens und Nachteilen gegenüber anderen Ländern führen würden. Die geringe Lebenserwartung der Arbeitskräfte wurde mit einem volkswirtschaftlichen Schaden gleichgesetzt.[22]

Um die mit der Industrialisierung einhergehenden Volkskrankheiten (z. B. Neurasthenie, Rheuma, Asthma) zu bekämpfen, wurde die Gesundheitsfürsorge öffentlich thematisiert und gefördert. Die Initiative kam dabei aus zwei Richtungen. Auf der einen Seite war dies die Zeit von Maßnahmen einzelner Unternehmen, die aus unternehmerischer Perspektive für bessere Arbeitsbedingungen und zusätzliche soziale Leistungen sorgten. Der Bau von Werkswohnungen, die Einrichtung von Kantinen, die Bereitstellung von Arbeitskleidung und die Vorfinanzierung von Lebensmitteln waren Maßnahmen der Arbeitgeber, welche die Gesundheit der Arbeiter verbessern sollten.[23] Auf der anderen Seite wurden zahlreiche staatliche Initiativen ergriffen: Infolge der Einführung einer staatlichen oder sozialen Krankenversicherung wurde der Grundstein für die Entwicklung des heutigen Krankenkassenwesens gelegt. Nicht zuletzt aufgrund von verstärkten Kontrollen durch Fabrikinspektoren stieg die Bereitschaft der Industriellen, für bessere Lebens- und Arbeitsbedingungen (u. a. durch die Aufklärung der Mitarbeiter über Gesundheitsrisiken und durch Arbeitsschutzmaßnahmen) zu sorgen.

Leistungsbild im 21. Jahrhundert:
„Kognitives Leistungsideal" in der Wissensgesellschaft

Auch wenn sich die Leistungsbilder nicht mit exakter Trennschärfe differenzieren lassen, befinden wir uns im Wandel des Leistungsbildes einer postindustriellen Gesellschaft zum kognitiven Leistungsideal einer Wissensgesellschaft. Das Leitbild der „Produktivität" tritt dabei immer mehr in den Hintergrund; Selbstverwirklichung, Wissen als prägendes Merkmal und ein hohes Maß an kognitiver Leistung bis in das hohe Alter sichern Anerkennung und gesellschaftlichen Status. Damit geht eine Veränderung in Konsumgewohnheiten, Freizeitverhalten und Lebensstilen einher. Die im historischen Verlauf zum Teil dramatischen Veränderungen sind Ursache einer Verschiebung der Häufigkeiten bekannter Volkskrankheiten und der Entstehung von neuen Krankheiten (z. B. Depressionen, Burn-out, arteriosklerotischen Krankheiten, Allergien). Im Vergleich zu den typischen Volkskrankheiten vergangener Jahrhunderte zeichnet sich das Spektrum der Volkskrankheiten der gegenwärtigen Leistungsgesellschaft durch einen zunehmenden Anteil an psychischen Krankheiten aus. An die Stelle von überwiegend physischen Beschwerden treten psychische Beschwerden. Auch kann eine steigende Anzahl an Komorbiditäten, zunehmend als Kombination physischer und psychischer Beschwerden, festgestellt werden.[24] Diese Entwicklung stellt an die Behandlungsstrategien und Therapieansätze daher neue Herausforderungen.

4. Der Beitrag von medizinischem Fortschritt und therapeutischen Innovationen

Im Zuge der skizzierten Perioden einer Leistungsgesellschaft hat sich die Medizin und Pharmazie in Richtung einer modernen Medizin immer weiterentwickelt. Hier wird die These vertreten, dass dabei neue Grundlagenerkenntnisse immer wieder dazu genutzt wurden, um die in dem jeweiligen Leistungsbild als Priorität betrachteten Defizite auszugleichen. Insofern reagiert das jeweilige Wissenschafts- und Gesundheitssystem auf gesellschaftlich oder politisch gesetzte Parameter.

Diese These soll beispielhaft an der Erkrankung des Diabetes mellitus, einer Störung der körpereigenen Insulinproduktion zur Regelung des Blutzuckerspiegels, sowie an den hier verfügbaren Behandlungswegen und Fortschritten dargestellt werden.

Bis zur Erkenntnis der pathophysiologischen Vorgänge und der allerersten Insulintherapie zu Beginn des 20. Jahrhunderts waren seinerzeit Diabetes-Kranke im Prinzip aus der Leistungsgesellschaft ausgeschlossen. Insulinpflichtige Diabetiker konnten nicht dem damaligen Leistungsbild „Produktivität" genügen und verstarben sehr früh an den Folgen ihrer Erkrankung. Seit den 1920er Jahren steht die Erforschung und Behandlung der Zivilisationskrankheit Diabetes mellitus im Mittelpunkt des gesellschaftlichen Interesses, wobei sich der Fokus inzwischen vom Typ-1-Diabetiker immer mehr auf die Zivilisationskrankheit Diabetes mellitus Typ 2 verschiebt. Die zunehmend verbesserte Insulinbehandlung und optimierte Therapieregime, die immer näher an die natürliche Insulinfreisetzung heranreichen, erlauben es heute vielen Kranken, ein vollkommen normales Leben zu führen. Das Beispiel des deutschen Goldmedaillengewinners Matthias Steiner bei den Olympischen Spielen in Peking, der insulinpflichtiger Diabetiker ist, zeigt, dass das heutige Therapieniveau absolute körperliche Spitzenleistungen erlaubt. Trotz medizinischer Fortschritte und immer weiter verbesserter Therapieoptionen wird angesichts der epidemiologischen Entwicklung dieser Erkrankung der Bedarf zunehmen: Bei einer schrumpfenden Bevölkerung wird der Anteil der Diabetiker in Deutschland von 3,2 % (im Jahr 2000) auf geschätzte 5,4 % (im Jahr 2030) zunehmen.[25]

Unter diesem Blickwinkel sind biopharmazeutische Forschung und Arzneimittelinnovationen wichtige Instrumente zur Integration kranker Menschen in eine Leistungsgesellschaft. Das Beispiel Diabetes mellitus zeigt, dass

Forschungserfolge es ermöglichen, dass Menschen mit krankheitsbedingten Einschränkungen sowie nicht arbeitsfähige Bevölkerungsteile in eine Arbeits- und Sozialwelt zurückkehren können. Die fortwährenden Entwicklungen in der Therapie des Diabetes mellitus verdeutlichen das Bestreben, die gesellschaftliche Leistungsfähigkeit zu erhalten oder zu steigern. Tabelle 3 fasst zentrale Arzneimittelinnovationen in der Insulin-Therapie zusammen.

Tab. 3: Entwicklungsstadien in der Insulin-Therapie

	Entwicklungsstadien				
	1920 +	1960 +	1980 +	1990 +	2000 +
Techno-logie	Hunde-Insulin (1921)	Synthetisches Schweine-Insulin (1963), Monospezies-Insulin (1967)	Synthetisches Human-Insulin (1976), Biotechnologisches Human-Insulin (1982)	Wirksame Insulin-Analoga (1986)	Lang wirksame Insulin-Analoga (2000)
Therapiealgorithmen	Konventionelle Therapie (1922), Depot-Insulin (1936)		Intensivierte Therapie, Kombinationstherapien	Neue orale Therapieoptionen Typ 2 (z. B. Glinide, Giltazone, …)	
Behandlungsregime	Injektion (1922), Zuckermessung im Urin (1925)	Blutzucker-Teststreifen (1965)	Pumpen (1980), Insulin-Pen (1985)	Zelltransplantation (1992)	

Quelle: eigene Darstellung

Mit der Veränderung des Leistungsbildes in Richtung der kognitiven Leistungen treten Eigenschaften wie Konzentrationsfähigkeit, Denkleistung, Merkfähigkeit, die Fähigkeit, komplexe Information zu verarbeiten, usw. in den Vordergrund. Erkrankungen, die vom „kognitiven Leistungsideal" her als Defizite wahrgenommen werden, z. B. Demenz, Depression und Schizophrenie, oder dieses Leistungsideal behindern, wie der Zusammenhang von physischen und psychischen Erkrankungen, stehen im Fokus gesellschaftlicher Debatten. Diese Debatten sind Bestandteil eines Prozesses der nachfolgenden gesellschaftlichen Prioritätensetzung.

5. Determinanten künftiger Forschungsentscheidungen

Medizinische und pharmazeutische Forschungsentscheidungen privater und öffentlicher Institutionen stehen im Kontext gesellschaftlicher Interessen und Prioritäten: Zu Zeiten Bismarcks waren es machtpolitische bzw. territorial-militärische Ziele, während der Industrialisierung dominierte die Einflussnahme der Industriellen, und in der Gegenwart bestimmt die gesamtgesellschaftliche Notwendigkeit über verschiedene große Forschungsvorhaben. Ein aktuelles Beispiel dafür ist der Aufbau eines Forschungszentrums in Nordrhein-Westfalen zur Erforschung der Demenz und zur Entwicklung von neuen Therapieansätzen bei neurodegenerativen Erkrankungen. Volkskrankheiten, deren Bekämpfung nicht durch gesellschaftliche Debatten und Interessen forciert wird, finden bei Forschungsentscheidungen anscheinend wenig Berücksichtigung.

Künftig werden die medizinischen und pharmazeutischen Forschungsentscheidungen zur Bekämpfung von Volkskrankheiten in noch engerer Interdependenz von Wissenschaft und Gesellschaft als in der Vergangenheit gefällt.

Dabei wird der Beitrag dieser Forschung und ihrer Ergebnisse für die Leistungsgesellschaft im Kontext von technologischem Fortschritt und gesellschaftlichen Faktoren (sowie der gesellschaftlichen Zahlungsbereitschaft) bewertet.

Technischer Fortschritt

Die künftigen Wirkstoffe zur Bekämpfung von Krankheiten werden lediglich zu sieben Prozent aus Naturstoffen gewonnen. Ein weitaus größerer Anteil der Wirkstoffe kann erst durch neuartige Verfahren und technische Innovationen gewonnen und erprobt werden: Dabei werden schätzungsweise 21 % der Wirkstoffe gentechnisch und 72 % chemisch hergestellt.[26] Diese Zahlen belegen, welchen hohen Stellenwert der technische Fortschritt einnehmen wird. Dabei determiniert der technische Fortschritt die Forschungsentscheidungen zur Bekämpfung von Volkskrankheiten beispielsweise durch folgende Faktoren:

Technischer Wissensstand im Allgemeinen
Hier geht es um die Frage, welche technischen Möglichkeiten bekannt sind. Beispielsweise ist das technische Wissen zur Gensequenzierung bereits vorhanden, jedoch ist der heutige Wissensstand (noch) nicht ausreichend, um daraus entsprechende Behandlungskonsequenzen zu ziehen.

Technologische Beherrschbarkeit
Je nach der Komplexität einer Technologie sind zu ihrer Beherrschung unterschiedlich hohe Investitionen in die individuelle Schulung nötig. Einfache Technologie lässt sich schon durch die bloße Beobachtung ihrer Anwendung nachvollziehbar erfassen und mit wenig Übung beherrschen. Die zukünftige Herausforderung besteht darin, dass die steigende Komplexität neuer Technologien vom Menschen vollständig beherrschbar wird.

Reifegrad der Technologie

Das Angebot vorhandener Produkte und Verfahren, die die medizinische Forschung unterstützen, stellt eine weitere Einflussgröße für Forschungsentscheidungen dar. Beispielsweise schaffen heute Roboter für Sortier-, Portionier-, Misch- und Messarbeiten in der Pharmaforschung (sog. High-Troughput-Screening) bis zu 300.000 Substanztests pro Tag. Das ist weit mehr, als ein einzelner Arzneiforscher früher in seinem gesamten Arbeitsleben leisten konnte.

Möglichkeit des Transfers von Querschnittstechnologien

Querschnittstechnologien sind Technologien, deren Anwendungsgebiet sich nicht auf die Pharmaindustrie beschränkt, sondern die über verschiedene Branchen hinweg Verwendung finden. Meist brauchen Unternehmen relativ lange, bis sie verstehen, welche Möglichkeiten in einer neuen Technologie liegen, die später einmal als Querschnittstechnologie bezeichnet werden kann. Beispielsweise stellt die Nanotechnologie eine Querschnittstechnologie dar; ihr Einsatz in der Pharmaforschung ermöglichte beispielsweise die Entwicklung des Medikaments Spiriva zur Behandlung chronisch-obstruktiver Lungenerkrankungen.

Gesellschaftliche Faktoren

Gegenwärtig konzentrieren sich die Pharmaunternehmen in ihrer Forschung auf die Behandlung bzw. Vorbeugung von rund 110 Krankheiten. Dabei gelten die meisten Anstrengungen der Verbesserung der Krebstherapie: 26 % aller Projekte finden in diesem Bereich statt. Die Bekämpfung von Herz-Kreislauf-Erkrankungen (18 %) und Infektionskrankheiten (15 %) nimmt ebenfalls einen hohen Stellenwert ein.[27] Zu überlegen bleibt, ob eine solche Verteilung aus gesellschaftlicher Sicht begründet werden kann. Von welchen gesellschaftlichen Faktoren sollten künftige Forschungsentscheidungen tatsächlich abhängig gemacht werden? Folgende Einflüsse im Hinblick auf die Bekämpfung von Volkskrankheiten sind als relevant zu bezeichnen:

Bereitstellung von Daten aus der Epidemiologie
Die Gesellschaft kann künftige Forschungsentscheidungen nur beeinflussen, wenn sie über die Verteilung und Häufigkeit bestimmter Krankheiten, die Krankheitsursachen sowie die sozialen Krankheitsfolgen in der Bevölkerung informiert ist.

Prognosesicherheit der Rahmenbedingungen
Ebenfalls kommt der Zuverlässigkeit von zukunftsbezogenen Daten, die der Gesellschaft vorgelegt werden, eine große Bedeutung zu. Eine realitätsnahe Einschätzung der gesellschaftlichen Konsequenzen bestimmter Krankheiten wird nur durch die Antizipierung ökonomischer, sozialer, kultureller, politischer und rechtlicher Entwicklungen erreicht.

Prioritäten in der Bevölkerung
Gesellschaftliche Normen, Werte, Einstellungen und Gewohnheiten bezüglich Arbeit, Umwelt und Lebensstil bestimmen künftige Präferenzen zur Bekämpfung von Volkskrankheiten.

Gesellschaftliche bzw. individuelle Zahlungsbereitschaft und Werteinstellungen
Die Gesellschaft kann einen konkreten Einfluss auf die Forschungsentscheidungen ausüben, indem ihre Zahlungsbereitschaft für Produkte, die den Erhalt der Leistungsfähigkeit ermöglichen, ermittelt und bekannt gemacht wird. Der Beitrag von Innovationen zur Bekämpfung von Volkskrankheiten steht im direkten Zusammenhang mit der individuellen und gesellschaftlichen Wertschätzung

der gesundheitsbezogenen Leistungsfähigkeit. Die Gesellschaft muss sich über den Wert der gesellschaftlichen Dynamik, die mit dem Erhalt oder sogar der Steigerung der Leistungsfähigkeit einhergeht, im Klaren sein.

Fazit und Ausblick

Mit der Entstehung und Entwicklung unterschiedlicher Leitbilder der Leistungsgesellschaft ab dem 19. Jahrhundert lässt sich ein Zusammenhang zwischen dem jeweiligen Leistungsideal und den medizinischen und pharmazeutischen Forschungsentscheidungen feststellen:

- Die Bedeutung gesundheitsbasierter Leistungsfähigkeit zeigt sich darin, dass Volkskrankheiten mit folgenschweren Auswirkungen auf die Gesellschaft im Mittelpunkt des politischen und militärischen bzw. wirtschaftlichen Interesses stehen. Mit der Erforschung und Behandlung dieser Krankheiten geht eine Vergrößerung der Leistungsgesellschaft einher, da nicht arbeitsfähige Menschen in die Arbeits- und Sozialwelt integriert werden können.

- Es können gesellschaftliche Leistungsbilder (preußisches Pflichtbewusstsein, Produktivität, kognitives Leistungsideal) als Auslöser für Forschungsentscheidungen und Innovationen herangezogen werden.

- Die Forschungsentscheidungen der Gegenwart und Zukunft sind auf die Erfordernisse der Wissensgesellschaft ausgerichtet und werden maßgeblich vom technologischen Fortschritt (dem „technisch Möglichen") und von gesellschaftlichen Faktoren (dem „gesellschaftlich Gewollten") bestimmt.

- Heute kann die Gesellschaft einen großen Einfluss auf die Dynamik ausüben, die mit dem Erhalt oder der Steigerung der Leistungsfähigkeit einhergeht. Grundvoraussetzung hierfür ist, dass in der Bevölkerung ein Bewusstsein über den Wert der gesundheitsbezogenen Leistungsfähigkeit entsteht. Auf der Basis dieser Einschätzung können Forschungsentscheidungen zur Bekämpfung von Volkskrankheiten von der Gesellschaft beeinflusst werden.

Literatur

Ackerknecht, E. H.: Geschichte und Geographie der wichtigsten Krankheiten. Stuttgart 1963.

Benkert, O.: StressDepression – die neue Volkskrankheit und was man dagegen tun kann. München 2005.

BKK-Gesundheitsreport 2007 (nach Angaben des Robert Koch-Instituts, der Deutschen Hochdruckliga e. V., der Gesundheitsberichterstattung des Bundes, des Statistischen Bundesamts, des Deutschen Rheuma-Liga Bundesverbands e. V. und der Deutschen Migräne- und Kopfschmerz-Gesellschaft e. V.). Essen 2007.

Bloom, D. / Canning, D.: The health and wealth of nations. In: Science 287 (2000), 1207–1209.

Bolte, K. M.: Leistung und Leistungsprinzip. Opladen 1979.

Braun, H.: Leistung und Leistungsprinzip in der Industriegesellschaft. Freiburg 1977.

Briese, O.: Defensive, Offensive, Straßenkampf. Die Rolle von Medizin und Militär am Beispiel der Cholera in Preußen. In: Medizin, Gesellschaft und Geschichte 16 (1998), 9–31.

Burisch, M.: Das Burnout-Syndrom. Theorie der inneren Erschöpfung. Heidelberg [3]2006.

Dahrendorf, R.: Industrielle Fertigkeiten und soziale Schichtung. In: Kölner Zeitschrift für Soziologie und Sozialpsychologie 8 (1956), 540–568.

Dinges, M. / Schlich, T. (Hrsg.): Neue Wege in der Seuchengeschichte. Stuttgart 1995.

Ellerkamp, M.: Industriearbeit, Krankheit und Geschlecht. Göttingen 1991.

Engel, E.: Der Wohltätigkeitskongress in Brüssel im September 1856 und die Bekämpfung des Pauperismus. In: Zeitschrift des Königlichen Sächsischen Statistischen Bureaus 2 (1856), 153–172.

Frevert, U.: Krankheit als politisches Problem 1770–1880. Soziale Unterschichten in Preußen zwischen medizinischer Polizei und staatlicher Sozialversicherung. Göttingen 1984.

Friedrich, O.: Das Leistungsprinzip in unserer Zeit. Berlin u. a. 1974.

Göckenjan, G.: Kurieren und Staat machen. Gesundheit und Medizin in der bürgerlichen Welt. Frankfurt am Main 1985.

Gottstein, A.: Geschichte der Hygiene im neunzehnten Jahrhundert. Berlin 1901.

Gottstein, A.: Die Lehre von den Epidemien. Berlin 1929.

Goubert, J.-P.: The Conquest of Water. The Advent of Health in the Industrial Age. Princeton (NJ) 1989.

Grüntzig, J.: Expeditionen ins Reich der Seuchen. Medizinische Himmelfahrtskommandos der deutschen Kaiser- und Kolonialzeit. Heidelberg 2005.

Gusy, B.: Stressoren in der Arbeit, soziale Unterstützung und Burnout – eine Kausalanalyse. München 1995.

Hartfiel, G. (Hrsg.): Das Leistungsprinzip. Opladen 1977.

Heiss, F. (Hrsg.): Der vorzeitig verbrauchte Mensch. Verhütung von Zivilisationsschäden. Stuttgart 1964.

Hillert, A. / Marwitz, M.: Die Burnout-Epidemie oder brennt die Leistungsgesellschaft aus?. München 2006

Jütte, R.: Seuchen im Spiegel der Geschichte. In: Spektrum der Wissenschaft, Dossier: Seuchen. Heidelberg 1997.

Kirchner, M.: Die Seuchenbekämpfung unter Berücksichtigung der einschlägigen deutschen und preußischen Gesetzgebung. In: *Rapmund, O. (Hrsg.):* Das preußische Medizinal- und Gesundheitswesen in den Jahren 1883–1908. Berlin 1908.

Kompa, A.: Gesundheitspolitik und Wohlstandskrankheiten. Tabak, Alkohol, Ernährung und Bewegung als Problemfelder ungesunder Lebensformen. München 1982.

Köster-Lösche, K.: Die großen Seuchen. Von der Pest bis Aids. Frankfurt am Main/Leipzig 1995.

Litzcke, S.: Belastungen am Arbeitsplatz. Strategien gegen Stress, Mobbing und Burn-out. Köln ²2003.

Maslach, C.: Die Wahrheit über Burnout. Stress am Arbeitsplatz und was Sie dagegen tun können. Wien/New York 2001.

Massenbach, K. von: Die innere Kündigung zwischen Burnout und Hilflosigkeit. Zürich ²2001.

McClelland, D.: Die Leistungsgesellschaft. Princeton (NJ) 1961.

McNeill, W.: Seuchen machen Geschichte. Geißeln der Völker. München 1978.

Meggeneder, O. (Hrsg.): Volkswirtschaft und Gesundheit. Investitionen in Gesundheit, Nutzen aus Gesundheit. Frankfurt am Main 2008.

Reulecke, J. / Gräfin zu Castell Rüdenhausen, A. (Hrsg.): Stadt und Gesundheit. Zum Wandel von „Volksgesundheit" und kommunaler Gesundheitspolitik im 19. und frühen 20. Jahrhundert. Stuttgart 1991.

Roelcke, V.: Krankheit und Kulturkritik. Frankfurt am Main u. a. 1999.

Ruffié, C. / Sournia, J.-C.: Die Seuchen in der Geschichte der Menschheit. Stuttgart 1987.

Schaufeli, W. (Hrsg.): Professional burnout – recent developments in theory and research. Philadelphia 1993.

Seibel, H. D.: Gesellschaft im Leistungskonflikt. Düsseldorf 1973.

Seyfarth, C.: Zur Logik der Leistungsgesellschaft. Grundlagen der Kritik der gesellschaftlichen Geltung von Leistung. Diss. München 1969.

Spree, R.: Der Rückzug des Todes. Der epidemiologische Übergang in Deutschland während des 19. und 20. Jahrhunderts. Konstanz 1992.

Verband Forschender Arzneimittelhersteller e. V. (Hrsg.): Forschung für das Leben: Entwicklungsprojekte für innovative Arzneimittel. Berlin 2007.

Vögele, J.: Sozialgeschichte städtischer Gesundheitsverhältnisse während der Urbanisierung. Berlin 2001.

Weyer-von Schoultz, M.: Stadt und Gesundheit im Ruhrgebiet 1850–1929. Verstädterung und kommunale Gesundheitspolitik am Beispiel der jungen Industriestadt Gelsenkirchen. Essen 1994.

Winkle, S.: Kulturgeschichte der Seuchen. Frechen 1997.

World Health Organization (WHO), Commission on Macroeconomics and Health: Macroeconomics and Health: Investing in Health for Economic Development. 2001.

World Health Organization (WHO): http://www.who.int/diabetes/facts/world_figures/en/ (2007).

Zeiss, H. (Hrsg.): Zivilisationsschäden am Menschen. Berlin 1940.

Anmerkungen

[1] Vgl. Braun 1963, 8ff.

[2] Vgl. Kompa 1982, 5ff.

[3] Vgl. Zeiss (Hrsg.) 1940, 60ff.

[4] Vgl. Heiss (Hrsg.) 1964, 16ff.

[5] Vgl. Roelke 1999, 40ff.

[6] Vgl. Zeiss (Hrsg.) 1940, 22.

[7] Vgl. Braun 1977, 12.

[8] Vgl. Braun 1977, 12ff.; Hartfiel 1977, 6; McClelland 1961, 35ff.

[9] Vgl. Gusy 1995, 197ff.; Bolte 1979, 37ff.

[10] Vgl. Seyfarth 1969, 156ff.; Friedrich 1974, 77ff.; Hillert/Marwitz 2006, 86; Seibel 1973, 51.

[11] Vgl. Benkert 2005, 44ff.

[12] Vgl. Meggeneder (Hrsg.) 2008, 77.

[13] Vgl. WHO 2001; Bloom/Canning 2000, 1207ff.

[14] Vgl. Winkle 1997, 33f.

[15] Vgl. McNeill 1978, 265ff.; Ruffié/Sournia 2001, 17ff.; Ackerknecht 1963, 150ff.; Dinges/Schlich 1995, 49ff.; Gottstein 1929, 86ff.; Jütte 1997, 106; Köster-Lösche 1995, 30ff.

[16] Vgl. Briese 1998, 57ff.

[17] Vgl. Frevert 1984, 38ff.; Spree 1992, 92.

[18] Vgl. Winkle 1997, 260–288; Grüntzig 2005, 14–27.

[19] Vgl. Göckenjan 1985, 121ff.

[20] Vgl. Gottstein 1901, 44ff.; Kirchner 1908, 3ff.; Reulecke/Gräfin zu Castell Rüdenhausen (Hrsg.) 1991, 56; Winkle 1997, 373ff.

[21] Vgl. Ellerkamp 1956, 30ff.; Goubert 1989, 66.

[22] Vgl. Engel 1856, 153ff.

[23] Vgl. Dahrendorf 1956, 540ff.; Vögele 2001, 6ff.; Weyer von Schoultz 1994, 41f.

[24] Burisch 2006, 14 ff.; Litzcke 2003, 168 ff.; Maslach 2001, 41 ff.; Massenbach 2001, 17f.; Schaufeli 1993, 5 ff.

[25] Vgl. WHO 2007, http://www.who.int/diabetes/facts/world_figures/en/.

[26] Die Angaben beruhen auf einer Schätzung des Verbands Forschender Arzneimittelhersteller e. V. für das Jahr 2011. Vgl. Verband Forschender Arzneimittelhersteller e.V. 2007, 9.

[27] Vgl. Verband Forschender Arzneimittelhersteller e.V. 2007, 5.

Gesundheitsforschung als politische Aufgabe

Norbert Arnold

Wenn es um die Frage geht, wie man Krankheiten wirkungsvoll begegnen kann – ob durch Prävention, bessere Diagnostik oder Therapie oder grundsätzlich durch ein vertieftes Verständnis von Krankheitsursachen und Krankheitsabläufen –, dann muss auf die Gesundheitsforschung zurückgegriffen werden. Wie in kaum einem anderen Forschungsfeld wird hier der unmittelbare Nutzen für die Menschen deutlich. Alle wissenschaftlichen Disziplinen, die zur Gesundheit beitragen, erhalten dadurch eine besondere Legitimation.

Gesundheitsforschung ist allerdings nicht nur ein wissenschaftliches, sondern auch ein politisches Thema. Dabei geht es nicht nur um eine ausreichende Finanzierung und um gute Rahmenbedingungen für die Forschung, sondern auch um gesellschaftlich brisante Probleme, wie sie z. B. in der Medizin- und Bioethik diskutiert werden.

Aus der Fürsorgepflicht des Staates leitet sich die Verpflichtung ab, die gesundheitliche Versorgung auf einem qualitativ hohen Niveau sicherzustellen, das dem aktuellen wissenschaftlichen Stand entspricht. In der Gesundheitsversorgung den „jeweiligen Stand der wissenschaftlichen Erkenntnis" zu berücksichtigen, ist ein zentrales Element der Qualitätssicherung.[1] Wissenschaft und Forschung sind wichtige Quellen der am Interesse des Kranken an wirksamer Hilfe orientierten medizinischen Weiterentwicklung: „Ohne Gesundheitsforschung gibt es keine medizinischen Fortschritte in der Heilung von Krankheiten... und in der Linderung von Krankheitsleid. Ohne Gesundheitsforschung ist auch das bereits erreichte hohe Niveau der gesundheitlichen Versorgung nicht haltbar."[2] Von den 30.000 bekannten Erkrankungen ist nur rund ein Drittel therapierbar – wenn diese Situation verbessert werden soll, dann ist Gesundheitsforschung unbedingt notwendig.

Gesundheitsforschung als politisches Thema berührt die Forschungs-, Gesundheits- und Wirtschaftspolitik gleichermaßen. Dementsprechend werden von politischer Seite drei Hauptziele der Gesundheitsforschung definiert, nämlich [1] die Verbesserung der medizinischen Versorgung, [2] der Erkenntnisfortschritt und [3] die Nutzung der wirtschaftlichen Entwicklungschancen, die mit diesem Forschungsbereich sehr eng verbunden sind.[3] Diese politischen Ziele finden sich in ähnlichen Formulierungen in unterschiedlichen Quellen, nicht nur für den nationalen Bereich, sondern auch für die Europäische Union. Im 7. Forschungsrahmenprogramm werden die „Verbesserung der Gesundheit ... und [die] Steigerung der Wettbewerbsfähigkeit und Innovationskraft der im Gesundheitssektor tätigen ... Unternehmen" als Ziele der Gesundheitsforschung genannt.[4]

Dieser Zusammenhang zwischen Gesundheits-, Forschungs- und Wirtschaftspolitik wird in der Praxis oft noch zu wenig berücksichtigt. Die Expertenkommission Forschung und Innovation kritisiert dies in ihrem Gutachten 2008 zu Recht: „Übergreifende Innovationsthemen haben bisher nur schwer eine Plattform gefunden: Heterogene politische Arenen bleiben unverbunden, etwa die der Forschungs- und der Gesundheitspolitik."[5] Soll Gesundheit tatsächlich ein Wachstumsmarkt werden und soll die Gesundheitsforschung noch intensiver innovative Zukunftstechnologien entstehen lassen und voranbringen, dann muss dieses Defizit beseitigt werden, sodass noch stärker als bisher ressortübergreifende Aspekte berücksichtigt werden können.

Gesundheitsforschung ist ein heterogenes und an ihren Rändern nicht exakt einzugrenzendes Feld, an dem unterschiedliche wissenschaftliche Disziplinen beteiligt sind. Folgende Forschungsbereiche lassen sich u. a. unterscheiden: bio-medizinische Grundlagenforschung, klinische Forschung, epidemiologische Forschung, sozialwissenschaftliche Forschung, ökonomische Forschung und Versorgungsforschung. Diese inhaltliche Heterogenität und Unschärfe erschwert vor dem Hintergrund der begrenzten finanziellen Ressourcen bei gleichzeitig großer Fülle konkurrierender prioritärer Themen eine Schwerpunktsetzung der Forschungspolitik.

Die Förderprojekte reichen von fachlich klar eingrenzbaren Herausforderungen, wie Krebs, Infektionen/Entzündungen und Herz-Kreislauf-Erkrankungen, bis hin zu eher auf die Verbesserung von Strukturen abzielenden Querschnittsthemen, wie Hochschulmedizin, klinische Studien und versorgungsnahe Forschung.[6] Auch wirtschaftlich orientierte Programme, wie die Pharma-Initiative oder die Fördermaßnahmen im Bereich der Biotechnologie, gehören zur Gesundheitsforschungspolitik im weiteren Sinne.

„Gesundheit und Medizin" ist einer der wesentlichen Förderschwerpunkte des Bundes. Er gehört zu den 17 Schwerpunkten der High-Tech-Strategie der Bundesregierung. Die Forschungs- und Entwicklungs-Ausgaben des Bundes für diesen Bereich beliefen sich 2007 auf 585 Mio. Euro und im Jahr 2008 auf 620 Mio. Euro.[7] Im Vergleich mit anderen europäischen Ländern liegt Deutschland mit Großbritannien und Frankreich im Spitzenfeld.

Im 7. EU-Forschungsrahmenprogramm sind für das Thema Gesundheit 6,1 Mrd. Euro vorgesehen.[8] Gesundheit ist damit hinter den Informations- und Kommunikations-

technologien der zweitwichtigste Forschungsschwerpunkt
der Europäischen Union. Durch die Förderung auf europäischer Ebene werden Synergieeffekte erhofft, insbesondere
für die translationale Gesundheitsforschung, für die Epidemiologie und für die klinische Forschung, die allein aufgrund nationaler Förderprogramme schwerlich erreicht
werden könnten. Unter wirtschaftlichen Gesichtspunkten
wird die Schaffung eines einheitlichen und gemeinsamen
„innovationsfreudigen Umfeldes" angestrebt, um die wirtschaftlichen Chancen der zukunftsträchtigen Branchen –
besonders Biotechnologie, Medizintechnik und Pharma –
besser nutzen zu können und die Wettbewerbsfähigkeit –
vor allem mit Blick auf die USA – zu verbessern.

Für die künftige Ausrichtung der Gesundheitsforschung
in Deutschland wurde im Jahr 2007 eine sogenannte Roadmap für das Gesundheitsforschungsprogramm der Bundesregierung veröffentlicht. Sie legt den Schwerpunkt auf
sechs Krankheitsgebiete und hebt dabei als Begründung für
diese Schwerpunktsetzung sowohl das individuelle Leid als
auch die gesellschaftliche Last, die durch diese Krankheiten
verursacht werden, hervor. Die dort genannten Krankheits-
schwerpunkte decken im Wesentlichen die Krankheitsfel-
der ab, die gemeinhin als die wichtigsten Volkskrankheiten
angesehen werden,[9] nämlich: „[1] muskuloskelettale Erkrankungen, [2] Ernährung und Stoffwechselerkrankungen
sowie endokrinologische Erkrankungen, [3] Herz-Kreis-
lauf-, Lungen- und Nierenerkrankungen, [4] Infektionen,
chronische Entzündungen sowie entzündliche Hauterkrankungen, [5] Krebserkrankungen, [6] neurologische und psychische Erkrankungen sowie Erkrankungen der Sinnesorgane". Als besonders innovative Ansätze der Forschung
werden in der „Roadmap" die Molekularbiologie und die
molekulare Medizin, die Zell- und Entwicklungsbiologie,
die Biophysik und die Bioinformatik hervorgehoben.[10]

In der medizinisch orientierten Grundlagenforschung

nimmt Deutschland im internationalen Vergleich einen Platz im Spitzenfeld ein. Dies wird z. B. an der Bio- und Gentechnologie deutlich. Nach anfänglichen „Startproblemen" gehört Deutschland mittlerweile gemeinsam mit Großbritannien zu den führenden Biotechnologie-Standorten in Europa. Dies ist sicherlich ein großes Verdienst der Forschungspolitik, die mit Programmen wie „BioRegio" und den aktuellen Nachfolgeprojekten[11] erfolgreich die Rahmenbedingungen für die Bio- und Gentechnologie sowohl in der Forschung als auch in der wirtschaftlichen Umsetzung verbessern konnte. Die ebenfalls sehr großen Anstrengungen anderer Länder, ihre medizinisch orientierte Grundlagenforschung zu verbessern, machen eine weitere stringente Forschungsförderung in Deutschland dringend notwendig, um die erreichte gute Wettbewerbsposition zu erhalten. Die anhaltenden gesellschaftlichen Kontroversen über „Chancen und Risiken" der Bio- und Gentechnologie sowie anderer „Zukunftstechnologien" aus dem weiteren Umfeld der Gesundheitsforschung (z. B. Stammzellforschung) gibt aus Sicht der Forschung Anlass zur Sorge. Ohne Zweifel müssen mögliche ethische, rechtliche, gesundheitliche, ökologische, soziale und ökonomische Risiken mit größter Sorgfalt bedacht werden. Allerdings sollten Risikodebatten mit sachlicher Kompetenz und ohne ideologische Vorbehalte geführt werden. Die Bio- und Bioethikkontroversen werden in Deutschland mit einer Heftigkeit geführt, wie es in anderen Ländern kaum der Fall ist – mit lang nachwirkenden negativen Folgen für innovative Disziplinen der medizinisch orientierten Grundlagenforschung.

Ganz anders liegen die Herausforderungen in der klinischen Forschung, die für die Gesundheitsforschung von entscheidender Bedeutung ist: „Es besteht ein markanter Bruch zwischen der Grundlagenforschung und der klinischen Forschung. Erkenntnisse in der Grundlagenforschung finden zu langsam und zu wenig Eingang in die klinische Forschung. Sie werden nicht ausreichend danach bewertet, ob mit ihrer Hilfe Krankheiten besser verstanden, früher erkannt, von vorneherein verhütet und vor allem auch geheilt werden könnten. Manche Umwege in der Grundlagenforschung könnten bei besserem Wissen der klinischen Fragestellung vermieden und manches Forschungsprojekt von vorneherein zielgenauer angelegt werden. In der Translation der Grundlagenforschung über die klinische Forschung in die Anwendung liegt eine besondere Herausforderung für eine effektive und effiziente Gesundheitsforschungspolitik."[12] Eine engere Verzahnung der Grundlagenforschung mit der klinischen Forschung ist also notwendig. Darüber hinaus sind die Herausforderungen, die mit der Durchführung klinischer Studien verbunden sind, vor allem struktureller Art (wissenschaftliche Ausbildung, Doppelfunktion Arzt – Wissenschaftler, Bürokratie, Finanzierung etc.). Vor diesem Hintergrund wurde eine Reihe von Maßnahmen ergriffen, um die Rahmenbedingungen für klinische Studien zu verbessern.[13] Trotz des Verbesserungsbedarfs ist Deutschland „europaweit führend bei klinischen Studien".[14]

Zusammenfassend wird deutlich, dass Gesundheitsforschung – von der biomedizinischen Grundlagenforschung bis hin zur klinischen Forschung – ein *politisches* Thema ist, dem eine hohe Priorität zugemessen wird. Dabei steht das humanitäre Ziel, die Möglichkeiten der Versorgung Kranker zu verbessern, im Vordergrund. Die forschungspolitischen Schwerpunkte zur Gesundheitsforschung liegen bei den Volkskrankheiten, die für die Betroffenen mit hohen Leidpotenzialen und für die Solidargemeinschaft mit einer hohen sozioökonomischen Last verbunden sind. Um die Krankenversorgung verbessern zu können, ist Gesundheitsforschung unbedingt notwendig, und sie muss daher auch künftig ein wesentlicher Schwerpunkt bleiben.

Anmerkungen

[1] Vgl. SGB V, § 135a, http://www.gesetze-im-internet.de/bundesrecht/sgb_5/gesamt.pdf.

[2] *Gesundheitsforschungsrat des Bundesministeriums für Bildung und Forschung:* Roadmap für das Gesundheitsforschungsprogramm der Bundesregierung. Bonn/Berlin 2007, 8.

[3] Vgl. z. B. den Bundesbericht Forschung und Innovation, Berlin 2008, sowie *Gesundheitsforschungsrat des Bundesministerium für Bildung und Forschung* (wie Anmerkung 2).

[4] Beschluss des Europäischen Parlaments und des Rates über das Siebte Rahmenprogramm für Forschung, technologische Entwicklung und Demonstration (2007 bis 2013), http://europa.eu/scadplus/leg/de/lvb/i23022.htm.

[5] *Expertenkommission Forschung und Innovation:* Gutachten 2008. Berlin 2008, 45.

[6] Eine interessante Übersicht über Förderprojekte in der Gesundheitsforschung ist z. B. auf den Internet-Seiten des Bundesministeriums für Bildung und Forschung zu finden: http://www.gesundheitsforschung-bmbf.de/de/179.php.

[7] Vgl. z. B. den Bundesbericht Forschung und Innovation (wie Anmerkung 3).

[8] Beschluss des Europäischen Parlaments und des Rates über das Siebte Rahmenprogramm für Forschung, technologische Entwicklung und Demonstration (wie Anmerkung 4).

[9] *Gesundheitsforschungsrat des Bundesministeriums für Bildung und Forschung* (wie Anmerkung 2), 2.

[10] *Gesundheitsforschungsrat des Bundesministeriums für Bildung und Forschung* (wie Anmerkung 2), 12.

[11] Vgl. http://www.bmbf.de/de/1024.php.

[12] *Gesundheitsforschungsrat des Bundesministeriums für Bildung und Forschung* (wie Anmerkung 2), 3.

[13] Vgl. http://www.bmbf.de/de/1173.php.

[14] Vgl. *Bundesministerium für Bildung und Forschung:* Forschung und Innovation in Deutschland. Bilanz und Perspektiven. Bonn/Berlin 2009, 26.

Die Erhaltung der Gesundheit von Arbeitnehmern als politische Aufgabe in der alternden Gesellschaft

Michael Stolpe

1. Einleitung

Die Volkskrankheiten alternder Gesellschaften zu antizipieren und effektiv zu bekämpfen ist eine Investitionsaufgabe für das Gesundheitswesen, das mit deren Bewältigung in den kommenden Jahrzehnten einen entscheidenden Beitrag zu wirtschaftlichem Wachstum und Wohlstand leisten kann. Neue Ansätze in der biomedizinischen, pharmazeutischen und medizintechnischen Forschung eröffnen die Chance, Lebensqualität, Produktivität und Wohlstand im Laufe des 21. Jahrhunderts nicht nur zu sichern, sondern weiter zu erhöhen. Eine Schlüsselrolle spielt dabei die Gesundheit von Arbeitnehmern, die im Durchschnitt älter sein werden. Um ihr Potenzial zu aktivieren, gilt es, die Gesundheitspolitik mit anderen wichtigen Feldern der Daseinsvorsorge zu koordinieren, insbesondere mit der Bildungs- und Rentenpolitik. In diesem Beitrag will ich diese Zusammenhänge vor dem Hintergrund neuerer wirtschaftswissenschaftlicher Forschungsergebnisse möglichst allgemeinverständlich darlegen.

Große Wohlfahrtsgewinne versprechen vor allem Verbesserungen in der Therapie von Krankheiten, deren Häufigkeit in der alternden Bevölkerung zunimmt, wie zum Beispiel Krebs, Alzheimer, Parkinson und andere Krankheiten des Gehirns und Nervensystems. Für die erfolgreiche Behandlung dieser Krankheiten ist aus zwei Gründen für die Ge-

samtbevölkerung eine stark steigende aggregierte Zahlungsbereitschaft zu erwarten: zum einen, weil jeder Einzelne zusätzliche gesunde Lebensjahre mit steigendem Einkommen
höher bewertet, und zum anderen, weil es mehr Menschen
in den betroffenen Altersgruppen geben wird.

Die Entwicklung und Anwendung der neuen Technologien, die für die Therapie dieser Krankheiten gebraucht
werden, ist ein offener Prozess, der für private Investoren
mit einem langen Planungshorizont attraktiv sein muss.
Viele Stufen einer langen Wertschöpfungskette sind invol-
viert. Wichtig sind daher nicht nur die Beiträge forschender
Pharma- und Medizintechnikunternehmen, die neue Technologien auf den Markt bringen, sondern auch die Investi-
tionsentscheidungen von Versicherungen, Krankenhäusern, niedergelassenen Ärzten und anderen Trägern der
medizinischen Versorgung, die die neuen Technologien
nachfragen und zum Nutzen der Patienten in neue Produkte und verbesserte medizinische Versorgungsangebote
umsetzen. Viele dieser Investitionen erfordern eine ver-
netzte Vorgehensweise und ein hohes Maß an Flexibilität
in den Strukturen des Gesundheitswesens.

Zur Ausrichtung des Gesundheitswesens auf diese Aufgaben gehört auch eine Finanzierungsperspektive, die ohne
vorausschauende Weichenstellungen der Politik kaum gelingen kann. Ohne politische Zielvorgabe wird sich schon die Finanzierung der notwendigen Expansion des Gesundheitswesens kaum mobilisieren lassen. Denn dazu braucht es
wirtschaftliches Wachstum, dessen Aufrechterhaltung in
der alternden Gesellschaft Reformen voraussetzt: Als zentrale Maßnahme würde eine flexible Heraufsetzung des effektiven Renteneintrittsalters, die die individuelle Fähigkeit und
Bereitschaft, im Alter zu arbeiten, berücksichtigt, es den
Menschen ermöglichen, ihr Arbeitsangebot nach und nach
in dem Maße auszuweiten, wie sie ihre bessere Gesundheit
zur Erzielung eines höheren Lebenszeiteinkommens nutzen

wollen, auch über alle bisherigen Altersgrenzen hinaus. Stärkere Investitionen nicht nur in die Gesundheit, sondern auch in Aus- und Weiterbildung – das lebenslange Lernen – werden nötig sein, damit die Menschen eine längere Lebensarbeitszeit tatsächlich ohne Einbußen bei der Arbeitsproduktivität anbieten können. Das höhere Lebenszeiteinkommen ermöglicht dann den zusätzlichen Konsum, der bei gleichzeitigem Gewinn an freier Lebenszeit zu einem Gewinn an Lebensqualität führt und so die Investitionen in Gesundheit und Bildung auch aus sozialer Sicht rentabel macht.

Die Politik muss sich an der *sozialen* Rendite besserer Gesundheit orientieren, die die Summe der Wohlfahrtsgewinne älterer Menschen einbezieht und die *private* Rendite unkoordinierter Investitionen übersteigt, da diese sich lediglich aus den pekuniären Erträgen der Anbieter von Gesundheitsleistungen errechnet. Ohne dass eine koordinierte Gesundheits-, Bildungs- und Rentenpolitik die Alterung der Bevölkerung antizipiert und unterstützt, würde die private Rendite auf lange Sicht weit unter der sozialen bleiben. Die Anreize privater Unternehmer, in neue medizinische Technologien zu investieren, wären dann zu gering. Ziel der Politik muss es daher sein, die Rahmenbedingungen so zu gestalten, dass die privaten Investitionsanreize sich möglichst weitgehend den sozialen Anreizen annähern.

Im Folgenden skizziere ich zunächst kurz den demografischen Hintergrund in Deutschland und das Ausmaß, in dem die Lebenszeitgewinne aus besserer Gesundheit in den vergangenen Jahrzehnten infolge eines sinkenden effektiven Renteneintrittsalters auf dem Arbeitsmarkt ungenutzt geblieben sind (Abschnitt 2). Dann berichte ich von neueren empirischen Forschungsarbeiten, die den Einfluss medizinischer Technologie auf die Lebenserwartung und das Renteneintrittsverhalten quantifizieren (Abschnitt 3). Abschließend kehre ich zur politischen Dimension des Themas zurück und nenne kurz die großen Reformlinien in der Alters- und Gesundheitsvorsorge, die sich aus unserer Analyse für alternde Gesellschaften ableiten lassen.

2. *Privater Konsum von Lebenszeitgewinnen durch frühen Renteneintritt*

Während die Entwicklung der Gesundheitsausgaben in der öffentlichen Debatte oft ausschließlich als ein Kostenfaktor gesehen wird, den es einzudämmen gelte, haben Wirtschaftswissenschaftler seit Längerem erkannt, dass die gesundheitliche Entwicklung der Menschen weltweit eine Triebkraft wirtschaftlichen Wachstums und Wohlstands ist, in die es zu investieren gilt. So belegen die cliometrischen Arbeiten des Nobelpreisträgers Robert Fogel, dass bis zu zwei Drittel des Produktivitätswachstums der letzten 200 Jahre in Großbritannien auf kontinuierliche Verbesserungen der Gesundheit, einen von Generation zu Generation kräftigeren Körperbau und eine zunehmende Durchschnittgröße der Menschen zurückgeführt werden können.[1] Mit mehr Kraft und Ausdauer haben die Menschen immer *weniger* Zeit gebraucht, um sich ihren täglichen Lebensunterhalt zu erarbeiten, und immer *mehr* Zeit für Erholung und Bildung gewonnen, die ihrerseits zu Produktivitätsverbesserungen geführt haben. Aber die höhere Lebensqualität und Lebenserwartung sind auch ein Wert an sich. Gary Becker, Tomas Philipson und Rodrigo Soares haben für die Welt insgesamt[2] und William Nordhaus hat für die USA[3] nachgewiesen, dass nahezu die Hälfte aller Wohlfahrtsgewinne in der zweiten Hälfte des 20. Jahrhunderts mit Verbesserungen der Lebensqualität und der Lebenserwartung erklärt werden können, die ihrerseits Verbesserungen der Gesundheit widerspiegeln. Ohne den Beitrag besserer Gesundheit würden wir das wirtschaftliche Wachstum um die Hälfte unterschätzen.

455

Der Gesundheitsversorgung, einem eigentlich international nicht handelbaren Gut, scheint gerade im Zeitalter der Globalisierung eine herausragende Rolle für den Wohlstand der Nationen zuzukommen. Das war nicht immer so. In früheren Zeiten wurden Gewinne an Gesundheit und Lebenserwartung hauptsächlich durch Verbesserungen der Ernährung, der Bildung und der lokalen Umweltbedingungen vorangetrieben, während heute zumindest in den reichen Ländern des Westens Verbesserungen der Gesundheitsversorgung, die insbesondere durch neue medizinische Technologien und eine Explosion medizinischen Wissens, einem globalen Gut, möglich wurden, die wichtigste Quelle besserer Gesundheit und einer ungebremst steigenden Lebenserwartung zu sein scheinen. So schätzen Kevin Murphy und Robert Topel den sozialen Wert, der in den Jahren 1970–2000 durch Verbesserungen der medizinischen Versorgung nach Abzug der direkten Kosten allein in den USA geschaffen wurde, auf immerhin 60 Mrd. US-Dollar.[4] Felder kommt für Deutschland zu ähnlichen Ergebnissen.[5] Auch wenn zusätzliche Lebensjahre von Amerikanern höher bewertet werden, können wir davon ausgehen, dass die europäischen Gesundheitssysteme eine im Verhältnis zum Bruttoinlandsprodukt ähnlich hohe Leistung erbracht haben, vielleicht sogar eine noch größere, denn die durchschnittliche Gesundheit und Lebenserwartung ist in Europa – trotz eines niedrigeren Pro-Kopf-Einkommens – höher als in den USA.

Nicholas Eberstadt und Hans Groth dokumentieren auf der Basis von Zahlen der *Human Mortality Database* die besonders ausgeprägte „Gesundheitsexplosion", die in den letzten Jahrzehnten in Deutschland stattgefunden hat.[6] In den vier Jahrzehnten bis zum Jahre 2006 ist die Lebenserwartung in Westdeutschland um neun Jahre und in Ostdeutschland sogar allein in den 16 Jahren seit 1990 um acht Jahre gestiegen. Im Vergleich zu den USA lag die Lebenserwartung der Ostdeutschen noch Mitte der achtziger Jahre um mehr als zwei Jahre niedriger, heute dagegen ist sie um ein Jahr höher. In Westdeutschland ist die Lebenserwartung von Männern seit 1980 um ca. sechs Jahre und die von Frauen um ca. fünf Jahre gestiegen, vor allem weil Herz-Kreislauf- und bestimmte Krebs-Krankheiten besser behandelt werden und heute sehr viel seltener einen tödlichen Verlauf haben als früher.

Während aber die Lebenszeit der Deutschen von Jahr zu Jahr gestiegen ist, hat sich das durchschnittliche Renteneintrittsalter vor allem bei den Männern zwischen 1976 und 1997 ebenso kontinuierlich verringert, und zwar von ca. 66 Jahre auf unter 60 Jahre. Gleichzeitig stieg die erwartete Rentenbezugsdauer von Männern um acht Jahre und von Frauen um zehn Jahre an. Seit Anfang dieses Jahrzehnts ist das effektive Renteneintrittsalter in Deutschland wieder leicht gestiegen und liegt mit 62,1 Jahren bei Männern und 61,0 Jahren bei Frauen jeweils um etwa anderthalb Jahre unter dem Durchschnitt der OECD-Länder in den Jahren 2002–2007. Bei der durchschnittlich erwarteten Rentenbezugsdauer liegt Deutschland mit mehr als 19 Jahren bei Männern und sogar 24 Jahren Frauen im europäischen Mittelfeld.

Gelingt es der Politik nicht, das durchschnittliche effektive Renteneintrittsalter deutlich anzuheben, wird sich der Abstand zu einer weiter steigenden Lebenserwartung in den kommenden Jahrzehnten noch einmal stark erhöhen. Schätzungen der OECD zufolge wird sich die *fernere* Lebenserwartung von 65-Jährigen, die im Jahr 2002 bereits 16,1 Jahren bei Männern und 19,9 Jahre bei Frauen betrug, bis zum Jahr 2052 auf 20,4 bzw. 24,0 Jahre erhöhen und damit in Deutschland weiterhin deutlich über dem Durchschnitt der OECD-Länder liegen.

Aus ökonomischer Sicht ist der Hauptgrund für das frühe durchschnittliche Renteneintrittsalter nicht notwendigerweise in einer schlechten Gesundheit zu suchen, sondern vor allem in der hohen impliziten Besteuerung, der die Arbeitseinkommen älterer Arbeitnehmer in vielen OECD-Ländern unterliegen. Ab dem Lebensalter, zu dem ein Renteneintritt rechtlich möglich ist, setzt sich die implizite steuerliche Belastung eines Verbleibs in der Erwerbstätigkeit aus dem gesamten relevanten Verlust potenzieller Transfereinkommen, insbesondere den entgangenen Rentenzahlungen, abzüglich der Beiträge zur Rentenversicherung und dem Gegenwartswert möglicher Rentensteigerungen bei einem späteren Renteneintritt zusammen. Nach Angaben von Eberstadt und Groth (2008) liegt die implizite Besteuerung auf Arbeitseinkommen in Deutschland mit 50 % etwa im Mittel aller OECD-Länder, aber deutlich über den angelsächsischen Ländern Australien, Großbritannien, Kanada, Neuseeland und USA. Eine zu hohe implizite Besteuerung oder ein aus anderen Gründen zu wenig flexibles Renteneintrittsalter kann verhindern, dass eine mit steigendem Produktionspotenzial zunehmende latente Nachfrage nach zusätzlichen Lebens- und Arbeitsjahren hinreichend in Zahlungsbereitschaft für eine leistungsfähigere Gesundheitsversorgung transformiert wird. Die effektive Nachfrage nach zusätzlichen Lebens- und Arbeitsjahren ist dann gleichsam nach unten verzerrt und die Chancen einer sich durch Innovationen verbessernden Gesundheit können nicht effizient genutzt werden.

3. Der empirische Einfluss medizinischer Technologie auf das Renteneintrittsverhalten

Wenn Reformen der Rentenversicherung, die eine Erhöhung des effektiven Renteneintrittsalters ermöglichen und die implizite Besteuerung verringern, dazu beitragen können, eine steigende Nachfrage nach besseren Gesundheitsleistungen und medizinischer Technologie zu finanzieren, stellt sich die Frage: Wie stark und auf welche

Weise soll die Politik in die Gesundheit einer alternden Bevölkerung investieren, und mit wie großen Verbesserungen der Arbeitsproduktivität unter älteren Arbeitnehmern kann die Politik bei einem gegebenen Investitionsvolumen rechnen? Dies ist eine empirische Frage. Um sie zu beantworten, sind quantitative Prognosen gesucht, insbesondere für den Beitrag, den die medizinische Technologie zu besserer Gesundheit und einer höheren Lebensarbeitszeit leisten kann. Solche Prognosen sollen nicht allein auf theoretischen Erwägungen beruhen, können aber natürlich auch nicht die Ergebnisse des demografischen Wandels vorwegnehmen, der ja ein historisch einmaliges Experiment darstellt, das noch kein Land durchlaufen hat. Auch bei uns steht der größte Teil der demografischen Transformation des 21. Jahrhunderts erst noch bevor. Gleichwohl gibt es in der jüngeren Vergangenheit Entwicklungen, die sich auf der Basis geeigneter Modelle im Hinblick auf ihren Erklärungsgehalt bezüglich des empirischen Beitrags medizinischer Technologie zur steigenden Lebenserwartung und Partizipation am Arbeitsmarkt auswerten lassen.

So entwickelt Frank Lichtenberg mit dem Konzept einer Gesundheitsproduktionsfunktion ein ökonometrisches Modell, das er in einer ganzen Reihe sorgfältiger Studien, zum Teil mit Koautoren, empirisch quantifiziert.[7] Damit schätzt er den Beitrag, den die medizinische Technologie, und insbesondere der Einsatz neuer Wirkstoffe bei Pharmaka, in den vergangenen Jahrzehnten zur steigenden Lebenserwartung in den USA und anderen Ländern geleistet hat. Einer seiner neuesten Studien zufolge sind zwei Drittel der Erhöhung des durchschnittlichen Sterbealters um zwei Jahre, von 74,4 auf 76,4 Jahre, die zwischen 1995 und 2003 in Australien beobachtet wurde, auf die Verwendung neuerer Medikamente zurückzuführen ist.[8] Berücksichtigt man, dass die zusätzlichen Medikamentenausgaben unter 13.000 US-Dollar lagen, hat der Gewinn eines zusätzlichen

Lebensjahres nur etwas mehr als 10.000 US-Dollar gekostet, weniger als ein Sechstel des Wertes, den Ökonomen für ein australisches Lebensjahr geschätzt haben.[9]

Mit ähnlichen Methoden quantifizieren Van Bui und Michael Stolpe speziell für Deutschland den Beitrag, den pharmazeutische Innovationen seit Mitte der achtziger Jahre zur Verlängerung der Lebensarbeitszeit geleistet haben, indem sie dazu beitrugen, die gesundheitsbedingte Frühverrentung zurückzudrängen, auch wenn das offizielle Renteneintrittsalter im Untersuchungszeitraum unverändert bei 65 blieb.[10] Dabei wird von der Annahme ausgegangen, dass sich der Beitrag der medizinischen Technologie zu besserer Gesundheit und ihre Auswirkungen auf Lebenserwartung und Renteneintrittsalter mathematisch-formal durch eine Produktionsfunktion beschreiben lassen, die sich empirisch identifizieren lässt, wenn die verfügbaren Beobachtungen in der Zeit und in Bezug auf verschiedene Arten von Krankheiten, die zur Frühberentung oder zum vorzeitigen Tod eines Menschen führen können, hinreichend variieren.

In ganz Deutschland ist die Zahl neuer Fälle gesundheitsbedingter Frühberentung seit Mitte der neunziger Jahre stark zurückgegangen, in Westdeutschland vor allem bei männlichen Arbeitern, in Ostdeutschland auch bei den Frauen. Auf der Ebene einzelner Krankheiten gab es jedoch ein differenziertes Bild. Die insgesamt positive Entwicklung wurde vor allem von einem sehr starken Rückgang der Frühberentung aufgrund einzelner Volkskrankheiten getragen. Bezogen auf die Zahl aller Beschäftigten lag im Jahr 2004 die Zahl der durch Frühberentung aufgrund von Krankheiten des Nervensystems und der Sinnesorgane verlorenen Arbeitsjahre um 60 % unter der Zahl von 1994, bei den Herz-Kreislauf-Krankheiten um 45 % und bei den Stoffwechselkrankheiten um 46 %. Dies ist bemerkenswert, weil die Zahl der durch Frühberentung verlorenen

Arbeitsjahre aufgrund anderer Krankheitsarten im gleichen Zeitraum sogar zugenommen hat, aufgrund von psychischen Erkrankungen sogar um 20 %.

Die zu erklärende Variable ist die Zahl der Arbeitsjahre, die in jedem Jahr seit 1988 durch neue Fälle gesundheitsbedingter Frühberentung verloren wurde, also für jeden Frührentner die Differenz zwischen 65, dem normalen Renteneintrittsalter, und seinem tatsächlichen Alter beim Renteneintritt. Insgesamt ist die Zahl der verlorenen Arbeitsjahre von ca. 7,5 Mio. im Jahr 1995 auf ca. 5 Mio. im Jahr 2004, also um etwa ein Drittel, zurückgegangen.

Bui und Stolpe stellen fest, dass neue Pharmaka die gesundheitsbedingte Frühberentung in den alten Bundesländern so stark verringert haben, dass in jedem Jahr nach Markteinführung eines neuen Wirkstoffes jeweils ca. 200 Arbeitsjahre gewonnen werden konnten. Allein im Jahre 2004 fielen die Rentenzahlungen der Deutschen Rentenversicherung dadurch um ca. 1 Mrd. Euro bzw. 5 % geringer aus. In Gesamtdeutschland können mindestens 5 % der durch eine geringere Frühberentung zwischen 1995 und 2004 gewonnenen Arbeitsjahre auf den Einfluss seit 1988 neu eingeführter Pharmaka zurückgeführt werden. Auch die Reform der Rentenversicherung im Jahre 2001 scheint einen signifikanten Einfluss gehabt zu haben. Weniger eindeutig sind die Ergebnisse für die Kontrollvariablen, mit denen die Studie den Einfluss von Rehabilitationsleistungen berücksichtigte. Diese werden oft von der Rentenversicherung angeordnet, um einen Antrag auf gesundheitsbedingte Frühberentung abzuwenden. Besonders intensiv bemühen sich die Rentenversicherer dabei um relativ junge Antragsteller, bei denen eine erfolgreiche Rehabilitation jeweils eine große Zahl von Arbeitsjahren retten kann. Aus Sicht der Rentenversicherer geht es dabei nicht nur um die eingesparten Erwerbsunfähigkeitsrenten, sondern auch um den Erhalt von Beitragszahlern, also um beträchtliche Summen in der Bilanz der Rentenversicherungen. Die Studie zeigt, dass die Rehabilitationsleistungen für bestimmte Krankheitsarten im Zeitverlauf der Untersuchung häufiger und intensiver eingesetzt wurden, bei anderen Krankheitsarten dagegen stagnierten. So wurden Rehabilitationsmaßnahmen im Verhältnis zur Zahl der Frührentner deutlich häufiger angewendet, um Herz-Kreislauf-Krankheiten zu behandeln, und auch häufiger, um psychische Erkrankungen zu behandeln. Insgesamt konnte die Studie keine einheitliche Wirkung des Rehabilitationseinsatzes auf die Zahl der durch gesundheitsbedingte Frühberentung verlorenen Arbeitsjahre nachweisen, was damit zusammenhängen mag, dass die Rentenversicherer möglicherweise ihren eigenen finanziellen Ertrag aus Rehabilitationsmaßnahmen im Auge haben und deshalb nicht immer die Fälle mit den höchsten medizinischen Erfolgsaussichten bei der Zuteilung von Rehabilitationsmaßnahmen Priorität haben.

In Ostdeutschland scheint der Effekt neuer pharmakologischer Wirkstoffe auf das Frühverrentungsgeschehen etwas geringer auszufallen als in Westdeutschland, was an einer langsameren Diffusion neuer medizinischer Technologie oder anderen regionalen Sonderfaktoren liegen könnte. Gleichwohl stützen die empirischen Ergebnisse die Vermutung, dass sich durch gezielte Investitionen in eine bessere medizinische Versorgung der über 65-Jährigen und eine gleichzeitige Erhöhung des durchschnittlichen Renteneintrittsalters gerade in einer alternden Bevölkerung große Wohlfahrtsgewinne erzielen lassen.

4. Politische Schlussfolgerungen

Die große Aufgabe der Politik liegt darin, die Komplementarität zwischen der Gesundheit von Arbeitnehmern, Bildungsinvestitionen und dem effektiven Renteneintrittsalter als Chance zu erkennen und als eine Quelle wirtschaftlichen Wachstums und steigenden Wohlstands in der alternden Gesellschaft zu erschließen. Dazu reicht es nicht aus, an die Verantwortung des Einzelnen zu appellieren und den Menschen eine höhere Ersparnisbildung abzufordern. Eher im Gegenteil: Wenn unsere Analyse zutrifft, könnte der staatlich forcierte Aufbau eines großen Sachkapitalstocks zur Finanzierung des Gesundheits- und Rentensystems sogar kontraproduktiv sein. Denn dann wird Arbeit tendenziell durch billig angebotenes Sachkapital ersetzt, und die durchschnittliche Lebensarbeitszeit würde sich mithin nicht erhöhen, sondern eher noch verringern. Ganz besonders würde dies gelten, wenn der Aufbau eines Sachkapitalstocks im Gesundheits- und Rentenversicherungssystem durch steigende bruttolohnbezogene Beiträge der Arbeitnehmer finanziert werden sollte, die wie eine Steuer den Produktionsfaktor Arbeit teurer machen würden. Die soziale Rendite zusätzlichen Sachkapitals wäre dann gering.

Eine höhere soziale Rendite in der alternden Gesellschaft versprechen Investitionen in die Gesundheit der Menschen. Die Erhaltung der Gesundheit älterer Arbeitnehmer kann die Grundlage zu einer nachhaltigen Verbesserung der Humankapitalausstattung und einer Verlängerung der Lebensarbeitszeit schaffen, ohne dass die Arbeitsproduktivität der älteren Arbeitnehmer signifikant sinken muss. Der Zuwachs des Volkseinkommens, der sich mit dieser Strategie erzielen lässt, sollte genutzt werden, um einerseits ein notwendigerweise expandierendes Gesundheitswesen zu finanzieren, andererseits aber auch, um niedrigere Beiträge zur Rentenversicherung und gleichzeitig höhere Rentenzahlungen bei einer – relativ zu den erwarteten Lebenszeitgewinnen unterproportional – zunehmenden Rentenbezugsdauer zu ermöglichen.[11] Im Rahmen dieser Strategie kommt gezielten Investitionen in medizinische Technologie eine Schlüsselrolle zu, damit das Gesundheitswesen den Herausforderungen der alternden Bevölkerung gerecht werden kann. Es gilt nicht nur, die Gesundheit und Lebenserwartung der Menschen zu verbessern, sondern auch ihre Konsummöglichkeiten vor und nach dem Renteneintritt zu steigern und den Freizeitanteil an der gesamten Lebenszeit zu erhöhen. Darin liegt die große Chance, die ein rechtzeitiges Umdenken in der deutschen Gesundheits-, Bildungs- und Rentenpolitik lohnend erscheinen lässt.

Literatur

Becker, G. S. / Philipson, T. J. / Soares, R. R.: The Quantity and Quality of Life and the Evolution of World Inequality. In: American Economic Review 95 (2005), 277–291.

Bloom, D. E. / Canning, D. / Moore, M.: A Theory of Retirement. NBER Working Paper 13630. Cambridge (MA) 2007.

Bui, V. / Stolpe, M.: The Impact of New Drug Launches on the Loss of Labor from Disease and Injury: Evidence from German Panel Data. Kiel Working Paper 1317. Institut für Weltwirtschaft an der Universität Kiel 2007.

Eberhardt, N. / Groth, H.: Die Demografiefalle. Gesundheit als Ausweg für Deutschland und Europa. Stuttgart 2008.

Fogel, R. W.: The Escape from Hunger and Premature Death, 1700–2100. Cambridge 2004.

Felder, S.: The Value of Life and the Value of New Medical Technology: Calculations for Germany. Vortrag auf der Konferenz „New Technology and National Health Systems" des Instituts für Weltwirtschaft an der Universität Kiel, 2005 (http://www. ifw-kiel.de/konfer/esf-ifw/newtech05/felder.pdf).

Lichtenberg, F.: Pharmaceutical Knowledge-Capital Accumulation and Longevity. In: *Corrado, C. / Haltiwanger, J. / Sichel, D. (Hrsg.):* Measuring capital in the new economy. Chicago 2005a, 237–274.

Lichtenberg, F.: The Impact of New Drug Launches on Longevity: Evidence from Longitudinal Disease-level Data from 52 Countries, 1982–2001. In: International Journal of Health Care Finance and Economics 5 (2005b), 47–73.

Lichtenberg, F. / Duflos, G.: Pharmaceutical Innovation and the

Longevity of Australians: A First Look. NBER Working Paper 14009. Cambridge (MA) 2008.

Lichtenberg, F. / Virabhak, S.: Pharmaceutical-embodied Technical Progress, Longevity, and Quality of Life: Drugs as „Equipment for Your Health". In: Managerial and Decision Economics 28 (2007), 371–392.

Murphy, K. M. / Topel, R. H.: The Economic Value of Medical Research. In: *dies. (Hrsg.):* Measuring the Gains from Medical Research: An Economic Approach. Chicago 2003, 41–73.

Nordhaus, W.: The Health of Nations: The Contribution of Improved Health to Living Standards. In: *Murphy, K. M. / Topel, R. H. (Hrsg.):* Measuring the Gains from Medical Research: An Economic Approach. Chicago 2003, 9–40.

Viscusi, W. K.: The Value of Life. Harvard Law School Discussion Paper 517. Cambridge (MA) 2005 (http://www.law.harvard.edu/programs/olin_center/papers/pdf/Viscusi_517.pdf).

Anmerkungen

[1] Fogel 2004.

[2] Becker et al. 2005.

[3] Nordhaus 2003.

[4] Murphy / Topel 2003.

[5] Felder 2005.

[6] Eberhardt / Groth 2008.

[7] Vgl. vor allem Lichtenberg 2005a; Lichtenberg 2005b; Lichtenberg / Virabhak 2007.

[8] Lichtenberg / Duflos 2008.

[9] Viscusi 2005.

[10] Bui / Stolpe 2007.

[11] Eine mathematisch-formale Modellanalyse dieser Zusammenhänge findet sich bei Bloom et al. 2007.

Veränderte Anforderungen des Arbeitslebens und ihre Auswirkungen auf die Gesundheit der Arbeitnehmer

Regina Görner

Wenn man Beschäftigte fragt, was gute, menschenwürdige Arbeit für sie bedeutet, erhält man – über alle Generationen hinweg – ziemlich einheitliche Antworten. Dass gute Arbeit nicht krank machen darf, ist wichtig, aber andere Kriterien sind wichtiger. Gerechte Bezahlung steht natürlich ganz oben. Wie Adorno schon sagte: Geld ist das eine Maß der Freiheit.

Interessant ist, was noch ganz vorn liegt: Sicherheit des Arbeitsplatzes und Verlässlichkeit der Arbeit, aber auch der Respekt, die Wertschätzung, die einem am Arbeitsplatz entgegengebracht werden, sowie – wenn auch mit einigem Abstand! – die Möglichkeit, eigene Vorstellungen und die eigene Kreativität einbringen zu können, sowie die Sinnhaftigkeit der Arbeit. Auch gute Beziehungen zu den Kollegen werden hoch bewertet. (Das alles ist nachzulesen im DGB-Index „Gute Arbeit", der seit 2007 repräsentativ erhoben wird – vgl. Abb. 1–2, die, wie alle Abbildungen dieses Beitrags, am Ende des Textes zu finden sind ab Seite 473.)

Wenn man fragt, wie der eigene Arbeitsplatz abschneidet, zeigen sich krasse Missverhältnisse zwischen Anspruch und Wirklichkeit. Am ehesten sind die Ansprüche an Kollegialität und Sinnhaftigkeit der Arbeit sowie die emotionalen Anforderungen erfüllt. Schlecht sieht es dagegen bei den Werten Vergütung und – bei jungen Leuten besonders ausgeprägt! – Arbeitsplatzsicherheit aus. Auch bezüglich der Einfluss- und Gestaltungsmöglichkeiten werden deutliche Defizite benannt. Im Ergebnis betrachten nur 11 % der unter 35-Jährigen ihre Arbeit als „gut", aber immerhin 30 % als „schlecht" (Abb. 3). Die verschiedenen Altersgruppen unterscheiden sich dabei kaum, wohl aber unterschiedliche Beschäftigungsformen. Die Ergebnisse werden umso schlechter, je weiter entfernt die Menschen vom Normalarbeitsverhältnis – also Dauerbeschäftigung in Vollzeit – sind. Am negativsten fällt die Einschätzung bei den Leiharbeitern (Abb. 4) und bei den jungen Frauen in Teilzeitarbeit (Abb. 5) aus.

Gesamtgesellschaftlich scheinen Abweichungen vom Normalarbeitsverhältnis kaum eine Rolle zu spielen. Dank der bestehenden Kündigungsschutzregelungen sind Dauerbeschäftigte ja nur im Kündigungsfall betroffen. Wer aber Arbeit neu aufnimmt – das gilt vor allem für die jungen Leute! –, steht vor einer ganz anderen Situation, wie eine im Auftrag der Bundesregierung im Februar 2008 veröffentlichte Studie belegt, die sich mit dem Übergang junger Leute in Erwerbsarbeit beschäftigt. Nur 32 % der heute unter 35-Jährigen konnten im Anschluss an Ausbildung und Studium unmittelbar in ein Normalarbeitsverhältnis eintreten (Abb. 6). Bei den unter 25-Jährigen sind es sogar nur 28 %. Die Mehrheit der jungen Leute muss heute also auch nach einer erfolgreichen Ausbildung Brüche in der beruflichen Integration hinnehmen.

Und die Daten zeigen, dass die Zahl der Brüche zunimmt, je jünger die befragten Jahrgänge sind: Während 16 % der 30- bis 34-jährigen Qualifizierten noch nie ein Normalarbeitsverhältnis hatten, gilt das für immerhin 43 % der 18- bis 24-Jährigen (Abb. 7). Und es steht nicht zu erwarten, dass sich im Zeitablauf die Jungen den Älteren anpassen werden, denn die 18- bis 24-Jährigen haben heute schon – in der kurzen Phase ihrer Beschäftigung – in höherem Umfang Erfahrungen mit Leiharbeit (Abb. 8) oder befristeter Beschäftigung (Abb. 9) machen müssen als die zehn Jahre Älteren.

Auch bei den jungen Qualifizierten ist nur für jeden Vierten im Anschluss an ein Leiharbeitsverhältnis eine Anschlussbeschäftigung im Einsatzbetrieb herausgesprungen (Abb. 10) – und auch das ist häufig wieder nur ein befristeter Job.

Ich will dabei betonen, dass dies alles für Qualifizierte gilt. Bei den Unqualifizierten ist die Situation noch deutlich schlechter. Faktisch sind deshalb heute 40 % der unter 25-jährigen Erwerbstätigen nicht in einem Normalarbeitsverhältnis – gegenüber nur 19,5 % im Jahre 1997. Dieser Anteil ist auch bei den Älteren gestiegen, bei denjenigen, die 55 und älter sind, allerdings nur um 4,5 % auf 23,9 % (Abb. 11).

Im Ergebnis bedeutet das, dass so etwas wie ökonomische Sicherheit, die in der Elterngeneration mit dem Abschluss der Ausbildung so gut wie garantiert schien, für immer mehr junge Leute bestenfalls immer später und vielleicht – das steht jedenfalls zu befürchten! – gar nicht mehr erreicht wird. Von den unter 35-jährigen Qualifizierten hat mittlerweile jeder Dritte kein Normalarbeitsverhältnis mehr (Abb. 12). Vor zehn Jahren standen selbst die unqualifizierten Beschäftigten in Deutschland noch besser da: 1997 musste sich nur jeder Vierte mit atypischer Beschäftigung zufriedengeben (Abb. 11).

Die Ursache liegt in Veränderungen in der Beschäftigungspolitik von Unternehmen. Ihr Ziel ist, sich von unternehmerischen Risiken, die mit Beschäftigung verbunden sind, so weit wie möglich zu entlasten. Das „ideale" Unternehmen vermarktet Lizensen und kauft Halbfertigprodukte und Dienstleistungen nur noch ein. Rechtsbeziehungen zu Beschäftigten versucht man dabei möglichst zu vermeiden. Outsourcing, Leiharbeit und Werkverträge sind die am deutlichsten sichtbaren Erscheinungsformen.

Die Entwicklung hat Kaskadencharakter: Was die Konzerne tun, wird zum Modell für die Zulieferer usw., sodass zuletzt Dauerbeschäftigung selbst in der Leiharbeit die Ausnahme darstellt, nachdem der Gesetzgeber das sogenannte Synchronisationsverbot aufgehoben hat. Und neue Produktionskonzepte führen selbst bei denen, die dauerhaft beschäftigt sind, zu erheblich gewachsenen Anforderungen an zeitliche und örtliche Flexibilität.

Was bedeuten diese Veränderungen in der Arbeitswelt aus der Perspektive der Gesundheitspolitik?

1. Die richtigerweise als besonders erfolgreich beschriebenen Programme der betrieblichen Gesundheitsförderung greifen für die nicht im Normalarbeitsverhältnis Befindlichen nicht oder nur schlecht. Schon heute konstatieren die Berufsgenossenschaften bei der Leiharbeit gestiegene Unfallzahlen, ganz entgegen dem allgemeinen Trend. Damit droht ein Rückfall hinter Standards, die längst als gesichert galten.

2. Die Vergütungsstrukturen bei den prekären Beschäftigungsverhältnissen sind alles andere als armutsvermeidend. Die gesundheitlichen Folgen von Armut sind mittlerweile durch die verschiedensten Studien belegt. Neu ist, dass davon auch gut Qualifizierte betroffen sein werden. Was das für deren Gesundheit bedeutet, ist offen.

3. Diskontinuierliche Erwerbsformen vereinzeln und spalten die Belegschaften. Der Aufbau sozialer Bindungen in der Arbeitswelt wird erschwert bzw. erscheint gar nicht mehr sinnvoll. Negativ betroffen sind auch die sozialen Bindungen außerhalb der Erwerbsarbeit. Dies alles führt zusammen mit der ökonomischen Unsicherheit vermehrt zu psychischen oder psychosomatischen Problemen. Ich empfehle den Krankenkassen, die dramatischen Steigerungen bei den psychischen Erkrankungen mit Blick auf die Beschäftigungsformen zu hinterfragen.

4. Der Wunsch, doch noch die begehrte Dauerbeschäfti-

gung zu erreichen, führt zur Tolerierung belastender Arbeitsverhältnisse und zur Verschleppung behandlungsbedürftiger Erkrankungen. Die daraus resultierenden Folgen werden verdrängt, um den als höher eingeschätzten Wert Arbeitsplatzsicherheit zu erreichen. Die gängigen Mechanismen betrieblicher Interessenvertretung funktionieren für diese Zielgruppe kaum.

5. Die Retaylorisierung von Arbeitsplätzen, also die Rückkehr zu immer kürzeren Arbeitstakten und repetitiven Arbeitsvorgängen in der Produktion, betrifft zunehmend auch Menschen, die ein Dauerarbeitsverhältnis haben. Die selbständige Steuerung der Arbeit ist wieder auf dem Rückzug. Das wird traditionelle arbeitsbedingte Erkrankungen ansteigen lassen. Der Einsatz von Montagerobotern etc. hat einige Gesundheitsgefährdungen reduziert, dafür aber wieder neue geschaffen.

6. Die für die Prävention und einen besseren Umgang mit Volkskrankheiten so wichtigen Ressourcen für eine gesunde Lebensführung schwinden, wenn die Unsicherheit des Arbeitplatzes und der Wechsel des Arbeitsortes zunimmt. Nicht nur von Leiharbeitern, sondern auch von jungen Führungskräften wird heute z. B. eine berufliche Mobilität erwartet, die eine Einbindung in Familie, Freundeskreise oder gar Vereinsstrukturen immer schwerer macht. Die geforderte berufliche Mobilität belastet schon bei Dauerpendlern Beziehungen und familiären Zusammenhalt. Aber für diejenigen, die heute nicht wissen, wo nächsten Monat ihr Arbeitsort sein wird, ist auch der gestern viel gepriesene Sportverein keine Möglichkeit mehr. Da bleibt bestenfalls noch das Fitness-Studio.

7. Der Blick auf die tariflichen Arbeitszeiten sagt nichts aus über die Wirklichkeit für die Betroffenen. Die Zahl der Beschäftigten, die über 40 Stunden pro Woche, an Wochenenden oder in Schicht arbeiten, hat erheblich zugenommen. Die zu erwartenden Folgen für die Gesundheit sind

seit Langem gut erforscht. Auch hier werden längst überwunden geglaubte Verhältnisse wieder Einzug halten.

8. Die immer geringere Verlässlichkeit und Planbarkeit
von Arbeitseinsätzen steht in diametralem Gegensatz zu
den rhythmusgebundenen Funktionen in der Familien-
arbeit, bei der Betreuung von Kindern und pflegebedürftigen Angehörigen. Die Vereinbarkeit von Familie und
Erwerbstätigkeit rückt in weite Ferne, wenn die Arbeitszeiten nicht mehr verlässlich sind.

Fazit

Wir werden es also mit einem Wiederauftauchen längst
überwunden geglaubter gesundheitlicher Risiken aus der
Arbeit zu tun haben, dazu mit der Verschärfung von Problemen, die wir bisher ohnehin noch nicht gelöst haben.
Das betrifft besonders die Jungen – damit haben wir bisher
keine Erfahrung.

Ich will nur am Rande darauf hinweisen, dass für Menschen, deren Beschäftigungsverhältnis nicht mit dem Einsatzbetrieb besteht – also bei Leiharbeit, Werkverträgen
etc. –, die traditionellen Errungenschaften der Sozialpolitik
wie betriebliche Altersversorgung oder Mitarbeiter- bzw.
Erfolgsbeteiligungen generell leerlaufen. Sie sind typischerweise an dauerhafte Arbeitsbeziehungen gebunden, die
diese Personen aber nirgendwo erreichen.

Ein letzter Aspekt, der mir immer größere Sorgen bereitet: Die niedrigen Geburtenzahlen wird man in dem Sinne
wohl nicht zu den „Volkskrankheiten" zählen können,
aber eines ist sicher: Wenn der Zeitpunkt, an dem junge
Leute so etwas wie ökonomische Sicherheit erreichen, immer weiter hinausgeschoben wird (darauf hat der Familien-
forscher Bertram schon vor einigen Jahren hingewiesen!),
dann wird die Umsetzung der vorhandenen Kinderwün-

sche ebenfalls immer weiter hinausgeschoben – und damit oft eben auch ganz aufgegeben. Seither hat sich die Situation weiter verschärft. Aber die Biologie lässt sich nur begrenzt manipulieren: Das „biologische Fenster der Fortpflanzung" hat sich jedenfalls weder durch die wachsende Lebenserwartung noch durch eine längere Lebensarbeitszeit erweitert oder verlagert.

Gesellschaft und Politik müssen sich die Frage stellen, ob sie diese Entwicklungen wollen oder nicht. Meine Gewerkschaft wird sich damit jedenfalls nicht abfinden. Die Entwicklungen sind keine Naturgesetze, sondern gestaltbar und veränderlich. Aber wir allein werden das nicht schaffen. Auch die Gesundheitspolitik könnte dazu jedenfalls einen bedeutenden Beitrag leisten.

Literatur

DGB-Index „Gute Arbeit" 2007: Das menschliche Maß für Arbeit. Berlin 2007.

Fuchs, Tatjana / Ebert, Andreas (Hrsg.): Was ist gute Arbeit? Anforderungen an den Berufseinstieg aus Sicht der jungen Generation (INIFES – Internationales Institut für Empirische Sozialökonomie). Stadtbergen/Bonn 2008.

Abbildungen

(siehe folgende Seiten)

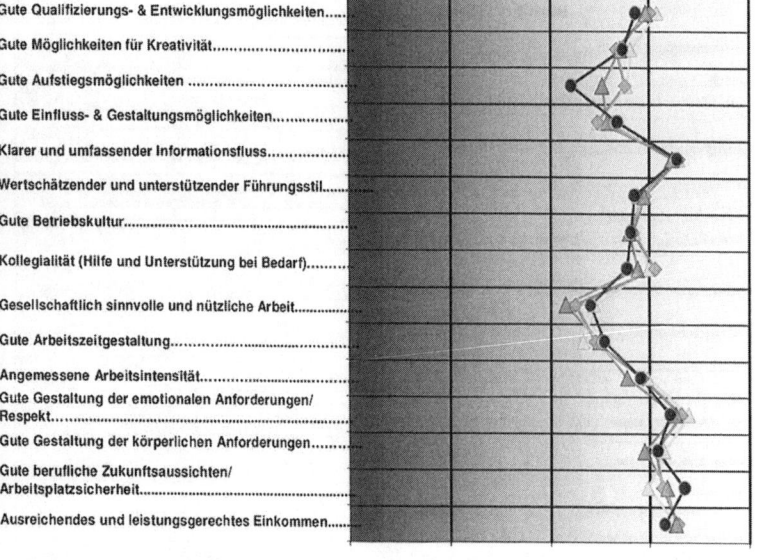

	nicht wichtig	weniger wichtig	wichtig	sehr wichtig	äußerst wichtig
Gute Qualifizierungs- & Entwicklungsmöglichkeiten.....					
Gute Möglichkeiten für Kreativität.........................					
Gute Aufstiegsmöglichkeiten					
Gute Einfluss- & Gestaltungsmöglichkeiten...............					
Klarer und umfassender Informationsfluss................					
Wertschätzender und unterstützender Führungsstil......					
Gute Betriebskultur...					
Kollegialität (Hilfe und Unterstützung bei Bedarf)........					
Gesellschaftlich sinnvolle und nützliche Arbeit...........					
Gute Arbeitszeitgestaltung...................................					
Angemessene Arbeitsintensität..............................					
Gute Gestaltung der emotionalen Anforderungen/ Respekt...					
Gute Gestaltung der körperlichen Anforderungen........					
Gute berufliche Zukunftsaussichten/ Arbeitsplatzsicherheit..					
Ausreichendes und leistungsgerechtes Einkommen.....					

△ Auszubildende   ◇ Beschäftigte unter 25 Jahren   △ Beschäftigte 25 bis 30 Jahre   ● Beschäftigte über 30 Jahren

Abb. 1: Ansprüche von Beschäftigten an gute Arbeit
Quelle: DGB Index „Gute Arbeit" 2007

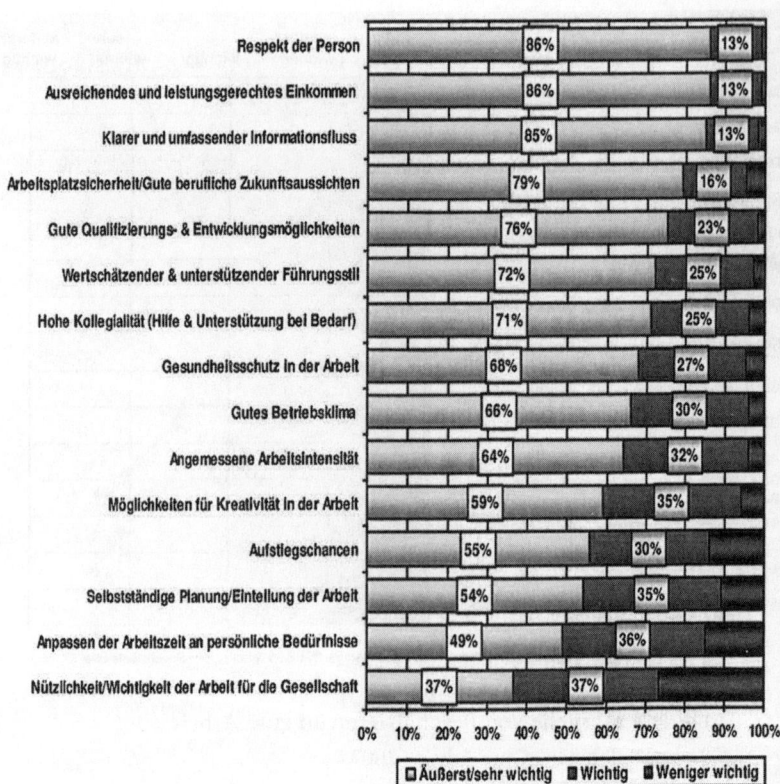

Abb. 2: Ansprüche von jungen Beschäftigten (unter 30 Jahre) an gute Arbeit

Quelle: DGB-Index „Gute Arbeit" 2007

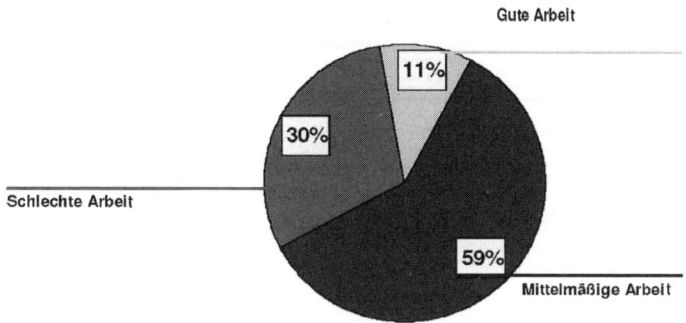

Abb. 3: Qualität der Arbeit bei unter 30-Jährigen
Quelle: DGB-Index „Gute Arbeit" 2007

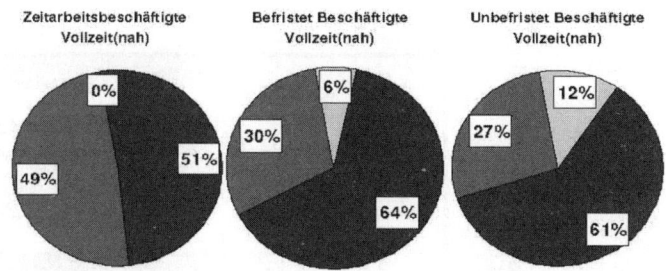

Abb. 4: ... nach Beschäftigungsformen

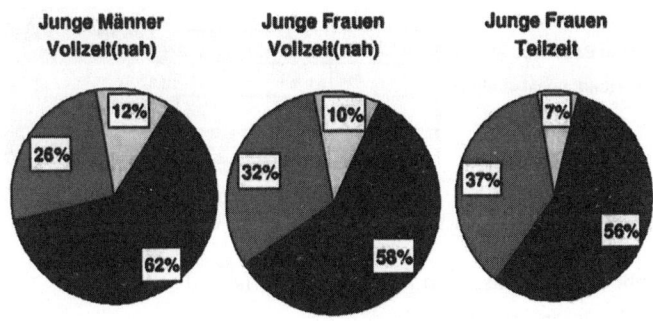

Abb. 5: ... nach Geschlecht

475

◯ Zahl der atypischen Beschäftigungsverhältnisse der 18 – 34 jährigen
Erwerbstätigen mit abgeschlossener Berufsausbildung

	Anzahl	%
kein atypisches Beschäftigungsverhältnis oder Praktikum	812	32 %
1 atypisches Beschäftigungsverhältnis	771	31 %
2 atypische Beschäftigungsverhältnisse	376	15 %
3 atypische Beschäftigungsverhältnisse	210	8 %
4 und mehr atypische Beschäftigungsverhältnisse	338	13 %
Gesamt	2.510	100 %

Abb. 6: Atypische Beschäftigung junger qualifizierter
Erwerbstätiger
Quelle: Inifes Studie

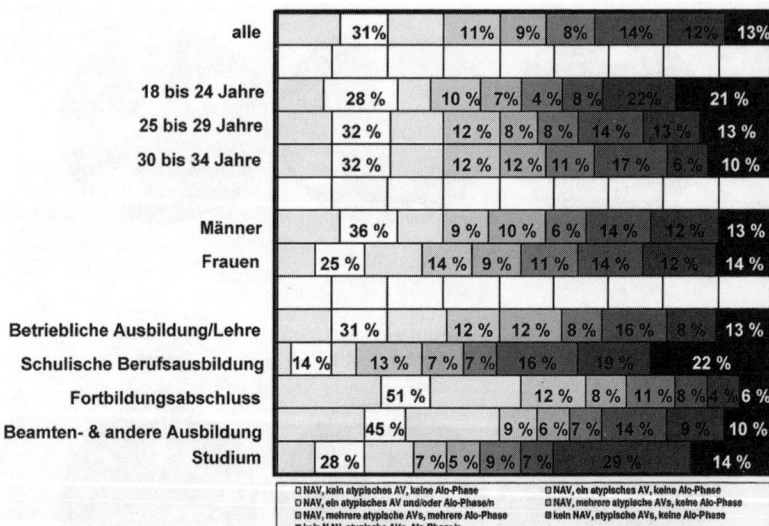

Abb. 7: Statuspassagen nach Ausbildung und Studium
Quelle: Inifes Studie

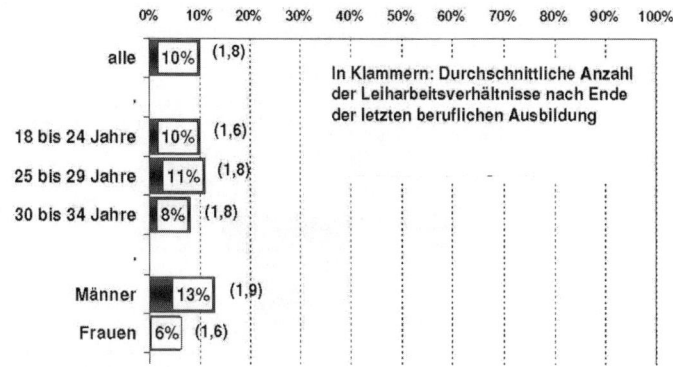

Abb. 8: Leiharbeit nach Ausbildung/Studium
Quelle: Inifes Studie

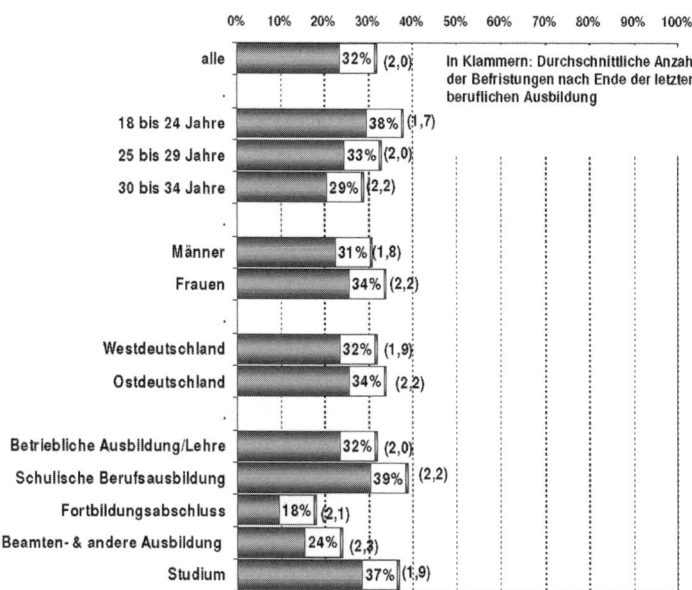

Abb. 9: Befristung im Anschluss an Ausbildung/Studium
Quelle: Inifes Studie

477

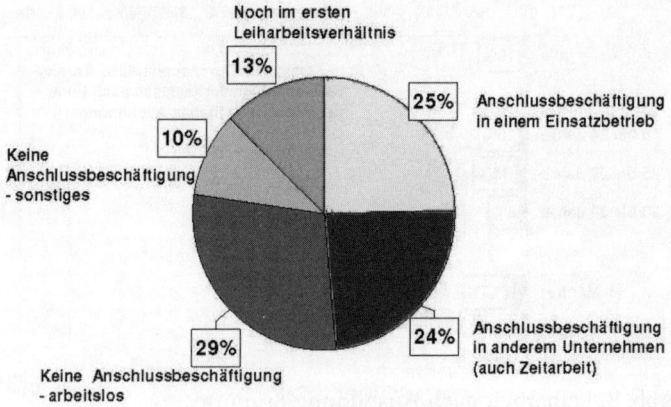

Abb. 10: Übergang nach der ersten Leiharbeit
Quelle: Inifes Studie

	Jahr					
	1997	1999	2001	2003	2005	2007
	in %					
Alter						
15 bis unter 25 Jahre	19,5	23,8	23,7	26,3	35,9	39,2
25 bis unter 35 Jahre	16,7	18,8	19,2	20,7	23,9	26,6
35 bis unter 45 Jahre	18,3	20,5	20,7	21,5	23,1	25,3
45 bis unter 55 Jahre	15,9	17,6	18,1	18,8	20,6	22,4
55 bis unter 65 Jahre	19,4	21,8	22,7	23,6	23,1	23,9
Beruflicher Bildungsabschluss						
ohne anerkannte Berufsausbildung	26,7	29,8	31,3	33,1	35,0	39,9
Lehre, Berufsfachschule	16,5	19,1	19,5	20,6	23,1	25,0
tertiärer Abschluss·	14,5	15,5	15,6	16,2	17,3	18,3
Staatsangehörigkeit[2]						
Deutsch	17,3	19,4	19,8	20,6	22,8	24,7
EU–Ausländer	17,0	20,0	20,0	22,2	25,2	28,7
Nicht-EU-Ausländer	21,7	24,7	25,8	29,3	33,5	36,8

Abb. 11: Anteil atypisch Beschäftigter an abhängig Beschäftigten nach sozio-demografischen Merkmalen
– 15- bis 64-Jährige nicht in Bildung oder Ausbildung –
Quelle: Statistisches Bundesamt

Praktikum oder ähnliches	26	1 %
als freie/r Mitarbeiter/in oder selbständig tätig	98	5 %
als Arbeitnehmer/in beschäftigt darunter, derzeit:		
- in einem Teilzeit-/Minijob	267	12 %
- in Leiharbeit	58	3 %
- befristet beschäftigt	270	12 %
- unbefristet beschäftigt	1.458	67 %
GESAMT	2.177	100 %

Abb. 12: Aktueller Erwerbsstatus von jungen Qualifzierten
18- bis 34-jährige Erwerbstätige

Quelle: Inifes Studie

Arbeit und Gesundheit – Krankheitsursachen am Arbeitsplatz

Stephan Letzel

Einleitung

„Gesundheit ist ein existentielles Gut. Die Möglichkeit zu dessen Erhaltung, Förderung und Wiederherstellung für jeden Einzelnen erfordert die Unterstützung der Wahrnehmung von Eigenverantwortung innerhalb eines leistungsfähigen Gesundheitssystems auf solidarischer Basis.

Prävention und Gesundheitsförderung besitzen sowohl für den einzelnen Menschen als auch für die Gesellschaft eine zunehmende Bedeutung. Es besteht ein breit getragener Konsens darüber, dass die Stärkung von Prävention und Gesundheitsförderung nicht nur für die Lebensqualität, sondern auch zur ökonomischen Stabilisierung unseres Gesundheitswesens unverzichtbar ist. Hierzu bedarf es einer an bestehende Settingansätze angepassten Systematik von Prävention und Gesundheitsförderung, die sowohl die Verantwortung des einzelnen Menschen als auch die seiner Umgebung – also ein Zusammenspiel zwischen Verhaltens- und Verhältnisprävention – fordert.

Der in Deutschland größte gesundheitspolitische Settingansatz und damit der wesentliche Schlüssel zur Prävention sind 39 Millionen Erwerbstätige, die über bestehende rahmenrechtliche Regelungen des Arbeits- und Gesundheitsschutzes erreicht werden können. Der Arbeitsmedizin kommt hier als integrierender Funktion eine wesentliche Bedeutung zu. Als präventivmedizinische Disziplin umfasst sie die Wechselbeziehungen zwischen Arbeit und Beruf einerseits sowie Gesundheit und Krankheit andererseits, die Förderung der Gesundheit und Leistungsfähigkeit des arbeitenden Menschen, die Vorbeugung, Erkennung, Behandlung und Begutachtung arbeits- und umweltbedingter Erkrankungen und Berufskrankheiten, die Verhütung arbeitsbedingter Gesundheitsgefährdungen einschließlich individueller und betrieblicher Gesundheitsberatung, die Vermeidung von Erschwernissen und die berufsfördernde Rehabilitation.

Ihre Rolle ist es einerseits auf gesundheitsgerechte, salutogene Arbeitsbedingungen hinzuwirken, andererseits die Beschäftigten in den Unternehmen zu befähigen, die individuelle Kontrolle über ihre Gesundheit zu erhöhen und dadurch ihre Gesundheit zu fördern.

Die Arbeitsmedizin ist darüber hinaus eine integrierende Schnittstelle zwischen primärpräventiver Gesundheitsförderung und ambulanter Primärversorgung, die für alle an Primärprävention und Primärversorgung beteiligten Gesundheitsexperten eine koordinierende Plattform bietet."[1]

Die Arbeitsmedizin in Deutschland hat in den vergangenen Jahren und Jahrzehnten gemeinsam mit den weiteren Verantwortlichen für den Gesundheitsschutz am Arbeitsplatz (u. a. Arbeitgeber, Arbeitnehmer, Fachkräfte für Arbeitssicherheit, gesetzliche Unfallversicherung, Gewerbeaufsicht und Politik [z. B. Bundesministerium für Arbeit und Soziales]) umfassende, effektive und effiziente Präventionsprogramme entwickelt und umgesetzt. Dies hat sowohl im Bereich von Arbeits- und Wegeunfällen als auch bei einer Vielzahl von Berufskrankheiten zu einer deutlichen Reduzierung der zu beobachtenden Unfall- bzw. Erkrankungszahlen geführt. Trotz aller Anstrengungen zur Gesundheitsförderung und Prävention am Arbeitsplatz treten aber auch heute noch Arbeits- und Wegeunfälle sowie Berufskrankheiten in Deutschland auf. Die aktuelle Entwicklung der Arbeitsbedingungen (u. a. Zunahme von Arbeits- und Leistungsverdichtung, Multitasking, Informationsverarbeitung, Globalisierung des Wettbewerbes, Job-Unsicherheit) führen zunehmend zu beruflich (mit)bedingten Erkrankungen und vorzeitiger Erwerbsunfähigkeit. Dem gegenüber stehen erhebliche Veränderungen der aktuellen gesellschaftlichen Situation in Deutschland (u. a. demografischer Wandel, unbefriedigende Beschäftigungslage, Rezession, Reformbedarf bei den sozialen Sicherungssystemen).

Unter dem Thema „Arbeit und Gesundheit – Krankheitsursachen am Arbeitsplatz" soll im Folgenden auf die Themenbereiche „Arbeits- und Wegeunfall", „Berufskrankheiten" und „arbeitsbedingte Erkrankungen" aus Sicht der Arbeitsmedizin näher eingegangen werden, bevor abschließend zukünftige Präventionsansätze aufgezeigt werden.

Arbeits- und Wegeunfälle

Im § 8 Sozialgesetzbuch VII (SGB VII) werden Arbeits- und Wegeunfälle wie folgt definiert:

§ 8 Arbeitsunfall

(1) Arbeitsunfälle sind Unfälle von Versicherten infolge einer den Versicherungsschutz nach § 2, 3 oder 6 begründenden Tätigkeit (versicherte Tätigkeit). Unfälle sind zeitlich begrenzte, von außen auf den Körper einwirkende Ereignisse, die zu einem Gesundheitsschaden oder zum Tod führen.
(2) Versicherte Tätigkeiten sind auch
1. das Zurücklegen des mit der versicherten Tätigkeit zusammenhängenden unmittelbaren Weges nach und von dem Ort der Tätigkeit,
2. das Zurücklegen des von einem unmittelbaren Weg nach und von dem Ort der Tätigkeit abweichenden Weges, um

a) Kinder von Versicherten (§ 56 des Ersten Buches), die mit ihnen in einem gemeinsamen Haushalt leben, wegen ihrer, ihrer Ehegatten oder ihrer Lebenspartner beruflichen Tätigkeit fremder Obhut anzuvertrauen oder

b) mit anderen Berufstätigen oder Versicherten gemeinsam ein Fahrzeug zu benutzen,

3. das Zurücklegen des von einem unmittelbaren Weg nach und von dem Ort der Tätigkeit abweichenden Weges der Kinder von Personen (§ 56 des Ersten Buches), die mit ihnen in einem gemeinsamen Haushalt leben, wenn die Abweichung darauf beruht, dass die Kinder wegen der beruflichen Tätigkeit dieser Personen oder deren Ehegatten oder deren Lebenspartner fremder Obhut anvertraut werden,

4. das Zurücklegen des mit der versicherten Tätigkeit zusammenhängenden Weges von und nach der ständigen Familienwohnung, wenn die Versicherten wegen der Entfernung ihrer Familienwohnung von dem Ort der Tätigkeit an diesem oder in dessen Nähe eine Unterkunft haben,

5. das mit einer versicherten Tätigkeit zusammenhängende Verwahren, Befördern, Instandhalten und Erneuern eines Arbeitsgeräts oder einer Schutzausrüstung sowie deren Erstbeschaffung, wenn diese auf Veranlassung der Unternehmer erfolgt.

Betrachtet man den Häufigkeitsverlauf der Arbeitsunfälle in den letzten Jahrzehnten (Abb. 1), so ist bei den gewerblichen Berufsgenossenschaften die Quote meldepflichtiger Arbeitsunfälle je 1000 Vollarbeiter von 132 im Jahr 1960 auf ca. ein Fünftel im Jahr 2006 gesunken. Bei den Wegeunfällen (Abb. 2) zeigt sich ebenfalls ein Abwärtstrend, der jedoch nicht so stark ausgeprägt ist.[2] Die Unfallzahlen für das Jahr 2007 belegen für den Bereich der Unfallversicherungsträger der gewerblichen Wirtschaft sowie der öffentlichen Hand aber immer noch 959.714 meldepflichtige Arbeitsunfälle sowie 167.067 Wegeunfälle in Deutschland, wovon 619 (Arbeitsunfälle) bzw. 503 (Wegeunfälle) tödlich verlaufen sind.[3] Legt man ein Jahr mit 365 Tagen zugrunde, verunglücken in Deutschland derzeit bei der Arbeit bzw. auf dem Arbeitsweg (Wegeunfälle) durchschnittlich mehr als 3000 Beschäftigte pro Tag.

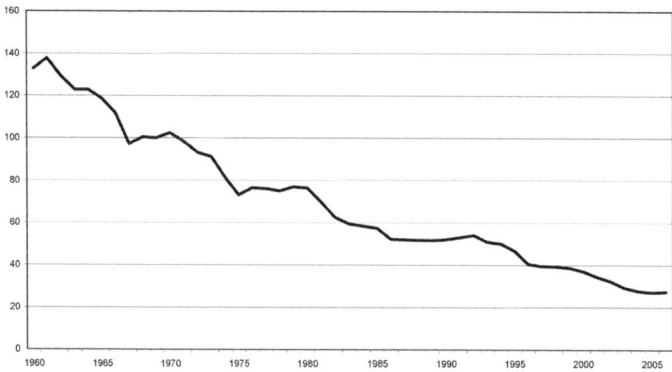

Abb. 1: Meldepflichtige Arbeitsunfälle (je 1000 Vollarbeiter) aus dem Bereich der gewerblichen Berufsgenossenschaften (Quelle: DGUV)

Der Rückgang der Arbeitsunfälle ist durch verschiedene Faktoren bestimmt. Neben einem generellen Wandel der Arbeitswelt – weg von der Produktion in der Landwirtschaft und im Bergbau, hin zur Dienstleistung – ist dieser Rückgang sicherlich auch auf erhebliche Fortschritte im Gesamtbereich des Unfallschutzes am Arbeitsplatz und der Sicherheitstechnik zurückzuführen. Der Anteil der Arbeitsmedizin und einer geeigneten arbeitsmedizinischen Vorsorge an diesem Rückgang ist ebenfalls bedeutend, jedoch schwer zu quantifizieren.

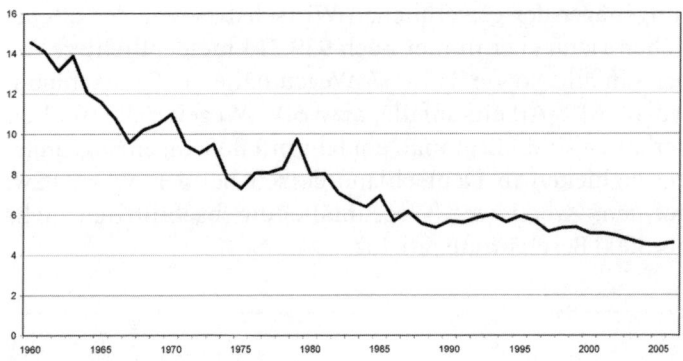

Abb. 2: Meldepflichtige Wegeunfälle aus dem Bereich der gewerblichen Berufsgenossenschaften je 1.000 Versicherungsfälle
– ab 1986, bis dahin je 1.000 Vollarbeiter
(Quelle: DGUV)

Berufskrankheiten

Ebenfalls im SGB VII (§ 9 Abs. 1) ist der Begriff der Berufskrankheit wie folgt definiert:

§ 9 Berufskrankheit

(1) Berufskrankheiten sind Krankheiten, die die Bundesregierung durch Rechtsverordnung mit Zustimmung des
Bundesrates als Berufskrankheiten bezeichnet und die Versicherte infolge einer den Versicherungsschutz nach § 2, 3
oder 6 begründenden Tätigkeit erleiden. Die Bundesregierung wird ermächtigt, in der Rechtsverordnung solche
Krankheiten als Berufskrankheiten zu bezeichnen, die nach
den Erkenntnissen der medizinischen Wissenschaft durch
besondere Einwirkungen verursacht sind, denen bestimmte
Personengruppen durch ihre versicherte Tätigkeit in erheb-

lich höherem Grade als die übrige Bevölkerung ausgesetzt sind; sie kann dabei bestimmen, dass die Krankheiten nur dann Berufskrankheiten sind, wenn sie durch Tätigkeiten in bestimmten Gefährdungsbereichen verursacht worden sind oder wenn sie zur Unterlassung aller Tätigkeiten geführt haben, die für die Entstehung, die Verschlimmerung oder das Wiederaufleben der Krankheit ursächlich waren oder sein können. In der Rechtsverordnung kann ferner bestimmt werden, inwieweit Versicherte in Unternehmen der Seefahrt auch in der Zeit gegen Berufskrankheiten versichert sind, in der sie an Land beurlaubt sind.

Die Definition der Berufskrankheit zeigt, dass es sich hierbei nicht ausschließlich um eine klinische Diagnose, sondern um einen fest umschriebenen sozialrechtlichen Begriff handelt, der nicht gleichzusetzen ist mit einer berufs- bzw. arbeitsbedingten Erkrankung. Die derzeit gültige Liste der Berufskrankheiten aus dem Jahr 2002 umfasst insgesamt 69 Listenpositionen (nicht Erkrankungen) und ist nach speziellen schädigenden Einwirkungen bzw. krankheits- oder organbezogenen Berufskrankheiten gegliedert.[4] Aufgrund neuer wissenschaftlicher Erkenntnisse ist demnächst mit einer Erweiterung der Berufskrankheitenliste zu rechnen. Bei der in Abbildung 3 aufgeführten Darstellung der in Deutschland anerkannten Berufskrankheiten ist zu beachten, dass es sich hierbei um Absolutzahlen handelt, und der Häufigkeitsverlauf durch Schwankungen der Grundgesamtheit (z. B. Wiedervereinigung, Anzahl der Erwerbstätigen) sowie neu in die Liste aufgenommene Erkrankungen begründet ist.

Die häufigsten Erkrankungen im Jahr 2007, bei denen sich der Verdacht auf das Vorliegen einer Berufskrankheit bestätigt hat, betrafen im Bereich der Unfallversicherungsträger der gewerblichen Wirtschaft und der öffentlichen Hand Hautkrankheiten (n=10.201; BK-Nr. 5101 BKV),

Lärm (n=4874, BK-Nr. 2301 BKV) sowie asbestbedingte Berufskrankheiten (n=3826; BK-Nrn. 4103–4105 BKV).[5] Ein besonderes Problemfeld stellen hierbei die meist tödlich verlaufenden asbestbedingten Berufskrankheiten dar, die aufgrund der z. T. langen Latenzzeiten von teilweise über 30 Jahren von der Asbestexposition bis zum Auftreten der Erkrankung trotz des seit 1993 bestehenden absoluten Asbestverbotes in Deutschland derzeit weiter zunehmen.

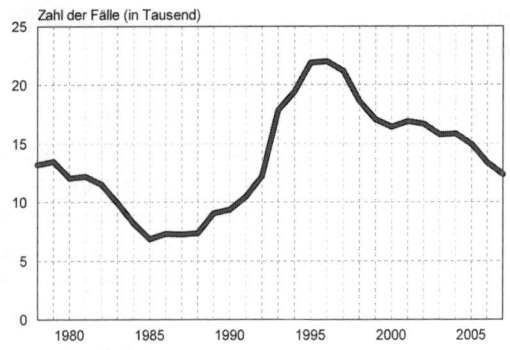

Abb. 3: Anerkannte Berufskrankheiten aus dem Bereich der gewerblichen Berufsgenossenschaften
(Quelle: DGUV)

Veränderungen der Belastungen an den Arbeitsplätzen sowie geeignete Maßnahmen der arbeitsmedizinischen Primär- und Sekundärprävention haben zwar dazu geführt, dass die Anzahl von Berufskrankheiten, insbesondere im Bereich toxisch bedingter Erkrankungen, abgenommen hat. Hier sind jedoch sicherlich noch nicht alle Möglichkeiten der Verhaltens- und Verhältnisprävention sowie der arbeitsmedizinischen Vorsorge konsequent umgesetzt.

Arbeitsbedingte Erkrankungen

Der Begriff „arbeitsbedingte Erkrankungen" fand 1973 mit dem Arbeitssicherheitsgesetz Eingang in den Bereich des Gesundheitsschutzes am Arbeitsplatz und wurde auch im Jahr 1996 ins Sozialgesetzbuch VII übernommen, ohne dass der Begriff genau definiert wurde, was zu einer gewissen Rechtsunsicherheit geführt hat.

In dem Standardwerk zu den rechtlichen und gutachterlichen Grundlagen im Bereich der gesetzlichen Unfallversicherung, *Arbeitsunfall und Berufskrankheit* von Schönberger, Mehrtens und Valentin, werden arbeitsbedingte Erkrankungen wie folgt definiert: „Arbeitsbedingte Erkrankungen sind ... Krankheiten, die durch Bedingungen der ausgeübten Tätigkeit mitbeeinflusst, teilverursacht oder verschlimmert wurden. Im Gegensatz zu Berufskrankheiten muss der Zusammenhang mit der Betriebstätigkeit keine bestimmte rechtliche Qualität erreichen. Eine arbeitsbedingte Erkrankung liegt auch vor, wenn eine individuelle körperliche Disposition, altersbedingte Aufbraucherscheinungen oder außerberufliche Ursachen im Vordergrund stehen und gleichartig beschäftigte Arbeitnehmer daher nicht erkrankt wären."[6]

Bei arbeitsbedingten Erkrankungen besteht kein Anspruch auf Entschädigungsleistungen durch die Träger der gesetzlichen Unfallversicherung, wie dies bei Arbeitsunfällen, Wegeunfällen und Berufskrankheiten der Fall ist. Im Arbeitssicherheitsgesetz ist jedoch geregelt, dass die Betriebsärzte die Aufgabe haben, den Arbeitgeber beim Arbeitsschutz und bei der Unfallverhütung in allen Fragen des Gesundheitsschutzes zu unterstützen, insbesondere auch „Ursachen von arbeitsbedingten Erkrankungen zu untersuchen, die Untersuchungsergebnisse zu erfassen und auszuwerten und dem Arbeitgeber Maßnahmen zur Verhütung dieser Erkrankungen vorzuschlagen".[7]

Im Bereich der arbeitsbedingten Erkrankungen stehen insbesondere „Volkskrankheiten" wie Muskel-Skelett-Erkrankungen sowie psychische Erkrankungen im Mittelpunkt, wobei als Ursachen u. a. mangelnde körperliche Fitness, die Auswirkungen der zunehmenden Komplexität neuer Technologien sowie die demografische Entwicklung namhaft gemacht werden.

Eine Abgrenzung von berufsunabhängigen und arbeitsbedingten Erkrankungen ist bei der zu unterstellenden multifaktoriellen Pathogenese, also der kombinierten Wirkung beruflicher und außerberuflicher Einflussfaktoren, sehr schwer. Zur Verhinderung arbeitsbedingter Erkrankungen kann sich der betriebsärztliche Ansatz nicht nur auf die Ebene der betrieblichen Prävention und Gesundheitsförderung stützen, sondern muss einen ganzheitlichen Präventionsansatz verfolgen.

Handlungsperspektiven

Zur Vermeidung bzw. Verminderung beruflich bedingter Gesundheitsstörungen hat die Deutsche Gesellschaft für Arbeitsmedizin und Umweltmedizin e. V. (DGAUM) ein Thesenpapier[8] erarbeitet. Die wichtigsten Punkte lassen sich wie folgt zusammenfassen:

– Veränderungen der Arbeitswelt und der Gesellschaft und die dadurch bedingten steigenden Leistungsanforderungen führen zu einem zunehmenden Bedarf der Unternehmen, der Beschäftigten und der Gesellschaft an betrieblicher Gesundheitsförderung und Prävention. Hierzu bedarf es einer präventiven Individualmedizin mit fundierten Kenntnissen des Arbeitsplatzes und der speziellen Belastungen.

– Schnittstellenprobleme zum einen zwischen kurativer und präventiver Medizin und zum anderen innerhalb der Betriebe aufgrund der organisatorischen Trennung des klassischen „Arbeits- und Gesundheitsschutzes", der betrieblichen Gesundheitsförderung und des betrieblichen Integrationssystems erschweren die betriebliche Gesundheitsförderung und Prävention. Zur Optimierung des Gesundheitsschutzes am Arbeitsplatz ist es dringend erforderlich, tradierte Zuständigkeiten und Schnittstellen neu zu gestalten (z. B. berufliche Rehabilitation, Integrierte Versorgung).

– Die gesundheitsökonomische Herausforderung für die Unternehmen liegt angesichts der demografischen Veränderungen – neben den Belastungen durch die Kosten unserer sozialen Sicherungssysteme – insbesondere in der Zunahme chronisch Kranker in der erwerbstätigen Bevölkerung (z. B. Frühberentung wegen Erwerbsunfähigkeit). Dies erfordert die Etablierung eines erweiterten Systems von „Gesundheitskennzahlen" und Gesundheitszielen auf betrieblicher Ebene, in dem betriebs- und branchenspezifische Gesichtspunkte berücksichtigt werden. Allein die Bewertung von Arbeitsunfähigkeitsdaten oder Befragungen ist hierbei nicht zielführend.

– Es ist inakzeptabel, dass verhaltensabhängige Volkskrankheiten auch heute noch vom sozialen Status abhängig sind. Das Setting „Betrieb" ist zur Prävention dieser Erkrankungen anderen Settingansätzen weit überlegen; hier können Erwerbstätige (früher) erreicht werden, die sonst nur geringen Kontakt zur Gesundheitsförderung und Prävention haben.

– Das Thema „Gesundheit" ist durch institutionelle Interessen im Bereich der Prävention belastet (z. B. Dualismus der Ministerien für Arbeit und Soziales und für Gesundheit). Die Erarbeitung einer gemeinsamen Sicht und aufeinander abgestimmter Handlungsstrategien würde die Prävention und Gesundheitsförderung stärken. Insbesondere wäre eine die Ministerien übergreifende

Kooperation im Rahmen der Gemeinsamen Deutschen Arbeitsschutzstrategie und des geplanten Präventionsgesetzes zu fordern.

– Eindimensionale und monokausale Betrachtungsweisen „arbeitsbedingter Erkrankungen" führen häufig zu irrtümlichen Schlussfolgerungen und wirkungslosen Präventionsmaßnahmen. Nur die Klärung und Transparenz komplexer Zusammenhänge kann zu erfolgreichen Maßnahmen der Gesundheitsförderung und Prävention führen. Hierzu ist eine gezielte, ergebnisoffene Forschungsförderung dringend erforderlich.

Zusammenfassend ist festzustellen, dass das deutsche Gesundheitssystem eine leistungsfähige Arbeitsmedizin benötigt, die durch gezielte Maßnahmen der Gesundheitsförderung und Prävention zu einer weiteren Reduktion von Arbeitsunfällen, Wegeunfällen und Berufskrankheiten sowie arbeitsbedingten Erkrankungen beiträgt. Hierzu ist eine Integration der Arbeitsmedizin in die Systematik der integrierten Versorgung der arbeitenden Bevölkerung unabdingbar. Zudem sind fundierte arbeitsmedizinische Kenntnisse für jeden Arzt bzw. jede Ärztin erforderlich, damit er die Wechselbeziehungen zwischen Beruf, Gesundheit und Krankheit in seine Überlegungen zur Pathogenese des speziellen Krankheitsbildes sowie in die Entscheidungen über die entsprechende Diagnostik und Therapie mit einbeziehen kann. Um den Gesundheitsschutz am Arbeitsplatz zu optimieren und zur Vermeidung berufsbedingter Gesundheitsschäden beizutragen, ist eine interdisziplinäre Zusammenarbeit u. a. zwischen Arbeitgebern, Arbeitnehmern, gesetzlicher Unfallversicherung, staatlichen Aufsichtsbehörden, Politik, praktischer Arbeitsmedizin und Wissenschaft dringend erforderlich.

Anmerkungen

[1] *Letzel, S. / Stork, J. / Tautz, A.:* 13 Thesen der Arbeitsmedizin zu Stand und Entwicklungsbedarf von betrieblicher Prävention und Gesundheitsförderung in Deutschland. In: Gesundheitswesen 69 (2007), 319–322.

[2] *Hauptverband der gewerblichen Berufsgenossenschaften (HVBG):* Geschäfts- und Rechnungsergebnisse der gewerblichen Berufsgenossenschaften. Sankt Augustin 2005.

[3] Vgl. http://www.dguv.de/inhalt/zahlen/index.jsp.

[4] Vgl. http://arbmed.med.uni-rostock.de/bkvo/bekvo.htm#Liste.

[5] Vgl. http://www.dguv.de/inhalt/zahlen/index.jsp.

[6] *Schönberger A. / Mehrtens, G. / Valentin, H.:* Arbeitsunfall und Berufskrankheit. Berlin [7]2007, 116.

[7] Vgl. http://bundesrecht.juris.de/asig/index.html.

[8] Vgl. Anmerkung 1.

Was kann man für die eigene Gesundheit tun und warum ist es in unserer Gesellschaft so schwer, gesund zu leben?

Manfred J. Müller, Beate Landsberg

Wissenschaftliche Erkenntnisse und viele unnötige Krankheiten

Die europäischen Gesundheitsminister haben Richtwerte für einen „gesunden Lebensstil" (als sog. *population goals*) zur Prävention der häufigsten gesundheitlichen Probleme formuliert. Diese beruhen auf wissenschaftlicher Evidenz und sind somit begründet. Zusammengefasst ist ein gesunder Lebensstil charakterisiert durch regelmäßige körperliche Aktivität, ein normales Körpergewicht, fettarme Ernährung (d. h. weniger tierische Lebensmittel), viel Obst und Gemüse, ausreichend Jod und (für die Ernährung im 1. Lebensjahr) vollständiges Stillen (sechs Monate lang) charakterisiert (Tab. 1). Ein gesunder Lebensstil ist eine wirksame Prävention chronischer Erkrankungen. So sind nach den Ergebnissen der *Nurses' Health Study* durch einen gesunden Lebensstil etwa 70 % der Fälle von Dickdarmkrebs, 70 % der Schlaganfälle, 80 % der Fälle der koronaren Herzerkrankung sowie bis zu 90 % der Fälle von Typ-II-Diabetes mellitus vermeidbar.

Tab. 1: *Population goals* für Lebensstilfaktoren und Ernährung zur Prävention der häufigsten gesundheitlichen Probleme

Charakteristika des Lebensstils	*Ausmaß*	*Evidenz*
Aktivität	PAL > 1,75 (60–80 min/Tag)	++
Gewicht	BMI ~ 21–22 kg/m^2	++
Ernährung: *Makronährstoffe (% Energie)*		
Fett	< 30	++
gesättigte Fettsäuren	< 10	++++
Trans-Fettsäuren	< 2	++
Kohlenhydrate	> 55	+++
Lebensmittel / Nährstoffe		
Obst und Gemüse (g/Tag)	> 400	+++
Folat aus Lebensmitteln (µg/Tag)	> 400	+++
Kochsalz (g/Tag)	< 6	+++
Jod (µg/Tag)	150–200	+++
Stillen	6 Monate	+++

Evidenz: ++: ökologische Analyse; +++: kontrollierte Studie; ++++: mehrere doppel-blinde Placebo-kontrollierte Untersuchungen

Quelle: Eurodiet Core Report 2001

Trotz dieser guten Argumente für einen gesunden Lebensstil leben die meisten Menschen in den westlichen Industrienationen (auch in Deutschland) ungesund. Die Auswirkungen des ungesunden Lebensstils sind offensichtlich: Die Prävalenz von Übergewicht beträgt bei Erwachsenen über 50 %, ausgesprochen übergewichtig (d. h. adipös) sind zzt. 20 %. Übergewicht und Adipositas bedeuten ein hohes Risiko für chronische Erkrankungen wie Diabetes mellitus Typ 2, Bluthochdruck und Stoffwechselstörungen. Die geschätzte Prävalenz des Diabetes mellitus beträgt z. Zt.

mehr als 11 %. Dabei ist die Dunkelziffer nicht erkannter Fälle von Diabetes nicht unerheblich. Mehr als 30 % der Erwachsenen in Deutschland haben einen erhöhten Blutdruck, mehr als 30 % leiden an Fettstoffwechselstörungen. Übergewicht und Adipositas bedeuten so in der Summe einen Verlust an Lebensjahren: Im Vergleich zu einem 40-jährigen normalgewichtigen Erwachsenen lebt ein Übergewichtiger drei Jahre, ein Adipöser sechs bis sieben Jahre kürzer. Bei „Adipositas plus Rauchen" beträgt der Verlust an Lebensjahren 13 Jahre. Das Problem „Übergewicht" muss also ernst genommen werden.

Auch unsere Kinder leben heute mehrheitlich ungesund. Nach den Ergebnissen der repräsentativen Studie zur Gesundheit von Kindern und Jugendlichen in Deutschland (KiGGS) beträgt die Prävalenz von Übergewicht 16 %. Die Daten der Kieler Adipositas-Präventionsstudie (*Kiel Obesity Prevention Study*, KOPS) zeigen, dass die Prävalenz von Übergewicht während der zurückliegenden 30 Jahre deutlich angestiegen ist: Gegenüber den 1978 beobachteten 10 % beträgt die Prävalenz heute bei den 5- bis 7-jährigen Kindern 23 %, bei den 9- bis 11-jährigen Kindern 39 % sowie bei den 13 bis 15 Jahre alten Kindern 55 % (Abb. 1a). Diese Zahlen gehen einher mit einer weiten Verbreitung von ungesunden Lebensstilmustern. So findet sich ein gesundes Ernährungsverhalten bei Kindern ausgesprochen selten. Im Vergleich zu den Empfehlungen für die gesunde Ernährung wird z. Zt. in Kiel kein einziges Kind als „sehr gut" oder „optimal" eingestuft, die Ernährung von 3 % der Kinder ist immerhin als „gut" charakterisiert. Demgegenüber sind die Ernährungsmuster von 97 % der Kinder „mittel" oder „schlecht", mehr als ein Drittel der Kinder in Kiel haben eindeutig ungesunde Ernährungsmuster (Abb. 1b).

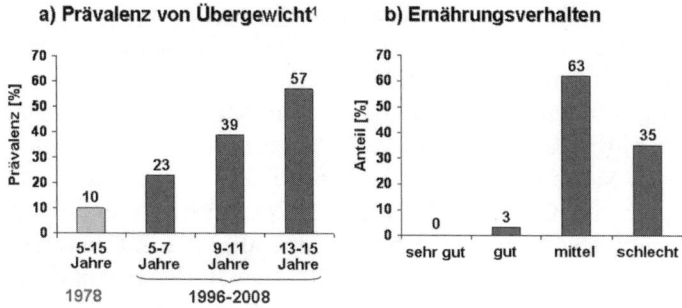

Abb. 1: Prävalenz von Übergewicht und Ernährungsverhalten bei Kindern in Kiel

Quelle: Kieler Adipositas-Präventionsstudie (Kiel Obesity Prevention Study, KOPS) 1996–2008
[1] nach Referenzwerten für die Fettmasse (Reinken et al. 1980)

Prävention ist notwendig, sie ist aber bisher nicht erfolgreich

Die Häufigkeit ungesunder Lebensstile, des Übergewichts und damit auch der vom Übergewicht abhängigen Erkrankungen macht Maßnahmen der Gesundheitsförderung und Prävention von Übergewicht dringend notwendig. Allerdings zeigen die bisherigen Erfahrungen, dass es keine wirklich wirksame Strategie gegen das Übergewicht gibt. So haben Maßnahmen der Ernährungserziehung in Kindertagesstätten oder Schulen nur geringe und, wenn überhaupt, selektive Effekte bei Kindern aus sozial besser gestellten Gruppen. Auch individuelle Beratung (z. B. in der Arztpraxis) hat keinen nachhaltigen Einfluss auf das Übergewicht. Ernährungsinformationen, Lebensmittelkennzeichnung und sogenannte *food claims* sind sämtlich nicht geeignet, das Ernährungsverhalten von Verbrauchern günstig zu beeinflussen. Eine Einschränkung der Lebensmittelwerbung (z. B. Werbeverbote im Kinderfernsehen) sind mögliche Maßnahmen, welche sich zumindest anteilig auf das Verhalten der Kinder auswirken können. Fiskalische Maßnahmen (z. B. die Einführung einer Softdrink-Steuer) sind vielleicht wirksam, um den Konsum an süßen Limonaden herabzusetzen, ihr möglicher Effekt auf das Übergewicht ist aber unklar. Nach Meinung der Experten haben heute kommunale Strategien der Gesundheitsförderung das größte Potential im Kampf gegen das Übergewicht. Eine aktuelle Initiative der europäischen Gemeinschaft (EPODE) setzt deshalb auf kommunale Gesundheitsförderung als wirksame Strategie gegen das Übergewicht. Allerdings sind die Auswirkungen von EPODE wissenschaftlich bisher nicht dokumentiert.

Die begrenzten Erfolge der Prävention und Behandlung von Adipositas werfen die Frage auf, warum es uns trotz vieler guter Argumente heute schwer fällt, ein „gesundes" Leben zu führen. Eine mögliche Erklärung wäre die mangelnde Kenntnis von gesunder Ernährung und gesunder Lebensweise in der Bevölkerung. Dieses Argument trifft allerdings nur für wenige und ausgewählte Verbrauchergruppen (wie z. B. Kinder oder auch Migranten) zu. Die Mehrheit der Bevölkerung weiß grundsätzlich, was für ihre Gesundheit gut ist und was ihr schadet. Paradoxerweise geht die steigende Prävalenz von Übergewicht mit einer Zunahme des Gesundheitsbewusstseins in verschiedenen Bevölkerungsgruppen einher.

Eine weiterführende Erklärung ist eine gestörte Selbstwahrnehmung: Wir wissen, was gesund ist, beziehen es aber nicht auf uns selbst. Für diese Erklärung spricht, dass sich etwa ein Drittel der adipösen Menschen selbst gar nicht als übergewichtig oder adipös empfindet.

Eine alternative dritte Erklärung für unseren heute mehrheitlich ungesunden Lebensstil sind die Probleme auf der Handlungsebene, welche sich z. B. durch die reichhaltigen und attraktiven Angebote von Lebensmitteln oder auch durch arbeitersparende Technologien im Beruf und Alltag ergeben. Gesund leben bedeutet im Vergleich zu unseren aktuellen Gewohnheiten Konsumverzicht (d. h. weniger essen, ggfs. aufs Auto verzichten, kürzere Fernseh- und Medienzeiten und so summa summarum weniger bequem leben und weniger genießen). Diese Empfehlung steht im Widerspruch zu der hohen Wertschätzung, welche der Konsum, das Konsumieren und ein bequemes und angenehmes Leben in unserer Gesellschaft erfahren.

Eine andere mögliche Antwort auf die oben gestellte Frage wäre, dass unser Verständnis des Problems noch unvollständig ist. Übergewicht und Adipositas entstehen in ihrer heute endemischen Verbreitung auch im Kontext unseres Miteinanders und unserer Lebenswelten. Ihre Manifestation ist so auch von sozialen Faktoren abhängig. Übergewicht und Adipositas zeigen deutliche und inverse soziale Gradienten: Je niedriger der soziale Status, desto häufiger ist das Problem (Abb. 2). Dabei bestehen zwischen allen sozialen Gruppen Unterschiede. Übergewicht und Adipositas sind mithin nicht „einfach" ein Armutsproblem. Der inverse Gradient im Übergewicht legt nahe, dass Übergewicht und Adipositas ein Epiphänomen unserer sozialen Verhältnisse (oder unseres sozialen Miteinanders) sind.

Sozialer Status ist nicht nur eine wichtige Determinante von Übergewicht, er ist auch eine Barriere gegenüber Prävention und Behandlung. Die Ergebnisse der 4-Jahres-Nachbeobachtung von KOPS zeigen, dass Maßnahmen der schulischen Gesundheitsförderung sich auf die Gewichtsentwicklung von Kindern günstig auswirken, dass diese Wirkung aber durchaus vom sozialen Status abhängt (Abb. 3). So war die Maßnahme der schulischen Gesundheitsförderung in der sozial höchsten Gruppe wirksam, hier kam es zu einer mehr als 60-prozentigen Verminderung von Prävalenz und Inzidenz von Übergewicht. Demgegenüber fand sich in der mittleren Sozialgruppe kaum ein Effekt, während in der schwächsten Gruppe die Tendenz der Gewichtsentwicklung sogar gegenläufig war.

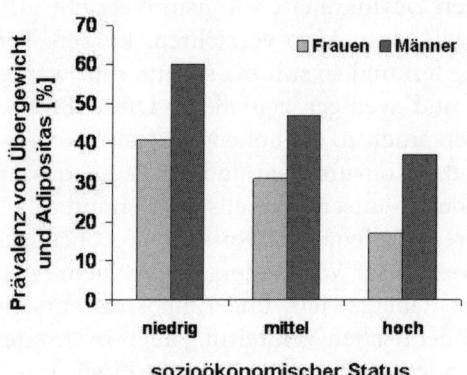

Abb. 2: Sozialer Gradient von Übergewicht und Adipositas bei Erwachsenen

Quelle: Kieler Adipositas-Präventionsstudie (Kiel Obesity Prevention Study, KOPS) 1996–2001

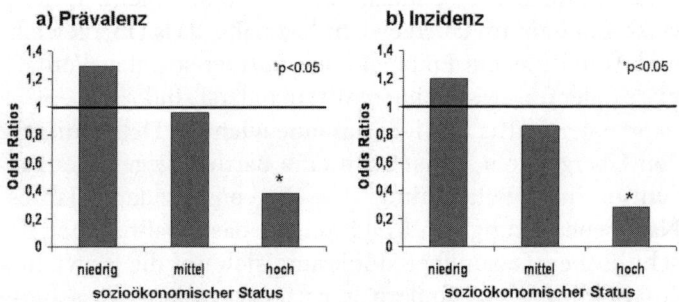

Abb. 3: Einfluss der schulischen Gesundheitsförderung auf Übergewicht ist sozial „selektiv"

Quelle: Kieler Adipositas-Präventionsstudie (Kiel Obesity Prevention Study, KOPS) 1998–2005; Plachta-Danielzik et al. 2007
Odds Ratio der Nicht-Interventionsgruppe = 1

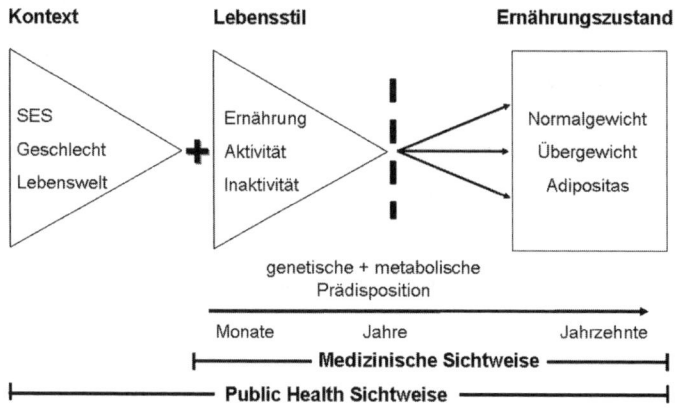

Abb. 4: Lebensstil und Kontext: Determinanten des Übergewichts
Quelle: Müller et al. 2005

Maßnahmen der Adipositastherapie stoßen in Familien von übergewichtigen Kindern auf soziale Barrieren. In einer 1-Jahres-Nachbeobachtung von 92 Familien mit übergewichtigen Kindern konnte gezeigt werden, dass intensive Beratung und Schulung sowie auch ein Sportprogramm für die Kinder die Gewichtsentwicklung in der Gesamtgruppe zwar deutlich verbesserte und diese den Werten für normalgewichtige Referenzkinder weitgehend anpasste. Allerdings zeigte die „sozial differenzierte" Betrachtungsweise, dass der Erfolg wesentlich auf eine starke Reduktion der Gewichtsentwicklung in der sozial besser gestellten Gruppe zurückzuführen war. In der Gruppe der sozial schwächeren Familien war die Entwicklung aber gegenläufig (d. h. die altersabhängige Gewichtszunahme war nach der Intervention größer als in der Vergleichsgruppe).

Zusammenfassend legen diese Befunde nahe, dass eine traditionelle medizinische Sichtweise, welche den Ernährungszustand als Abhängige von Ernährung und Aktivitäten

501

bzw. Inaktivität sieht, durch Berücksichtigung der Kontexte, welche durch den sozioökonomischen Status und die Einflüsse von Geschlecht, Kultur und jeweiliger Lebenswelt charakterisiert sind, zu einer Public-Health-Sichtweise[1] erweitert werden muss (Abb. 4). Dies ermöglicht alternative Lösungen des Adipositasproblems.

„Adipogene" Lebenswelten erschweren eine gesunde Lebensweise

Neue Lösungsansätze führen uns von einzelnen Menschen zu deren Lebenswelten. Unsere Lebenswelten sind heute eher „adipogen", d. h. sie sind der Entwicklung von Übergewicht und Adipositas förderlich. Dieses wird z. B. an der Verteilung von Fast-Food-Outlets in zwei sozial unterschiedlich charakterisierten Kieler Stadtteilen deutlich. Im Vergleich zu einem Stadtteil mit hohem sozioökonomischen Status finden sich in einem sozial eher „schwachen" Stadtteil fast dreimal so viele Fast-Food-Outlets. Insgesamt ist das pro Kopf oder auch pro Fläche bestehende Lebensmittelangebot in sozial schwachen Stadtteilen deutlich höher als in sozial besser charakterisierten Gegenden. Die Lebenswelt ist hier also „adipogener" als in einem sozial besser charakterisierten Stadtteil. Diese Charakterisierung kann um andere Aspekte unseres Alltags (z. B. die Zahl gefährlicher Straßenkreuzungen, welche die Bewegungsfreiheit von Kindern einschränken, oder andererseits Freizeitangebote, Parks und Sportstätten, welche Anreize und Möglichkeiten für körperliche Aktivitäten schaffen) erweitert werden. Dabei ist die Charakteristik der Lebensräume nicht immer einheitlich. So können sich in Stadtteilen mit sehr hohem Fast-Food-Angebot durchaus auch attraktive Bewegungsräume (z. B. ein sicherer Park mit vielen Spielmöglichkeiten für Kinder) finden, welche aber offensichtlich das „adipogene" Lebensmittelangebot im Hinblick auf die Manifestation des Übergewichts nicht „kompensieren" können.

Charakteristika „adipogener" Lebenswelten finden sich häufig (wenn auch unterschiedlich häufig) in unserem Alltagsleben, welches durch ein Überangebot von Lebensmitteln und auch die allgegenwärtigen arbeitserleichternden Hilfen in Alltag und Beruf gekennzeichnet ist. Die Produktion von Lebensmitteln konnte in den zurückliegenden 50 Jahren stetig gesteigert werden. Seit Beginn der 70er Jahre hat sie einen für Menschen mit einem sitzenden Lebensstil kritischen Wert überschritten. Ab einer Lebensmittelproduktion zwischen 11 und 12,5 Megajoule (MJ) pro Kopf und Tag steigt das Risiko für Übergewicht und Adipositas kontinuierlich an. In den westlichen Industrieländern beträgt die Produktion an Lebensmitteln heute mehr als 14 MJ pro Kopf und Tag. Dieses macht deutlich, dass die größte Bedrohung unserer Gesundheit durch Ernährung nicht Bakterien, BSE, Gammelfleisch, Rückstände oder Gifte, sondern die Kalorien sind.

Diese Betrachtungen weisen darauf hin, dass zwischen ökonomischem Wachstum und Gesundheit (hier am Beispiel Übergewicht) Beziehungen bestehen. Die hohe Produktivität im Bereich der Lebensmittelindustrie (aber auch bei Auto- und Medienindustrie) ist eine einzigartige Erfolgsgeschichte, welche wesentlich zu unserem Wohlstand und zu unserer hohen Lebensqualität beiträgt. Allerdings wird nun offenbar, dass die ökonomische Entwicklung sich auch nachteilig auf die Gesundheit der Verbraucher (ebenso wie auf ihre Umwelt) auswirken kann. Offensichtlich wird die Gesundheit von Verbrauchern und Umwelt nicht durch die Gesetze des Marktes sichergestellt. Es ist zu fragen, inwieweit die bestehende hohe allokative Effizienz angesichts ihrer auch nachteiligen gesundheitlichen Auswirkungen von der Politik hinterfragt werden muss (Abb. 5). Grundsätzlich brauchen wir eine Politik, welche nicht nur Arbeitsplätze, die Versorgung der Bevölkerung, ökonomisches Wachstum und die Lebensmittelsicherheit, sondern eben auch die Gesundheit des Verbrauchers angemessen berücksichtigt und sichert.

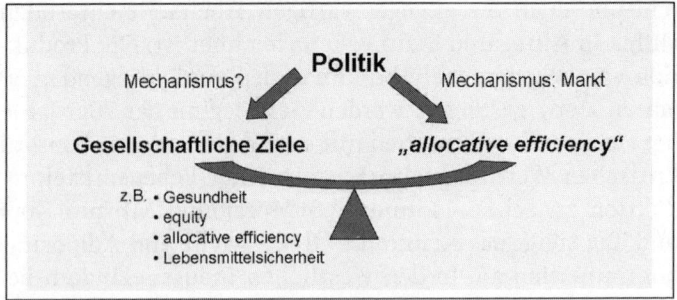

Abb. 5: Ökonomisches Wachstum und gesellschaftliche Ziele. Eine hohe allokative Effizienz muss mit anderen gesellschaftlichen Zielen verglichen werden und wird möglicherweise zum Nachteil für die Gesundheit.

Übergewicht als politische Frage

Was kann und was soll Politik nun tun? Die Politik ist in den zurückliegenden Jahren durchaus nicht untätig geblieben. Die Prävention von Übergewicht durch gesunde Ernährung und mehr Bewegung steht auf der politischen Agenda, sie ist Aufgabe von Verbraucherschutz- und Gesundheitspolitik. Im Jahr 2006 haben die europäischen Gesundheitsminister die sogenannte „Istanbul Charta" im Kampf gegen das Übergewicht unterschrieben. Diese Initiative wurde während des deutschen EU-Vorsitzes in der ersten Hälfte des Jahres 2007 in Badenweiler fortgeführt. Vorläufiger Endpunkt der Aktivitäten ist ein Nationaler

Aktionsplan zur Prävention von Fehlernährung, Bewegungsmangel, Übergewicht und damit zusammenhängenden Krankheiten: „In Form. Deutschlands Initiative für gesunde Ernährung und mehr Bewegung".

Die „Istanbul Charta" aus dem Jahr 2006 bedeutete einen grundlegenden Wechsel des Paradigmas: Erstmalig wurde neben den auf die Eigenverantwortung des Verbrauchers zielenden Maßnahmen (wie Information, Aufklärung und Erziehung) ein gesellschaftlicher Präventionsansatz als gleichwertig eingefordert. Die europäischen Gesundheitsminister haben damit anerkannt, dass die Interaktion der Menschen mit ihrer physischen und soziokulturellen Umgebung das Auftreten ernährungsabhängiger Erkrankungen teilweise erklärt und so auch die Lebenswelten ein wichtiges Ziel von Gesundheitsförderung sein sollten. Dies bedeutet: Wir brauchen sowohl Verhaltens- als auch Verhältnisprävention.

Die Politik sucht Lösungen des Adipositas-Problems. Dabei stellen die Politiker uns Experten Fragen. Diese Fragen lauten verkürzt: 1. Was können wir tun? 2. Was sollten wir tun? Zu der ersten Frage gibt es die naheliegenden Antworten, welche im wesentlichen edukative Maßnahmen sowie Information des Verbrauchers bis hin zu kommunalen Maßnahmen der Gesundheitsförderung und Prävention sind. Demgegenüber ist die zweite Frage nur schwer zu beantworten. Es gibt heute in keinem Land der Welt Lösungen des Adipositas-Problems. So gibt es kein Vorbild und auch keine wirkliche Orientierung. Die Beziehungen zwischen Übergewicht, sozialer Ungleichheit und ökonomischem Wachstum machen eine breit angelegte gesellschaftliche Diskussion des Problems notwendig. Es bedarf einer systematischen Analyse aller Bedingungsfaktoren des Übergewichts. Einzelne Berufsgruppen (wie z. B. Politiker und Ärzte) müssen sich zum Thema Übergewicht positionieren und das Problem „neu" denken: Die „klassische" Einordnung des Adipositasproblems in die Bereiche „Gesundheit" und „Verbraucherschutz" wird der Komplexität des Problems nicht gerecht. Eine wirksame Präventionspolitik umfasst bzw. „übergreift" in diesem Fall den Agrarbereich, die Produktion (z. B. von Lebensmitteln und Autos), den Handel, Erziehung und Bildung, Kultur, Medien und Kommunikation, Medizin, Verkehr/Transport, Sport und Ökonomie (d. h. beispielsweise die Subventionen im Agrarbereich). Auch braucht die Politik ein neues Rollenmodell (vgl. z. B. die *North Karelia Study* zur Prävention der koronaren Herzerkrankung in Finnland): Welchen Beitrag will sie zur Gesundheit und zur Prävention chronischer und nicht übertragbarer Erkrankungen leisten?

Ausblick und Auftrag

Angesichts der bisherigen Entwicklung und des Fehlens wirksamer Maßnahmen zur Prävention und Behandlung des Übergewichts wird sich die Zahl übergewichtiger und adipöser Menschen auch in den nächsten Jahren weiter erhöhen; möglicherweise ist sie aber mittelfristig auch wieder etwas rückläufig. Dazu könnte eine Reduktion „adipogener" Umweltfaktoren (z. B. durch ein verändertes und geringeres Lebensmittelangebot) beitragen. Die infolge der „Pisa-Diskussion" begonnenen Maßnahmen zur Verbesserung der Schulbildung werden sich auch indirekt im Sinne erhöhter Prävalenzen gesunder Lebensstile auswirken. Allerdings bedeutet der Gewinn an Bildung auch eine Zunahme sozialer Unterschiede in der Gesundheit: Die inversen sozialen Gradienten des Übergewichts und der Adipositas werden wahrscheinlich verstärkt. Die medikamentöse Behandlung des Übergewichts wird durch die Einführung neuer Medikamente zunehmen und als Langzeittherapie für den Patienten verfügbar, aber andererseits auch teuer für die Gesellschaft sein.

Gesellschaftliche Lösungen des Adipositasproblems setzen voraus, dass Prävention zukünftig in unserer Gesellschaft eine hohe Priorität hat. Prävention und Gesundheitsförderung bedürfen eines gesellschaftlichen Konsenses und einer wirklichen Gesundheits- (und nicht nur einer „Krankheits-") Politik. Die gesellschaftliche Wertschätzung von Gesundheit muss wachsen. Hierzu brauchen wir einen breiten Dialog. Wenn wir die „beste Gesundheit der größten Zahl" wollen, erscheinen auch „intensive" Maßnahmen der Gesundheitsförderung gerechtfertigt. Dabei ist davon auszugehen, dass ein Mehr an Gesundheit auch ein Mehr an Nutzen für das Individuum und die Gesellschaft darstellt. Neben „gesunden Lebensstilen" ist es notwendig, auch gesunde Lebenswelten zu schaffen. Dazu bedarf es weitreichender Maßnahmen in verschiedenen Bereichen von Politik und Gesellschaft.

Gesundheitsförderung und Prävention ist nicht möglich ohne die Ärzte. Für einen wirksamen Beitrag der Ärzte zur Prävention der Adipositas ist aber auch in dieser Berufsgruppe zukünftig ein höheres Problembewusstsein notwendig. Wirksame Maßnahmen zur Prävention und Therapie der Adipositas setzen ein Mehr an Selbstbeobachtung und Selbstachtung der Betroffenen voraus, sie erfordern einen kritischen Umgang mit dem Konsumangebot. Angesicht der gesellschaftlichen Determinanten von Übergewicht stoßen medizinische Maßnahmen zu seiner Behandlung an Grenzen. Ärzte müssen deshalb auch außerhalb des traditionell medizinischen Bereiches agieren, ein Mehr an sozialem Engagement ist dringend notwendig. Große Vorbilder wie Christoph Wilhelm Hufeland und Rudolf Virchow sind Orientierung.

Im Jahr 2007 haben 150 englische Ärzte und Adipositas-Experten ihre Prognose zur Zukunft des Adipositasproblems abgegeben. Es wurden vier verschiedene Szenarien entworfen, welche sich im Hinblick auf Eigenverantwortung und gesellschaftliche Verantwortung sowie Prävention und Reaktion voneinander unterscheiden (Abb. 6). Das erste Szenario setzt auf Eigenverantwortung des Verbrauchers. Es wird die unwahrscheinliche Annahme gemacht, dass die Verbraucher in einer individualistischen und durch Marktwirtschaft gekennzeichneten Gesellschaft frühzeitig das Problem erkennen und die langfristig richtigen und nachhaltig wirksamen Maßnahmen (nämlich den Konsumverzicht) ergreifen. Die Politik hat hierbei nur eine unterstützende Rolle. Im zweiten Szenario ergreifen der Staat und die Kommunen frühzeitig die Verantwortung für die Verbraucher und implementieren langfristig angelegte Präventionsprogramme. Im dritten Szenario setzen die Verbraucher auf eine kurzfristige Nutzenmaximierung und überlassen das „Schicksal" dem Markt. Allerdings erfolgt die Reaktion sehr spät (nämlich dann, wenn „nichts mehr geht" und z. B. die Krankenkassenbeiträge nicht mehr bezahlbar sind). Im vierten und letzten Szenario erfolgt die Reaktion vonseiten der Politik. Gesellschaft und Politik suchen den Konsens. Es vergeht dabei viel Zeit, und die Kompromisse sind auch nicht wirklich geeignet, eine Lösung herbeizuführen. Die Maßnahmen werden zu spät ergriffen.

Keines dieser kurz skizzierten Szenarien ist wirklich geeignet, das Adipositasproblem zu lösen. Allerdings sind im Vergleich der Szenarien die sozial-verantwortlichen und präventiven Ansätze (besonders das Szenario 2) eher geeignet, eine günstige Entwicklung herbeizuführen. Auch die Experten in England betonen, dass allein auf Eigenverantwortung zielende Maßnahmen nicht ausreichen und die gesellschaftliche Verantwortung von der Politik wahrgenommen werden muss.

Die Umsetzung von „Bevölkerungszielen" für gesunde Ernährung und einen gesunden Lebensstil betrifft die Medizin, das Individuum in seiner Eigenverantwortung und die Kontexte in unserer Gesellschaft (wie Bildung, ökonomisches Wachstum, Gesundheit). Für eine bessere Zukunft von „Gesundheit" braucht es Anstrengungen in allen drei Bereichen, welche in idealer Weise aufeinander abgestimmt sind.

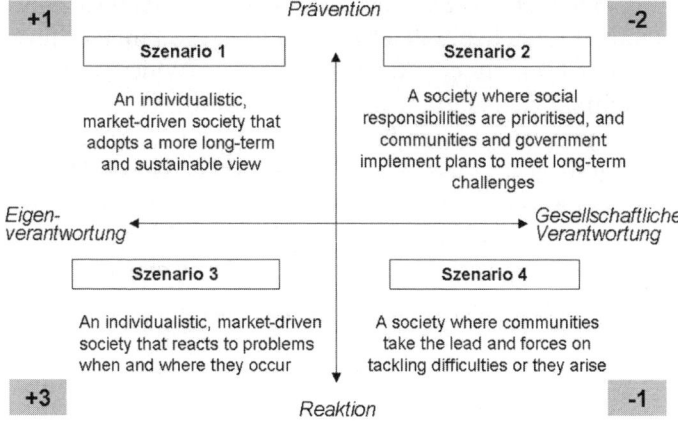

Abb. 6: Szenarien für 2050 und Expertenmeinung zu ihren Auswirkungen auf die zukünftige Entwicklung

Quelle: Foresight Tackling Obesities: Future Choices Project, 2007

Die Lösung des Adipositasproblems erfordert einen gesellschaftlichen und kulturellen Wandel. Dieser übersteigt die individuell notwendigen Änderungen des Lebensstils. Eine Politik, die vorrangig (oder auch ausschließlich) auf Eigenverantwortung setzt, wird dem gesellschaftlichen Problem „Übergewicht" nicht gerecht. Die bisherigen Aktivitäten im Bereich der Adipositasprävention sind isoliert und stehen manchmal auch im Widerspruch zu anderen Aktivitäten in unserer Gesellschaft. Was nutzt der Hinweis auf weniger tierische Fette in der gesunden Ernährung, wenn gleichzeitig die Produktion von tierischen Lebensmitteln „politisch" gefördert wird? Die gegenwärtigen Widersprüche innerhalb der Politik sowie die mangelnde Koordinierung von Zielen und Maßnahmen in verschiedenen Politikbereichen erfordern deren Zusammenführung unter dem Schild von Public Health. Im Bereich Ernährung muss die „Ernährungsgesundheit" der Bevölkerung einen der Lebensmittelsicherheit vergleichbar hohen Standard erreichen. Gleichzeitig dürfen die Empfehlungen zu mehr körperlicher Aktivität nicht im Widerspruch zur Verkehrs-, Transport- und Städtebaupolitik stehen. Wenn Prävention und Gesundheit die Norm sind, die Lebensbedingungen und das soziale Miteinander Gesundheit ermöglichen und isolierte Ansätze zu einem gemeinsamen Vorgehen zusammenfließen, werden sowohl die Verbraucher als auch die Gesellschaft ihre Verantwortung wahrnehmen und mehr Gesundheit schaffen.

Ein Wort zum Schluss

Die Übergewichtsepidemie ist ein mit dem Klimawandel oder der Ölkrise vergleichbarer „Systemschock" für unsere Gesellschaft. Übergewicht ist ein uns alle betreffendes gesellschaftliches Problem. Wenn wir mit dem Problem „fertig" werden wollen, müssen wir es auch so begreifen und die individuellen und gesellschaftlichen Kräfte mittel- und langfristig zur Lösung der Adipositasproblems einsetzen. Dazu bedarf es eines politischen Willens, der Führung und des Managements. Der „Systemschock" ist auch eine Chance für eine Erneuerung von Gesundheitspolitik und Gesundheitssystem im Sinne von Public Health. Diese umfasst die Bereiche des gesundheitlichen Verbraucherschutzes, der gesundheitlichen und sozialen „Gerechtigkeit", der Gesundheitsförderung und der Gesundheitserziehung. Die Lösung des Problems (und damit auch der Auftrag von Public Health) liegt in den gesellschaftlichen, kulturellen, ökonomischen und politischen Kontexten. Aus diesen Kontexten erwachsen politische Ziele sowie Maßnahmen und Strategien von Prävention und Gesundheitsförderung. Die Politik nimmt diese Herausforderung an, in einer aufgeklärten Gesellschaft ist politisches Handeln auch wissenschaftlich begründet. Dieses bedeutet auch: Es gibt keine „schnellen" oder „leichten" Lösungen des Adipositasproblems. Die fortlaufende wissenschaftliche Arbeit, d. h. die systemische Analyse der Bedingungsfaktoren von Übergewicht und seiner Komorbidität, ist Aufgabe der Experten. Wissenschaft ist aber das eine, ihre Wahrnehmung und Nutzung ist das andere. Zukünftig muss daher auch die gesellschaftliche und politische Umsetzung wissenschaftlicher Erkenntnisse verbessert werden. Wir müssen das, was wir wissen, auch nutzen. Für eine neue Politik von Public Health gilt: Bei der Gesundheit geht es nicht um eine „Ausgabe", sondern (ähnlich der Bildung) um eine Investition in die Zukunft unserer Gesellschaft.

Literatur

Danielzik, S. / Czerwinski-Mast, M. / Langnäse, K. / Dilba, B. / Müller, M. J.: Parental overweight, socioeconomic status and high birth weight are major determinants of overweight and obesity in 5–7-year old children. Baseline data of the Kiel Obesity Prevention Study (KOPS). In: International Journal of Obesity 28 (2004), 1494–1502.

Eurodiet Core Report. Nutrition and diet for healthy lifestyles in Europe: Science and policy implications. In: Public Health Nutrition 4 (2001), 265–273.

Foresight Tackling Obesities: Future Choices Project. Modelling Future Trends in Obesity and the Impact on Health, 2007 (http://www.foresight.gov.uk/OurWork/ActiveProjects/Obesity/Obesity.asp).

KiGGS – die Studie zur Gesundheit von Kindern und Jugendlichen in Deutschland. 2005 (http://www.kiggs.de).

Lang, T. / Rayner G.: Overcoming policy cacophony on obesity: an ecological public health framework for policymakers. In: Obesity Reviews 8 (2007) (Supplement 1), 165–181.

Langnäse, K. / Czerwinski-Mast, M. / Müller, M. J.: Social class differences in overweight in prepubertal children in Northwest Germany. In: International Journal of Obesity 26 (2002), 566–572.

Mackenbach, J. P.: Kos, Dresden, Utopia ... A journey through idealism past and present in public health. In: European Journal of Epidemiology 20 (2005), 817–826.

Marmot, M.: Status Syndrome. London 2004.

Müller, M. J. / Danielzik, S. / Pust, S. / Landsberg, B.: Sozioökonomische Einflüsse auf Gesundheit und Übergewicht. In: Ernährungs-Umschau 53 (2006), 212–217.

Müller, M. J. / Danielzik, S. / Pust, S.: School- and family-based interventions to prevent overweight in children. In: Proceedings of the Nutrition Society 64 (2005), 249–254.

Müller, M. J. / Danielzik, S.: Childhood overweight: is there need for a new societal approach to the obesity epidemic. In: Obesity Reviews 8 (2007), 87–90.

Plachta-Danielzik, S. / Kriwy, P. / Müller, M. J.: Die Schulintervention der Kieler Adipositaspräventionsstudie (KOPS). In: Prävention und Gesundheitsförderung 3 (2008), 206–212.

Plachta-Danielzik, S. / Pust, S. / Asbeck, I. / Czerwinski-Mast, M. / Langnäse, K. / Fischer, C. / Bosy-Westphal, A. / Kriwy, P. / Müller, M. J.: Four-year follow-up of school-based intervention on overweight children: the KOPS study. In: Obesity 15 (2007), 3159–3169.

Rauprich, O.: Utilitarismus oder Kommunitarismus als Grundlage von Public-Health-Ethik? In: Bundesgesundheitsblatt, Gesundheitsforschung, Gesundheitsschutz 51 (2008), 137–150.

Reinken, L. / Stolley, H. / Droese, W. / van Oost, G.: Longitudinale Körperentwicklung gesunder Kinder II. Größe, Gewicht, Hautfettfalten von Kindern im Alter von 1,5 bis 16 Jahren. In: Klinische Pädiatrie 192 (1980), 25–33.

Report of the World Health Organisation. Obesity in children and young people: A crisis in public health. Hrsg. von Lobstein, T. / Baur, L. / Uauy, R. im Auftrag der IOTF [International Obesity Taskforce]. In: Obesity Reviews 5 (2004), 1–104.

Robert-Koch-Institut: Gesundheitsberichterstattung des Bundes. Gesundheit in Deutschland. Berlin 2006.

Willett, W. C.: Balancing life-style and genomics research for disease prevention. In: Science 296 (2002), 695–698.

Anmerkung

[1] Public Health ist eine Wissenschaft und Praxis, die der Untersuchung, dem Schutz und der Förderung von Gesundheit dient. In Abgrenzung zur Medizin fokussiert Public Health nicht auf das Individuum, sondern auf die Bevölkerung bzw. einzelne Bevölkerungsgruppen. Die Maßnahmen von Public Health liegen in der Verantwortung von Politik, öffentlich-rechtlichen Körperschaften und Einrichtungen für Gesundheit. Ziel von Public Health ist nicht die Maximierung von Gesundheit, sondern die Maßnahmen intendieren vielmehr ein angemessenes Maß an Gesundheit. Angemessen ist es z. B., gesundheitliche Ungleichheit zu reduzieren. Möglichst alle Bürger sollten an dem erreichten Standard (von Gesundheit oder Lebenserwartung) teilhaben.

Gesundheitliche Eigenverantwortung
Anmerkungen zu einer schwierigen Kategorie

Wolfram Höfling

1. Problemaufriss

Mit dem Begriff der Eigenverantwortung rückt ein Topos in den Mittelpunkt des Interesses, der eine erstaunliche Karriere hinter sich hat und dessen Prominenz in der gesundheitspolitischen Diskussion in einem augenfälligen Missverhältnis zu seiner theoretischen Fundierung sowie seiner praktischen Operationalisierung steht. Nicht nur liberale Gesundheitspolitiker feiern die gesundheitsbezogene Eigenverantwortung als Königsweg: Die „Gesundheitsversorgung der Zukunft" sei „ohne Eigenverantwortung nicht denkbar." Die Menschen müssten ihre Verhaltensweisen ändern, nämlich: „Gesunde Ernährung, nicht rauchen, kein übermäßiger Alkoholgenuss, viel Bewegung, Teilnahme an Impfungen und an Gesundheitsvorsorgeuntersuchungen, um nur ein paar Punkte (!) zu nennen". Und dann das Heilsversprechen: „Ein Mehr an Eigenverantwortung kann auch dazu führen, dass viele Krankheiten vermieden werden."[1]

Und auch das GKV-Recht thematisiert die gesundheitliche Eigenverantwortung in etlichen Bestimmungen explizit oder implizit: Schon § 1 SGB V spricht von der Mitverantwortlichkeit der Versicherten. § 2 Abs. 1 Satz 1 SGB V bestimmt: „Die Krankenkassen stellen den Versicherten die im Dritten Kapitel genannten Leistungen unter Beachtung des Wirtschaftlichkeitsgebots (§ 12) zur Verfügung, soweit diese Leistungen nicht der Eigenverantwortung der Versicherten zugerechnet werden." Implizit rekurriert § 52 Abs. 2 SGB V auf die Eigenverantwortung der Versicherten, wenn die Krankenkassen verpflichtet werden, die Versicherten in angemessener Höhe an den Kosten zu beteiligen und das Krankengeld ganz oder teilweise zu versagen oder zurückzufordern in den Fällen, dass Versicherte sich „eine Krankheit durch eine medizinisch nicht indizierte ästhetische Operation, eine Tätowierung oder ein Piercing zugezogen" haben.[2]

Doch was steckt hinter der Redeweise von der gesundheitlichen Eigenverantwortung? Ist wirklich dasselbe gemeint, wenn „mehr Eigenverantwortung" in Verbindung gebracht wird mit mehr Wahlmöglichkeiten hinsichtlich des GKV-Leistungskatalogs oder der Versorgungsformen, mit höherer Eigenbeteiligung an den Gesundheitskosten, mit Leistungsausschlüssen, mit rücksichtsvollem Umgang mit der eigenen Gesundheit? Wird nicht Eigenverantwortung immer dann besonders gerne beschworen und eingefordert, wenn man nicht mehr durchblickt?[3]

2. Elemente einer Rekonstruktion des Verantwortungsbegriffs

Versucht man eine – auch für das GKV-System adaptierbare – Operationalisierung, so wird man zunächst den (Eigen-)Verantwortungsbegriff als einen fünfgliedrigen Zuschreibungsbegriff konturieren können:[4]

(1) Jemand (*Verantwortungssubjekt*) wird

(2) gegenüber einem anderen (*Verantwortungsinstanz*)

(3) für etwas (*Verantwortungsgegenstand*)

(4) nach Maßgabe normativer Standards (*Verantwortungszurechnungsgrund*)

(5) mit spezifischen Instrumenten (*instrumentelle Verantwortungsrealisierung*)
zur Verantwortung gezogen.

Im System der GKV wird dementsprechend der gesetzlich Versicherte als Gesunder und/oder als Kranker vom Ausgabenträger für ein bestimmtes Verhalten bzw. für einen bestimmten Zustand nach Maßgabe z. B. der einschlägigen Normen des SGB V über den Weg der Kostenbeteiligung bzw. -überwälzung zur Verantwortung gezogen.

Im Blick auf die instrumentelle Verantwortungsrealisierung kann grob unterschieden werden zwischen *prospektiver Verantwortung* und *retrospektiver Verantwortung.* Erstere betrifft eine Art Zuständigkeitsverantwortung des Einzelnen, der er durch die Förderung gesundheitlicher Schutzfaktoren (körperliche Aktivität, angemessene Ernährung) und/oder die Vermeidung gesundheitlicher Risikofaktoren (Rauchen, übermäßiger Alkoholgenuss) gerecht werden kann. Die retrospektive Verantwortung ist demgegenüber eine Rechenschaftsverantwortung.[5] Die Realisierung einer derartigen Rechenschaftsverantwortung ist denkbar in Form einer Behandlungsverweigerung bei einer Krankheit, deren Entstehung der Eigenverantwortungssphäre des Einzelnen zugewiesen wird; möglich ist aber auch die volle bzw. partielle Kostenüberwälzung der Behandlung einer derartigen Erkrankung. Auch Misch- und Kombinationsformen prospektiver und retrospektiver Verantwortung sind möglich: So könnte jemand retrospektiv dadurch zur Verantwortung gezogen werden, dass er sich in Zukunft (prospektiv) „angemessen" verhält, beispielsweise verpflichtet wird, an sekundären oder tertiären Präventionsmaßnahmen teilzunehmen.

3. Probleme der Implementierung von gesundheitlicher Eigenverantwortung

So einleuchtend die Kategorie gesundheitlicher Eigenverantwortung bei einer derartigen Operationalisierung auch erscheinen mag, so schwierig ist ihre Implementierung in der Praxis. Drei zentrale Problemaspekte seien kurz skizziert:

a. Das Problem der Kausalität

Eine elementare Herausforderung im Blick auf die retrospektive Zuschreibung von Verantwortung betrifft die Differenzierung zwischen selbstgewählten und nicht selbstgewählten Risiken, mit der zugleich die Grenze zwischen der individuellen und der gesellschaftlichen bzw. staatlichen Verantwortungssphäre markiert wird. Unter Bezugnahme auf eine Kategorisierung von Ronald Dworkin[6] wird in der medizinethischen Literatur unterschieden zwischen „option luck" (kalkuliertem Risiko) und „brute luck" (reinem Zufall). „Option luck" ist danach das Ergebnis einer bewussten Inkaufnahme von Risiken. Lässt sich nun ein gesundheitliches Ereignis kausal auf eine derartige Risikoentscheidung eines Menschen zurückführen, liegt ein Eigenverschulden vor, dessen Folgen von den Betroffenen auch selbst zu verantworten sind.[7] Derartige Überlegungen verweisen indes auf die basale Schwierigkeit, ob nun ein bestimmter Zustand in einem kausalen Sinne dem Verhalten des Patienten zugeschrieben werden kann.[8] Viele Krankheiten, nicht zuletzt die volkswirtschaftlich und in den Mortalitäts- und Morbiditätsstatistiken „führenden" sog. Volkskrankheiten beruhen auf multifaktoriellen Krankheitsgenesen. Gerade die Komplexität der Wechselwirkungen erlaubt oftmals keine valide Zuweisung von Verantwortung.

Darüber hinaus setzt die Realisierung von Rechenschaftsverantwortung ein Nachweis- und Kontrollregime voraus, das mit erheblichen Interventionen in die Freiheitssphäre der Betroffenen verbunden sein kann. Für die Implementierung von Eigenverantwortung müsste in diesen Konstellationen ein ggf. hoher „grundrechtlicher Preis" gezahlt werden.

b. Das Problem der Entscheidungsautonomie

Ein weiteres Problem betrifft die Frage nach der Entscheidungsautonomie desjenigen, den man für ein bestimmtes Verhalten bzw. einen bestimmten Zustand zur Verantwortung ziehen will. Die Zuweisung gesundheitlicher Eigenverantwortung insbesondere in ihrer retrospektiven Realisierungsform setzt eine freie, selbstbestimmte Entscheidung auf der Grundlage valider Information im Status kompetenter Alternativen- und Folgenabschätzung voraus. Dies ist eine überaus anspruchsvolle Prämisse. Eine derartige Entscheidungsautonomie ist – jenseits der unterkomplexen binären Weltsicht: entweder man ist ein unter Betreuung Stehender oder ein autonomes Subjekt[9] – an komplexe Bedingungen geknüpft. Lässt sich – beispielsweise – diese Fähigkeit wirklich entwickeln in ruinierten Familienstrukturen und deformierenden Lebensverhältnissen?

Die Problematik sei kurz illustriert am Beispiel des malignen Melanoms. Hier ist ein wichtiger exogener Risikofaktor die UV-Exposition, die ganz wesentlich vom Verhalten des Einzelnen bestimmt wird. Damit scheint es sich um ein durchaus geeignetes Beispiel für die Übernahme von prospektiver Eigenverantwortung zu handeln, zumal es Hinweise darauf gibt, dass sich das Verhalten der Bevölkerung gegenüber der Sonne durch entsprechende Aufklärungskampagnen beeinflussen lässt.[10] Fragt man allerdings nach der Möglichkeit der Realisierung von retrospektiver

Verantwortung, so ergeben sich erhebliche Schwierigkeiten vor dem Hintergrund der Voraussetzung von Entscheidungsautonomie. Gerade die UV-Exposition in der Kindheit ist ein wesentlicher Faktor für die Entwicklung melanozytärer Naevi, welche wiederum mit einem erhöhten Risiko assoziiert sind, an einem malignen Melanom zu erkranken. Hier sind indes die Eltern für die UV-Protektion ihrer Kinder verantwortlich, und eine retrospektive Verantwortungszuschreibung im Erwachsenenalter ist kaum vertretbar.[11] In diesem Beispiel zeigt sich darüber hinaus, dass der Aspekt der Entscheidungsautonomie auch das Kausalitätsproblem verschärfen kann, sollte man versuchen, Verantwortungsanteile auf bestimmte Lebensaltersphasen zu verteilen.

c. Das Problem der normativen Standardsetzung

Entscheidungsautonomie und Kausalität benennen lediglich zwei notwendige, nicht aber hinreichende Bedingungen für die Zuschreibung von Eigenverantwortung. Darüber hinaus muss nach Maßgabe normativer Standards festgelegt werden, auf welche der selbstverursachten Gesundheitsbeeinträchtigungen instrumentell reagiert werden soll. Erst diese Standards trennen die gesundheitlichen „Normalrisiken" des täglichen Lebens von der Sphäre der „Eigenverantwortung".[12]

Das Problem der normativen Standardsetzung wirft nun auf zwei Ebenen Fragen auf:

– Zunächst geht es um die kompetenzielle und prozedurale Dimension: Wer ist die legitime und effektive Besteuerungsinstanz? Wer entscheidet über die Normierung in welchem Verfahren?

– Sodann geht es um die inhaltliche Dimension: Welche Lebensstile sind politisch akzeptabel und welche nicht?

Wie schwierig eine Politik konsistenter Standardsetzung in inhaltlicher Hinsicht ist, zeigen die Diskussionen um die Akzeptanz bzw. Bekämpfung des Tabak- und Alkoholkonsums ebenso wie die Auseinandersetzungen um die Einführung eines Tempolimits auf Autobahnen (hier lässt sich die Gesellschaft die „freie Fahrt für freie Bürger" jedes Jahr ein paar Hundert Menschenleben kosten). Gerade weil aber die Selektion von „Eigenverantwortungs-Risiken" so schwierig ist, kommt der Kompetenzfrage besondere Bedeutung zu.

4. Plädoyer für eine vorsichtige und maßvolle Interventionsstrategie

Die skizzierten Probleme indizieren eine vorsichtige und maßvolle Interventionsstrategie zur Implementierung gesundheitlicher Eigenverantwortung:

(1) Das bedeutet zunächst einmal eine Beschränkung der normativen Standardsetzung auf wenige Bereiche, zu denen möglichst valide Daten vorliegen.[13]

(2) Zum Zweiten sind weiche statt harte bzw. prospektive statt retrospektive Steuerungsinstrumente zu bevorzugen.

Dazu im Folgenden einige knappe Überlegungen:
Zunächst sei ein Beispiel illegitimer Standardsetzung in Kombination mit einer unangemessen harten Rechenschaftsverantwortung genannt. Es betrifft die Transplantationsmedizin, und zwar die Richtlinien der Bundesärztekammer zur Aufnahme in die Warteliste für Lebertransplantationen. Hier findet sich u. a. die Regel, wonach bei Patienten mit alkoholinduzierter Leberzirrhose die Aufnahme auf die Warteliste erst dann erfolgen darf, wenn der Patient für mindestens sechs Monate völlige Alkoholabstinenz eingehalten hat.[14] Problematisch

ist hier schon die Validität der medizinischen Begründung für festgeschriebene Abstinenzzeiten.[15] Abgesehen davon aber stellt sich in aller Schärfe die Frage, wodurch ausgerechnet die Bundesärztekammer legitimiert sein soll zu der Entscheidung, einen akut dekompensierenden Patienten sterben zu lassen, weil er noch nicht „trocken" ist. Thomas Gutmann hat die auf der Hand liegende Kritik wie folgt formuliert: „Es bedarf nur einer geringen Zuspitzung, um die rechtsstaatliche Unerträglichkeit dieser ‚Richtlinie' zu verdeutlichen: eine Organisation, die nicht einmal den Status eines eingetragenen Vereins besitzt, verhängt kraft eigener Machtvollkommenheit aus pädagogischen Gründen die Todesstrafe über suchtkranke Patienten, und das Rechtssystem sieht (bisher) ein Jahrzehnt lang tatenlos zu."[16]

Sodann sei ein Blick auf das SGB V geworfen, das in § 62 Abs. 1 Gesundheitsobliegenheiten statuiert, mit denen Eigenverantwortung zur Geltung gebracht werden soll. Es geht hier – vereinfacht – um sog. Zuzahlungen, die Versicherte zu leisten haben. Bei chronisch Kranken beträgt sie grundsätzlich 1 % der jährlichen Bruttoeinnahmen zum Lebensunterhalt. Dieser Satz wird verdoppelt

„1. für nach dem 1. April 1972 geborene chronisch kranke Versicherte, die ab dem 1. Januar 2008 die in § 25 Abs. 1 genannten Gesundheitsuntersuchungen[17] vor der Erkrankung nicht regelmäßig in Anspruch genommen haben,

2. für nach dem 1. April 1987 geborene weibliche und nach dem 1. April 1962 geborene männliche chronisch kranke Versicherte, die an einer Krebsart erkranken, für die eine Früherkennungsuntersuchung nach § 25 Abs. 2 besteht[18] und die diese Untersuchung ab dem 1. Januar 2008 vor ihrer Erkrankung nicht regelmäßig in Anspruch genommen haben."

Nach § 62 Abs. 1 Satz 5 legt der Gemeinsame Bundesausschuss in seinen Richtlinien bis zum 31. Juli 2007 fest, in welchen Fällen Gesundheitsuntersuchungen ausnahmsweise nicht zwingend durchgeführt werden müssen.

Der Gemeinsame Bundesausschuss hat nun in seinem Beschluss vom 19. Juli 2007 die Entscheidung getroffen, dass keine der bestehenden Früherkennungsuntersuchungen als verpflichtende Untersuchungen festgesetzt werden sollen.[19] Der Gemeinsame Bundesausschuss hat auf diese Weise die gesetzlich vorgesehenen Untersuchungsobliegenheiten durch Beratungsobliegenheiten ersetzt, was im Blick auf die Regelungen des § 62 Abs. 1 SGB V – abgesehen wiederum von der prinzipiellen Frage nach der Legitimität des Gemeinsamen Bundesausschusses zur normativen Standardsetzung[20] – fraglich erscheint. Dies ist hier indes nicht zu vertiefen. Vielmehr soll ganz prinzipiell auf ein Problem derartiger Eigenverantwortungskonzepte, wie sie in § 62 SGB V angelegt sind, hingewiesen werden. Eine Konsequenz derartiger Gesundheitsobliegenheiten ist eine zunehmende Zahl von Untersuchungen ohne therapeutischen Nutzen.[21] Ein Großteil der Ressourcen im Rahmen von Früherkennungsprogrammen wird darauf verwendet werden, Verdachtsfälle, die man im ersten Screeningdurchlauf entdeckt hat, im weiteren Verlauf als falsch-positiv zu widerlegen. Ein weiterer erheblicher Kostenfaktor für das Gesundheitswesen besteht darin, dass Menschen, die vor der Manifestation der diagnostizierten bzw. prognostizierten Krankheit aus einem anderen Grund sterben, möglicherweise mit erheblichem finanziellen Aufwand therapiert werden, was auch über das Finanzielle hinaus mit erheblichen Belastungen für die Betroffenen verbunden ist. Schließlich sind die durchaus erheblichen Eingriffe in die Patientenautonomie und insbesondere in das Recht auf Nichtwissen als „grundrechtliche Kollateralschäden" mit zu bedenken.[22]

(3) Modelle kostenüberwälzender Rechenschaftsverantwortung müssen im Übrigen berücksichtigen, dass etliche

Millionen aus überschuldeten Haushalten – und hier handelt es sich vermutlich gerade um diejenigen, deren „Eigenverantwortung" gemeinhin als schwach ausgeprägt gilt[23] – für eine derartige Monetarisierung von Eigenverantwortung schlicht nicht zur Verfügung stehen.

(4) Es scheint daher insgesamt sinnvoll, *politikfeldübergreifend* auf evidenzbasierter Basis für wenige ausgewählte Bereiche Instrumente zur Stärkung prospektiver Eigenverantwortung zu entwickeln. Diese bedürfen der lebensweltkompatiblen Information bzw. der kommunikativen Aktivierung der Adressaten. Eher kontraproduktiv erscheint indes die ministerielle Anmaßung edukatorischer Leitbildformulierungen.[24]

Anmerkungen

[1] So der (damalige) gesundheitspolitische Sprecher der FDP-Bundestagsfraktion *Thomae, Dieter*: Eigenverantwortung als Grundstein liberaler Gesundheitspolitik. In: Die BKK 2004, 382 (386); *Karr, Detlef*: Eigenverantwortung als Basis staatlicher Gesundheitspolitik? In: *Schumpelick, Volker / Vogel, Bernhard (Hrsg.)*: Grenzen der Gesundheit. Freiburg 2004, 354ff; zur Zahnmedizin und ihrer Vorreiterrolle im diskutierten Zusammenhang vgl. *Koschorrek, Rolf*: Zahnmedizin und Gesundheitspolitik. In: *Schumpelick, Volker / Vogel, Bernhard (Hrsg.)*: Medizin zwischen Humanität und Wettbewerb. Freiburg 2008, 432ff.

[2] Durch das sog. Pflege-Weiterentwicklungsgesetz ist die ursprüngliche Fassung – wie es in der Gesetzesbegründung heißt: klarstellend – geändert worden. Zuvor hatte es noch geheißen: „Haben sich Versicherte eine Krankheit durch eine medizinisch nicht indizierte Maßnahme wie z.B. eine ästhetische Operation ...". Durch die Änderung wird, so die amtliche Begründung, „gewährleistet, daß nur bei Folgen einer medizinisch nicht indizierten ästhetischen Operation, einer Tätowierung oder einem Piercing eine Kostenbeteiligung der Versicherten erfolgt"; vgl. BT-Drucksache 16/7439, 96.

[3] Vgl. hierzu die Grundsatzkritik bei *Heidbrink, Ludger*: Kritik der Verantwortung. Zu den Grenzen verantwortlichen Handelns im komplexen Kontext. Weilerswist 2003. In der Rezension dieses Werks durch *Christian Geyer* in der FAZ findet sich der Satz:

„Daß besonders dann gerne ‚Verantwortung' beschworen wird, wenn man nicht mehr durchblickt, die Ursache und Wirkung von Handlungen und Zusammenhängen ..."

[4] Zum Folgenden vgl. auch *Marckmann, Georg*: Eigenverantwortung als Rechtfertigungsgrund für ungleiche Leistungsansprüche in der Gesundheitsversorgung? In: *Rauprich, Oliver / Marckmann, Georg / Vollmann, Jochen (Hrsg.):* Gleichheit und Gerechtigkeit in der modernen Medizin. Paderborn 2007, 299 (302f); *Marckmann, Georg / Gallwitz, Baptist:* Gesundheitliche Eigenverantwortung beim Typ-II-Diabetes. In: Zeitschrift für Medizinische Ethik 53 (2007), 102 (105f) – wo allerdings von einem viergliedrigen Zurechnungsbegriff ausgegangen wird.

[5] Zu dieser Unterscheidung vgl. etwa *Marckmann* (wie Anm. 4), 302.

[6] *Dworkin, Ronald*: What is equality? Part 2: Equality of ressouces. In: Philosophy and public affairs 10 (1981), 283ff.

[7] Zu diesen Überlegungen *Dietrich, Frank*: Eigenverantwortung als medizinethisches Rationierungskriterium. In: Zeitschrift für medizinische Ethik 47 (2001), 301, 372ff; *Marckmann / Gallwitz* (wie Anm. 4), 107f.

[8] Dazu etwa *Buyx, Alena.*: Eigenverantwortung als Verteilungskriterium im Gesundheitswesen. In: Ethik in der Medizin 17 (2005), 269 (276f).

[9] Dazu *Höfling, Wolfram*: Der autonome Patient – Realität und Illusion. In: *Schumpelick, Volker / Vogel, Bernhard (Hrsg.):* Arzt und Patient. Eine Beziehung im Wandel. Freiburg 2006, 390ff.

[10] Dazu mit Nachweisen *Marckmann* (wie Anm. 4), 308ff.

[11] Hierzu *Marckmann* (wie Anm. 4), 310.

[12] Hier etwa *Marckmann / Gallwitz* (wie Anm. 4), 109.

[13] Der Typ-II-Diabetes wäre ein denkbarer Anwendungsbereich.

[14] *Bundesärztekammer:* Richtlinien zur Organtransplantation gemäß § 16 Abs. 1 Nrn. 2 und 5 TPG, hier: Richtlinie für Warteliste zur Lebertransplantation (in der Fassung vom 28.2.2003), abrufbar unter www.bundesaerztekammer.de (3.11.2008).

[15] *Gutmann, Thomas*: Allokationsfragen: Aporien und Zweifelsfragen des geltenden Rechts. In: *Höfling, Wolfram (Hrsg.):* Die Regulierung der Transplantationsmedizin in Deutschland. Tübingen 2008, 113 (128); *Webb, Kerry / Neuberger, James:* Transplantation for alcoholic liver disease. In: British Medical Journal 329 (2004), 63ff; *Neuberger, James / Schulz, Karl-Heinz / Day, Christopher et*

al.: Transplantation for alcoholic liver disease. In: Journal of Hepatology 36 (2002), 130ff.

[16] *Gutmann, Thomas* (wie Anm. 15), 128f; vgl. aber auch *Dietrich* (wie Anm. 7), der im Blick auf alkoholbedingte Leberschäden davon spricht, daß sich dem Rationierungskriterium Eigenverschuldung in wohl kaum einem anderen medizinischen Bereich so günstige Anwendungsbedingungen böten wie bei der Patientenauswahl für Lebertransplantationen (377).

[17] § 25 Abs. 1 SGB V lautet: „Versicherte, die das fünfunddreißigste Lebensjahr vollendet haben, haben jedes zweite Jahr Anspruch auf eine ärztliche Gesundheitsuntersuchung zur Früherkennung von Krankheiten, insbesondere zur Früherkennung von Herz-Kreislauf- und Nierenerkrankungen sowie der Zuckerkrankheit."

[18] § 25 Abs. 2 SGB V lautet: „Versicherte haben höchstens einmal jährlich Anspruch auf eine Untersuchung zur Früherkennung von Krebserkrankungen, Frauen frühestens vom Beginn des zwanzigsten Lebensjahres an, Männer frühestens vom Beginn des fünfundvierzigsten Lebensjahres an." Voraussetzung sowohl für die Untersuchungen nach Abs. 1 wie auch nach Abs. 2 ist nach Abs. 3, dass es sich (1) um Krankheiten handelt, die wirksam behandelt werden können, (2) das Vor- oder Frühstadium dieser Krankheiten durch diagnostische Maßnahmen erfassbar ist, (3) die Krankheitszeichen medizinisch-technisch genügend eindeutig zu erfassen sind und (4) genügend Ärzte und Einrichtungen vorhanden sind, um die aufgefundenen Verdachtsfälle eingehend zu diagnostizieren und zu behandeln.

[19] Vgl. auch den Bescheid des Bundesgesundheitsministeriums vom 17.9.2007, der diesen Beschluss – wenn auch mit Auflagen – grundsätzlich unbeanstandet gelassen hat.

[20] Zur Kritik hinsichtlich der mangelnden Legitimation des Gemeinsamen Bundesausschusses aus neuerer Zeit etwa *Ziermann, Karin:* Inhaltsbestimmung und Abgrenzung der Normsetzungskompetenzen des Gemeinsamen Bundesausschusses und der Bewertungsausschüsse im Recht der gesetzlichen Krankenversicherung. Berlin 2007; *Kingreen, Thorsten:* Verfassungsrechtliche Grenzen der Rechtssetzungsbefugnis des Gemeinsamen Bundesausschusses im Gesundheitsrecht. In: Neue Juristische Wochenschrift 2006, 877ff.

[21] Vgl. dazu jüngst *Stockter, Ulrich:* Präventivmedizin und Informed Consent. Münster 2008, 47ff mit der Unterscheidung zwi-

schen „Falsch-Alarmierten", „Zu-früh-Alarmierten" und „Über-Alarmierten".

[22] Vgl. auch die kritischen Anmerkungen bei *Stockter* (wie Anm. 21), 209ff.

[23] Zu den nicht zuletzt bildungsbedingten sozialen Asymmetrien vgl. auch die Beiträge von Carsten Wippermann sowie von Manfred J. Müller und Beate Landsberg in diesem Band; ferner etwa *Mielck, Andreas*: Soziale Ungleichheit und Gesundheit. Einführung in die aktuelle Diskussion. Bonn 2005; *Ebsen, Ingwer*: Armut und Gesundheit. In: Armutsfestigkeit sozialer Sicherung. Bundestagung des Deutschen Sozialrechtsverbandes e. V., 12./13. Oktober 2006. Berlin 2007, 133ff.

[24] Vgl. hierzu *Höfling, Wolfram*, Rechtliche Mittel, Maßstäbe und Schranken der staatlichen Beeinflussung des Ernährungsverhaltens. In: Zeitschrift für das gesamte Lebensmittelrecht 33 (2006), 121ff.

Zur Bedeutung chronischer Belastung und sozialer Unterstützung für die Entwicklung körperlicher Erkrankungen

Karl-Heinz Schulz

Einleitung

Die Vorstellung einer Störung des körperlichen Gleichgewichts und der sukzessiven Entstehung von Erkrankungen sowie eines Einflusses der „Seele" auf körperliche Vorgänge lässt sich bis zu den alten Griechen zurückverfolgen (Hippokrates, Epikur). Claude Bernard prägte im 19. Jahrhundert den Begriff des *milieu intérieur*, eines dynamischen physiologischen Gleichgewichts: die interne Umwelt lebender Organismen müsse trotz Veränderungen in der äußeren Umwelt konstant bleiben. Hans Selye entlehnte 1936 den Begriff „Stress" aus der Physik bzw. der Materialprüfung und verwendete ihn für die Belastung des Körpers durch sogenannte „Stressoren". Er postulierte das „Allgemeine Adaptations-Syndrom", eine stereotype Antwort des Körpers, insbesondere der Hypothalamus-Hypophysen-Nebennierenrinden-Achse, auf verschiedenartige physikalische und psychische Stressoren. Er definierte „Stress" als die unspezifische Reaktion des Organismus auf jede Anforderung. Walter Cannon prägte einige Jahre später den Begriff der „Homöostase", beschrieb die Kampf-und-Flucht-Reaktion und wies insbesondere auf die Bedeutung des katecholaminergen Systems bei dieser Anpassung hin. Aus psychologischer Sicht war die Einführung des Coping-Konzeptes durch Richard Lazarus in den 60er Jahren ein weiterer Meilenstein in der Stressforschung. Wird ein Ereignis nicht als irrelevant, sondern als Schaden, Verlust, Bedrohung oder Herausforderung eingeschätzt, setzen problem- und emotionsorientierte Copingprozesse ein, die eine Bewältigung bzw. Anpassung erzielen oder zu einer ungünstigen Lösung führen. Solche Konzeptionen haben die Forschung stimuliert und gezeigt, dass verschiedene Stressoren zu verschiedenen Mustern physiologischer Aktivierung führen (und nicht zu gleichartigen, wie von Selye postuliert) und dass verschiedene Bewältigungsstile autonome und endokrine physiologische Antworten moderieren können.

Das Allostase-Konzept

In neuerer Zeit hat McEwen[1] den Begriff der Allostase dem der Homöostase gegenübergestellt und hier wichtige Differenzierungen getroffen. Homöostatische Systeme halten konstante Sollwerte ein, die notwendig sind, um Körperfunktionen aufrechtzuerhalten: Beispiele sind der pH-Wert, die Körpertemperatur und der Sauerstoffpartialdruck. In allostatischen Systemen hingegen wird der Sollwert je nach den Anforderungen variiert, um den Körper an veränderte Umweltbedingungen anzupassen. Allostatische Systeme erhalten dadurch die körperliche Integrität aufrecht. Beispiele hierfür sind eine Erhöhung der Herzschlagfrequenz und des Blutdrucks bei körperlicher Aktivität oder eine stärkere Aktivität des Immunsystems bei einer Infektion.

Die Mediatoren dieser allostatischen Anpassungsreaktion sind die sogenannten „Stress-Hormone" Kortisol und Adrenalin/Noradrenalin und die Botenstoffe des Immunsystems, die Zytokine.[2] Eine vermehrte Ausschüttung die-

ser Hormone hat folgende unmittelbare protektive und adaptive Auswirkungen:
- Verstärkung kardiovaskulärer Funktionen,
- Mobilisierung und Erneuerung von Energiereserven,
- Verstärkung von Immunfunktionen,
- Verbesserung kognitiver Funktionen.

Phylogenetisch betrachtet, bereitet diese „Stressreaktion" auf Kampf- oder Fluchtverhalten vor, was jedoch unter heutigen Bedingungen meistens eine inadäquate Mobilisierung von Energiereserven bedeutet, da diese nicht in entsprechendes Verhalten umgesetzt werden. An dieser Stelle setzt die gesundheitsförderliche Wirkung körperlicher Aktivität an.[3] Die Mediatoren der Stressreaktion ermöglichen die Anpassung an Belastungssituationen, indem sie die Genregulation und -expression der Zellen und Gewebe beeinflussen („primäre Effekte"). Doch dieselben Mediatoren können dem Körper auch Schaden zufügen, wenn sie zu häufig, zu lange oder zu stark sezerniert werden. Aus der regulatorischen Anpassung wird dadurch mit zunehmender Dauer allostatische Belastung („Allostatic Load"). In Abbildung 1 sind verschiedene Typen allostatischer Belastung schematisch dargestellt.

Eine Überexposition des Körpers gegenüber diesen chronisch dysregulierten Mediatoren führt zu
- Fettleibigkeit, abdomineller Fettspeicherung, Muskelschwund, Knochendemineralisierung,
- unterdrückten und deregulierten Immunfunktionen und chronischen Entzündungen (z. B. Arthritis),
- Arteriosklerose und erhöhter Herzinfarkt- und Schlaganfallswahrscheinlichkeit,
- Verschlechterung kognitiver Funktionen, insbesondere des Gedächtnisses, und erhöhter Ängstlichkeit.

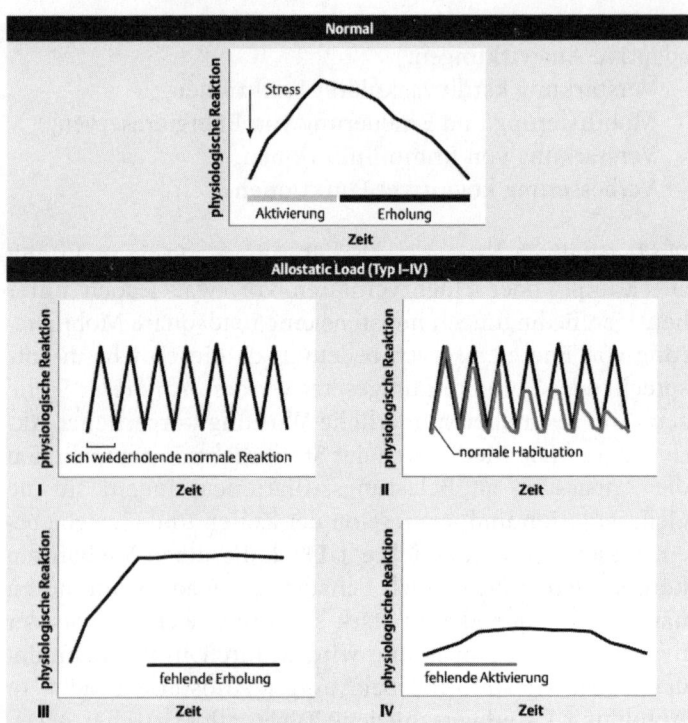

Abb. 1: Schematische Darstellung einer Stressantwort mit den Phasen „Aktivierung" und „Erholung" und Subtypen von Allostatic Load. Subtyp I: häufige Konfrontation mit immer neuen Stressoren. Subtyp II: Ausbleiben einer Habituation oder Adaptation in Bezug auf denselben wiederkehrenden Stressor. Subtyp III: Die Stressantwort wird nicht wieder abgeschaltet (prolongierte Aktivierung). Subtyp IV: eine nicht adäquate (hyporeaktive) Stressantwort (Schulz et al. 2005, nach McEwen 1998)

So bewirken die primären Stressmediatoren einerseits die adaptiven „primären Effekte" (Enzymaktivierung, Proteinsynthese, Rezeptorexpression), bei inadäquater oder überschießender Aktivierung aber auch zunächst pathophysiologische Veränderungen im Herz-Kreislauf-System, im Glukose- und Fettstoffwechsel, im Immun- und im Nervensystem („sekundärer Outcome").

Diese pathophysiologischen Veränderungen können sich bei andauernder Belastung zu manifesten Erkrankungen wie Bluthochdruck, Arteriosklerose, Obesitas/Adipositas, Diabetes, Infektionserkrankungen, Tumoren und Demenz weiterentwickeln („tertiärer Outcome"; vgl. Tab. 1; vgl. McEwen 2000; McEwen et al. 2007).

Tab. 1: Allostatische Regulation bei akuter Anpassung an Belastungssituationen (primäre Mediatoren und primäre Effekte) und allostatische Belastung bei inadäquater, überschießender Aktivierung der Anpassungssysteme (sekundärer und tertiärer Outcome)

Allostatische Anpassung:	*Allostatische Belastung:*

primäre Mediatoren
  Katecholamine
  Glucocorticoide
  Andere Hormone
  Cytokine
  Nervus vagus
↓
primäre Effekte
  Genregulation
  Genexpression
  in den Zielgeweben
  (Enzymaktivierung, Proteinsynthese, Rezeptorexpression
	sekundärer Outcome,
	pathophysiologische Veränderungen im
	  Herz-Kreislaufsystem
	  Glukosestoffwechsel
	  Fettstoffwechsel
	  Immunsystem
	  Nervensystem
	↓
	tertiärer Outcome
	  Bluthochdruck
	  Arteriosklerose
	  Obesitas/Adipositas
	Diabetes
	Infektionserkrankungen, Tumore
	Demenz

In Tabelle 2 werden pathophysiologische Effekte, die dauerhaft erhöhte Stresshormonkonzentrationen nach sich ziehen können, beispielhaft zusammengefasst.

Tab. 2: Mechanismen durch welche eine chronische Aktivierung der primären Mediatoren der Stressantwort das Risiko für einen Myokardinfarkt, Schlaganfall, Bluthochdruck, kardiale Arrhythmien, viszerale Obesitas und Diabetes steigern können (nach Vanitallie 2002).

Stressantwort	Klinische Effekte
Adrenalin ↑	↑ Thrombocytenaggregation → Thrombose in den Herzkranzgefäßen oder Gefäßen im ZNS → Myocardinfarkt, Insult
↑ SNS-Aktivität ↑ Noradrenalin-Sekretion ↑ Cortisol-Sekretion	↑ periphere Vasokonstriktion → ↑ peripherer Gefäßwiderstand → Bluthochdruck
↑ Adrenalin ↑ SNS-Aktivität	↑ Herzfrequenz → kardiale Erregbarkeit → ↑ Risiko kardialer Arrhythmien
↑ SNS-Aktivität ↑ Adrenalin-Sekretion ↑ Cortisol-Sekretion	↑ Insulinresistenz und Glukoneogenese → diabetische Stoffwechsellage
↑ Cortisol-Sekretion ↓ Sekretion von GH, IGF-1, LH/Testosteron, TSH/ T_3	↑ viszerale Obesitas, Insulinresistenz, Dyslipidämie → Arteriosklerose

(GH: Wachstumshormon, IGF-1: insulinähnlicher Wachstumsfaktor 1, LH: luteinisierendes Hormon, TSH/T_3: Schilddrüsenhormone, SNS: sympathisches Nervensystem)

In Tabelle 3 werden diese Zusammenhänge für jedes Anpassungssystem getrennt systematisch dargestellt.

Tab. 3: Beispiele allostatischer Regulation in den Anpassungssystemen (kardiovaskuläres, metabolisches, Immun- und Nervensystem) und Auswirkungen dieser Effekte bei allostatischer Belastung

System	Allostatische Regulation	Allostatische Belastung
Kardiovaskuläres System	Orthostase, Blutdruckerhöhung	Bluthochdruck, Herzinfarkt, Schlaganfall
Metabolisches System	Aktivierung und Aufrechterhaltung von Energiereserven, u. a. Glukose-Utilisation	Insulinresistenz, Obesitas, Adipositas, Diabetes, Muskelschwund, Arteriosklerose
Immunsystem	Entzündung, Immunantwort auf exogene und endogene Pathogene	Infektionen, chronisch-entzündliche und Autoimmunerkrankungen, Tumoren
Nervensystem	Aufmerksamkeit, Gedächtnis, neuroendokrine Regulation	neuronale Atrophie, kognitive Funktionen, Demenz, neuroendokrine Dysregulation

Die Arbeitsgruppe um McEwen hat in der Folge Allostatic-Load-Indices entwickelt, die die kumulative Belastung des Organismus widerspiegeln sollen. Neben Parametern der primären Stressmediatoren (Katecholamine und Cortisol, gemessen im 12/24-Stunden-Sammelurin) enthält dieser Index auch Parameter sekundärer Effekte dieser Mediatoren, nämlich Blutdruckwerte, das Hüfte-Taillen-Verhältnis oder den Body-Mass-Index (BMI) als Indikatoren von Übergewicht, Blutfettwerte (das Verhältnis von Cholesterin zu HDL-Lipoproteinen), das glykolisierte Hämoglobin (HbA1c) sowie das C-reaktive Protein (CRP) und Interleukin-6 als Entzündungsparameter und das Hormon Dehydroepiandrosteron, welches als Gegenspieler des Cortisols aufgefasst wird.[4] Studien, die solch einen Index als Maß für die kumulative Belastung eingesetzt haben, konnten zeigen, dass

– allostatische Belastung einen Prädiktor für körperlichen und kognitiven Abbau im Alter darstellt,[5]
– ein hoher Zusammenhang zwischen der Höhe dieses Index in einer Stichprobe 70- bis 79-Jähriger und der Mortalität in einem Zeitraum von sieben Jahren besteht,[6]
– Kinder, die unter stark belastenden Bedingungen aufwachsen, einen höheren Allostatic-Load-Index aufweisen (höhere Werte in kardiovaskulären und neuroendokrinen Parametern und ein höherer BMI),[7]
– ein Zusammenhang zwischen der Anzahl von Lebensereignissen in einem vierjährigen Zeitraum und physiologischer Dysregulation, gemessen durch einen Index allostatischer Belastung, besteht.[8]

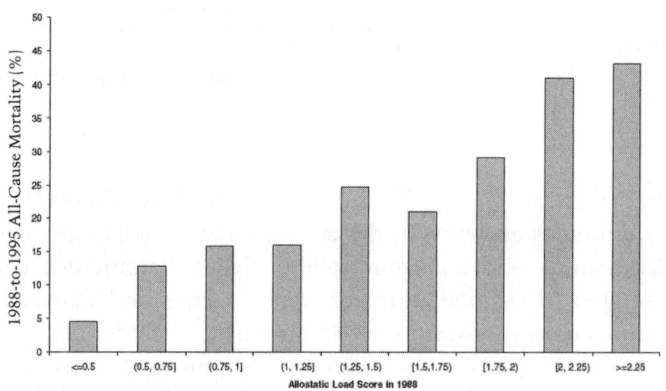

Abb. 2: Mortalitätsrate bei verschiedenen Allostatic-Load-Scores sieben Jahre zuvor. Je höher die allostatische Belastung ausfällt, umso höher ist das Mortalitätsrisiko (nach Karlamangala et al. 2006)

Psycho-Neuro-Immunologie

Darüber hinaus zeigen zahlreiche Untersuchungen aus dem Gebiet der Psychoneuroimmunologie, dass chronische Belastungen sowohl im Zusammenhang mit einer Beeinträchtigung von Immunfunktionen wie auch mit erhöhter Erkrankungsanfälligkeit stehen.[9]

In Studien zum Zusammenhang chronischer Belastung mit Immunfunktionen[10] wurden z. B. Personen nach Verwitwung bzw. Ehescheidung oder in der Pflege eines chronisch kranken Familienmitgliedes untersucht. Es zeigten sich signifikante Einschränkungen in unspezifischen wie auch spezifischen Immunfunktionen, sowohl auf zellulärer wie auch auf humoraler Ebene. Bei kurzfristigen Stressoren dagegen konnte eher eine Steigerung immunologischer Funktionen festgestellt werden. Ganz im Sinne des Konzeptes der Allostase, wonach kurzfristige Stressreaktionen adaptiv, langfristige aber pathogen sind, resümieren Segerstrom und Miller: „Increasing stressor duration resulted in a shift from potentially adaptive changes to potentially detrimental changes ..."[11] Die Veränderungen von Immunfunktionen unter langfristigen Stressoren sind von Relevanz für immunpathologische Vorgänge. Dies gilt insbesondere für einen vorgeschädigten Organismus: Individuen mit vorbestehenden Erkrankungen reagieren empfindlicher als Gesunde auf zusätzliche stressinduzierte Dysregulationen des Immunsystems: „... the lack of regulation in a diseased immune system may lead to more chaotic changes during stressors".[12]

Experimentelle Infektionsstudien unter Quarantänebedingungen beim Menschen demonstrieren eindrücklich einen Zusammenhang zwischen chronischer psychischer Belastung und der Empfänglichkeit für Infektionen der oberen Luftwege.[13] In diesen Studien wurden freiwilligen Probanden über Nasentropfen in unterschiedlicher Dosie-

rung Viren appliziert, die eine Infektion der oberen Luftwege auslösen können. Zwei Tage zuvor sowie sieben
Tage danach befanden sie sich in Quarantäne. Die Kontrollgruppe erhielt nur Kochsalzlösung. Die Zuteilung der
Probanden zu den Gruppen erfolgte zufällig und war den
Untersuchern nicht bekannt (randomisierte, kontrollierte,
quasi-experimentelle klinische Studie). Während der Qua-
rantänezeit wurden die Probanden engmaschig beobachtet
und medizinisch untersucht, insbesondere im Hinblick
auf Symptome einer Infektion sowie auf spezifische antivi-
rale Antikörper. Vor der experimentellen Infektion stufte
jeder Proband das Ausmaß seiner derzeitigen Belastung anhand verschiedener psychologischer Skalen ein (bisherige
kritische Lebensereignisse, wahrgenommene bestehende
Belastungen, negative Stimmung). Für jeden Probanden
wurde daraus anschließend ein Stress-Index ermittelt.

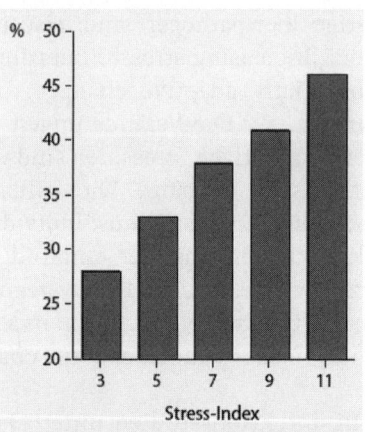

Abb. 3: Zusammenhang zwischen dem Ausmaß der psychischen
Belastung („Stress-Index") und der Anfälligkeit von Probanden
für die Ausprägung von Symptomen nach einer experimentellen
viralen Infektion der oberen Luftwege (Angaben des Anteils der
Probanden mit Symptomen in %) (nach Cohen et al. 1991)

Das Ergebnis zeigte, dass ein ausgeprägter Zusammenhang zwischen der Manifestation von Infektionssymptomen und dem Ausmaß der psychischen Belastung der Probanden bestand (vgl. Abb. 3) – und zwar für alle verwendeten Virustypen. Auch für das Influenza-Virus ist dieser Zusammenhang durch eine entsprechende Studie nachgewiesen.[14]

Der Zusammenhang zwischen psychischer Belastung und einer erhöhten Infektanfälligkeit wurde schließlich auch in Studien zur Reaktivierung latenter Herpesviren unter psychischer Belastung untersucht.[15] Bei Gesunden unterliegen diese Viren einer effektiven Kontrolle durch das Immunsystem, bei Immunsupprimierten und unter psychischer Belastung werden sie reaktiviert.

Wie nach einer experimentellen Virusinfektion kann auch nach einer Impfung durch das Monitoring spezifischer Antikörper beobachtet werden, wie effizient das Immunsystem gegen ein Antigen reagiert. Kiecolt-Glaser et al. untersuchten, ob eine bestehende chronische Belastung, nämlich die Pflege eines chronisch kranken Familienangehörigen (Morbus Alzheimer und andere Demenzen, 8,5 Std. pro Tag, im Mittel bei Beginn der Studie seit sieben Jahren) die Entwicklung einer Immunantwort nach einer Influenza-Impfung beeinträchtigt.[16] Pflegende wurden mit einer hinsichtlich Geschlecht, Alter und sozioökonomischem Status gleichgestellten Kontrollgruppe verglichen. In der Vergleichsgruppe war niemand in der Familie pflegebedürftig. Die chronisch belasteten Pflegenden entwickelten zu 35–50 % eine signifikante Immunantwort, die Vergleichsgruppe dagegen zu 65–80 %. Dies Ergebnis konnte in weiteren unabhängigen Studien repliziert werden.[17] Darüber hinaus zeigen methodisch solide Studien, dass sowohl nach Impfungen gegen Hepatitis-B- bzw. Rubella-Viren als auch nach Verabreichung antibakterieller Vakzine (Pneumokokken, Meningitis) psychische Belastungen die Ausbildung einer adäquaten Immunantwort stark einschränken.[18]

Auch bei der Wundheilung ist eine adäquate Aktivität des Immunsystems Voraussetzung für die Genesung.[19] Kiecolt-Glaser et al. untersuchten den Zusammenhang von Wundheilung und psychischer Belastung in einer Stichprobe von Personen, die chronisch kranke Familienangehörige pflegten (chronisch belastete Gruppe), sowie in einer parallelisierten Vergleichsgruppe.[20] Den Teilnehmern beider Gruppen wurde eine 3,5 mm große Wunde am nicht dominanten Unterarm gesetzt und anschließend die Dauer des Heilungsprozesses erfasst. In der belasteten Gruppe lag diese im Mittel bei 49 Tagen, in der Vergleichsgruppe bei 39 Tagen. Dieser Zusammenhang konnte in der Folge in weiteren Studien mehrfach repliziert werden.[21] Ebrecht et al. zeigten, dass für die langsamere Wundheilung erhöhte Konzentrationen des Stresshormons Cortisol ausschlaggebend sind.[22]

Onkologische Erkrankungen

Neuere Befunde zu Stressreaktion und Immunfunktion bei Frauen mit Brustkrebs lassen sich gut in den theoretischen Rahmen von Allostase und Allostatic Load einordnen. Eine erhöhte Inzidenz für Brustkrebs in der Familiengeschichte ist nach dem Alter der wichtigste Prädiktor für das Auftreten von Brustkrebs.[23] Heute wird der genetische Anteil an den ätiologischen Bedingungen für die Krebsentstehung auf 5–10 % geschätzt.[24] Außer genetischen spielen also weitere Umwelt- und verhaltensbedingte Faktoren eine Rolle bei der Krebsentstehung. Cohen et al. ermittelten in einer Stichprobe von Töchtern von Brustkrebspatientinnen erhöhte Konzentrationen von Cortisol und Katecholaminen und erniedrigte Immunfunktionen im Vergleich zu einer Gruppe von nach Alter und Geschlecht gematchten gesunden Frauen ohne ein solches familiäres Risiko.[25]

Darüber hinaus konnte bei Frauen mit erhöhtem Brustkrebsrisiko eine stärkere endokrine Stressreaktion nach einem Stresstest gezeigt werden. Die Frauen mit erhöhtem Brustkrebsrisiko wiesen außerdem eine deutlich verlangsamte Erholungskurve nach Beendigung des 15-minütigen Stressors auf.[26] James et al. berichteten eine stärkere Katecholaminreaktivität auf alltäglichen Arbeitsstress in einem natürlichen Setting bei Frauen mit familiärem Risiko für Brustkrebs.[27] Dies Ergebnis wurde in einer weiteren Stichprobe von Frauen mit erhöhtem Brustkrebsrisiko hinsichtlich erhöhter Cortisolreaktivität auf arbeitsbedingten Stress komplementiert.[28]

Sephton et al. zeigten, dass diejenigen Frauen mit metastasierendem Brustkrebs, deren Cortisolkonzentrationen im Tagesverlauf langsamer abfallen, die also im Cortisoltagesprofil höheren Cortisolkonzentrationen ausgesetzt sind, eine höhere 7-Jahres-Mortalität aufweisen.[29] Die Cortisolkonzentration stellt also einen Prädiktor für das Langzeitüberleben dar. Dementsprechend belegen epidemiologische Studien, dass Frauen, die stärkeren psychischen Belastungen ausgesetzt waren, eine höhere Wahrscheinlichkeit für die Entwicklung von Brustkrebs aufweisen.[30]

Alterungsprozesse

Nicht nur die Entwicklung von Erkrankungen, sondern auch Alterungsprozesse können durch chronische psychische Belastungen beeinflusst werden. Epel et al. verglichen die Telomerlänge von Frauen, die ein chronisch krankes Kind zu pflegen hatten, mit der von Vergleichsfamilien ohne kranke Kinder.[31] In der chronisch belasteten Gruppe wurde eine signifikant kürzere Länge der Telomere mononukleärer Zellen des peripheren Blutes festgestellt. Die Zellen dieser Frauen waren umgerechnet 9–17 Jahre „älter" als diejenigen der Vergleichsgruppe. Dies Ergebnis konnte in einer Folgestudie repliziert werden. Untersucht wurden in dieser Studie Angehörige, die einen Alzheimer-Patienten pflegten. Hier zeigte sich, dass die Telomere der Pflegenden kürzer waren als die der nicht belasteten Vergleichsgruppe, und zwar in einem Maße, das einer kürzeren Lebensdauer der Zellen von 4–8 Jahren entsprach.[32] Ebenso wies eine Stichprobe depressiver Patienten im Vergleich zu Gesunden eine kürzere Telomerlänge auf.[33] Der Tagesrhytmus des Cortisols ist bei diesem Krankheitsbild häufig gestört. Umgekehrt konnte in einer Pilotstudie gezeigt werden, dass eine Veränderung des Lebensstils (gesundere Ernährung, mehr Bewegung, „stress management" etc.) die Aktivität des Enzyms Telomerase steigert, das der Verkürzung der Telomere entgegenwirkt.[34] In-vitro-Studien belegen, dass das Stresshormon Cortisol zu einer Verkürzung der Telomere von Lymphozyten beiträgt.[35]

Widerstandsfähigkeit – soziale Unterstützung

Akute, alltägliche und chronische Belastungen sind ubiquitär und gehören zum Leben dazu wie das Salz in der Suppe. Deshalb kann es angesichts der dargestellten Befunde nicht darum gehen, Belastungen zu vermeiden und ein Leben ohne Stress zu führen; vielmehr sollten interne und externe Ressourcen realisiert und mobilisiert werden. Diese wirken den vielfältigen Belastungen entgegen und bestimmen in ihrer Gesamtheit die Widerstandsfähigkeit gegenüber Belastungen. Auf der biologischen Ebene besteht eine individuell unterschiedlich ausgeprägte Stressreaktivität, die u. a. genetisch bedingt ist, aber auch durch die individuelle Entwicklung determiniert ist. Auch verschiedene Persönlichkeitsmerkmale, die in der „Positiven Psychologie"[36] ausführlich behandelt werden, wie Kohärenzsinn, Selbstwirksamkeit,

Optimismus und positive Affektivität, reduzieren die individuellen Auswirkungen von Belastungen. Schließlich tragen auch soziale Beziehungen dazu bei, belastende Lebensbedingungen erträglicher zu gestalten. Hier kommt dem sozialen Netz und der sozialen Unterstützung eine zentrale Bedeutung zu. In seinem epochalen Artikel in der Zeitschrift *Science* resümierte House: „Prospective studies, which control for baseline health status, consistently show increased risk of death among persons with a low quantity, and low quality, of social relationships."[37] Berkman und Syme stellten schon 1979 fest, dass das Mortalitätsrisiko in einem Zeitraum von neun Jahren für sozial isolierte Personen 2- bis 4,5-fach erhöht ist gegenüber sozial eingebundenen Personen.[38] In der Folge wurden zahlreiche weitere Studien zu dieser Thematik durchgeführt. So ist das Risiko an Demenz zu erkranken, bei Einsameren deutlich erhöht.[39] Case et al. stellten fest, dass für einsamere kardiologische Patienten die Wahrscheinlichkeit, nach einem Herzinfarkt innerhalb von sechs Monaten ein erneutes kardiales Ereignis zu bekommen, signifikant erhöht ist.[40] Einsamkeit war in einer weiteren Studie ein signifikanter Prädiktor für das 1-Monats- und 5-Jahres-Überleben nach Bypass-Operation[41] und verdoppelt das Mortalitätsrisiko bei Patienten mit koronarer Gefäßerkrankung unabhängig von der Schwere der Erkrankung.[42]

Dementsprechend fragt House: „Social isolation kills, but how and why?"[43] Der derzeitige Forschungsstand erlaubt es, die protektive Wirkung sozialer Unterstützung bzw. die aggravierende Auswirkung von Einsamkeit auf folgende Faktoren zurückzuführen:

– Soziale Unterstützung erleichtert den Zugang zu einem weiten Bereich von Ressourcen: durch das soziale Netz erhält der Einzelne Zugang zu einem breiten Spektrum ihm nicht unmittelbar zur Verfügung stehender potenzieller Hilfsquellen. Einsamen Personen fehlt diese Möglichkeit der Hilfesuche und Unterstützung.

- Soziale Unterstützung bedeutet auch soziale Kontrolle: Gesundheitsverhalten wird durch gegenseitige Beachtung und Aufmunterung gefördert, gesundheitsgefährdende Verhaltensweisen dadurch weniger ausgeübt.
- Cacioppo et al. zeigten, dass Einsamere auch deutlich weniger schlafen und eine geringere Schlafqualität haben („Lonely days invade the night …").[44]
- Einsamere zeigen auch stärkere akute Cortisolreaktionen auf einen Stressor.[45]
- Und schließlich kann soziale Isolation selbst als ein Stressor aufgefasst werden, während soziale Affiliation die Oxytocinausschüttung fördert.[46]
- In Imaging-Studien konnte darüber hinaus gezeigt werden, dass sozialer Verlust und Einsamkeitsgefühle dieselben Hirnregionen aktivieren wie körperlicher Schmerz.[47]

Oxytocin

Oxytocin wird heute zunehmend – über seine Bedeutung als Schwangerschaftshormon hinaus – auch als Bindungs- und Anti-Stress-Hormon erkannt.[48] In einer Studie aus dem Gebiet der ökonomischen Psychologie konnte gezeigt werden, dass die intranasale Applikation von Oxytocin das Vertrauen in den Verhandlungspartner erhöht und damit einhergehend die Bereitschaft zu riskanteren Entscheidungen.[49] Auch das Einfühlungsvermögen und das Verständnis des Gegenübers werden durch Oxytocingaben verbessert.[50] Bei deprivierten Kindern, die in einem Heim aufwuchsen, sind die Oxytocinkonzentrationen erniedrigt gegenüber Kindern, die in Familien aufwuchsen. Darüber hinaus steigt die Hormonkonzentration bei den deprivierten Kindern nach einer innigen 30-minütigen Interaktion mit ihrer Adoptivmutter weniger stark an.[51] Oxytocin verringert die Aktivierung der Amygdala von Versuchspersonen, die angstinduzierenden Stimuli ausgesetzt wurden.[52] Slattery und Neumann beschreiben, wie Oxytocin nicht nur Angstreaktionen mindert, sondern auch die physiologischen Stressreaktionen der Hypothalamus-Hypophysen-Nebennierenrinden-Achse und des sympathischen Nervensystems abschwächt.[53] Es besitzt demnach einen „Anti-Stress-Effekt", indem die Responsivität der Stress-Achsen herabgesetzt wird.

In einer fürsorglichen, positiven Paarbeziehung ist die Konzentration dieses Hormons bei beiden Partnern erhöht.[54] Die Häufigkeit von zärtlichen Umarmungen durch den Partner steht in einem hohen positiven Zusammenhang mit der Oxytocinkonzentration und dem Blutdruck bei Frauen.[55] Die höhere Oxytocinkonzentration in engeren Partnerschaften kann wiederum die Beziehung stärken, indem das Einfühlungsvermögen und die Kooperationsbereitschaft verstärkt werden, sodass sich hier ein positives Rückmeldesystem abzeichnet. Oxytocin trägt also einerseits zur positiven Bindung bei und verstärkt diese und wird andererseits durch diese Bindung selbst auch induziert. Der positive Effekt hoher Oxytocinkonzentrationen im Zusammenhang mit dem Blutdruck konnte bisher nur bei Frauen gezeigt werden.[56] Darüber hinaus hemmt Oxytocin die Proliferation verschiedener Krebszelllinien wie Brust-, Endometrium-, Glia- und Knochenkrebszellen.[57]

Fazit

Chronische Stressreaktionen können in allen körperlichen Anpassungssystemen (kardiovaskuläres, metabolisches, Immun- und Nervensystem) zu sekundären pathophysiologischen Veränderungen führen und pathologische Prozesse einleiten (tertiärer Outcome: z. B. Bluthochdruck, Insulinresistenz, chronisch-entzündliche Erkrankungen, neuronale

Atrophie). Solche Prozesse sind für die Veränderung von Immunfunktionen und immunologisch vermittelten Erkrankungen besonders gut belegt (Infektionserkrankungen, Wundheilung, Tumorerkrankungen). Eine Operationalisierung von allostatischer Belastung in einem Index, zusammengesetzt aus primären Mediatoren der Stressreaktion sowie Parametern sekundärer Veränderungen im Stoffwechsel und Immunsystem, stellt einen guten Prädiktor für das Langzeitüberleben und für körperliche und geistige Abbauprozesse im Alter dar. Alterungsprozesse selbst sind auf der Ebene der Chromosomen (Telomere) chronischer psychologischer Belastung unterworfen, sodass chronisch stark Belastete auf der zellulären Ebene um viele Jahre voraltern. Das Ausmaß subjektiver Belastung wird nicht nur durch die jeweiligen Stressoren determiniert, sondern durch sogenannte Resilienzfaktoren mit beeinflusst. Diese wirken der Stressreaktion entgegen und können auf der individuellen (interne Ressourcen: biologische Voraussetzungen und Persönlichkeitsfaktoren) wie der sozialen Ebene (externe Ressourcen: soziales Netzwerk und soziale Unterstützung) ausgemacht werden. Das Ausmaß von sozialer Unterstützung bzw. Einsamkeit zeigt einen hohen Zusammenhang zur Mortalität und Morbidität, wirkt sich auf die Entwicklung einer Demenz aus und ist ein Prädiktor für das Überleben nach kardialen Ereignissen. Ein Mediator der positiven Effekte sozialer Unterstützung ist das Hormon Oxytocin, dessen Bedeutung für das Sozialverhalten und das Stressgeschehen zunehmend erkannt wird.

Literatur

Anand, P. / Kunnumakkara, A. B. / Sundaram, C. / Harikumar, K. B. / Tharakan, S. T. / Lai, O. S. / Sung, B. / Aggarwal, B. B.: Cancer is a preventable disease that requires major lifestyle changes. In: Pharmaceutical Research 25 (2008), 2097–2116.
Arver, B. / Du, Q. / Chen, J. / Luo, L. / Lindblom, A.: Hereditary

breast cancer: A review. In: Seminars in Cancer Biology 10 (2000), 271–288.

Baumgartner, T. / Heinrichs, M. / Vonlanthen, A. / Fischbacher, U. / Fehr, E.: Oxytocin shapes the neural circuitry of trust and trust adaptation in humans. In: Neuron 58 (2008), 639–650.

Berkman, L. F. / Syme, S. L.: Social networks, host resistance, and mortality: A nine-year follow-up study of alameda county residents. In: American Journal of Epidemiology 109 (1979), 186–204.

Brummett, B. H. / Barefoot, J. C. / Siegler, I. C. / Clapp-Channing, N. E. / Lytle, B. L. / Bosworth, H. B. / Williams, R. B. Jr. / Mark, D. B.: Characteristics of socially isolated patients with coronary artery disease who are at elevated risk for mortality. In: Psychosomatic Medicine 63 (2001), 267–272.

Burns, V. E. / Carroll, D. / Ring, C. / Drayson, M.: Antibody response to vaccination and psychosocial stress in humans: relationships and mechanisms. In: Vaccine 21 (2003), 2523–2534.

Cacioppo, J. T. / Hawkley, L. C. / Berntson, G. G. / Ernst, J. M. / Gibbs, A. C. / Stickgold, R. / Hobson, J. A.: Do lonely days invade the nights? Potential social modulation of sleep efficiency. In: Psychological Science 13 (2002), 384–387.

Case, R. B. / Moss, A. J. / Case, N. / McDermott, M. / Eberly, S.: Living alone after myocardial infarction. Impact on prognosis. In: Journal of the American Medical Association 267 (1992), 515–519.

Cassoni, P. / Sapino, A. / Marrocco, T. / Chini, B. / Bussolati, G.: Oxytocin and oxytocin receptors in cancer cells and proliferation. In: Journal of Neuroendocrinology, 16 (2004), 362–364.

Choi, J. / Fauce, S. R. / Effros, R. B.: Reduced telomerase activity in human T lymphocytes exposed to cortisol. In: Brain, Behavior, and Immunity 22 (2008), 600–605.

Christian, L. M. / Graham, J. E. / Padgett, D. A. / Glaser, R. / Kiecolt-Glaser, J. K.: Stress and wound healing. In: Neuroimmunomodulation 13 (2006), 337–346.

Cohen, M. / Klein, E. / Kuten, A. / Fried, G. / Zinder, O. / Pollack, S.: Increased emotional distress in daughters of breast cancer patients is associated with decreased natural killer cytotoxic activity, elevated levels of stress hormones and decreased secretion of TH1 cytokines. In: Journal of Cancer 100 (2002), 347–354.

Cohen, S. / Tyrrell, D. A. / Smith, A. P.: Psychological stress and susceptibility to the common cold. In: New England Journal of Medicine 325 (1991), 606–612.

Cohen, S. / Doyle, W. J. / Skoner, D. P.: Psychological stress, cytokine production, and severity of upper respiratory illness. In: Psychosomatic Medicine 61 (1999), 175–180.

Damjanovic, A. K. / Yinhua, Y. / Glaser, R. / Kiecolt-Glaser, J. K. / Nguyen, H. / Laskowski, B. / Zou, Y. / Beversdorf, D. Q. / Weng, N. P.: Accelerated telomere erosion is associated with a declining immune function of caregivers of Alzheimer's disease patients. In: Journal of Immunology 179 (2007), 4249–4254.

Dettenborn, L. / James, G. D. / van Berge-Landry, H. / Valdimarsdottir, H. B. / Montgomery, G. H. / Bovbjerg, D. H.: Heightened cortisol responses to daily stress in working women at familial risk for breast cancer. In: Psychosomatic Medicine 69 (2005), 167–179.

Domes, G. / Heinrichs, M. / Michel, A. / Berger, C. / Herpertz, S. C.: Oxytocin improves „mind-reading" in humans. In: Biological Psychiatry 61 (2007), 731–733.

Donaldson, Z. R. / Young, L. J.: Oxytocin, vasopressin, and the neurogenetics of sociality. In: Science 322 (2008), 900–904.

Ebrecht, M. / Hextall, J. / Kirtley, L. G. / Taylor, A. / Dyson, M. / Weinman, J.: Perceived stress and cortisol levels predict speed of wound healing in healthy male adults. In: Psychoneuroendocrinology, 29 (2004), 798–809.

Eisenberger, N. I. / Lieberman, M. D. / Williams, K. D.: Does rejection hurt? An fMRI study of social exclusion. In: Science 302 (2003), 290–292.

Eisenberger, N. I. / Taylor, S. E. / Gable, S. L. / Hilmert, C. J. / Lieberman, M. D.: Neural pathways link social support to attenuated neuroendocrine stress responses. In: NeuroImage 35 (2007), 1601–1612.

Epel, E. S. / Blackburn, E. H. / Lin, J. / Dhabhar, F. S. / Adler, N. E. / Morrow, J. D. / Cawthon, R. M.: Accelerated telomere shortening in response to life stress. Proceedings of the National Academy of Sciences of the USA 101 (2004), 17312–17315.

Evans, G. W.: A multimethodological analysis of cumulative risk and allostatic load among rural children. In: Developmental Psychology 39 (2003), 924–933.

Glaser, R. / Kiecolt-Glaser, J. K. / Speicher, C. E. / Holliday, J. E.: Stress, loneliness and changes in herpesvirus latency. In: Journal of Behavioral Medicine 8 (1985), 249–260.

Glei, D. A. / Goldman, N. / Chuang, Y L. / Weinstein, M.: Do chronic stressors lead to physiological dysregulation? Testing the theory of allostatic load. In: Psychosomatic Medicine 69 (2007), 769–776.

Gold, S. M. / Zakowski, S. G. / Valdimarsdottir, H. B. / Bovbjerg, D. H.: Stronger endocrine responses after brief psychological stress in women at familial risk of breast cancer. In: Psychoneuroendocrinology 28 (2003), 584–593.

Grewen, K. M. / Girdler, S. S. / Amico, J. / Light, K. C.: Effects of partner support on resting oxytocin, cortisol, norepinephrine, and blood pressure before and after warm partner contact. In: Psychosomatic Medicine 67 (2005), 531–538.

Gruenewald, T. L. / Seeman, T. E. / Ryff, C. D. / Karlamangla, A. S. / Singer, B. H.: Combinations of biomarkers predictive of later life mortality. In: Proceedings of the National Academy of Sciences of the USA 103 (2006), 14158–14163.

Herlitz, J. / Wiklund, I. / Caidahl, K. / Hartford, M. / Haglid, M. / Karlsson, B. W. / Sjöland, H. / Karlsson, T.: The feeling of loneliness prior to coronary artery bypass grafting might be a predictor of short-and long-term postoperative mortality. In: European Journal of Vascular and Endovascular Surgery 16 (1998), 120–125.

House, J.S. / Landis, K.R. / Umberson, D.: Social relationships and health. In: Science 241 (1988), 540–545.

House, J. S.: Editorial: Social isolation kills, but how and why? In: Psychosomatic Medicine 63 (2001), 273–274.

James, G. D. / van Berge-Landry, H. / Valdimarsdottir, H. B. / Montgomery, G. H. / Bovbjerg, D. H.: Urinary catecholamine levels in daily life are elevated in women at familial risk of breast cancer. In: Psychoneuroendocrinology 29 (2004), 831–838.

Karlamangla, A. S. / Singer, B. H. / McEwen, B. S. / Rowe, J. W. / Seeman, T E.: Allostatic load as a predictor of functional decline. MacArthur studies of successful aging. In: Journal of Clinical Epidemiology 55 (2002), 696–710.

Karlamangla, A. S. / Singer, B. H. / Seeman, T E.: Reduction in allostatic load in older adults is associated with lower all-cause mortality risk: MacArthur studies of successful aging. In: Psychosomatic Medicine 68 (2006), 500–507.

Kiecolt-Glaser, J. K. / Marucha, P. T. / Malarkey, W. B. / Mercado, A. M. / Glaser, R.: Slowing of wound healing by psychological stress. In: Lancet 346 (1995), 1194–1196.

Kiecolt-Glaser, J. K. / Glaser, R. / Gravenstein, S. / Malarkey, W. B. / Sheridan, J: Chronic stress alters the immune response to influenza virus vaccine in older adults. In: Proceedings of the National Academy of Sciences of the USA 93 (1996), 3043–3047.

Kirsch, P. / Esslinger, C. / Chen, Q. / Mier, D. / Lis, S. / Siddhanti, S. / Gruppe, H. / Mattay, V. S. / Gallhofer, B. / Meyer-Lindenberg, A.: Oxytocin modulates neural circuitry for social cognition and fear in humans. In: Journal of Neuroscience 25 (2005), 11489–11493.

Kosfeld, M. / Heinrichs, M. / Zak, P. J. / Fischbacher, U. / Fehr, E.: Oxytocin increases trust in humans. In: Nature 435 (2005), 673–676.

Light, K. C. / Grewen, K. M. / Amico, J. A.: More frequent partner hugs and higher oxytocin levels are linked to lower blood pressure and heart rate in premenopausal women. In: Biological Psychology, 69 (2005), 5–21.

Lillberg, K. / Verkasalo, P. K. / Kaprio, J. / Teppo, L. / Helenius, H. / Koskenvuo, M.: Stressful life events and risk of breast cancer in 10,808 women: A cohort study. In: American Journal of Epidemiology 157 (2003), 415–423.

McEwen, B. S.: Protective and damaging effects of stress mediators. In: New England Journal of Medicine 338 (1998), 171–179.

McEwen, B. S.: The neurobiology of stress: From serendipity to clinical relevance. In: Brain Research 886 (2000), 172–189.

McEwen, B. S.: Physiology and neurobiology of stress and adaptation: Central role of the brain. In: Physiological Reviews 87 (2007), 873–904.

Miller, G. E. / Cohen, S. / Pressman, S. / Barkin, A. / Rabin, B. S. / Treanor, J. J.: Psychological stress and antibody response to influenza vaccination: When is the critical period for stress, and how does it get inside the body? In: Psychosomatic Medicine 66 (2004), 215–223.

Ornish, D. / Lin, J. / Daubenmier, J. / Weidner, G. / Epel, E. / Kemp, C. / Magbanua, M. J. / Marlin, R. / Yglecias, L. / Carroll, P. R. / Blackburn, E. H.: Increased telomerase activity and comprehensive lifestyle changes: A pilot study. In: Lancet Oncology 9 (2008), 1048–1057.

Padgett, D. A. / Sheridan, J. F. / Dorne, J. / Berntson, G. G. / Candelora, J. / Glaser, R.: Social stress and the reactivation of latent herpes simplex virus type 1. In: Proceedings of the National Academy of Sciences of the USA 95 (1998), 7231–7235.

Panksepp, J.: Feeling the pain of social loss. In: Science 302 (2003), 237–239.

Schulz, K. H. / Heesen, C. / Gold, S. M.: Das Stresskonzept von Allostase und Allostatic Load: Einordnung psychoneuroimmunologischer Forschungsbefunde an Beispielen zur Autoimmunität und Onkologie [The concept of allostasis and allostatic load: Psychoneuroimmunological findings]. In: Psychotherapie Psychosomatik Medizinische Psychologie 55 (2005), 452–461.

Schulz, K. H. / Gold, S: Psychische Belastung, Immunfunktionen und Krankheitsentwicklungen. Die psychoneuroimmunologische Perspektive. [Psychological stress, immune function and disease development. The psychoneuroimmunologic perspective]. In: Bundesgesundheitsblatt Gesundheitsforschung Gesundheitsschutz 49 (2006), 759–772.

Seeman, T. E. / Singer, B. H. / Ryff, C. D. / Dienberg Love, G. / Levy-Storms, L.: Social relationships, gender, and allostatic load across two age cohorts. In: Psychosomatic Medicine 64 (2002), 395–406.

Seeman, T. E. / Crimmins, E. / Huang, M. H. / Singer, B. / Bucur, A. / Gruenewald, T. / Berkman, L. F. / Reuben, D. B.: Cumulative biological risk and socio-economic differences in mortality: MacArthur studies of successful aging. In: Social Science & Medicine 58 (2004), 1985–1997.

Segerstrom, S. C. / Miller, G. E.: Psychological stress and the human immune system: A metaanalytic study of 30 years of inquiry. In: Psychological Bulletin 130 (2004), 601–630.

Sephton, E. / Sapolsky, R. M. / Kraemer, H. C. / Spiegel, D.: Diurnal cortisol rhythm as a predictor of breast cancer survival. In: Journal of the National Cancer Institute, 92 (2000), 994–1000.

Simon, N. M. / Smoller, J. W. / McNamara, K. L. / Maser, R. S. / Zalta, A. K. / Pollack, M. H. / Nierenberg, A. A. / Fava, M. / Wong, K. K.: Telomere shortening and mood disorders: Preliminary support for a chronic stress model of accelerated aging. In: Biological Psychiatry 60 (2006), 432–435.

Slattery, D. A. / Neumann, I. D.: No stress please! Mechanisms of stress hyporesponsiveness of the maternal brain. In: Journal of Physiology 586 (2008), 377–385.

Snyder, C. R. / Lopez, S. J.: Handbook of positive psychology. Oxford 2002.

Stone, A. A. / Bovbjerg, D. H. / Neale, J. M. / Napoli, A. / Valdimarsdottir, H. / Cox, D. / Hayden, F. G. / Gwaltney, J. M. Jr.: Development of common cold symptoms following experimental rhinovirus infection is related to prior stressful life events. In: Behavioral Medicine 18 (1992), 115–120.

Tracey, K. J.: The inflammatory reflex. In: Nature 420 (2002), 853–859.

Üvnas-Moberg, K. / Petersson, M.: Oxytocin, a mediator of anti-stress, well-being, social interaction, growth and healing. In: Zeitschrift für Psychosomatische Medizin und Psychotherapie 51 (2005), 57–80.

Vanitallie, T. B.: Stress: A risk factor for serious illness. In: Metabolism 51 (2002), 40–45.

Vedhara, K. / Cox, N. K. / Wilcock, G. K. / Perks, P. / Hunt, M. / Anderson, S. / Lightman, S. L. / Shanks, N. M.: Chronic stress in elderly carers of dementia patients and antibody response to influenza vaccination. In: Lancet 353 (1999), 627–631.

Wilson, R. S. / Krueger, K. R. / Arnold, S. E. / Schneider, J. A. / Kelly, J. F. / Barnes, L. L. / Tang, Y. / Bennett, D. A.: Loneliness and risk of Alzheimer disease. In: Archives of General Psychiatry 64 (2007), 234–240.

Wismer Fries, A. B. / Ziegler, T. E. / Kurian, J. R. / Jacoris, R. / Pollak, S. D.: Early experience in humans is associated with changes in neuropeptides critical for regulating social behaviour. In: Proceedings of the National Academy of Sciences of the USA 102 (2005), 17237–17240.

Anmerkungen

[1] McEwen 1998.

[2] Zytokine sind zuckerhaltige Proteine, die das Wachstum und die Differenzierung von Körperzellen regulieren. Es handelt sich um eine Gruppe von Peptiden, die vor allem die Proliferation und Differenzierung von Zielzellen einleiten bzw. regulieren. Viele Zyto-

kine spielen eine wichtige Rolle bei immunologischen Reaktionen. Hierzu zählen z. B. die Interleukine und Interferone.

[3] Vgl. den Beitrag von Herbert und Deborah Löllgen in diesem Band.

[4] Seeman et al. 2002 und 2004.

[5] Karlamangala et al. 2002.

[6] Vgl. Abb. 3; Karlamangala et al. 2006; vgl. auch Gruenewald et al. 2006.

[7] Evans 2003.

[8] Glei et al. 2007.

[9] Vgl. Schulz et al. 2006

[10] Segerstrom / Miller 2004.

[11] Segerstrom / Miller 2004, 618.

[12] Segerstrom / Miller 2004, 613.

[13] Cohen et al. 1991; Stone et al. 1992.

[14] Cohen et al. 1999.

[15] Glaser et al. 1985; Padgett et al. 1998.

[16] Kiecolt-Glaser et al. 1996.

[17] Vedhara et al. 1999; Miller et al. 2004.

[18] Für eine Übersicht vgl. Burns et al. 2003.

[19] Tracey 2002.

[20] Kiecolt-Glaser et al. 1995.

[21] Für eine Übersicht vgl. Christian et al. 2006.

[22] Ebrecht et al. 2004.

[23] Arver et al 2000.

[24] Anand et al, 2008.

[25] Cohen et al. 2002.

[26] Gold et al. 2003.

[27] James et al. 2004.

[28] Dettenborn et al. 2005.

[29] Sephton et al. 2000.

[30] Vgl. z. B. Lillberg et al. 2003.

[31] Epel et al. 2004. – Telomere sind die einzelsträngigen Chromosomenenden und Marker für das biologische Alter einer Zelle (ihres Potenzials zu weiteren Teilungen). Mit jeder Zellteilung werden die Telomere verkürzt. Unterschreitet die Telomerlänge ein kritisches Minimum, kann sich die Zelle nicht mehr weiter teilen, oft tritt dann der programmierte Zelltod oder ein permanenter Wachs-

tumsstopp ein (Seneszenz). Das Enzym Telomerase kann die Verkürzung wieder ausgleichen.

[32] Damjanovic et al. 2007.

[33] Simon et al. 2006.

[34] Ornish et al. 2008.

[35] Choi et al. 2008.

[36] Snyder / Lopez 2002.

[37] House et al. 1988, 540.

[38] Berkman / Syme 1979.

[39] Wilson et al. 2007.

[40] Case et al. 1992.

[41] Herlitz et al. 1998.

[42] Brummett et al. 2001.

[43] House 2001.

[44] Cacioppo et al. 2002.

[45] Eisenberger et al. 2007.

[46] Kirsch et al. 2005.

[47] Panksepp, 2003; Eisenberger et al. 2003.

[48] Üvnas-Moberg / Petersson, 2005; Donaldson / Young 2008.

[49] Kosfeld et al. 2005, vgl. auch Baumgartner et al. 2008.

[50] Domes et al. 2007.

[51] Wismer Fries et al. 2005.

[52] Kirsch et al. 2005.

[53] Slattery / Neumann 2008.

[54] Grewen et al. 2005.

[55] Light et al. 2005.

[56] Grewen et al. 2005; Light et al. 2005.

[57] Cassoni et al. 2004.

Prävention von Volkskrankheiten
Aus kardiologischer und sportwissenschaftlicher Sicht

Herbert Löllgen, Deborah Löllgen

Einführung

Volkskrankheiten werden häufig durch einen falschen Lebensstil in Entstehung und Verlauf begünstigt. Dies betrifft insbesondere die häufigen Volkskrankheiten, bei denen die Genetik zum kleinen Teil, Risikofaktoren und Lebensstil aber eine entscheidende Rolle spielen. Im Rahmen dieses Beitrags gehören zu den wichtigen Volkskrankheiten:
- die koronare Herzkrankheit,
- die Herzinsuffizienz (Herzmuskelschwäche),
- das metabolische Syndrom,
- der Bluthochdruck,
- die chronische Bronchitis,
- Herzrhythmusstörungen wie z. B. „Herzflimmern" oder Vorhofflimmern.

Eine der wichtigen Hypothesen ist: Volkskrankheiten können durch einen geänderten *Lebensstil* und ein stärkeres *Gesundheitsbewusstsein* günstig beeinflusst werden.

Einige Definitionen

Unter *Gesundheit* versteht man in diesem Zusammenhang das Wohlbefinden und Freisein von Krankheiten, bestimmt durch Anlage und Erbfaktoren (Genetik), Umwelt und Umfeld und einen gesunden Lebensstil.

Zum *gesunden Lebensstil* und zum *Gesundheitsbewusstsein* gehören

- Nichtrauchen,
- Alkoholkonsum in geringem Maße ,
  (weniger als zwei Gläser pro Tag),
- annäherndes Normalgewicht,
- gesunde Ernährung, mediterrane Kost,
- regelmäßige körperliche Aktivität,
- Entspannung.

Sport ist muskuläre Beanspruchung mit Wettkampfcharakter.

Leistungssport bedeutet Streben nach überdurchschnittlicher Leistung.

Hochleistungssport ist Sport mit hervorragenden sportlichen Leistungen im nationalen und internationalen Maßstab mit dem Ziel: Meisterschaft, Medaille, Rekord. Hochleistungssport hat keine Beziehung zur Gesundheit!

Spitzensportler sind „Berufssportler", Zirkus- und Show-Akteure.

Leistungs- und Spitzensportler sind eine Art „Behindertensportler", da die meisten von ihnen bereits eine oder mehrere Verletzungen, Operationen und Krankheiten hinter sich haben, die auf den Sport zurückzuführen sind. Manche sind sogar stolz darauf, bis zu vier Kreuzbandoperationen vorweisen zu können.

Im Rahmen der Volkskrankheiten spielen *Fitness* und *körperliche Aktivität* die wichtigere Rolle als der Sport.

Unter *Fitness* versteht man die Ausprägung körperlicher und geistiger Funktionen wie Kraft, Ausdauer, Beweglichkeit, geistige Aktivität (kognitive Funktionen) und die psychische Bereitschaft für die Erledigung der Aufgaben des täglichen Lebens.

Fitness als Teil der Gesundheit umfasst die individuelle Belastbarkeit, mit der ein Mensch in die Lage versetzt wird, den körperlichen und seelischen Anforderungen des täglichen Lebens und des sozialen Umfelds gerecht zu werden.

Der Begriff der *körperlichen Aktivität* wird in diesem Zusammenhang eher verwendet als der Begriff Sport. Gesundheitlich eingeschränkte Personen und Neu- oder Wiedereinsteiger sollen durch den Leistungsgedanken beim Sporttreiben nicht abgeschreckt werden. Demnach können auch Menschen mit chronischen Krankheiten durchaus fit und körperlich aktiv sein.

Den Aspekten „Ernährung" und vor allem „körperliche Aktivität" soll im Folgenden nun größere Aufmerksamkeit geschenkt werden.

Aspekte einer gesundheitsbewussten Lebensweise

Ernährung

Die derzeitigen Empfehlungen für eine gesunde, d. h. „mediterrane" Kost lauten (Shai et al. 2008):

Gesunde (mediterrane) Kost setzt sich aus Früchten, Gemüse, ungesättigten Fettsäuren, Fisch, Geflügel und vollkornreichen Speisen zusammen.

Nicht oder nur wenig enthalten sein sollten gesättigte Fettsäuren, bloß „fetthaltige" Produkte, Salz, (rotes) Fleisch, bearbeitete Körner, Süßigkeiten, Nachtisch („Dessert") z. B. Tiramisu („Western Diet").

Allein durch diese gesunde Kost verringert sich die Mortalität (Senkung des relativen Risikos) um 17 %, die kardiovaskuläre (herzbedingte) Sterblichkeit sogar um 22 %.

Nikotin

Bemerkenswert ist, dass nach einigen aktuellen Studien das Rauchverbot in einigen Ländern bereits nach kurzer Zeit (zwei Jahre) zu einer Senkung der Sterblichkeit geführt hat. Insbesondere nahm die Zahl der vorzeitigen Todesfälle bei den Passivrauchern deutlicher ab als bei den Rauchern (Pell et al. 2008).

Körperliche Aktivität

Regelmäßige und angepasste Bewegung und körperliche Aktivität als Teil eines gesunden Lebensstils üben bei Volkskrankheiten nach aktuellen Erkenntnissen einen positiven Einfluss auf Gesundheit, Fitness sowie körperliche und geistige Fähigkeiten aus. Diese Wirkungen sind inzwischen eindeutig evidenzbasiert.

Günstige Wirkungen sind nachgewiesen für Herz-Kreislauf-Krankheiten einschließlich Schlaganfall, Bluthochdruck, Lungenerkrankungen, Osteoporose (Knochenschwund), Arthrose, Diabetes mellitus (Blutzuckererkrankungen) wie auch bei dem sogenannten metabolischen Syndrom (gleichzeitiges Auftreten von Übergewicht, Bluthochdruck, Neigung zur Zuckerkrankheit und Resistenz auf Insulin) sowie bei Fettstoffwechselkrankheiten. Auch bei Depressionen und verschiedenen Tumorleiden kann körperliche Aktivität präventiv oder kurativ meist als adjuvante Therapie eingesetzt werden.

Körperliche Aktivität vermag bei Volkskrankheiten nachhaltig und ausgeprägt

– die Sterblichkeit (Mortalität) zu senken,
– die Morbidität (allgemein und kardiovaskulär bzw. herz-
  bedingt) zu vermindern,
– den Krankheitsverlauf zu verzögern und
– die Lebensqualität zu verbessern.

Eine große Zahl prospektiver Kohortenstudien, die Kriterien für eine hohe Evidenz erfüllen (Metaanalysen), belegen
die günstigen Auswirkungen körperlicher Aktivität auf die
allgemeine und besonders die Herz-Kreislauf-bedingte
Sterblichkeit (Abb. 1).

Eigene Analysen ergaben darüber hinaus eine Minderung der Sterblichkeit durch regelmäßige körperliche
Aktivität bei Frauen um 35 %, bei Männern immerhin
noch um 25 % nach Adjustierung auf Alter und Risikofaktoren (Löllgen et al. 2003 und 2006).

Körperliche Aktivität und Primärprävention (Löllgen et al. 2003)	
Bei allen Studien mit regelmäßiger körperlicher Aktivität in unterschiedlicher Intensität (drei Untergruppen; n > 400.000)	
Frauen RR: 0.653 (.56 – .75,95 % KI)	Abnahme der Sterblichkeit um 35 %
Männer RR: 0.748 (.692 – .809 % KI)	Abnahme der Sterblichkeit um 25 %

Abb. 1: Risikominderung durch körperliche Aktivität

Dosis-Wirkungs-Beziehung

Bemerkenswert an den eigenen Studien war, dass die Risikominderung eine Dosis-Wirkungs-Beziehung in einer ex-
ponentiellen Form aufwies. Das heißt: Zwischen Personen
mit Bewegungsmangel und solchen mit moderater körperlicher Aktivität bestand der größte Unterschied, mit anderen Worten: Wenn sich jemand, der sich bisher nicht be-

wegt hat, jetzt immerhin überhaupt bewegt, dann zeigt das die deutlichste Wirkung. Mit höherer Trainingsintensität sank zwar das Risiko weiter, jedoch weniger ausgeprägt.

Risiko-Minderung durch körperliche Aktivität –
Dosis-Wirkungs-Beziehung (Löllgen et al. 2006)

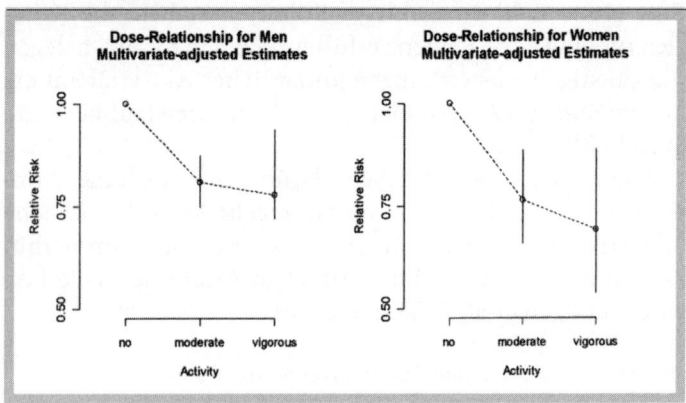

Abb. 2: Dosis-Wirkungs-Beziehung von körperlicher Aktivität (Intensität) auf die Sterblichkeit (Löllgen et al. 2009)

Alter und körperliche Aktivität

Schließlich konnte auch bei älteren Menschen (über 65 Jahren) eine bemerkenswerte Senkung der Sterblichkeit bei regelmäßiger körperlicher Aktivität beschrieben werden: 32 % Risikominderung bei Personen über 65 Jahren und 18 % bei denen unter 65 Jahren.

Es ist somit nie zu spät, mit dosiertem Training oder körperlicher Aktivität zu beginnen („Alter schützt vor Training nicht").

Primärprävention durch körperliche Aktivität im Alter (> 65 Jahre) (Löllgen et al. 2004)			
Autor	Follow-up [Jahre]	n	Relatives Risiko

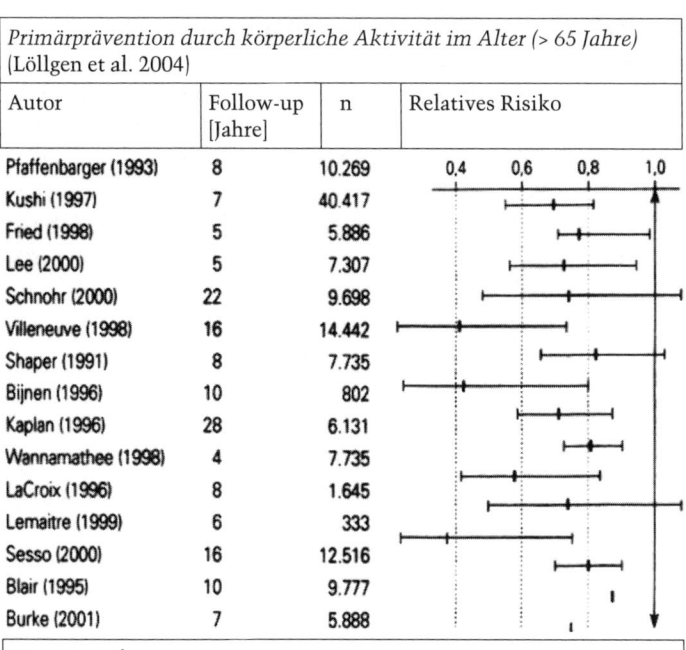

Pfaffenbarger (1993)	8	10.269
Kushi (1997)	7	40.417
Fried (1998)	5	5.886
Lee (2000)	5	7.307
Schnohr (2000)	22	9.698
Villeneuve (1998)	16	14.442
Shaper (1991)	8	7.735
Bijnen (1996)	10	802
Kaplan (1996)	28	6.131
Wannamathee (1998)	4	7.735
LaCroix (1996)	8	1.645
Lemaitre (1999)	6	333
Sesso (2000)	16	12.516
Blair (1995)	10	9.777
Burke (2001)	7	5.888

Zusammenfassung
– 15 Studien (prospektiv) an 140.581 Personen
– Senkung der Sterblichkeit um 35,9 %
– Senkung der Herz-Kreislauf-Sterblichkeit (7 Studien) um 37 %

Abb. 3: Senkung der Sterblichkeit durch regelmäßige körperliche Aktivität im Alter

Therapie durch körperliche Aktivität bei (chronischen) Volkskrankheiten

Während die Wirkung körperlicher Aktivität und Bewegung bei Gesunden oder im Rahmen der Primärprävention gesichert ist, bleibt die Frage, ob regelmäßige körperliche Aktivität als *Therapie* eingesetzt werden kann. Dies ist umso bedeutsamer, als bis vor wenigen Jahren Bettruhe und Schonung als bedeutsame Komponenten einer Krankheitstherapie angesehen wurden.

Zu dieser Frage liegen mittlerweile sowohl zahlreiche Einzelstudien als auch Metaanalysen und Untersuchungen an größeren Patientenkollektiven vor. Daraus lassen sich folgende evidenzbasierte Ergebnisse ableiten:

- Regelmäßige körperliche Aktivität hat eine gesicherte Wirkung bei *koronarer Herzkrankheit* (Durchblutungsstörung der Herzkranzgefäße):
  - Die Leistungsfähigkeit wird verbessert,
  - die Sterblichkeit wird gesenkt,
  - die Durchblutung, auch an den Engstellen (Stenosen), wird verbessert.

Nicht umsonst haben die Herzgruppen, also Patientengruppen, die regelmäßig üben und trainieren, einen großen Zulauf.

- Für Patienten mit *Bluthochdruck* gilt, dass ein regelmäßiges Training den systolischen Blutdruck um 4–8 mmHg zu senken vermag, also fast mehr als ein einzelnes hochwirksames (und meist sehr teures) Medikament.

- Ein ausgeprägtes Umdenken (Paradigmenwechsel) hat bei der Erkrankung *Herzmuskelschwäche* (Herzinsuffizienz) eingesetzt: Mussten sich diese Patienten früher nachhaltig schonen, so ist heute gesichert, dass dosiertes körperliches Training die Überlebenszahl und -zeit verbessert und die Herzmuskelfunktion sogar steigert – eine Beobachtung, die vor Jahren noch ein ungläubiges Lächeln hervorgerufen hätte.

- Regelmäßiges Training bei Herzmuskelschwäche senkt die Sterblichkeit um 32 %, vermindert die Häufigkeit von Krankenhausaufenthalten und verbessert Leistungsfähigkeit und Lebensqualität.

- Gleichermaßen positive Wirkungen auf Lungenfunktion und Überlebenszeit finden sich bei der *chronischen*

Bronchitis und beim *metabolischen Syndrom*. Bei letzterer Konstellation ist sogar das körperliche Training eine kausale Therapie, d. h. es werden die auslösenden Ursachen wie Übergewicht und Insulinresistenz direkt behandelt.

Körperliche Aktivität ist somit wirksamer und preiswerter als manches Medikament. Aber: Körperliche Aktivität erfordert die aktive Mitarbeit des Patienten, erfordert Zeit und Schweiß.

Der Umsetzung dieser Argumente in einen aktiven, bewegten Lebensstil stehen aber mitunter Hindernisse im Weg (Tabelle 1), die durch entsprechende Anreize überwunden werden müssen (Tabelle 2).

Tab. 1: Mögliche Hindernisse auf dem Weg zu regelmäßiger körperlicher Aktivität

– „keine Zeit"
– Wetterbedingungen
– gefährlicher Verkehr auf den Straßen
– sonstige Gefahrenquellen (unebene, einsame Wege)
– orthopädische Einschränkungen
– Angst vor Verletzung
– falsche Vorstellung über körperliche Aktivität („Sport")
– fehlende Motivation
– Kosten für Ausrüstung
– kulturelle Hürden
– bequeme Alternativen (PC, TV, Internet).

Tab. 2: Anreize zu einem aktiven Lebensstil
(nach Bulwer 2004)

– Auftreten einer neuen Erkrankung (akutes Koronarsyndrom [ACS], Infarkt, Bluthochdruck)
– überzeugende Arztempfehlungen
– Krankheit oder Tod eines Angehörigen
– Empfehlung von Freunden oder Verwandten
– Erkrankung von Personen des öffentlichen Lebens.

Der Arzt muss sich bemühen, die Hindernisse zu erkennen, die der körperlichen Aktivität entgegenstehen, und muss versuchen, sie durch Argumente zu überwinden.

Nur durch eine geschickte Motivation und Überzeugungsarbeit lassen sich solche Empfehlungen umsetzen. Ein „Rezept" für Bewegung kann da helfen (Abb. 4).

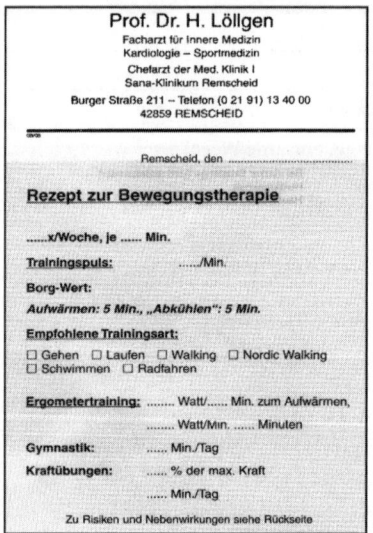

Abb. 4:
Rezept zur Bewegungstherapie. Der ausstellende Arzt muss sich zuvor ausreichend über die wichtigsten Trainingsempfehlungen informieren.

Der Stellenwert verschiedener Aktivitäten wird in einer Pyramide erläutert (Abb. 5).

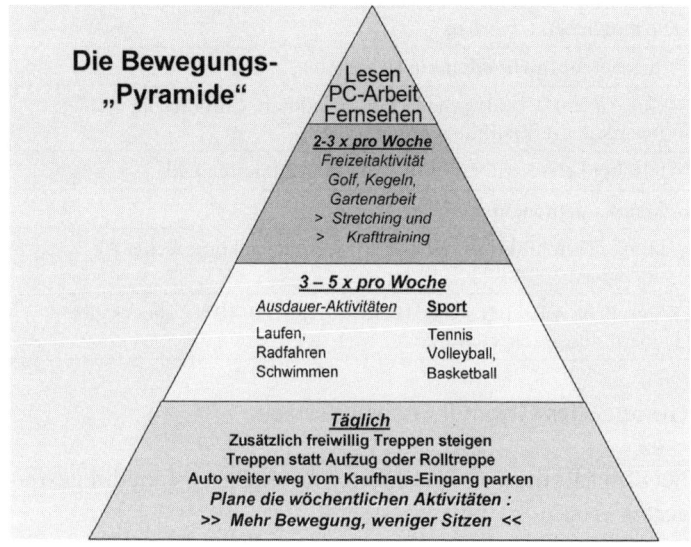

Abb. 5: Die Pyramide zur gesunden Bewegung

Krank trotz Gesundheitsbewusstsein

Immer wieder beobachtet man in Klinik und Praxis, dass Patienten an einer Herz-Kreislauf-Erkrankung erkranken, obwohl sie gesund leben und ihre Risikofaktoren unter Kontrolle haben. Hier sind in der Regel genetische Faktoren die Ursache. Bei der koronaren Herzkrankheit (KHK) kommt es in 30 % zu einem Infarkt, der durch die genetische Konstellation (Chromosom 9p21) bedingt ist. Weitere Gründe sind in Tabelle 3 aufgeführt.

Tab. 3: Krank trotz Gesundheitsbewusstsein:
Die möglichen Ursachen

Krank trotz Gesundheitsbewusstsein: Die möglichen Ursachen
– angeborene, nicht erkannte Ursachen
– *Genetik* (30 % bei koronarer Herzkrankheit, Chromosom 9p21; Ionenkanal-Erkrankungen)
– falscher Lebensstil (z. B. *früherer* Nikotinmissbrauch)
– Medikamenteneinnahme und Sport
– falsche Durchführung, zu hohe Intensität bei körperlicher Aktivität und Sport.
Körperliche Aktivität senkt das Risiko (um 20–40 %), aber es gibt keinen „absoluten" Schutz.

Gesteigertes Gesundheitsbewusstsein

Bei einer Reihe von Situationen beobachtet man ein gesteigertes Gesundheitsbewusstsein:
– nach akuten Erkrankungen von Herz oder Lunge (Infarkt, Embolie) (Saulus-Paulus-Syndrom),
– bei einer dominanten Ehefrau,
– nach zu langer Lektüre der Herzzeitschrift oder der Apothekenumschau,
– bei zu großem sportlichen Ehrgeiz bei Wiedereinstieg in den Sport (A-Typ) nach längerer Sportpause,
– bei „Laufsucht": Abhängigkeitsverhalten (Rekord: Ein deutscher Seniorensportler hat mittlerweile mehr als 1500 Marathonläufe in seinem Leben hinter sich).

Deutlich seltener beobachtet man ein gesteigertes Gesundheitsbewusstsein bei Patienten mit Durchblutungsstörungen der Beine (Schaufensterkrankheit) und bei Patienten mit chronischer Bronchitis. Bei beiden Krankheitsbildern besteht meist eine sehr stark ausgeprägte Nikotinabhängigkeit.

Allerdings ist auch eine Abgrenzung des Gesundheitsbewusstseins von einer leichten oder mittelschweren Hypochondrie notwendig: „Die ständige Sorge um die Gesundheit ist auch eine Krankheit" (Platon, 428–348 v. Chr.).

Ein aktueller oder „moderner" Begriff ist *Wellness*, ein passiver Teil des Gesundheitsbegriffs. Wellness ist gesundheitsfördernd im Rahmen von Entspannung und Stressabbau, neben Formen wie autogenem Training, Eutonie oder Tai Chi. Solche Maßnahmen sind wirksam bei Burnout-Syndrom, Bluthochdruck, Tinnitus oder stressbedingten Situationen. Diese Form von Entspannung sollte aber stets mit aktiven Übungen und dosierter körperlicher Aktivität kombiniert werden.

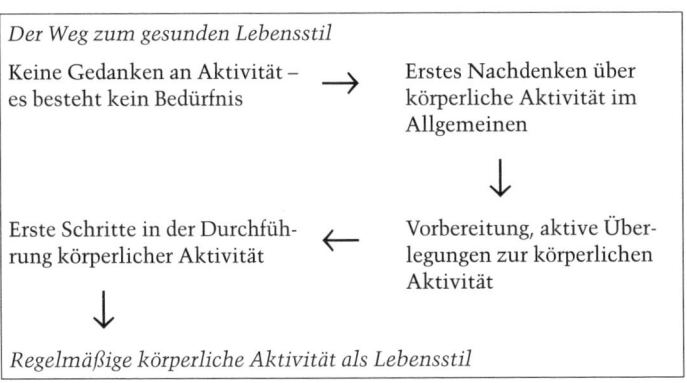

Abb. 6: Die wichtigsten Schritte zu einem aktiven Leben

Grenzen der Gesundheitsvorsorge

Natürlich gibt es auch Grenzen der Gesundheitsvorsorge – aus der Sicht des Sportarztes und unter den Aspekten des Lebensstils.

Der beratende Arzt muss die Hindernisse und die Motivationsmöglichkeiten kennen, er muss Ernährungsexperte sein, eine gute Trainingsberatung liefern und möglichst das vorleben, was er seinen Patienten empfiehlt.

Allerdings bleibt das Recht auf Selbstbestimmung gewahrt. Letztlich hat der Patient auch ein „Recht auf eine ungesunde Lebensweise" (Nikotin, Übergewicht), wenngleich ein überzeugter Arzt Wege aus diesen Verhaltensweisen finden sollte. Zu beachten ist, dass die Gewichtsabnahme sicherlich der schwierigste Schritt zum gesunden Lebensstil darstellt. Hier hilft eine „Gruppentherapie" (z. B. Fitness-Studio oder „Sport pro Gesundheit" im Verein).

Ziel der ärztlichen Bemühungen ist nicht unbedingt die Lebensverlängerung, sondern die bessere Lebensqualität, vor allem im Alter. Die längere Autonomie und Selbstbestimmung sollten das wesentliche Ziel der Lebensstil-Verbesserung sein, insbesondere bei den genannten Volkskrankheiten, denn:

Mit Bewegung lebt man besser!

Bei aller gesunden Lebensweise bleibt aber stets ein Restrisiko:

Wird's besser?
Wird's schlimmer?
Fragt man alljährlich.
Seien wir ehrlich,
das Leben ist immer
lebensgefährlich.
(Erich Kästner)

Literatur

Hambrecht, R. / Wolf, A. / Gielen, S. / Linke, A. / Hofer, J. / Erbs, S. / Schone, N. / Schuler, G.: Effect of exercise on coronary endothelial function in patients with coronary artery disease. In: New England Journal of Medicine 342 (2000), 454–460.

Löllgen, H.: Primärprävention kardialer Erkrankungen. In: Deutsches Ärzteblatt 100 (2003), A987–A996.

Löllgen, H. / Steinberg, T. / Keune, D. / Fahrenkrog, U.: Stellenwert der körperlichen Aktivität zur Primärprävention kardialer Erkrankungen. In: Herzmedizin 21 (2004), 1–6.

Löllgen, H. / Böckenhoff, A. / Knapp, G.: Physical activity and all-cause mortality: an updated meta-analysis with different intensity categories. In: European Journal of Cardiovascular Prevention and Rehabilitation 13 (2006), 1.

Löllgen, H.: Neue Befunde zur Prävention. In: Deutsche Zeitschrift für Sportmedizin 59 (2008), 243–244.

Löllgen, H. / Böckenhoff, A. / Knapp, G.: Physical Activity and All-cause Mortality: An Updated Meta-Analysis with different Intensity Categories. In: International Journal of Sports Medicine 30 (2009), 213–224.

Pell, J. P. / Haw, S. / Cobbe, S. / Newby, D. E. / Pell, A. C. H. / Fischbacher, C. / McConnachie, C. B. A. / Pringle, S. / Murdoch, D. / Dunn, C. B. F. / Oldroyd, K. / MacIntyre, P. / O'Rourke, B. / Borland, W.: Smoke-free Legislation and Hospitalizations for Acute Coronary Syndrome. In: New England Journal of Medicine 359 (2008), 488–493.

Shai, I. (for the DIRECT Group): Weight loss with a low-carbohydrate, mediterranean or low-fat diet. In: New England Journal of Medicine 359 (2008), 229–241.

V. Volkskrankheiten –
Perspektiven und Lösungswege

Gesundheitspolitische Lösungswege für Österreich

Andrea Kdolsky

Österreich steht mit all den Herausforderungen an ein funktionierendes Gesundheitssystem im 21. Jahrhundert nicht alleine da. Vor einiger Zeit habe ich die Gesundheitsminister aller österreichischen Nachbarländer in die Festspielstadt Salzburg eingeladen, um gemeinsame politische Lösungswege bei E-Health und Patientenmobilität zu finden, um bereits zwei wesentliche Themen vorweg zu nehmen. Es stellte sich heraus, dass wir europaweit mit denselben Problemen konfrontiert sind wie andere Länder, obwohl sich unsere Gesundheitssysteme zum Teil erheblich voneinander unterscheiden.

Cross border health care ist das Schlüsselwort für Reformen des 21. Jahrhunderts im Gesundheitswesen.

Lassen sie mich zu Beginn einen Überblick über die Organisation und Finanzierung des Österreichischen Gesundheitssystems geben, um ihnen dann einige Reformvorhaben in Österreich zu schildern:

Das Gesundheitswesen ist in Österreich föderalistisch organisiert. Der Bund hat nur die Grundsatzgesetzgebungskompetenz. Die Ausführungsgesetzgebung und Vollziehung ist Sache der neun Bundesländer bzw. einer weitreichenden Selbstverwaltung der Sozialversicherungsträger. Daher ist es notwendig, dass sich der Bund und die Länder im Rahmen von Vereinbarungen wechselseitig zur Sicherstellung der Gesundheitsversorgung im Rahmen ihrer Zuständigkeiten verpflichten.

Die Versorgung der Bevölkerung mit Gesundheitsleistungen und die Steuerung des Gesundheitswesens werden in Österreich als eine überwiegend öffentliche Aufgabe betrachtet. Die Gesundheitsleistungen selbst werden von staatlichen, privatgemeinnützigen und privaten Organisationen bzw. von Einzelpersonen erbracht.

In Österreich besteht der Grundkonsens der „gemischten Finanzierung". Etwa die Hälfte der Gesundheitsausgaben wird über die Krankenversicherungsbeiträge finanziert, rund ein Fünftel wird über Steuereinnahmen aufgebracht, rund drei Zehntel finanzieren die privaten Haushalte [inkl. private Kranken(zusatz)versicherung].

Österreich verfügt über ein – an internationalen Kennziffern gemessen – qualitativ und quantitativ gut ausgebautes System der Gesundheitsversorgung. Nahezu jede Österreicherin und jeder Österreicher kann eine Gesundheitsversorgungseinrichtung innerhalb einer Stunde erreichen.

Mittelpunkt dieses Systems stellt die als *Pflichtversicherung* organisierte soziale Krankenversicherung dar – rund 98 % der österreichischen Bevölkerung sind darin umfasst.

Die soziale Krankenversicherung deckt sämtliche Leistungen, die in Zusammenhang mit einer Krankenbehandlung stehen, ab. Die Inanspruchnahme und der Umfang der Leistungen der sozialen Krankenversicherung sind grundsätzlich beitragsunabhängig. Für alle in der sozialen Krankenversicherung erfassten Personen ist prinzipiell der Bezug von Leistungen unbeschränkt und einkommensunabhängig.

Durch die einkommensabhängigen Beiträge und durch die Garantie, bedarfsorientiert Leistungen in Anspruch nehmen zu können, nimmt die soziale Krankenversicherung Umverteilungen vor. Versicherten haben bei Inanspruchnahme von bestimmten Leistungen Zuzahlungen bzw. Selbstbehalte zu leisten, wobei Ausnahmen aus sozialen Gründen – für einkommensschwache Personen bzw. Personen, die infolge von Krankheit überdurchschnittlich hohe Ausgaben nachweisen – vorgesehen sind (soziale Schutzbedürftigkeit).

Aufgrund des hohen Anteils an Sozialversicherten in der österreichischen Bevölkerung besteht das Motiv für die Inanspruchnahme einer zusätzlichen *privaten Krankenversicherung* hauptsächlich darin, die Kosten einer besseren Unterbringung und Verpflegung (Hotelkomponente) und im Bereich der privaten Krankenanstalten eine freie Arzt- bzw. Ärztinnenwahl im Krankenhaus abzusichern. Etwa ein Drittel der Bevölkerung ist privat kranken(zusatz)versichert.

Die private Kranken(zusatz)versicherung finanziert etwa 7 % der Kosten der öffentlichen Krankenanstalten.

Das österreichische Gesundheitswesen zeichnet sich durch einen niederschwelligen, grundsätzlich gleichen Zugang zu allen medizinischen und therapeutischen Versorgungsleistungen für alle Personen sowie den Grundsatz, dass keine Rationierungen der Leistungen nach den Kriterien wie Alter, Geschlecht, Einkommen, sozialer Status, Religion, ethnische Minderheiten usw. erfolgen, aus.

Lassen sie mich als ersten und wahrscheinlich wichtigsten Punkt die Finanzierung unseres Gesundheitssystems behandeln:

Im Jahr 1990 betrugen die Gesundheitsausgaben rund 11,5 Mrd. Euro. Seit 1990 sind die Gesundheitsausgaben nominell um 14,6 Mrd. Euro gestiegen – das entspricht einer Steigerung von 128 %.

Das Bruttoinlandsprodukt (BIP) ist zwischen 1990 und 2006 im Vergleich dazu um 89 % gewachsen.

Im Jahr 2006 gaben wir 26,1 Mrd. Euro, das sind 10,1 % des BIP für Gesundheit aus. 75 % davon werden öffentlich finanziert. Von den öffentlichen laufenden Gesundheitsausgaben wurden rund 46,5 % für die stationäre und

24,4 % für die ambulante Gesundheitsversorgung von Bund, Ländern, Gemeinden und der Sozialversicherung aufgewendet. Unter den OECD-Ländern lag Österreich im Jahr 2005 mit 10,3 % des BIP zusammen mit Luxemburg an fünfter Stelle (nach USA, Schweiz, Frankreich und Deutschland).

Für die weitere Entwicklung der Gesundheitsausgaben lässt sich folgende Prognose erstellen:

Basierend auf Annahmen des Ausschusses für Wirtschaftspolitik der EU wurde in verschiedenen Szenarien die Erhöhung der öffentlichen Gesundheitsausgaben – gemessen in Prozent des BIP – beleuchtet. Unter der Annahme, dass der Anteil der Personen in der letzten Lebensphase in jeder Alterskohorte kleiner wird, während sich die durchschnittliche Lebenserwartung weiter erhöht, erhöht sich die Gesundheitsausgabenquote um 1,3 %.

Es ist meiner Meinung nach eine der Hauptaufgaben der Politik, unser hervorragendes Gesundheitssystem ohne weitere finanzielle Belastung der arbeitenden Bevölkerung oder einer Belastung des Faktor Arbeit durch Erhöhung der Lohnnebenkosten zu erhalten. Durch Ausschöpfung vom Optimierungspotentialen und Rationalisierungen, welche nicht zu einem Qualitätsverlust führen müssen, sollte dies auch in Zukunft möglich sein. Nicht primär durch Erhöhen von Beiträgen oder Einführen von neuen Selbstbehalten für Patienten soll dies geschehen, sondern durch Effizienzsteigerungen.

Betrachtet man allein die demografischen Effekte, so erhöht sich bis zum Jahr 2050 die Gesundheitsausgabenquote um 1,7 %; bei der Annahme eines sich verbessernden Gesundheitszustandes der älteren Bevölkerung (war in Österreich in der Vergangenheit zu beobachten) erhöht sich die Quote um 1,0 %.

Der österreichische Weg ist *„Rationalisierung statt Rationierung"*.

Zur nachhaltigen Sicherung der Finanzierung des österreichischen Gesundheitswesens sollen daher die vorhandenen Effizienzpotentiale genützt werden und zwar durch:
- Verbesserung der Nahtstellen zwischen dem intra- und
  extramuralen Bereich im Sinne einer Optimierung der
  integrierten Versorgung,
- bessere Integration der Gesundheitsversorgung – Öster-
  reichischer Strukturplan Gesundheit (ÖSG),
- Abbau von Akutbetten bzw. Umwandlung in Pflege-
  und Remobilisationsbetten,
- Entwicklung von Qualitätsstandards im Gesundheitswesen,
- Intensivierung von Prävention bzw. Vorsorgemedizin.

Ineffizienzen gibt es in unserem Gesundheitssystem sicherlich, daher ist die Gesundheitspolitik schon seit Jahren
bemüht, mit vielen Projekten und Maßnahmen Effizienzsteigerungen zu erreichen, die auch – jede für sich – jeweils
erfolgreich sind.

Wir haben aber allein auf der Seite der Finanziers im Gesundheitswesen rund 100 maßgebende Akteurinnen und
Akteure. Die Verrechnung des gesamten Systems baut auf
rund 4.000 Zahlungsströmen auf, was natürlich dazu führt,
dass in einem solchen System kaum jemand den Gesamt-
überblick hat, geschweige denn die Gesamtverantwortung
für das trägt, was Leistungskontrolle oder Steuerung der
medizinischen Versorgung betrifft. Man bedenke auch die
über Jahrzehnte aufgebauten Machtstrukturen im System,
die nicht einfach mit einer „Gesundheitsreform" über Bord
geworfen werden können.

Daher verfolge ich das Ziel der „Planung, Steuerung und
Finanzierung aus einer Hand".

Ein solches Ziel ist angesichts der komplexen Gegebenheiten des Finanzierungssystems natürlich nicht sofort
umsetzbar, auch nicht innerhalb einer einzigen Legislatur-

oder Finanzausgleichsperiode, dazu sind auch die einzelnen Interessen zu stark.

Ich habe aber zwei prioritäre Projekte vor Augen:

- Erstens müssen wir methodisch saubere Ausgleichs- und Verteilungskriterien entwickeln, um die gesamten Steuer- und Beitragsmittel zu bündeln und neu zu verteilen.

- Zweitens ist in einem ersten Schritt zumindest die Finanzierung des gesamten ambulanten Bereichs aus einer Hand anzudenken.

Ein weiteres Problem ist die Tatsache, dass es in Österreich zu viele Spitalsbehandlungen im ambulanten aber auch im stationären Bereich gibt. Wir sind zweifellos Weltmeister, was etwa die Zahl der Spitalsbetten oder die Zahl der stationären Krankenhausaufenthalte betrifft. Die österreichischen Krankenhäuser verzeichneten im Jahr 2005 rund 2,6 Millionen stationäre Aufenthalte, davon 96 % in Akutkrankenhäusern. Die Krankenhaushäufigkeit (Aufenthalte je 100 Einwohnerinnen und Einwohner) betrug damit beinahe 32 %.

Aber: Wir treiben unsere Statistiken auch künstlich hinauf, weil wir viele Aufenthalte als stationär dokumentieren, die nicht stationär im klassischen Sinn sind bzw. sein müssten, und dies geschieht ausschließlich aus Finanzierungsgründen. Daher sind unsere Zahlen nicht unmittelbar international vergleichbar, weil in der österreichischen Krankenanstaltenstatistik z. B.

- tagesklinische Aufenthalte (Eintagspflegen) und teilweise auch ambulante Behandlungen (z. B. ambulantes Operieren) aus abrechnungstechnischen Gründen dem stationären Bereich zuzurechnen und entsprechend zu dokumentieren sind;

- Eintagspflegen für stationäre Nach- und Folgebehandlungen (z. B. bei Chemotherapien) jedes Mal aufzuneh-

men und zu entlassen und daher als „neuer" Fall zu dokumentieren sind, wodurch sich die Anzahl der stationären Aufenthalte statistisch erhöht;
– Sonderregelungen in der LKF-Abrechnung (z. B. im halbstationären Psychiatriebereich, im Bereich der medizinischen Geriatrie, bei Wechsel zwischen landesgesundheitsfondsrelevanten und anderen Kostenträgern) mitunter eine getrennte Darstellung einzelner Krankenhausaufenthalte und damit eine (statistische) Vermehrung der stationären Aufenthalte bedingen.

Viele dieser Leistungen können zur Gänze auch im niedergelassenen Bereich erfüllt werden. Dafür brauchen wir aber leistungsstarke Organisationseinheiten. Wir haben sicher nicht zu wenige Fachärzte im niedergelassenen Bereich, aber sie sind sehr oft am falschen Platz und zeitlich nicht dann erreichbar, wenn sie die Patientinnen akut brauchen.

Für viele junge Mediziner ist auch der Weg in die Selbstständigkeit sehr steinig geworden und nicht jeder nimmt mehr die finanziellen Belastungen durch Anschaffung teurer Geräte in Kauf. Daher bin ich überzeugt, dass Einzelordinationen von Fachärzten nicht die Leistungen erbringen können, die ein gemeinsamer Standort von mehreren Ärztinnen und Ärzte und Gesundheitsberufen erbringen könnte.

Wichtig ist sicherlich, dass wir dabei
– eine *Vielzahl an Organisationsformen* zulassen,
– strenge Maßstäbe bei der *Bedarfsprüfung* anlegen, damit keine Verdoppelungen des Leistungsangebots passieren,
– und wir zu *neuen und modernen leistungsorientierten Vertragsformen* kommen.

Der Nutzen einer solchen Maßnahme liegt auf der Hand:
– Das zeitliche und fachliche Leistungsangebot größerer ambulanter Gesundheitszentren im Vergleich zu einer Einzelordination ist ungemein größer.

– Das Leistungsangebot wird durch die Möglichkeit der Kooperation mehrerer Fächer oder anderer Gesundheitsberufe interdisziplinärer und damit ebenfalls für die Patienten breiter.

– Und wenn das ganze in Abstimmung mit einem benachbarten Krankenhaus passiert, haben wir wirklich einen Struktureffekt erreicht und zusätzlich wirtschaftliche Synergien ermöglicht.

Leider bin ich beim ersten Anlauf, solche Gesundheitszentren in Österreich zu etablieren, am Widerstand der Ärztekammer gescheitert. Ich bin aber zuversichtlich, dass die laufenden Gespräche bald diesen wichtigen Reformschritt ermöglichen.

Lassen sie mich noch im niedergelassenen Bereich bleiben:

Die hausärztliche Versorgung weist in Österreich eine bewährte Struktur auf („Landärztinnen und Landärzte") und müsste nicht neu erfunden und entwickelt werden. Vielmehr können in Zukunft bisher ungenutzte Potentiale ausgeschöpft werden, um die Rolle der Hausärzte zu stärken. Die reale Stellung und Situation der Hausärzte in Österreich entspricht oft nicht der „Soll"-Vorstellung eines Rollenbildes für diese Berufsgruppe, welche in zahlreichen Studien und Berichten von nationalen und internationalen Fachgesellschaften thematisiert wurde.

In Österreich besteht zunehmend noch die Tendenz, die Hausärzte zu umgehen und direkt ein Krankenhaus aufzusuchen. Eine Analyse im Bundesland Burgenland hat gezeigt, dass ca. 30 % der Patientinnen und Patienten inadäquaterweise ohne Überweisung eines Allgemeinmediziners eine Krankenhausambulanz aufsuchen. Für die restlichen Bundesländer können vergleichbare Zahlen nur vermutet werden.

Wie auch in vielen anderen europäischen Ländern ist

deshalb die Diskussion des „Hausarztmodells" zentrales Thema im gesundheitspolitischen Dialog.

In einer Analyse wurden die Kernkompetenzen eines Hausarztes herausgearbeitet, die Vor- und Nachteile kommentiert und auch auf die Frage eingegangen, welche Veränderungen der Rahmenbedingungen für die Etablierung eines geänderten Rollenbildes eines Hausarztes in Österreich notwenig wären:

– Hausärzte sind in ihrer Funktion als Lotse bzw. Navigator die ersten Ansprechpartner für Patienten.

– In der Regel besteht zu den Hausärzten ein langjähriges Vertrauensverhältnis. Aus diesem Grund kennen sie die Probleme und Anliegen der Patientinnen und Patienten und können den Bedarf an individuellen Gesundheitsleistungen – wie und wo diese qualitativ am Besten erfüllt werden – abschätzen.

– Hausärzte sorgen für einen unmittelbaren kontinuierlichen Kontakt zu ihren Patientinnen und Patienten und für eine gesicherte Qualität unter ökonomisch vernünftigen Rahmenbedingungen.

– Sie tragen durch vermehrte Beratung zur Selbstvorsorge und präventiven Maßnahmen zur verstärkten Verankerung der Gesundheitsförderung bei.

– Hausärzte sind in der Lage, die Koordination der Behandlungskette zu übernehmen, den weiteren Behandlungsverlauf zu steuern und dafür zu sorgen, dass der Eintritt in das Gesundheitssystem an der adäquaten aber niedrigst möglichen Ebene der Versorgungspyramide erfolgt.

– Hausärzte fungieren zugleich auch als Drehscheibe der Kommunikation zwischen intra- und extramuralem Bereich und wandeln somit Schnittstellen in effiziente Nahtstellen um.

Ein weiterer wichtiger Punkt ist E-Health. Der Einsatz moderner Informations- und Kommunikationstechnologien stellt einen weiteren Schwerpunkt der Arbeiten zur Gesundheitsreform dar. Große Hoffnung wird in den Einsatz neuer Technologien, wie z. B. der „Elektronischen Gesundheitsakte", gesetzt, an der in meinem Ministerium mit Druck gearbeitet wird. Die E-Card wurde im Jahre 2005 flächendeckend in Österreich einführt und soll in den nächsten Jahren neben der Speicherung von Patienten- und Versicherungsdaten neue sinnvolle Tools bekommen. Viele Länder stehen in Fragen von E-Health vor den gleichen Herausforderungen und Problemen: Datenschutz, Vernetzbarkeit und Kompatibilität, Akzeptanz bei den Dienstleistern und Patienten usw.

Wie eingangs schon erwähnt haben die Gespräche mit den Gesundheitsministern der Nachbarländer Österreichs dazu beigetragen, in dieser Thematik an einem Strang zu ziehen. Vielleicht gelingt es uns, im Rahmen der nächsten E-Health-Konferenz, die 2009 in Tschechien stattfindet, eine gemeinsame Lösung zu präsentieren.

Mein Herzstück der laufenden Gesundheitsreform ist die Qualitätssicherung. Wir haben in den letzten Jahren Anstrengungen unternommen, den Bereich der *Qualitätssicherung* verstärkt auszubauen. Auf Bundesebene wurden während der letzten Jahre Verordnungen und Regelungen erlassen, die ausschließlichen oder teilweise qualitätsspezifischen Vorgaben enthalten. Diese beziehen sich unter anderem auf Dokumentationspflichten, auf Arzneimittel und Medizinprodukte, auf Gesundheitsberufe, auf die Rechte der Patientinnen und Patienten und Qualitätsarbeit im Krankenanstaltenbereich.

Im Rahmen der Gesundheitsreform 2005 wurde ein bedeutender Schritt mit einem „Gesetzes zur Qualität von Gesundheitsleistungen" gesetzt. Der Bund versucht damit, die Vielzahl der in den letzten Jahren in Angriff genommenen Qualitätsthemen strukturiert weiter zu entwickeln, eine bundesweite Koordinationsfunktion wahrzunehmen und damit eine gezielte Qualitätsstrategie unter Einbindung aller wesentlichen Akteure zu verfolgen.

Die inhaltlichen Kernpunkte des Gesetzes beziehen sich auf Standardentwicklung, Struktur-, Prozess- und Ergebnisqualität, Qualitätsberichterstattung, Anreizmechanismen und Kontrollmechanismen zur Qualitätsarbeit.

Überdies wurde ein Bundesinstitut für Qualität im Gesundheitswesen (BIQG) eingerichtet. Dieses Institut leistet bei der Umsetzung aller im Gesetz genannten Herausforderungen eine bedeutende Unterstützung. Auf der Basis des nunmehr geltenden Gesetzes sollen zukünftig auch Verordnungen erlassen und Leitlinien empfohlen werden.

Bund und Länder haben sich im Rahmen der oben genannten Vereinbarung dem gemeinsamen Ziel verschrieben, jeweils in ihrem Zuständigkeitsbereich die Qualitätsarbeit im Gesundheitswesen voranzutreiben.

Wie bereits erwähnt, haben sich in Österreich in den letzten Jahren Initiativen zum Einsatz von „Évidence Based Medicine" und „Health Technology Assessment"-Methoden verstärkt. Diese Arbeiten werden u. a. seitens des Bundes, der Sozialversicherung, einiger Krankenanstaltenträger und wissenschaftlicher Institute unterstützt.

Der Rahmen für verbindliche Qualitätsarbeit wurde durch die oben beschriebenen rechtlichen Normen gestärkt. Die zukünftigen Herausforderungen liegen in der Umsetzung und Implementierung der vereinbarten Inhalte.

Lassen sie mich als letzten Punkt auf die *Prävention* näher eingehen, die eigentlich immer als Stiefkind behandelt wird, wenn es um Reformen im Gesundheitswesen geht. Der Grund dafür liegt auf der Hand: Prävention kostet anfangs viel Geld und der Benefit wird erst weit über eine Legislaturperiode hinaus sichtbar!

Im Bereich der Gesundheitsförderung wurden während der letzten Jahre in Österreich bundesweite Initiativen gesetzt, mit dem Ziel, der Gesundheitsförderung im Vergleich zur kurativen Medizin generell einen größeren Stellenwert zu verleihen. Wichtige Schritte zur nachhaltigen Verankerung der diesbezüglichen Arbeiten waren die Verabschiedung des Gesundheitsförderungsgesetzes sowie die Einrichtung des Fonds Gesundes Österreich, dem jährlich 7,25 Mio. Euro zur Verfügung stehen. Darüber hinaus hat das Bundesministerium für Gesundheit Familie und Jugend eine breit angelegte Kampagne zur Bewusstseinsbildung im Bereich „Gesunder Lebensstil" gestartet.

Gesundheitsförderung und Prävention sollen verhindern, dass Gesundheit, körperliche Leistungsfähigkeit und Anpassungsvermögen eines Menschen abrupt abnehmen. Es ist der Versuch, die Altersmorbidität hinauszuschieben. Man spricht hier von der so genannten *„compression of morbidity"*.

Um die Gesundheit der Menschen zu fördern, erscheinen spezifische Maßnahmen zu den folgenden Themenbereichen von besonderer Bedeutung:
- körperliche Aktivität,
- angemessenes Ernährungsverhalten,
- Unfallschutz,
- kognitive Aktivität,
- Abbau sozialer Ungleichheit und
- Impfungen.

Ein weiterer fixer Bestandteil der Präventionsmaßnahmen in Österreich ist die Vorsorgeuntersuchung. Seit dem 1. Oktober 2005 wird die Vorsorgeuntersuchung flächendeckend in Österreich angeboten. Die Vorsorgeuntersuchung basiert auf den besten und renommiertesten internationalen Vorsorge- und Früherkennungsprogrammen unter Prüfung der lokalen Anwendbarkeit. Es wurden nur jene Untersuchungen und Verfahren aufgenommen, die den Bürgerinnen und Bürgern einen echten Gesundheitsnutzen bringen.

Der Zugang zur Vorsorgeuntersuchung wurde so niederschwellig wie möglich angesetzt: Sie steht allen Personen ab 18 Jahren kostenlos zur Verfügung, die ihren Wohnsitz in Österreich haben, also auch jenen, die nicht versichert sind. Es besteht eine freie Arztwahl. Trotz der bisher hohen Akzeptanz der Vorsorgeuntersuchung von ca. 40 % der Bevölkerung in Österreich, geht es auch darum, noch mehr Menschen mit diesem modernen Vorsorgeinstrument zu erreichen. Deshalb wird zurzeit ein spezielles Einladungssystem zur Vorsorgeuntersuchung (Call-Recall-System) erarbeitet, so wie es auch derzeit beim Projekt „Mamma-Screening" erfolgt.

Ich stelle die Gesundheitsförderung auf 3 Säulen, die die Lebensabschnitte umfassen:

– Gesundheitserziehung in der Ausbildung („Gesunde Schule"),
– betriebliche Gesundheitsförderung,
– gesünder älter werden.

„Health in all policies" ist die Grundvoraussetzung, dass Prävention gelebt wird!

Zusammenfassend lässt sich sagen: Die Zukunft unseres Gesundheitswesens nimmt seit Jahren einen breiten Platz in Diskussionen ein, sei es in der Politik, in den Medien oder in der Öffentlichkeit. Im Vordergrund stehen Fragen der Finanzierbarkeit eines immer größeren werdenden Leistungsangebotes in der Gesundheitsversorgung. Aber auch neue Technologien, die zum Teil mit ethischen Problemstellungen verbunden sind, und die gesundheitspolitischen Konsequenzen aus der immer noch fortschreitenden Überalterung der Bevölkerung werfen Fragen nach der Ausgestaltung einer zukünftigen Gesundheitspolitik auf. Gerade in einer Zeit, in der für viele Einzelaspekte kurzfristig Lösungen gefunden werden müssen, ist es notwendig, den Blick auch wieder in einer längerfristigen Perspektive auf das Ganze zu richten.

Im Zentrum: Der Patient
Zum Umgang mit Kranken am Beispiel Krebs

Dagmar Schipanski

> *Der Krebs hat mein Leben verändert.*
> *Der Krebs war mein Feind.*
> *Er hat mir mein Lachen gestohlen.*
> *Doch ich habe gekämpft.*
> *Der Krebs hat verloren. Ich habe mir*
> *mein Lachen zurückgeholt!*

Dieses Gedicht schrieb der heute 15-jährige Lucas, der vor einigen Jahren an Leukämie erkrankte. Es zeigt in wenigen, glasklaren Worten, was die Diagnose Krebs bedeutet: einen Sturz aus der Wirklichkeit, eine Erschütterung des Alltags, eine Bedrohung der eigenen Existenz. Krebskranke Menschen brauchen daher eine ganz besonders empathische Betreuung, einen behutsamen Umgang und vertrauensvolle Ansprache.

Schon der erste Verdacht auf eine Krebserkrankung löst ganz unterschiedliche Reaktionen aus: Von „Nicht-Wahrhaben-Wollen" über Panik-Attacken bis hin zu existenzieller Angst. Die Betroffenen schwanken zwischen Hoffen und Bangen. Steht die Diagnose dann fest, setzt bei vielen der Schock erst richtig ein – eine enorme psychische Belastung, auch für die Angehörigen. Alle Lebensziele, Inhalte und Werte werden infrage gestellt. Und nicht nur das körperliche Wohlbefinden ist beeinträchtigt. Auch das seelische Gleichgewicht gerät ins Wanken: Ängste, Hilflosigkeit und Kontrollverlust treten an die Stelle von Vertrauen und Sicherheit. Nichts ist mehr so, wie es einmal war. Die Krankheit verändert den Alltag, prägt ihn oft maßgeblich. Familie, Beruf und das soziale Umfeld werden in Mitleidenschaft gezogen. Von diesem Moment an müssen sich die Patienten für zumeist lange Zeit mit der Krankheit auseinandersetzen. Fragen oder gar Schuldgefühle tauchen auf: „Warum ausgerechnet ich?", „Wie hätte ich das verhindern können?", „Was habe ich falsch gemacht?".

Während der Zeit der akuten medizinischen Behandlung können Ängste auftreten, welche die berufliche Zukunft betreffen oder durch Reaktionen des sozialen Umfeldes bedingt sind. Auch das Gefühl, im Alltag etwas zu versäumen oder wichtige Lebenszeit zu verlieren, beeinträchtigt viele Krebs-Patienten. Seelische Probleme werden durch den Verlust eines Organs hervorgerufen – vor allem, wenn ein sichtbares Organ betroffen ist, wie beispielsweise die Brust, oder eines, das für die Kommunikation verantwortlich ist, zum Beispiel der Kehlkopf. Dies kann zu größten Belastungen führen, auch wenn der organische Befund vielleicht gar nicht lebensbedrohlich ist. Daneben gibt es Probleme, die durch die Behandlung selbst entstehen und die Psyche stark beeinträchtigen. Dazu gehören die Nebenwirkungen der Chemotherapie wie Haarausfall oder chronische Übelkeit. Und auch in der Phase der Krebs-Nachsorge gibt es zahlreiche psychische Belastungen: Die regelmäßigen Kontrolluntersuchungen können alte Ängste wieder wachrufen, und viele Betroffene haben das Gefühl, mit einer „tickenden Bombe" in sich zu leben.

Wozu brauchen wir also psychosoziale Betreuung? Wir brauchen sie in jeder Phase der Krankheitsbewältigung, um einen Krebs-Patienten seelisch zu stabilisieren und ihm neue Lebensziele zu geben. Und auch für die Angehörigen ist eine professionelle Begleitung oder Betreuung oftmals notwendig und wichtig. Solche Unterstützung zu leisten ist Aufgabe der psychosozialen Onkologie. Diese medizinische Fachdisziplin steht dem Patienten bei der Bewältigung seiner vielfältigen Ängste, Sorgen und Befürchtungen zur Seite. Eine umfassende Betreuung hat das Ziel, ihm zu helfen, seine Erkrankung aktiv zu bewältigen und zu lernen, mit den Symptomen besser umzugehen. Dabei geht es vor allem darum, Ängste abzubauen und die soziale Integration aufrechtzuerhalten oder wieder neu zu fördern. Der Krebskranke soll eine neue Perspektive für sein Leben mit oder nach dem Krebs bekommen – auch dann, wenn seine Lebenszeit vielleicht begrenzt ist.

Für diese Aufgabe muss ein ganzes Team von Fachleuten eng zusammenarbeiten: Ärzte, Psychologen, Pflegende, Sozialarbeiter, Seelsorger und Physiotherapeuten. Mittels psychosozialer Beratung und – wenn nötig – psychotherapeutischer Unterstützung helfen sie den Betroffenen. Solche Teams zu etablieben, ist eine unserer derzeitigen Aufgaben im Gesundheitssystem (in Kliniken, Ärztezentren usw.).

Während die Heilungschancen bei Krebs noch vor 30 Jahren – also in der Zeit der Gründung der Deutschen Krebshilfe – sehr schlecht waren, kann heute mehr als die Hälfte aller Betroffenen geheilt werden. Und auch wenn eine Heilung nicht mehr möglich ist, führen immer mehr Menschen viele Jahre lang ein erfülltes Leben mit ihrer Krebserkrankung. Experten gehen davon aus, dass allein in Deutschland zurzeit fünf Millionen Krebs-Patienten leben. Dass immer mehr Menschen eine Krebserkrankung überleben oder mit Krebs als chronischer Erkrankung weiterleben, stellt allerdings auch eine zunehmend größer werdende Herausforderung für unsere Gesellschaft dar. Um dieser Herausforderung Rechnung zu tragen, hat die Deutsche Krebshilfe Förderprogramme wie unseren Förderschwerpunkt „Psychosoziale Onkologie" auf den Weg gebracht. Unser Ziel ist es, die psychosozialen Versorgungsstrukturen in der Krebsmedizin grundlegend zu verbessern, sie strategisch voranzubringen und auch in der psychoonkologischen Forschung Akzente zu setzen. Wir müssen ermöglichen, dass die Lebensqualität erhalten bleiben kann, also jedem Menschen, der eine Krebserkrankung durchleiden muss, Hilfestellung bei der Krankheitsbewältigung und der Rückkehr in seinen Alltag geben. Es ist eine Aufgabe, für flächendeckende Betreuungszentren zu sorgen!

Eine ganz besondere Herausforderung ist die Situation, in der die Ärzte einem Krebs-Patienten mitteilen müssen, dass er nicht mehr geheilt werden kann und nach menschlichem Ermessen nur noch eine begrenzte Lebensspanne vor sich hat. Hier gilt es, den Betroffenen in seiner Ganzheit wahrzunehmen, das heißt als Einheit von Körper, Geist und Seele. Unheilbar Kranke müssen so versorgt werden, dass sie die ihnen verbleibende Zeit als lebenswert empfinden. Diese umfassende Versorgung ist Aufgabe der Palliativmedizin, als deren Wegbereiterin wir als Deutsche Krebshilfe gewirkt haben. Wir haben in den letzten 25 Jahren den Aufbau palliativmedizinischer Versorgungsstrukturen maßgeblich unterstützt und die Aus- und Weiterbildung auf diesem Gebiet nachhaltig gefördert. Angesichts der Tatsache, dass die Menschen immer älter werden und die Zahl der Krebserkrankungen daher immer weiter zunimmt, wird der Bedarf an Palliativmedizin in den kommenden Jahren weiter steigen.

Die Palliativmedizin wird daher auch in Zukunft ein Problem sein, das wir zugunsten der Patienten weiter stärken müssen, auch wenn sie zu den „teuren Zweigen" des Gesundheitssystems zählt.

Wir sind der festen Überzeugung, dass eine gute und flächendeckende Palliativmedizin den Ruf nach aktiver Sterbehilfe verhallen lässt. Gerade das Leid und die Schmerzen von schwerstkranken Krebs-Patienten werden von den Befürwortern der Sterbehilfe immer wieder als Argument bemüht. Zu Unrecht! Im Rahmen der Palliativmedizin werden selbst stärkste Schmerzen effizient behandelt und ein Sterben in Würde ermöglicht. Viele Krebs-Patienten im finalen Stadium, die Angst vor dem Prozess des Sterbens und besonders vor starken Schmerzen haben, sind – nachdem sie palliativmedizinisch behandelt wurden – von ihrem Wunsch nach aktiver Sterbehilfe abgekommen. Palliativmedizin ist somit „aktive Lebenshilfe". Der Status einer flächendeckenden Palliativmedizin ist in Deutschland gegenwärtig noch nicht erreicht – eine noch vor uns liegende Aufgabe!

Die Deutsche Krebshilfe hat derzeit einen Schwerpunkt ihrer Arbeit auf die Errichtung onkologischer Spitzenzentren gelegt. In diesen Zentren sollen Krebspatienten auf höchstem Niveau betreut werden. Wichtig ist die interdisziplinäre Zusammenarbeit von Medizinern bei Diagnose, Therapie und Nachsorge, bei der selbstverständlich die psychoonkologische Betreuung eingeschlossen ist. In diesen Zentren steht der Patient, steht seine individuelle Behandlung im Mittelpunkt. Mit diesen Zentren wollen wir die Krebsbehandlung in Deutschland wieder ein Stück voranbringen und neue Maßstäbe setzen.

Gesundheit als Staatsziel?
Verfassungsrecht und Staatsaufgaben

Herbert Landau

A. Einleitung

Ist die Verankerung eines Staatszieles Gesundheit in der Verfassung eine Perspektive für die Bekämpfung von Volkskrankheiten? Ich meine: Nein und schulde nur noch eine Begründung. Man könnte meinen, damit würden Steine statt Brot gegeben. In Wahrheit werfe ich den verfassungsrechtlichen Stein jedoch nur in den Garten, in den er gehört: den des Staatsvolkes und seiner Vertretung, des Parlaments.

I. Staatsziele, Staatszwecke, Staatsaufgaben und soziale
    Grundrechte: Kursorisches zu Begrifflichkeiten

Die Kategorie des Staatszieles ist in der Staatsrechtslehre eine recht junge Begrifflichkeit. Sie hat sich erst unter der Geltung des Grundgesetzes herausgebildet, und zwar anhand des in Art. 20 Abs. 1 und Art. 28 GG enthaltenen Sozialstaatsprinzips, welches denn auch den Prototyp eines Staatsziels innerhalb des Grundgesetzes bildet.[1]

Unter einer Staatszielbestimmung werden Verfassungsnormen verstanden, welche Aufgaben und Richtung gegenwärtigen und künftigen staatlichen Handelns festlegen. Eine Staatszielbestimmung wendet sich in erster Linie an den Gesetzgeber; sie kann sich aber darüber hinaus aber auch – gleichsam als Richtlinie für die Auslegung und Anwendung von Rechtsvorschriften – an die Exekutive und die Rechtsprechung richten.[2]

Anders als Staatsziele beziehen sich Staatszwecke auf den Staat als Idealtypus, sei es als übergeschichtlichen, sei es als historischen Typus; Staatsziele beziehen sich dagegen eher auf den konkreten Staat in einer bestimmten historischen Phase. Die Staatszwecke beantworten die Frage nach der Legitimation eines Staates, also die Frage, warum es überhaupt den Staat gibt. Die Staatsziele hingegen geben dem staatlichen Handeln eine Richtung.[3]

Es gibt eine nicht unerhebliche Schnittmenge der Begriffe. So ist etwa die Gewährleistung von Sicherheit einer der Legitimationsgründe moderner Staatlichkeit, also Staatszweck. Gleichzeitig handelt es sich bei der Gewährleistung von Sicherheit auch um ein ungeschriebenes Staatsziel.[4]

Etwas deutlicher lassen sich die Staatsziele von den Staatsaufgaben abgrenzen. Staatsaufgaben sind Tätigkeitsbereiche, deren Ausübung im öffentlichen Interesse liegt und auf die der Staat nach Maßgabe und in den Grenzen der Verfassung – insbesondere der Kompetenzzuweisungen – zugreift oder zugreifen darf.[5] Ich nenne die Bereiche Energieversorgung und öffentlicher Verkehr. Die Staatsaufgabe grenzt mithin den staatlichen Wirkungskreis von dem privaten, dem gesellschaftlichen Handlungsraum ab. Staatszielen ist solche Begrenztheit fremd. Sie strahlen über die Grenzen der einzelnen Staatsaufgaben hinweg mehr oder weniger intensiv auf die gesamte Staatstätigkeit aus.

Nur geringfügig unterscheiden sich die Staatszielbestimmungen schließlich von – im Grundgesetz nicht vorgesehenen – sog. „sozialen Grundrechten" wie etwa dem Recht auf Arbeit oder dem Recht auf Wohnung. Zwar steht bei den Grundrechten – auch bei den sozialen Grundrechten – bestimmungsgemäß die subjektive Komponente im Vordergrund, sie sollen also dem Einzelnen ein subjektives Recht gegenüber dem Staat einräumen, während es sich bei Staatszielen um objektives Verfassungsrecht handelt. In ihrer Wirkungsweise gleichen sich Staatsziele und soziale Grundrechte dennoch. Denn mehr als ein auf Verwirklichung des Grundrechts gerichtetes Tätigwerden des Staates kann der Einzelne auch aus einem sozialen Grundrecht nicht verlangen. Eine Erfüllung des in einem sozialen Grundrecht enthaltenen Programms ist politisch objektiv unmöglich und beeinträchtigt in der Regel den *status negativus* anderer Freiheitsträger, insbesondere des Trägers der Eigentumsrechte und der unternehmerischen Freiheit (Art. 14, 12 GG).[6]

II. Bewertung

Der Forderung nach ausdrücklicher Festschreibung eines Staatsziels „Gesundheit" im Verfassungstext – wie der Normierung neuer Staatszielbestimmungen im Allgemeinen – stehe ich ablehnend gegenüber.

Staatsziele bewirken Eingriffe in die Gewaltenteilung, zerstören wegen ihrer tendenziellen Uneinlösbarkeit das Vertrauen in die Unverbrüchlichkeit der Verfassung, gefährden ihre auf Generationen angelegte Integrationskraft und führen zu einer Erstarrung und Versteinerung gesellschaftspolitischer Entwicklungen. Jedes staatliche Handeln sieht sich ständig wechselnden Herausforderungen und aktuellen neuen Aufgaben – aktuell den Fragen innerer und äußerer Sicherheit – gegenüber. Die Ziele der Politik müssen in ihrem Verhältnis zueinander immer wieder neu gewichtet werden. Einzelne Staatsziele festzuschreiben bedeutet, ihnen auf Kosten anderer Ziele dauerhaft einen verfassungsrechtlichen Vorrang zu verleihen. Dies kann bei neuen gesellschaftspolitischen Herausforderungen angesichts der Begrenztheit staatlicher Ressourcen die Entscheidungsträger in unentrinnbare Sackgassen führen. Die Normierung eines Staatsziels „Gesundheit" etwa könnte die Gewichte

politischen Handelns zulasten wichtiger anderer Gemein-
wohlinteressen wie der Familienpolitik, der Bildung, der Altersversorgung oder der inneren und äußeren Sicherheit ver-
schieben. Verfassungsrechtliche Fixierungen sind eine
Bindung der Zukunft durch die vermeintliche Weisheit der
Gegenwart. Sie beschränken die Handlungsmöglichkeiten
und die Zukunftsfähigkeit des Gemeinwesens. Sie verstärken die Macht der Dritten Gewalt – insbesondere des
Verfassungsgerichts – notwendigerweise gegenüber der zur
Gestaltung aufgerufenen demokratisch legitimierten Politik. Dies ist demokratietheoretisch bedenklich, vermindert
Möglichkeiten effizienten politischen Handelns und begünstigt Versteinerungstendenzen hin zu einem Jurisdikti-
onsstaat.[7] Die Einführung einer Staatszielbestimmung ist
auch nicht erforderlich, da ihre Wirkungen nicht weiter reichen würden als die vom Bundesverfassungsgericht grund-
rechtlich entwickelte Schutzpflicht des Staates aufgrund
der objektiv-rechtlichen Grundrechtsgehalte.

B. Hauptteil: Die Verfassungsrechtslage

Das Grundgesetz kennt weder ein Recht auf Gesundheit
noch eine entsprechende Staatszielbestimmung.[8] Nur an
einigen wenigen Stellen – etwa in Art. 74 Abs. 1 Nr. 19a
GG, wo dem Bund die konkurrierende Gesetzgebungskom-
petenz für die wirtschaftliche Sicherung der Krankenhäuser zugewiesen wird – wird deutlich, dass das Grundgesetz
Gesundheit als Staatsaufgabe begreift.

I. Entwicklung der Rechtsprechung

Das Bundesverfassungsgericht hat aus dem Schweigen des
Grundgesetzes indes nicht geschlossen, dass unsere Verfassung der Gesundheit der Bevölkerung und des Einzelnen

indifferent gegenübersteht. Vielmehr hat es aus den Bestimmungen des Grundgesetzes mit der Zeit zahlreiche
Regeln über die Verantwortung des Staates für die Gesundheit der Bevölkerung und des Einzelnen abgeleitet.[9]

1. Art. 2 Abs. 2 Satz 1 GG

Anknüpfungspunkt ist dabei die Bestimmung des Art. 2
Abs. 2 Satz 1 GG gewesen. Danach hat jeder das Recht auf
Leben und körperliche Unversehrtheit. Die Vorschrift war
ursprünglich gedacht als Reaktion auf die Gräuel der NS-
Zeit und wörtlich gemeint: Der neue Staat sollte grundsätzlich nicht in das Leben und die körperliche Unversehrtheit seiner Bürger eingreifen dürfen.[10]

a) Sachliche Erweiterung

Das Bundesverfassungsgericht hat die Vorschrift indes in
mehrfacher Hinsicht ausgedehnt. Zunächst hat sich das
Gericht – in einer Entscheidung aus dem Jahr 1981 zur
Vereinbarkeit von Fluglärm mit dem Grundrecht aus
Art. 2 Abs. 2 Satz 1 GG – für ein weites Verständnis
des Begriffs der „körperlichen Unversehrtheit" ausgesprochen, also auch etwa psychosomatische Belastungen einbezogen.[11]

b) Strukturelle Erweiterung

Auch in struktureller Hinsicht hat das Bundesverfassungsgericht das Grundrecht aus Art. 2 Abs. 2 Satz 1 GG ausgedehnt.[12] Es hat aus dem Abwehrrecht frühzeitig auch
eine Verpflichtung des Staates zum Schutz der dort genannten Rechtsgüter entwickelt.[13] Diese Schutzpflicht gebietet
dem Staat, die körperliche Unversehrtheit insbesondere
vor rechtswidrigen Eingriffen Dritter zu bewahren.[14] Dabei
umfasst sie nicht nur den staatlichen Schutz vor Verletzungen der körperlichen Unversehrtheit. Schon weit im Vorfeld von Grundrechtsverletzung fordert die Schutzpflicht

auch eine auf bloße Gefährdungen der körperlichen Unversehrtheit bezogene staatliche Risikovorsorge.[15]

Verletzt der Staat nun seine grundrechtliche Schutzpflicht aus Art. 2 Abs. 2 Satz 1 GG, so verletzt er das Grundrecht auf körperliche Unversehrtheit, und diese Grundrechtsverletzung kann der betroffene Einzelne mit der Verfassungsbeschwerde geltend machen. Auch so wird zusätzliche Gestaltungsmacht aus der Hand des Gesetzgebers in die des Verfassungsgerichts gelegt. Mit der Schutzpflicht des Staates korrespondiert also ein Schutzanspruch des Einzelnen. Auf diesem dogmatischen Weg hat das Bundesverfassungsgericht das ursprünglich ausschließlich als Abwehrrecht konzipierte Grundrecht aus Art. 2 Abs. 2 Satz 1 GG in die Nähe eines Leistungsrechts und damit eines sozialen Grundrechts auf Gesundheit gebracht.

2. Art. 20 Abs. 1 GG (Sozialstaatsprinzip)

Dieser Weg wird verstärkt durch das Fruchtbarmachen des Sozialstaatsprinzips des Art. 20 Abs. 1 GG. Auf das Sozialstaatsprinzip, welches nach allgemeiner Auffassung eine Staatszielbestimmung darstellt, greift das Gericht – ähnlich wie im Übrigen auch auf die Menschenwürde[16] – häufig zurück, wenn Gewicht und Inhalt eines Grundrechts verstärkt werden müssen.[17] Das Gericht trägt auch auf diesem Weg eine Leistungskomponente in die abwehrrechtlich ausgerichteten Grundrechte des Grundgesetzes hinein.[18]

Ein verfassungsunmittelbarer Leistungsanspruch auf Sach- und Geldleistungen des Staates kann sich aus dem Sozialstaatsprinzip aber allenfalls dort ergeben, wo die Gesundheitsversorgung der Schaffung der „Mindestvoraussetzungen für ein menschenwürdiges Dasein"[19] dient.[20] Welches Versorgungsniveau mit dieser Formel umschrieben ist, lässt sich nicht ein für alle Mal bestimmen. Was im Einzelfall als für ein menschenwürdiges Dasein erforderlich betrachtet wird, hängt ganz maßgeblich von den gesamtgesell-

schaftlichen Umständen und dem Niveau der Gesundheitsversorgung im Allgemeinen ab. Wird beispielsweise der
Leistungskatalog der gesetzlichen Krankenversicherung in
Zukunft ausgebaut, so wird wohl auch dasjenige anwach-
sen, was in der Gesellschaft als „Mindestvoraussetzung für
ein menschenwürdiges Dasein" angesehen wird. Wird die
gesetzliche Krankenversicherung hingegen weiter auf eine
Mindestversorgung im Krankheitsfall zurückgeschnitten,
so wird auch dies nicht ohne Einfluss auf die Frage bleiben,
welches im Bereich der Gesundheitsversorgung die Grundvoraussetzungen für ein menschenwürdiges Dasein sind.[21]

Aus dem Sozialstaatsprinzip des Art. 20 Abs. 1 GG lässt
sich des Weiteren keine Verpflichtung des Staates herleiten,
eigenhändig die medizinische Grundversorgung vorzuhal-
ten. Vielmehr begründet das Sozialstaatsprinzip zusammen
mit Art. 2 Abs. 2 Satz 1 GG, dem allgemeinen Gleichheits-
satz aus Art. 3 Abs. 1 GG und der Menschenwürdegarantie
aus Art. 1 Abs. 1 GG zunächst nur und ausschließlich eine
Gewährleistungsverantwortung des Staates für das Vorhandensein einer medizinischen Grundversorgung durch wen
auch immer, auf deren Grundlage das gesundheitliche Existenzminimum jedes Einzelnen gesichert sein muss. Die
Gewährleistungsverantwortung für die medizinische
Grundversorgung schlägt erst dann in eine Erfüllungsver-
antwortung des Staates um, wenn die medizinische Grundversorgung andernfalls nicht gesichert wäre.[22]

II. Folgerungen

1. Kein verfassungsunmittelbarer Leistungsanspruch
Nach der Rechtsprechung des Bundesverfassungsgerichts ergibt sich also grundsätzlich weder aus Art. 2 Abs. 2 Satz 1 GG
noch aus dem Sozialstaatsprinzip ein verfassungsunmittelbarer Anspruch des Einzelnen gegen den Staat auf bestimmte
Sach- oder Geldleistungen zum Zwecke der Heilbehandlung.

Indes trifft den Staat aus Art. 2 Abs. 2 Satz 1 GG eine Schutzpflicht für Leben und Gesundheit, mit welcher ein Schutzanspruch des Einzelnen korrespondiert. Bei der Entscheidung, was im Einzelnen zum Schutz von Leben und Gesundheit notwendig ist, kommt dem Gesetzgeber allerdings ein weiter Beurteilungs- und Gestaltungsspielraum zu.[23] Der mit der Verfassungsbeschwerde durchsetzbare grundrechtliche Schutzanspruch des betroffenen Einzelnen ist nach der Rechtsprechung des Bundesverfassungsgerichts daher im Regelfall nur darauf gerichtet, dass der Staat Vorkehrungen zum Schutz der körperlichen Unversehrtheit trifft, die nicht gänzlich ungeeignet und völlig unzulänglich sind.[24]

Vor diesem Hintergrund muss die Entscheidung des Bundesverfassungsgerichts vom 6. Dezember 2005[25] – in der das Gericht dem Beschwerdeführer im Ergebnis einen verfassungsunmittelbaren Anspruch auf Erstattung von Heilbehandlungskosten zugesprochen hat – als Ausnahmeentscheidung verstanden werden. Der dortige Beschwerdeführer litt unter Duchenne'scher Muskeldystrophie. Er unterzog sich auf Anraten des behandelnden Arztes einer „Bioresonanztherapie", in deren Verlauf sich eine gewisse Besserung des Krankheitsbildes einstellte. Die gesetzliche Krankenversicherung lehnte eine Übernahme der Behandlungskosten indes mit der Begründung ab, die Bioresonanztherapie gehöre nicht zum Leistungsspektrum der GKV.

Das Bundesverfassungsgericht entschied, es sei mit den Grundrechten aus Art. 2 Abs. 1 GG in Verbindung mit dem Sozialstaatsprinzip nicht vereinbar, einen gesetzlich Krankenversicherten, für dessen lebensbedrohliche oder regelmäßig tödliche Erkrankung eine allgemein anerkannte, dem medizinischen Standard entsprechende Behandlung nicht zur Verfügung stehe, von der Leistung einer von ihm gewählten Behandlungsmethode auszuschließen, wenn eine nicht ganz entfernt liegende Aussicht auf Heilung oder auf eine spürbar positive Einwirkung auf den Krankheitsverlauf bestehe.

Der Sache nach hat das Bundesverfassungsgericht dem Beschwerdeführer damit einen verfassungsunmittelbaren Anspruch gegen die GKV auf Erstattung der Kosten für die Bioresonanztherapie zugesprochen. Dies ist nicht unbedenklich im Hinblick auf die Pflicht zu *judicial self-restraint*. Verallgemeinerungsfähig ist die Entscheidung indes sicherlich nicht. Sie ist ersichtlich durch die Umstände des Einzelfalles, mit anderen Worten durch das schwere Einzelschicksal des Beschwerdeführers veranlasst.

Von den Sozialgerichten wird die Entscheidung des Bundesverfassungsgerichts bisher nur mit großer Zurückhaltung rezipiert. Das Bundessozialgericht rekurriert zwar auf die in der Entscheidung vom 6. Dezember 2005 enthaltenen Maßstäbe, weitet ihren Anwendungsbereich indes nicht aus. Jede Erstreckung auf nicht lebensbedrohliche Erkrankungen lehnt das Bundessozialgericht ab, und auch bei dem „Off-Label-Use" von Arzneimitteln hat es im Wesentlichen an den bisherigen Regeln festgehalten.[26] Auch die zuständige Kammer des Bundesverfassungsgerichts behandelt die in der Senatsentscheidung vom 6. Dezember 2005 entwickelten Grundsätze eher restriktiv.[27]

2. Subsidiarität staatlicher Verantwortung im Gesundheitsbereich

Aus dem Grundgesetz ergibt sich indes nicht nur eine Gewährleistungsverantwortung des Staates für die Gesundheit. Vielmehr trägt in erster Linie der Einzelne selbst die Verantwortung für seine Gesundheit. Das Grundgesetz geht vor allem in Art. 1 Abs. 1 sowie Art. 2 Abs. 1 von einem auf Freiheit und Selbstbestimmtheit des Individuums beruhenden Menschenbild aus. Notwendiges Korrelat dieser individuellen Freiheit und Selbstbestimmtheit ist auch im gesundheitlichen Bereich die eigene personale Verantwortung. Denn auf seine Gesundheit oder Krankheit kann vor allem auch der Einzelne durch seine Lebensführung Einfluss nehmen. Auch Gesundheit und Krankheit können Ausfluss persönlicher Lebensgestaltung mit ihren Chancen und Risiken sein. Hieraus ergibt sich eine gleichsam strukturell vorgegebene Verantwortungssubsidiarität des Staates im Gesundheitsbereich, die auch eine finanzielle Mitverantwortung des Einzelnen zulässt. Daher sind beispielsweise die Auferlegung von Zuzahlungen, einer Selbstbeteiligung wegen Risikoverursachung oder -erhöhung oder auch von Zuschlägen auf die allgemeinen Versicherungsbeiträge sowie die Beschränkung auf Festzuschüsse – von Verfassungs wegen – auch in der GKV zulässig.

Damit wird der weite Raum von freiheitlicher Verantwortung und Sanktionsregimen – seien sie marktwirtschaftlich oder ordnungsrechtlich gestaltet – angedeutet.

Die Grundrechte sind ihrem Wesen nach eben vor allem Abwehrrechte des Bürgers gegen den Staat. Aus ihnen Pflichten des Einzelnen gegenüber der Allgemeinheit herzuleiten hieße aber, sie in ihr Gegenteil verkehren.[28] Demgemäß wäre auch ein Leistungsausschluss in der GKV für den Fall selbstverschuldeter Krankheit jedenfalls in dem durch Art. 1 Abs. 1 GG und das Sozialstaatsprinzip abgesicherten Bereich, in dem die Gesundheitsversorgung zu den Grundvoraussetzungen eines menschenwürdigen Daseins gehört, wohl verfassungswidrig. Es ist – aufgrund der Wertungen der Art. 1 Abs. 1 und Art. 2 Abs. 2 Satz 1 GG – kaum vorstellbar, demjenigen, der an einer lebensbedrohlichen oder jedenfalls an einer seine Lebensqualität erheblich einschränkenden Krankheit leidet, die Heilbehandlung wegen „Eigenverschuldens" gänzlich zu versagen.

3. Untermaßverbot

Aus der Menschenwürdegarantie und dem Sozialstaatsprinzip folgt eine Verpflichtung des Staates, ein Gesundheitssystem zu gewährleisten, welches die „Mindestvoraussetzungen für ein menschenwürdiges Dasein im gesundheitlichen Bereich" schafft.[29] Diese Mindestvoraussetzungen für ein menschenwürdiges Dasein markieren gleichsam die Untergrenze der Leistungspflicht des Staates im Gesundheitsbereich. Unterschreitet er diese Grenze, so verstößt er gegen das verfassungsrechtliche Untermaßverbot.

Hingegen ist der Gesetzgeber grundsätzlich nicht gehindert, soziale Leistungen zurückzunehmen. Ein „Rückschrittsverbot" lässt sich insbesondere nicht aus dem Sozialstaatsprinzip ableiten. Dies ergibt sich schon daraus, dass die Schutzpflicht des Staates – wie jede andere Pflicht auch – unter dem „Vorbehalt des Möglichen" steht. Auch hier gilt also: „impossibilium nulla est obligatio". Insbesondere bei sinkender Leistungsfähigkeit des Gemeinwesens muss der Gesetzgeber daher berechtigt sein, das vorhandene Leistungsniveau entsprechend zurückzuschneiden.[30]

C. Thesen

1. Die ausdrückliche Festschreibung eines Staatsziels Gesundheit im Verfassungstext ist – ebenso wie die Normierung sozialer Grundrechte – abzulehnen. Eine ausdrückliche Erwähnung der Gesundheit im Grundgesetz würde zu einer weiteren Beschränkung der Handlungsmöglichkeiten der Politik führen und der Rechtsprechung – insbesondere dem Bundesverfassungsgericht – zulasten der anderen Gewalten noch mehr langfristigen Einfluss auf die Struktur unseres Gemeinwesens verschaffen. Das ist weder unter demokratietheoretischen noch unter Effizienzgesichtspunkten eine gute Perspektive.

2. Eine Verfassung sollte prägnant in der Formulierung sein und sich pathetischer Proklamationen enthalten. Im Mittelpunkt soll die Freiheitssicherung stehen. Echte subjektive, einklagbare Rechte sichern die Integrationskraft einer Verfassung. Verfassungsunmittelbare Leistungsrechte gegen den Staat stehen naturgemäß stets unter Machbarkeitsvorbehalt und bedrohen – wenn sie nicht erfüllt werden können – diese integrative Wirkung der Verfassung. Die historischen Erfahrungen – auch mit der Weimarer Reichsverfassung – bestätigen dies.

3. Das Rechtsgut der Gesundheit ist bereits nach derzeitigem Stand der Verfassungsentwicklung durch die aus Art. 2 Abs. 2 GG und dem Sozialstaatsprinzip (Art. 20 Abs. 1 GG) entwickelte Schutzpflicht und Gewährleistungsverantwortung ausreichend geschützt. Ein verfassungsunmittelbarer Anspruch des Einzelnen auf Heilbehandlung ergibt sich aus Art. 1 Abs. 1 und Art. 2 Abs. 2 Satz 1 GG in Verbindung mit dem Sozialstaatsprinzip nur insoweit, als die Gesundheitsversorgung zu den Mindestvoraussetzungen eines menschenwürdigen Daseins gehört.

4. Dem Gesetzgeber kommt bei der Gestaltung des Gesundheitswesens ein sehr weiter Beurteilungs- und Gestaltungsspielraum zu. Er ist u. U. berechtigt, das Leistungsniveau der GKV zurückzuschneiden. Ein Rückschrittverbot gilt insoweit nicht. Die verfassungsrechtlichen Vorgaben für den Gesundheitsbereich sollten weder durch den verfassungsändernden Gesetzgeber noch durch das Bundesverfassungsgericht weiter verdichtet werden.

5. Das Grundgesetz geht von einem auf Freiheit und Selbstbestimmung beruhenden Menschenbild aus. Nach dem Grundgesetz trägt daher in erster Linie der Einzelne die Verantwortung für Chancen und Risiken seines Lebensentwurfs. Diese Eigenverantwortung gilt es auch im Bereich des Gesundheitswesens zu stärken.

Anmerkungen

[1] Vgl. *Isensee, Josef:* Staatsaufgaben, in: *Isensee, Josef / Kirchhof, Paul (Hrsg.):* Handbuch des Staatsrechts (HStR), Bd. IV, Heidelberg [3]2006, § 73 Rn. 6.

[2] Vgl. *Hesse, Konrad:* Grundzüge des Verfassungsrechts der Bundesrepublik Deutschland, Heidelberg [20]1995, Rn. 208; vgl. auch den Bericht der Gemeinsamen Verfassungskommission, BT-Drucksache 12/6000, 77.

[3] Vgl. *Isensee:* Staatsaufgaben, in: HStR IV (wie Anm. 1), § 73 Rn. 7.

[4] Vgl. *Isensee:* Gemeinwohl im Verfassungsstaat, in: HStR IV (wie Anm. 1), § 71 Rn. 78f.

[5] Vgl. *Isensee:* Staatsaufgaben, in: HStR IV, 2006, § 73 Rn. 12f.

[6] Vgl. hierzu *Hesse:* Grundzüge des Verfassungsrechts (wie Anm. 2), Rn. 208.

[7] Vgl. *Zippelius, Reinhold / Würtenberger, Thomas:* Deutsches Staatsrecht, München [32]2008; vgl. auch *Hesse:* Grundzüge des Verfassungsrechts (wie Anm. 2), Rn. 208.

[8] Vgl. hierzu *Pestalozza, Christian:* Das Recht auf Gesundheit. Verfassungsrechtliche Dimensionen, in: Bundesgesundheitsblatt, Gesundheitsforschung, Gesundheitsschutz 50 (2007), 1113–1118 (1113f).

[9] Vgl. zum Ganzen *Neudam, Simone M.:* Verfassungsrechtliche Determinanten der Teilhabe am knappen Gut „moderne Spitzenmedizin". Göttingen 2007.

[10] Vgl. *Pestalozza* (wie Anm. 8), 1114.

[11] Vgl. BVerfGE 56, 54 (73ff); auch *Dietrich Murswiek,* in: *Sachs, Michael:* Grundgesetz-Kommentar. München [4]2007, Art. 2 Rn. 150.

[12] Vgl. hierzu vor allem *Pestalozza* (wie Anm. 8), 1115f; auch *Dederer, Hans-Georg:* Die Stellung des Gutes Gesundheit im Verfassungsrecht, in: Jahrbuch für Wissenschaft und Ethik 9 (2004), 193–209 (196).

[13] Vgl. etwa BVerfGE 46, 160 (164f).

[14] BVerfGE 53, 30 (57).

[15] BVerfGE 56, 54 (78).

[16] Vgl. hierzu etwa BVerfGE 112, 304 (318); 113, 29 (45f); 114, 339 (346).

[17] *Pestalozza* (wie Anm. 8), 1117.

[18] Vgl. hierzu etwa BVerfGE 99, 246 (259f); 110, 412 (433f, 436).

[19] BVerfGE 82, 60 (80).

[20] *Dederer* (wie Anm. 12), 202.

[21] Vgl. hierzu *Karl-Peter Sommermann*, in: *von Mangoldt, Hermann / Klein, Friedrich / Starck, Christian (Hrsg.):* Kommentar zum Grundgesetz, Bd. 2. München ^{5}2005, Art. 20 Rn. 123 mit weiteren Nachweisen.

[22] So zu Recht *Dederer* (wie Anm. 12), 203.

[23] BVerfGE 77, 170 (214ff).

[24] So zu Recht *Dederer* (wie Anm. 12), 203.

[25] BVerfGE 115, 25ff.

[26] Vgl. hierzu *Wenner, Ulrich:* Grenzen der Leistungspflicht der Kassen für nicht anerkannte Behandlungsverfahren und nicht zugelassene Medikamente, in: Soziale Sicherheit 56 (2007), 75–78.

[27] Vgl. BVerfG, Beschluss der 2. Kammer des Ersten Senats vom 30.06.2008 – 1 BvR 1665/07.

[28] Anders wohl *Pitschas, Rainer:* Gesundheitswesen zwischen Staat und Markt, in: *Häfner, Heinz (Hrsg.):* Gesundheit – unser höchstes Gut. Heidelberg 1999, 169–194 (181).

[29] *Dederer* (wie Anm. 12), 202.

[30] So auch *Karl-Peter Sommermann*, in: *v. Mangoldt / Klein / Starck:* Grundgesetz (wie Anm. 21), Art. 20 Rn. 123 mit weiteren Nachweisen.

Das Gemeinwohl als Leitgedanke im Gesundheitswesen?

Joachim Fetzer

1. Große Moralbegriffe und die Aufgaben der Sozial- und Wirtschaftsethik

„Gemeinwohl" ist einer der großen und alten Begriffe der sozialethischen Tradition.[1] Während etwa der heute viel häufiger verwendete Begriff der „Verantwortung" erst Mitte des 19. Jahrhunderts ins Zentrum der ethischen Diskussion trat, reicht die Gemeinwohltradition zurück bis in die Antike. Bei aller „geschichtlichen Bedingtheit" thematisiert Gemeinwohl durchgehend eine Zielvorstellung für die gute Verfasstheit einer Gesellschaft, so unterschiedlich diese im Laufe der Jahrhunderte auch verstanden worden sein mag.

Daher ist „Gemeinwohl" prima facie geeignet als Leitbegriff für die Frage nach einer guten Struktur des Gesundheitswesens als der Gesamtheit der verschiedenen mit Gesundheit und Krankheit befassten Institutionen, Disziplinen und Akteure. Das ist die *konstruktive Funktion* des Begriffs. Die *kritische Funktion* des Begriffs ergibt sich daraus, dass die Rede vom Gemeinwohl immer auf das Ganze einer Gesellschaft abzielt. Gemeinwohl als Leitgedanke des Gesundheitswesens weist über die unmittelbar mit Gesundheit befassten Organisationen und Institutionen hinaus. Oder besser: Er deutet darauf hin, dass jener Teilbereich relativ künstlich und mühevoll herausdefiniert werden muss aus den Gesamtbeziehungen einer

Gesellschaft. Endet das Gesundheitswesen am Haupteingang des Krankenhauses oder der Arztpraxis?

Wer mit dem ganzen Gewicht der Tradition, welche mit dem Begriff „Gemeinwohl" transportiert wird, an das Gesundheitswesen herantritt, wird schnell in eine Versuchung geführt, der ein Sozial- und Wirtschaftsethiker zu widerstehen hat: die Versuchung des Moralisierens. Der Begriff des Gemeinwohls lädt – wie noch zu zeigen sein wird – besonders dazu ein, im moralisierenden Gestus die Gemeinwohlvergessenheit der jeweiligen Gegenwart oder bestimmter Systeme, Institutionen und Akteure zu kritisieren.

Doch Moralisieren gehört nicht zu den Aufgaben der Sozial- und Wirtschaftsethik. Es ist vielleicht eine Aufgabe der Medien und – wo es opportun erscheint – auch ein beliebtes Vorgehen in der politischen Auseinandersetzung. Im Verständnis des Autors besteht die Aufgabe der Sozial- oder Wirtschaftsethik vielmehr darin, konkrete Konflikte oder Situationen auf deren moralische Aspekte hin zu untersuchen, um auch diesen Teil der Wirklichkeit argumentativ bearbeitbar zu machen.

Im Falle des Begriffs „Gemeinwohl" ist diese Einschränkung besonders wichtig. Denn er beinhaltet nicht nur wie andere ethische Leitbegriffe (z. B. Verantwortung, Gerechtigkeit, Freiheit, Menschenwürde) einen inhärenten Moral-Überschuss, sondern ist in besonderem Maße durch seine Deutungsoffenheit und die daraus resultierende Anfälligkeit für politischen Missbrauch frag-würdig geworden.[2] Gleichzeitig ist eine erneute Zuwendung zur Idee des Gemeinwohls zu verzeichnen. Eine auch an den politischen Bereich adressierte Neubesinnung auf das Gemeinwohl durch evangelische und katholische Sozialethiker ist in der Konrad-Adenauer-Stiftung in Vorbereitung. Die dort stattfindenden und noch zu publizierenden Überlegungen bilden den Hintergrund für die folgenden Ausführungen.

2. Gemeinwohl im Gesundheitswesen: faktisch ein Leitgedanke?

Das aufgegebene Thema „Gemeinwohl als Leitgedanke im Gesundheitswesen?" enthält ein Fragezeichen, das seinerseits wieder für verschiedene Interpretationen offen ist. Zu beginnen ist mit der Interpretation als Frage nach dem derzeitigen Status quo: Ist das „Gemeinwohl" ein relevanter Orientierungspunkt in den aktuellen Debatten über Bestand und Weiterentwicklung des Gesundheitswesens? Die für Falsifikationen offene Einschätzung des Autors lautet: Dies ist eher nicht der Fall.

Was sind wichtige Leitgedanken? Ganz sicher ist dies das Wohl des Patienten – wem auch immer die Deutungshoheit über dieses Patientenwohl zugesprochen wird. Hohe fachliche Qualitätsstandards sind ein gemeinsamer Fokus, in unterschiedlicher Gewichtung auch die Idee der Menschenwürde, der Lebensschutz, die Autonomie des Patienten und/oder des Arztes. Leitgedanken sind sicher auch die Effizienz der Patientenversorgung und die Senkung der Mortalitätsrate in dem je eigenen medizinischen Arbeitsgebiet. Gemeinsamer Bezugspunkt könnte stattdessen auch die Endlichkeit des Menschen, die Hilfe für und die Zuwendung zu anderen sein sowie der gerechte Zugang zu eben dieser Hilfe und Zuwendung. Aber auch Forschung und Fortschritt sind natürlich Leitgedanken im Gesundheitswesen, und wie in allen Bereichen ist auch die Frage der persönlichen beruflichen Biografie, der Lebens- und Karrierewege, der Arbeits- und Aufstiegsmöglichkeiten sicher ein wichtiger, wenngleich weniger öffentlich diskutierter Leitgedanke des Gesundheitswesens.

Aber Gemeinwohl? In einer Studie, welche die Verwendung des Gemeinwohlbegriffs durch Ärzteverbände, Krankenkassen u. a. in den Auseinandersetzungen um die rotgrüne Gesundheitsreform untersucht, wird „Gemeinwohl" durchgehend in einer polemischen oder verteidigenden Weise gebraucht.[3] Dem jeweiligen Gegenüber wird die Vertretung von Partikularinteressen vorgeworfen, während die eigene Position mit unmittelbarer Förderung des Gemeinwohls verbunden wird. Die unmittelbare Koppelung der Interessen der eigenen (ärztlichen) Profession mit der Gemeinwohlrhetorik gehört zu den Akzeptanzbeschaffungsstrategien der Ärzteorganisationen. „Stellt man in Rechnung, dass die klassischen Professionen sich ihre privilegierte Stellung unter den Berufen nicht nur mit dem Verweis auf einen kognitiven Vorsprung (spezialisiertes Sonderwissen), sondern gerade auch mit der erfolgreichen Reklamation eines normativen Vorsprungs (Gemeinwohlorientierung) erarbeitet haben, ist gar nichts anderes zu erwarten, als dass in Zeiten eines wachsenden Akzeptanzproblems auf Gemeinwohlansprüche rekurriert wird. In dem Maße, in dem die ärztliche Therapie (tendenziell) zu einer Dienstleistung wie andere ... wird, kann die privilegierte Stellung immer weniger durch die Exklusivität des Wissens gerechtfertigt werden ... Als Ressource zur Verteidigung der Privilegien bleibt mithin tendenziell nur noch der normative Vorsprung. In diesem Sinne ist der Rekurs auf Gemeinwohlorientierung ein Element der Struktur- wie auch der Durchsetzungslogik der ärztlichen Profession."[4] Diese Art der Gemeinwohlrhetorik ist bekannt, und sie ist in anderen Bereichen der Politik nicht grundlegend anders.

Ist dann aber Gemeinwohl doch ein Leitgedanke im Gesundheitswesen? Nein: Denn der gelegentliche polemische oder apologetische Gebrauch der Gemeinwohlidee zeigt, dass es sich gerade *nicht* um einen konstitutiven Leitgedanken handelt. Wäre es ein solcher, dann müsste sich irgendwo ein konstruktiver Streit darum finden lassen, was denn unter Gemeinwohl als Leitgedanke des Gesundheitswesens zu verstehen ist, bevor man diesen Begriff polemisch oder apologetisch verwendet. Und genau diese Diskussion findet nicht statt. Daher ist festzuhalten:

These 1: Begriff und Konzept des Gemeinwohls ist – von gelegentlichen Gemeinwohlrhetoriken abgesehen – kein konstitutiver und diskursprägender Begriff im Gesundheitswesen.

3. Lehren aus dem Missbrauch des Gemeinwohl-Begriffs – Im Zentrum: Menschenwürde

Das führt zur zweiten Interpretation des Fragezeichens im Thema: Könnte das Gemeinwohl zu einem hilfreichen Leitgedanken im Gesundheitswesen *werden*? Und was wäre dann darunter zu verstehen? Der Status quo wäre als „Gemeinwohlvergessenheit" zu kennzeichnen, und eine Re-Orientierung am *bonum commune* wäre dringend angeraten. Gemeinwohlskeptiker haben diesbezüglich Bedenken. Mit guten Gründen! Dabei sind es einmal historische Gründe und zum anderen konzeptionelle Gründe, welche zu einer gewissen Vorsicht mahnen.

Zunächst zu den historischen Gründen: Die Strukturen der Gemeinschaft, deren Wohl hier thematisiert wird, sind ungleich komplexer und weniger deutlich abgrenzbar als in früheren Zeiten. In einer offenen Weltgesellschaft mit höchst unterschiedlichen Gemeinschaftsbildungen und Vernetzungen entsteht zwangsläufig die Frage, ob es Gemeinwohl überhaupt im Singular geben kann oder ob nicht jede menschliche Gemeinschaftsbildung ihr je eigenes Gemeinwohlproblem hat und lösen muss. Wer ist in der Lage, Gemeinwohl nach welchen Regeln inhaltlich zu bestimmen? Wer ist berufen, Gemeinwohl zu seiner eigenen Aufgabe zu machen? Möglicherweise gibt es genauso viele „Gemeinwohle", wie es Gemeinschaften gibt. Die sprachliche Schwierigkeit, einen Plural von Gemeinwohl zu bilden, deutet auf ein inhaltliches Problem hin.[5] Kritiker sehen im Gemeinwohl deshalb heute eine Leerformel, die moralisch positiv besetzt ist und scheinbar den Vorrang des gemeinsamen vor dem individuellen Interesse behauptet. Diese Kombination macht den Begriff missbrauchsanfällig. Dies lässt sich am Missbrauch des Gemeinwohlbegriffs *in*, aber auch *vor* der Zeit des Nationalsozialismus studieren. Nicht nur wegen des historischen Bezugs, sondern gerade im Zusammenhang von Fragen der Volkskrankheiten und deren Bekämpfung oder Prävention bleibt das rückblickende Zitat von Gustav Gundlach von 1959 instruktiv:

„Deshalb ist der Satz ‚Gemeinwohl geht vor Eigennutz' ein gefährlich missverständlicher und überhaupt falscher Satz, wenn Gemeinwohl mit ‚Gemeinnutz' gleichgesetzt und primär als Selbstschutz der Gemeinschaft und des Staates aufgefasst wird mit dem daraus erfließenden Recht zu allen Maßnahmen, die vermeintlich oder wirklich Schädliches abwehren. Nichts schadet der sittlichen und rechtlichen Würde des Gemeinwohls mehr als die Überschreitung seiner Grenzen."[6]

Dem Gemeinwohl dienlich kann nur sein, was im Prinzip auch dem Einzelnen in seiner selbstbestimmten Würde dienen kann. „Im Zentrum: Menschenwürde"[7] gilt auch für jede inhaltliche Bestimmung des Gemeinwohls. Über die Konfessionen hinweg lässt sich unter den Sozialethikern daher ein Konsens darin feststellen:

These 2: Der Begriff der Menschenwürde ist systematisch dem Gemeinwohlbegriff vorgeordnet.

Die Konsequenzen dieses Gedankens für das Gesundheitswesen oder auch für die Forschung wären ein eigenes Thema.

4. Ökonomische Anfragen: Gemeinwohl ohne wohlmeinenden Diktator?

Mindestens so wichtig wie die historische Missbrauchskritik ist die systematische Kritik des Gemeinwohldenkens, wie sie vor allem vonseiten vieler Ökonomen erfolgt. Denn diese Kritik rekurriert nicht auf den Missbrauch der Gemeinwohlidee in autoritären Regimen, sondern bezweifelt die Demokratieverträglichkeit des Gemeinwohlbegriffs überhaupt. Wie ist dies zu verstehen?

Ein demokratieverträgliches Gemeinwohlkonzept könnte wie folgt aussehen: Statt die Raison und den Nutzen eines Kollektivs dem Individuum vorzuordnen, sollte aus den individuellen Präferenzen der Bürgerinnen und Bürger in vernünftigen Wahlverfahren bestimmt werden, was Gemeinwohl in einer konkreten Situation inhaltlich bedeutet und wie dieses Gemeinwohl dann mit staatlichen Mitteln durchgesetzt werden kann.

Die Ökonomen sind skeptisch: Schon theoretisch ist es – so das berühmte Unmöglichkeitstheorem von Arrow[8] – unmöglich, aus den individuellen Präferenzen eine Vorstellung von Gemeinwohl (hier genannt: Wohlfahrtsfunktion) abzuleiten, ohne vier sehr simple demokratische Vorstellungen zu missachten: a) Wenn alle Individuen von zwei Alternativen die eine bevorzugen, dann soll auch in der gesuchten Wohlfahrtsfunktion diese Alternative vorgezogen werden. b) Es dürfen nicht von vornherein bestimmte individuelle Wahlhandlungen ausgeschlossen werden. Das Individuum bestimmt über seine Präferenzen selber. c) Es soll keine Person existieren, deren Votum automatisch entscheidend ist, also: kein Diktator. d) Die Wahl der Individuen wird nur durch die zu wählenden Alternativen beeinflusst und nicht durch externe Faktoren. „Das verblüffende und bis heute unwiderlegte Ergebnis der Arrow'schen Untersuchung war, dass es keinen Abstimmungsmechanismus gibt, der die voranstehenden Bedingungen erfüllt. [...] Der demokratische Abstimmungsprozess über das Gemeinwohl ist stets mit Inkonsistenzen verbunden, die nur dadurch verhindert werden könnten, dass ein Einzelner seine Präferenzen durchsetzt und den anderen Mitgliedern der Gesellschaft gleichsam aufzwingt."[9] Es gibt kein Abstimmungsverfahren, mittels welchem aus den individuellen Präferenzen eine gemeinsame Priorisierung abgeleitet wird, ohne dass jemand mehr Macht erhält, ein anderer außer Acht gelassen wird, bestimmte Interessen übergangen werden usw.

Dies ist – so das Argument – nicht nur in der stets defizitären *Praxis* so. Sondern schon *theoretisch* gibt es das nicht – und eben noch viel weniger in der politischen Wirklichkeit und ihrer Durchsetzung durch letztlich bürokratische Verfahren. Daher führe die Suche nach dem Gemeinwohl und vor allem die Argumentation mit irgendeinem Gemeinwohl stets zur Annahme eines sogenannten „wohlmeinenden Diktators", der das inhaltlich bestimmte Gemeinwohl mit einem hohen Maß an politischer Durchsetzungsfähigkeit realisieren könne. Die Idee des „wohlmeinenden Diktators"[10] ist unter Ökonomen sehr bekannt, und daraus erklärt sich ein Stück weit die verbreitete Aversion gegen jede Form inhaltlicher Gemeinwohlbestimmungen. Wer mit noch so gutem Willen mit Gemeinwohlfragen beginnt, endet am Ende immer bei irgendeiner Instanz, die eben anders ist als andere Menschen, die schlauer ist oder mehr Macht hat und das Gemeinwohl als wohlmeinender Diktator bestimmt und durchsetzt. Dies kann auch eine wissenschaftlich orientierte wohlmeinende und einflussreiche Elite sein.

Wie man es dreht und wendet: Das Gemeinwohl scheint stets etatistische und demokratiefeindliche Konsequenzen zu haben.

Die Konsequenz dieser Argumentation: Das Gemeinwohl taugt nicht als Leitgedanke im Gesundheitswesen.

Allerdings gilt dies nur für ein bestimmtes, weitverbreitetes Verständnis von Gemeinwohl: ein Verständnis, welches letztlich nicht auf eine wohlgeordnete Gesellschaft, sondern eben auf eine gemeinsame Wohlfahrtsfunktion, auf einen Gemeinnutz hinausläuft. Das Zitat sei wiederholt: „Gemeinwohl geht vor Eigennutz ist ein falscher Satz, wenn Gemeinwohl dabei Gemeinnutz bedeutet ..."

Zu fragen ist, ob nicht auch medizinische oder besser: gesundheitswissenschaftliche Zielfunktionen eine Strukturanalogie zu eben diesem Gemeinnutzkonzept haben: Sind Mortalitätsraten durch Herz-Kreislauf-Erkrankungen oder statisch signifikante Verkürzungen der Lebenserwartung durch Fettleibigkeit u. ä. wirklich nur empirische Daten? Oder beinhaltet die politische Kommunikation dieser Daten nicht doch die Vorstellung, dass das Gemeinwohl, der gemeine Nutzen befördert würde, wenn z. B. die entsprechende Mortalitätsrate an Herz-Kreislauf-Erkrankungen sinken würde? Wird nicht auch der gemeine Nutzen befördert, wenn Fettleibigkeit eingedämmt wird? Und legitimiert, ja erfordert dieses oder ein ähnliches Gemeinwohl-Ziel nicht auch ein entschlossenes politisches Handeln? Sicher wäre es eine überspitzte Darstellung, im Gesundheitswesen eine wohlmeinende Profession am Werke zu sehen, die den Wunsch kommuniziert, dass ihre Zielperspektiven endlich als gemeinsamer Wille und als Gemeinwohl anerkannt würden.

Zu rechnen jedenfalls ist damit, dass es Individuen gibt, die gar nichts dagegen hätten, wenn auf ihrem Totenschein Herzinsuffizienz stünde. Damit leisten sie keinen Beitrag zur Senkung der Mortalitätsrate durch Herzkrankheiten. Sind sie damit Störfaktoren in einer vermeintlich auf empirischer Evidenz beruhenden Gemeinwohlfunktion? Dies kann hier nur als Anfrage formuliert werden.

Als Konsequenz aus diesen Überlegungen lässt sich formulieren:

These 3: Gemeinwohl als Gemeinnutz ist als Leitgedanke für das Gesundheitswesen nicht zu empfehlen. Ungewollt tendiert dies zur Einführung eines wohlmeinenden Diktators oder einer funktionsanalogen Elite.

5. Gemeinwohl in der sozialethischen Diskussion: Wohlgeordnetheit der Gesellschaft

So weit verbreitet die implizit kollektivistischen und einer modernen und pluralistischen Gesellschaft nicht angemessenen Gemeinwohlkonzepte auch sein mögen: Rechtfertigt oder empfiehlt sich daraus ein Verzicht auf Begriff und Konzept des Gemeinwohls? Die Kenner der sozialethischen Tradition werden an dieser Stelle auf zwei Aspekte hinweisen.

Erstens: Bei aller Kritik an überlieferten Gemeinwohlvorstellungen lässt sich auf das Konzept zumindest als Fragestellung überhaupt nicht verzichten, ohne die öffentliche Meinungsbildung mit guten Argumenten (genannt: Diskurs) über gute Strukturen des Zusammenlebens zu beenden. *Zweitens* – und das ist das wichtigere Argument – treffen die o. g. Kritiken schon längst nicht mehr das Verständnis von Gemeinwohl, wie es in der sozialethischen Tradition ausgebildet wurde.

Schon das Konzilsdokument *Gaudium et Spes* fasst Gemeinwohl auf als „Gesamtheit jener Bedingungen des gesellschaftlichen Lebens, die sowohl den Gruppen als auch deren einzelnen Gliedern ein volleres und leichteres Erreichen der eigenen Vollendung ermöglichen".[11] Gemeinwohl ist also keineswegs ein von wem auch immer zu definierender Kollektiv-Nutzen, sondern besteht in Strukturen, welche ein individuell und gemeinschaftlich gutes Leben und – so ist hier anzumerken – auch ein menschenwürdiges Sterben ermöglichen.

Ein modernes Gemeinwohlverständnis lässt sich so charakterisieren, dass darunter die Wohlgeordnetheit einer Gesellschaft[12] oder eines gesellschaftlichen Systems zu verstehen ist. Die Gemeinwohlfrage des Gesundheitswesens lautet dann keineswegs: Nützt dies der Gemeinschaft? Was nützt am meisten? Die Gemeinwohlfrage lautet dann vielmehr: Ist das Gesundheitswesen in einer guten Ordnung und Verfassung. Neudeutsch würde man auch sagen: Haben wir im Gesundheitswesen gute Governance-Strukturen?

Hier stellt sich also die Frage: Ist das Gesundheitswesen gut geordnet? Dafür braucht man natürlich Kriterien. Ein sehr brauchbares Deutungsangebot rekurriert auf Schleiermachers Güterlehre[13] und lautet in freier Zusammenfassung:

These 4: In jeder Gesellschaft müssen vier Funktionsbereiche, vier Grundaufgaben gleichermaßen und gleichursprünglich erfüllt werden. Keine dieser Grundaufgaben kann und darf ausfallen, ohne dass die Gesellschaft aus den Fugen gerät.

Diese vier Grundaufgaben oder auch Grundfunktionen kommen innerhalb der Familie und auch im gesellschaftlichen Nahbereich integriert vor. In modernen Großgesellschaften werden sie dann in verschiedenen Professionen und Organisationen arbeitsteilig vollzogen. Gemeinwohl ergibt sich nicht aus den Leistungen einer Profession, sondern aus dem Zusammenspiel der vier Bereiche.

Welches sind nun diese vier Funktionsbereiche? Es sind:
1. die Herrschaft, welche Regeln der Kooperation in Geltung setzt – kurz: die Politik;
2. die ökonomische Kooperation, die für die Allokation von Gütern und Dienstleistungen sorgt – kurz: die Wirtschaft;

3. die wissenschaftlich-technische Kooperation, die das empirische Regelwissen besorgt;

4. die weltanschaulich-ethische Kommunikation, die auf kommunikative Verständigung über die Ziele des Handelns aus ist.

Entscheidend für eine gute Ordnung ist nun, dass diese vier Bereiche gut austariert sind. Wenn ein Bereich ausfällt, so können die anderen Funktionen ihn nicht wirklich substituieren. Man kann sich dies an wenigen einfachen Beispielen plausibilisieren:

Wenn zum Beispiel die wissenschaftlich-technische Kooperation ausfällt, wenn die Generierung von evidenzbasiertem Wissen unterdrückt wird und stattdessen die Politik dieses Wissen qua Amt ersetzt, dann wird kaum jemand von einer Gemeinwohlordnung sprechen.

Ein anderes Beispiel: Wenn die weltanschauliche Kommunikation, z. B. über die Frage „Warum sollen wir überhaupt möglichst lange leben?", nicht stattfindet und stattdessen durch wissenschaftliche Evidenz beantwortet wird, dann kann das vermutlich auch keine Wohlordnung sein.

Und wenn – drittes Beispiel – in Fragen des Gesundheitssystems die jeweils ökonomische Dimension ausgeblendet bleibt, dann kann auch das nicht eine gute Ordnung genannt werden.

Eine komplexe Aufgabe ist es, aus diesem Grundgedanken die richtigen Schlüsse zu ziehen. Über die ökonomische Dimension des Gesundheitswesens – und diese reicht von den Globalbudgets bis zur Frage, wer im Zweifelsfall bei einer Lebertransplantation Berücksichtigung findet und wer nicht – kann z. B. nicht sinnvoll nur in Gremien entschieden werden, welche primär dem wissenschaftlich-technischen Bereich zuzuordnen sind.

Doch ob in diesem Sinne der Gleichgewichtung und ausgewogenen Berücksichtigung der politischen, der ökonomischen, der wissenschaftlich-technischen und der weltanschaulich-sinnhaften Dimension des Handelns das Gesundheitswesen gut geordnet ist, ob diese vier Dimensionen gut ineinandergreifen, das muss dem eigenen Urteil der Berufeneren überlassen bleiben.

Abschließend sei ein wichtiger Zusatzaspekt dieses Gemeinwohlverständnisses benannt: Die vier genannten Grundleistungen jeder Gesellschaftsform sind in traditionellen Gesellschaftsformen auch heute noch im Bereich der Familie in einer integralen Weise verortet. Es gibt dort keine spezifischen Zuständigkeiten. Wo Sohn oder Tochter den Bau eines Drachens oder gesundes Kochen lernen, dort findet technische Orientierung statt. Die Einübung von Regeln und Fairness muss in der Familie gelernt werden, die ökonomische Versorgungsdimension ist evident, und die aktive weltanschauliche Kommunikation ist vielleicht in der traditionellen religiösen Form in weiten Bereichen zum Erliegen gekommen, aber das Gefühl für Vertrauen und Geborgenheit wird immer noch in der Familie vermittelt.

Erst außerhalb der Familie und in modernen, komplexen Gesellschaften kommt es zur Spezialisierung und Ausdifferenzierung der Zuständigkeit für die Grundleistungen. Erst in der Makrostruktur der Gesellschaft existieren Politik, Wirtschaft, Wissenschaft und Weltanschauung bzw. Religion sowohl systemisch getrennt als auch durch sehr spezialisierte Organisationsformen. Die Interdependenz der vier Grundleistungsbereiche wird daher überlagert durch das Zusammenspiel zwischen der elementaren Ebene der kleineren Gemeinschaften, der Familie, der kontinuierlichen Face-to-face-Interaktion, und den spezialisierten Organisationen. Das hat Konsequenzen: Selbst wenn es möglich wäre, dass sich einzelne, z. B. medizinisch-technische Organisationen, ausschließlich dem wissenschaftlich-technischen Bereich zuordnen ließen, dann käme spätestens mit dem in einer familialen Gemeinschaft beheimateten Patienten die Sozialform Familie und damit der Zusammenhang mit den drei anderen Grundfunktionen automatisch mit ins Spiel. Dann wäre es dem Gemeinwohl und einer guten Ordnung im Gesundheitswesen vermutlich zuträglich, wenn nicht nur in der Familie, sondern auch in den Nahbeziehungen wie der Arzt-Patienten-Beziehung diese vier Dimensionen gleichursprünglich beheimatet sind. Welche Möglichkeiten gibt es, in der Arzt-Patienten-Beziehung nicht nur die Macht- und Herrschaftssituation zu klären? Hier haben sich die Rollenverständnisse stark gewandelt. Welche Möglichkeiten gibt es, nicht nur die medizinisch-wissenschaftlich-technischen Fragen zu beantworten, obwohl dies professionsbedingt ein Hauptgesichtspunkt sein muss? Welche Möglichkeiten gibt es, die ökonomische Dimension in *jede* Arzt-Patienten-Relation mit einzubeziehen? Das Argument, dass dies das Vertrauensverhältnis störe, ist seit dem Ende einer ständischen und paternalistischen Gesellschaftsform nicht mehr stichhaltig. Dass schließlich auch die weltanschaulichen und die Sinnfragen gelegentlich in der Kommunikation zwischen Patient und Gesundheitsorganisation auftauchen dürfen und dass dies einer auch in der Ausbildung zu vermittelnden Kompetenz bedarf, sei an dieser Stelle nur erwähnt.

Gemeinwohl als Leitgedanke im Gesundheitswesen? Wenn man nur eine kleine Änderung vornähme, wäre die Wohlordnung des Gesundheitswesens im Titel und als Leitgedanke der Cadenabbia-Gespräche bereits präsent: Medizin – Ethik – Recht – und Geld.

Anmerkungen

[1] Vgl. *Herzog, Roman:* Art. Gemeinwohl. In: Historisches Wörterbuch der Philosophie. Bd. 3. Basel/Stuttgart 1974, 248–258.

[2] Vgl. hierzu grundsätzlich: *Fetzer, Joachim / Gerlach, Jochen (Hrsg.):* Gemeinwohl – mehr als gut gemeint? Gütersloh 1998, darin v. a. die Thesenreihe „Berechtigtes Anliegen und verschleiernde Rhetorik. 10 Thesen zum Gemeinwohl", 142–149.

[3] *Meuser, Michael / Hitzler, Ronald:* Gemeinwohlrhetorik ärztlicher Berufsverbände im Streit um die Gesundheitsreform. In: *Münkler, Herfried / Fischer, Karsten (Hrsg.):* Gemeinwohl und Gemeinsinn. Rhetoriken und Perspektiven sozial-moralischer Orientierung. Berlin 2002, 177–205.

[4] Ebd. 203.

[5] Vgl. *Fetzer, Joachim:* Gemeinwohl im Plural oder Gemeinwohlpluralismus – mehr als ein grammatisches Problem. In: *Fetzer / Gerlach (Hrsg.):* Gemeinwohl (wie Anm. 2), 109–119.

[6] *Gundlach, Gustav:* Art. Gemeinwohl, In: Staatslexikon [3]1959, 737–740, 739.

[7] *Vogel, Bernhard (Hrsg.):* Im Zentrum: Menschenwürde. Politisches Handeln aus christlicher Verantwortung. Christliche Ethik als Orientierungshilfe. Berlin 2006.

[8] Vgl. *Arrow, Kenneth J.:* Social Choice and Individual Values. New York 1951.

[9] *Wentzel, Bettina / Wentzel, Dirk:* Das Gemeinwohl – Eine Fiktion? In: *Fetzer / Gerlach (Hrsg.):* Gemeinwohl (wie Anm. 2), 53–69, 58.

[10] Vgl. hierzu *Buchanan, James M.:* Die Grenzen der Freiheit. Zwischen Anarchie und Leviathan. Tübingen 1984.

[11] Pastoralkonstitution „Gaudium et Spes". Über die Kirche in der Welt von heute (1965), Nr. 26.

[12] Vgl. *Gerlach, Jochen:* Die Wohlgeordnetheit der Gesellschaft. Gemeinwohl in der Sozialethik von Eilert Herms. In: *Fetzer / Gerlach (Hrsg.):* Gemeinwohl (wie Anm. 2), 84–94.

[13] Vgl. zum Folgenden die Arbeiten von Eilert Herms, insbesondere den Aufsatzband *Gesellschaft gestalten. Beiträge zur evangelischen Sozialethik*, Tübingen 1991.

VI. Die andere Perspektive

Autorenlesung
Einführung in das Werk von Uwe Tellkamp

Birgit Lermen

Uwe Tellkamp, 1968 in Dresden geboren, ist Unfallchirurg und Schriftsteller. Diese in der deutschen Gegenwartsliteratur seltene berufliche Kombination steht für eine „geistige Universalität, die sich auch in einem fast altmodisch korrekten Habitus ausdrückt" und „das Erbe eines Bildungsbürgertums" sein dürfte, „das sich in den Nischen der DDR stärker erhalten hat als in der Bundesrepublik".[1]

Tellkamp gehört zu jener Generation, deren entscheidende Lebensphase von der Wende geprägt wurde. Weil er Medizin studieren wollte, musste er sich für drei Jahre verpflichten und seinen Wehrdienst als Panzerkommandant in der NVA ableisten. Der Studienplatz in Medizin wurde ihm jedoch wegen „politischer Diversantentätigkeit"[2] durch den Regiments-Politoffizier abgesprochen, weil er in einem Suhrkamp-Taschenbuch Hugo Balls Hesse-Biografie las und in ein Büchlein – „fein in Blockschrift" und „mit Autorenangabe"[3] – Gedichte von Charles Bukowski und Wolf Biermann geschrieben hatte. Zur Strafe musste er als Gehilfe auf einem Braunkohleförderbagger und als Hilfsdreher in einem Lichtmaschinenwerk arbeiten.

Am 9. Oktober 1989, als sich in Dresden an der Prager Straße eine der frühesten oppositionellen Bewegungen der DDR, die „Gruppe der 20", formierte, verweigerte Tellkamp den Befehl, gegen die Demonstranten vorzugehen, unter denen er seinen Bruder wusste. Diese Befehlsverweigerung trug ihm zwei Wochen Gefängnishaft ein. Er las in dieser

Zeit Lion Feuchtwangers Roman *Die häßliche Herzogin Margarete Maultasch*, den er als „alte vergammelte Schwarte"[4] in einer Nische der Gefängniszelle fand. Als er nach zwei Wochen entlassen wurde, war – wie der Autor in einem Interview berichtet – „die Kaserne in völliger Auflösung begriffen".[5] Er fand Arbeit als Hilfspfleger auf einer Intensivstation in Dresden und begann mit dem Medizinstudium, das er in Leipzig, New York und Dresden absolvierte. Drei Jahre lebte er in München, wo er seinen Facharzt als Unfallchirurg machte und in einer unfallchirurgischen Klinik offensichtlich vorzügliche Leistung erbrachte, wie in dem von Iris Radisch herausgegebenen Band *Die Besten. Klagenfurter Texte 2004* unter dem Stichwort „Auszeichnungen" zu lesen ist:

„Schulterschlag vom Oberarzt für Diagnose und rechtzeitige Therapie einer klinisch untypischen, im Lauf des Nachtdienstes lebensgefährlichen Meningitis."[6]

2004 zog Tellkamp nach Karlsruhe, 2007 nach Freiburg. Zugunsten seiner schriftstellerischen Tätigkeit gab er 2004 den Arztberuf auf.

Seine Berufung zum Schriftsteller entdeckte Tellkamp – wie er in einem in der *Welt* abgedruckten Gespräch gesteht – bereits am 16. Oktober 1985, als er „fasziniert von dem flutenden Sonnenlicht" im elterlichen Garten „und dem Lichteinfall auf eine Rose"[7] sein erstes Gedicht verfasste.

Unterdessen hat er zahlreiche lyrische Texte geschrieben, die von großer poetischer Kraft zeugen und in Literaturzeitschriften, Anthologien und Zeitungen publiziert sind. Auch in der 2003 erschienenen Dumont-Anthologie *Lyrik von jetzt* finden sich herausragende Gedichte, die Tellkamps „farngrün und zellengrau schimmernde DDR-Vergangenheit"[8] beleuchten.

Seit mehreren Jahren arbeitet er an dem mythischen Weltgedicht *Der Nautilus*, in dem er – in der Tradition

Homers – „die Lebensreise als unendliche Seefahrt"[9] darstellt. Dieses poetische Epos ist ein „gewaltiger Sprach-
strom"[10], der aus kosmischen und historischen Bildern
besteht und Szenen aus der deutschen Vergangenheit auf-
leben lässt. Es ist ein Text reich an Metaphern, Zitaten
und Alliterationen, von einem vorantreibenden Rhythmus
in Gang gehalten und in einem dramatischen Höhepunkt
kulminierend.

Für dieses faszinierende lyrische Werk, das Tellkamp bei
den Lyrikwettbewerben sowohl in Meran als auch in Dresden auswendig vortrug, erhielt er 2002 den Meraner Förder-
preis und 2004 den Dresdner Lyrikpreis.

Seinen einzigartigen literarischen Durchbruch erlebte
Tellkamp am 28. Juni 2004, als er den mit 22.500 Euro do-
tierten Ingeborg-Bachmann-Preis gewann, eine der wichtigsten literarischen Auszeichnungen im deutschsprachigen
Raum. Mit seinem Romanauszug *Der Schlaf in den Uhren*
hatte er in der Jury geradezu hymnische Reaktionen ausgelöst. So war die Rede von „suggestiver Magie", „schierer
Kunstfertigkeit", „sprachlichem Furor", „ganz großer Literatur" und „wunderbarer Verflüssigung der Zeit".[11]

Diese faszinierende Montage von verschiedenen Zeit-
ebenen, in der Tellkamp die Geschichte der Stadt Dresden
mit seiner persönlichen Erinnerung verbindet, schildert in
rhapsodischem Tonfall eine Straßenbahnfahrt durch Dresden, die zu einer „assoziativen Zeitreise"[12] mutiert. Sie bietet Einblicke sowohl in die Siebzigerjahre der DDR als
auch in die Zeit vor dem Ersten und nach dem Zweiten
Weltkrieg und ist leitmotivisch strukturiert durch Motive
aus dem *Rosenkavalier*, der am 26. Januar 1911 in Dresden
uraufgeführt wurde.

Schreiben ist für Tellkamp „Passion". Es ist für ihn „wie
atmen", „ein Ausnahmezustand, genauso wie nach Dienst
in der unfallchirurgischen Abteilung".[13] In einem Gespräch mit Elmar Krekeler gesteht er: „Romanschreiben

ist für mich Diagnostizieren, ganz vorsichtig herantasten, abwägen, den Figuren beim Leben zusehen". Er interessiert sich „nicht für Ideologien, sondern für Leute. Rein phänomenologisch."[14]

Nach seiner Meinung ist „das Leben, auch das vergangene", „nicht so einfach in schwarz und weiß zu kartieren. Es ist grau schattiert, noch und nöcher grau-schattiert. Es ist schwieriger, differenzierter, amalgamierter, als die Vereinfacher das wollen. Das Gute wächst sich zum Bösen aus, das Böse zum Guten." Und genau da fängt für Tellkamp Literatur an, denn er will weg „vom Plakativen, weg von der Schlagzeile, hin zu den wahrhaftigen Zwischenstadien".[15]

Wie Marcel Proust ist Tellkamp „auf der Suche nach der verlorenen Zeit", schreibt er an gegen das Vergehen der Zeit. Sein Ideal beim Schreiben ist es, „eine Welt, eine Figur, ein gelebtes Leben wie in einer Zeitkapsel [...] aufzubewahren"[16] und in den „Griff" seiner Sprache zu bringen. Diese Möglichkeit, eine vergangene Welt in nuce sprachlich zu konservieren, ergibt sich vor allem im Roman, der wie eine „Botanisiertrommel" gelebtes Leben vergangener Zeiten aufbewahrt.

Diesem Ideal entspricht sein 2000 erschienener Debütroman *Der Hecht, die Träume und das Portugiesische Café* nicht. Er ist ein Gegenentwurf zur Alltagswelt, der kein verzweigtes Handlungs- und Beziehungsgeflecht darstellt, sondern lediglich poetische Bilder inszeniert. Diese Idylle fand wenig Interesse, sodass der Verlag nur 163 Exemplare verkaufte – exakt so viele, wie das Buch Seiten hat.

Allerdings stieß sein zweiter, 2005 veröffentlichter Roman *Der Eisvogel* auf große Resonanz. Er wurde von der Literaturkritik sowohl hoch gelobt als auch heftig kritisiert. So vermisst Volker Weidermann die nötige Distanz des Autors zu seinen Protagonisten.[17] Ijoma Mangold dagegen hält den *Eisvogel* für einen „enorm plastischen Gesellschaftsroman" und einen gelungenen „politischen Zeitroman", der das Thema Terrorismus aufgreift.[18] Das Werk lässt ein Bild von dem erkennen, was lange Zeit als „Berliner Republik" galt. Es ist ein großartig gezeichnetes Gesellschaftspanorama, das in verschiedenen Milieus spielt und „Balzacs Durchdringung" der unterschiedlichen „gesellschaftlichen Sphären unter den Bedingungen der Gegenwart"[19] neu angeht.

Letztlich ist es ein Rebellionsroman, der die Geschichte von Wiggo Ritter erzählt, einem – trotz hoher Begabung – gescheiterten Philosophen, der sich sowohl gegen seinen Philosophie-Professor, einen Achtundsechziger, als auch gegen seinen Vater, einen erfolgreichen Bankdirektor, aufbäumt und zum Terroristen wird. Allerdings ist sein Terrorismus kein linker, sondern ein eigentümlich reaktionär-elitärer. Angefüllt mit Depressionen und zerfressen von Existenzängsten, verfällt der Dreißigjährige zwei perfekt getarnten Terroristen, den charismatischen Geschwistern Mauritz und Manuela, die Mitglieder der konservativen Organisation „Wiedergeburt" sind und eine neue intellektuelle Elite inthronisieren wollen.

Der Roman beginnt mit „zwei Schüssen, flach und scharf" und endet nach 318 Seiten damit, wie sich ein „Finger um den Abzug krümmte".[20] Dazwischen liegt die aus der Retrospektive erzählte Geschichte von Wiggo Ritter, der mit schweren Verbrennungen auf der Intensivstation eines Krankenhauses liegt und per Tonbandaufzeichnung seinem Verteidiger erzählt, wie es dazu kommen konnte, dass er seinen Gesinnungs-Kompagnon Mauritz erschießen musste.

Der Roman skizziert ein erschütterndes Psychogramm unserer Zeit und schildert das Problem der Selbstfindung in einer von Krisen geschüttelten Gesellschaft.

In seinem 976 Seiten starken Roman *Der Turm*, der im Herbst 2008 erschien, erzählt und reflektiert Uwe Tellkamp die Geschichte der untergehenden DDR. Das Werk

setzt ein im Winter 1982, als im Westen der Misstrauens-
antrag gegen Helmut Schmidt gestellt wurde, und endet
mit dem Fall der Mauer 1989. Es spielt in einem der
schönsten Villenviertel Dresdens, in dem sogenannten
„Turm", der Synonym ist für Rückzug und Widerstand,
aber auch für Sprachverwirrung, wie sie der Turmbau zu
Babel assoziiert. Die Bewohner dieses „sächsischen Zau-
berbergs"[21] sind Angehörige dreier Generationen und unterschiedlicher Berufe (Ingenieure, VEB-Direktoren,
Schiffs-, Zahn- und Klinikärzte, Lektoren, Künstler und
Schauspielerinnen), die sich gegenseitig einladen zu Vorträ-
gen, Hausmusik und Festlichkeiten. Sie sind allesamt präzise Beobachter des rasch fortschreitenden Verfalls der
DDR, deren letzte Stunde geschlagen hat, wie die leitmotivisch immer wieder auftauchenden Uhren anzeigen. Diese
Symbole der Zeit laufen unaufhaltsam auf den 9. November 1989 zu.

Minutiös porträtiert Tellkamp ein Bildungsbürgertum,
das die Zumutungen der Staatsideologie ignoriert und sich
in die durch Generationen vermittelte Kultur flüchtet.
Dieser durch Jahrhunderte überlieferte Schatz kultureller
Erfahrungen ermöglicht den Bewohnern des „Turms" eine
bewundernswerte Überlebensstrategie.

Indem der Autor auf virtuose Weise Geschichte und Fiktion verknüpft, gelingt ihm – zwanzig Jahre nach der
Wiedervereinigung – ein herausragendes Erinnerungszeug-
nis, ein zeithistorisches Gedächtnis, eine geschichtsphi-
losophische Deutung der „friedlichen Revolution", des
Mauerfalls und der Wiedervereinigung Deutschlands.
Durch dic Fiktionalität der Erinnerung bietet der Roman
einen Zugang zur Welt, den Geschichtsbücher nicht leisten können. Er hebt auf, was nicht vergessen werden darf,
und hält erfindend und dokumentierend die Erinnerungen
an die deutsche Zeitgeschichte fest, die unsere Gegenwart
immer noch bedrängen.

Tellkamps *Turm* ist ein großes literarisches Werk, das gegen ethische Indifferenz und gegen politische „Ostalgie" für die Freiheit und Würde des Menschen einsteht. Rechtzeitig vor dem 20. Gedenkjahr des Mauerfalls und der deutschen Einigung ist dem Autor ein literarischer Gedächtnisort gelungen, „wie es ihn bislang in dieser poetischen Größe, dieser Sprachdichte und in diesem Symbolreichtum noch nicht gegeben hat".[22]

Das Werk ist nach dem Konzept einer fünfteiligen epischen Oper gebaut, die mit einer „Ouvertüre" einsetzt, von einem „Interludium" durchbrochen wird und mit einem „Finale" ausklingt. Die „Ouvertüre", die märchenhafte und mythische Züge aufweist, setzt das „musikalische" Programm in Gang und weist gleichzeitig über das Buch hinaus auf ein Lebensprojekt des Autors hin. Ihr folgt mit dem ersten, aus 36 Kapiteln bestehenden Buch („Die Pädagogische Provinz") die harte DDR-Realität, die auch in den 31 Kapiteln des zweiten Buches („Die Schwerkraft") thematisiert ist.

Der hermetische Schluss des Romans öffnet sich wie das Brandenburger Tor im November 1989. Er ist durch einen Doppelpunkt ausdrücklich als offenes Ende markiert: „… aber dann auf einmal … schlugen die Uhren, schlugen den 9. November, ‚Deutschland einig Vaterland', schlugen ans Brandenburger Tor:"

Anmerkungen

[1] *Kämmerlings, Richard:* Uwe Tellkamp: Der Intensivautor. In: Frankfurter Allgemeine Zeitung vom 29.6.2004.

[2] *Krekeler, Elmar:* „Die Jungen müssen wieder fighten". Von der Befehlsverweigerung zum Bachmann-Preis: Ein Gespräch mit Uwe Tellkamp. In: Die Welt von 13.8.2004.

[3] Krekeler (wie Anm. 2).

[4] *Braun, Michael:* „So eine Spirale willst du auch einmal schreiben". Der Ingeborg-Bachmann-Preisträger und Dichterarzt Uwe Tellkamp im Gespräch. In: Frankfurter Rundschau vom 7.7.2004.

[5] Braun (wie Anm. 4).

[6] *Radisch, Iris (Hrsg.):* Die Besten. Klagenfurter Texte 2004, München/Zürich [4]2007, 269.

[7] Braun (wie Anm. 4).

[8] Kämmerlings (wie Anm. 1).

[9] Braun (wie Anm. 4).

[10] *Gärtner, Tomas:* Wortmächtig wiederbelebtes Epos. In: Dresdner Neueste Nachrichten vom 14.6.2004.

[11] Vgl. „Aus der Diskussion der Jury zu Uwe Tellkamp". In: Radisch (wie Anm. 6), 37–46.

[12] *Niedermeier, Cornelia:* Der Zug der Zeit ist eine Trambahn durch Dresden. In: Der Standard vom 28.6.2004.

[13] Wie ein Pilot im Nebel. In: Sächsische Zeitung vom 28.6.2004.

[14] Krekeler (wie Anm. 2).

[15] Krekeler (wie Anm. 2).

[16] *Ebbinghaus, Uwe:* „Literatur als Zeitkapsel". Interview. In: Börsenblatt 27/2004, 43.

[17] *Weidermann, Volker:* Neues Deutschland. In: Frankfurter Allgemeine Sonntagszeitung vom 10.4.2005.

[18] *Mangold, Ijoma:* Nie wieder Kaltakquise. In: Süddeutsche Zeitung vom 17.3.2005.

[19] Kämmerlings (wie Anm. 1).

[20] *Tellkamp, Uwe:* Der Eisvogel, Berlin [2]2005, 7 und 218.

[21] *Braun, Michael:* Sächsischer Zauberberg. In: Rheinischer Merkur vom 16.10.2008.

[22] Braun (wie Anm. 21).

Der Turm[1]

Uwe Tellkamp

In unserer Hand

Annes Hand. Die Hand meiner Frau, dachte er. Weiß und blutleer (eine Schwester hatte den Arm ausgewickelt) lag sie im grellen, spöttischen Schein der OP-Lampe.

Eine Hand – was sie tut, ist das eine. Ein Stück Körper, Körper selbst, Gehilfe von Inszenierungen; beredte, scheinlose Wahrheit. Handlung, dachte Richard, dabei ist so vieles Fußlung oder Wortlung oder Schweiglung. Was sie verhindert, vielleicht nur, indem sie ruht („schweigt"), ist das andere. Beides interessierte ihn. Er liebte Hände. Hände gehörten zu den Belebungen, bereiteten ihm Freude. Er hatte Hände studiert: die seelilienhafte Weiblichkeit der Botticellifrauenfinger (das waren Finger, aber machten sie nicht die Hände aus?); Hände, die stur von etwas überzeugt waren; Hände, gleichsam verzweifelt über ihre Größe und das unaufhörlich stete Verlassen der Kindheit; gecremte und ungecremte Hände, girrende und moosartig unergründliche Hände; Hände von Gärtnerinnen, in die sich Pflanzensäfte gegerbt, und Heizern, in die sich der Kohlenstaub gefressen hatte unabwaschbar; er hatte die Hände eines Schmetterlingskundlers gesehen (und der hatte sie als kraftlose Narren bezeichnet); die Hände seines Vaters beim Untersuchen einer Uhr: all diese – ihm jetzt geisterhaften – Hände mit dem Spurenelement Zärtlichkeit. Ertaubte Hände, Finger, zerbrechlich wie Wachtelknochen, und hatten Städte verändert. Hände von Bäuerinnen, knotig, geflochten aus Härte und Kälte und lebenslanger Schuf-

terei, Querner hatte sie gemalt: sie schienen mehr aus Holz
als aus Fleisch zu bestehen, die Finger waren krumm von
Gicht und Arthrose und von Schlägen: abgewehrten und
ausgeteilten. Dabei fand Richard Hände auch manchmal
kurios, die Doppelung schien der Hand etwas von ihrem
Wert zu nehmen, an schimmernder Präzision. Warum haben Zyklopen nur ein Auge? Damit es bedrohlicher blickt,
damit es ablenkungsloser zugeht. Eine Hand, zwei Hände:
um den fremden Leib – oder den Hals – von beiden Seiten
zu umfassen, um in Stereo zu liebkosen; zu morden. Bitter-
nislinien. Manche wirkten unruhig vor Unveränderlich-
keit. Da, diese Narbe – erinnerst du dich? Auf der Hoch-
zeitsreise, die war, wie die Reisen unserer Jugend eben
waren: kurze Entfernungen, für den „Berlin"-Motorroller
erreichbar, Rheinsberg und Havel: das Land der stillen Farben. Äpfel im Gegenlicht, rauh von Nachttau, in den Fens-
tern Kürbisse, pampelmusengroß, gestreift wie Hosen von
Operntürken, manche beigefarben mit grünen Schlacken,
manche wie Turbane, die sich plusterten, andere birnenför-
mig, gelb und dunkelgrün, zwischen den Farben eine
scharfgezogene Grenze. Die Panne unterwegs, Anne
rutschte mit dem zweiten Schraubenzieher ab.

„Sie haben sich unsteril gemacht, Herr Hoffmann. Ihre
Handkante war am Wasserkran."

Hände zu lesen hatte ihm schon in seiner Assistenten-
zeit Befriedigung verschafft; eine reibungsstarke, quälende
Herausforderung, so mochten es andere sehen, für ihn war
es: etwas Verpacktes, das man sorgfältig und freiwillig ein-
kreiste, voller Scheu, es aus den Verhüllungen zu schälen,
Furcht vor Nacktheit – aber es war da, pochte leise, begehrte, gekannt zu werden. Und niemand hatte einem erklärt,
was es bedeutete, in eine Hand zu schneiden (ach, dieses
Wort: „begreifen"). Zu schneiden in die Hand der eigenen
Frau; fünf Finger, die Schnür-Mazeration dort, wo der Ehe-
ring gesessen hatte (die Schwester hatte ihn mit Seife und

Seidenfaden entfernen müssen); Daumenballen; die Pulse der beiden Hauptarterien, die jetzt nicht mehr fühlbar waren; der Handteller mit Linien und Kerben und einer Wolke von Aberglauben; blasse, spröd wirkende Nägel: so daß die Hand auf den grünen Tüchern lag wie ein betäubtes, zu sezierendes Hermelin. Niemand hatte einem erklärt, wie man mit der Unwiderruflichkeit fertig wurde, der Abwesenheit von Ironie im Moment des Schnitts: Hier bin ich, schien die Hand zu sagen, es gibt kein Zurück, und ich muß dir vertrauen. Mach mich also gesund. Was du kannst, muß dafür genügen. Natürlich gab es Routine, aber es blieb immer etwas Lauerndes, immer die Ahnung, daß es bei diesem Patienten keineswegs so funktionieren („glattgehen", dachte Richard, das auftrumpfende Wort der Laien) mußte wie bei dem „ähnlichen Fall" gestern; immer die Furcht, das „Wissen" zu Simsalabim zerfließen zu sehen. Wie bei jeder fensterlosen Arbeit.

Eine Hand, wenn man sie lange genug betrachtete, schien Losungen aus dem Verborgenen zu entlassen – sie standen still, noch unter der Oberfläche, die Unzweideutiges anbot, aber die Umrisse waren schon zu ahnen, waren schon deutend ausfüllbar. Hände taten zumeist ganz Vernünftiges. Morgens banden sie Schuhe, mittags löffelten sie Suppe, abends knackten sie ein Bier und ruhten aus. Das Leben einer Hand bestand aus Ballung und Streckung für vernünftige Gebärden. Richard dachte an eine Patientin, die er vor vielen Jahren gehabt hatte: ein damals fünfzehnjähriges Mädchen, bei einem Unfall waren ihr beide Unterarme abgerissen worden. Eines nachts, er war diensthabender Notarzt gewesen, hatten ihn Nachbarn gerufen: Sie hatte sich mit Gas vergiftet.

„Ihre Frau wird ambulant bleiben können, denke ich. Erspart uns viel Schriftkram. Möchten Sie selbst operieren?"

Er nickte. Hände erzogen zur Sparsamkeit, wenigstens den Operateur. Es gab keine überschüssige Haut. Wunden

konnte man nicht, wie sonst üblich und möglich, groß-
zügig ausschneiden. Mikroskop. Lupenbrille. Das Krankenhaus war vorzüglich ausgestattet. Frau Barsano wußte das,
deshalb, dachte Richard, schwieg sie. Die saugende, lech-
zende Stille beim Operieren. Hochkonzentration; das Be-
wußtsein, fokussiert und scharf auf den Punkt der Aufmerksamkeit zugeschliffen, setzte Interessens-Körnungen
wie ein Diamantbohrer. Dazwischen Zusammensacken,
Energieanforderungen, Aufholen, spritzerhafte Ablenkun-
gen. Man konnte eine Weile nachgeben, man überließ eine
Weile dem Ko-Operateur das rasend langsam über die Situation kriechende, unbarmherzig entkleidende Brennglas,
dem die Klinge folgte, ausforschend die Verwundung.
Hände kannten ihre eigene Form von Schlummer, aber
auch von Ekstase. Sie hing, meinte Richard, meist mit
dem Wort „erreichen" zusammen: Nahrung und Leuchten-
des, Haut und Schaltpult-Knöpfe, Stille, Beklommenheit
und Weissagungen, Dinge, berührbar gemacht durch eine
Kinderzeichnung.

„Glas", sagte Frau Barsano, hob ein Splitterchen.

Annes Hand. Wenn ich das da zerschneide, wird sie dort,
in dieser lappenförmigen Zone am Kurzen Daumenbeuger,
keine Empfindung mehr verspüren. Verantwortung.
Macht. Manchmal genoß er, manchmal fürchtete er diese
Macht, die Gedanken, die sie ihm einzublasen schien und
die er als eines Arztes unwürdig empfand. Aber sie waren
da, dünne, giftige Lippen flüsterten sie, und er mußte einen
wertvollen Teil seiner Kräfte aufbringen, sie zurückzudrängen. Ob es wohl anderen Chirurgen auch so ging? Man
sprach darüber nicht. Vielleicht aus Angst, als schlechter,
unberufener Arzt dazustehen. Der dem Klischee der meisten Patienten vom edlen Menschen im weißen Kittel nicht
entsprach. Es kam aber darauf an, was man tat. Er erinnerte
sich an das Gespräch mit Weniger: frei zu sein. Man war
frei, das Hilfreiche zu tun. Er betrachtete Annes Hand, sie

war verletzt, schmal und deshalb auf eine diskrete Weise bittend; eine Hand, die beharrte Es ist so, eine Festlegung, erschrocken über das Unabänderliche daran und doch im Geheimnis der Würde: Dies ist sie, meine Hand (und mit ihr die Schatten aufzuhalten); Annes Hand: klein von Trauer und Zeit, einzigartig.

Anmerkungen

[1] Aus: *Tellkamp, Uwe:* Der Turm. Frankfurt am Main (Suhrkamp) 2008, 860–863 (Kap. 65).

Autoren und Herausgeber

Dr. Norbert Arnold
Leiter des Teams Gesellschaftspolitik, Konrad-Adenauer-Stiftung e. V.

Prof. Dr. Hartwig Bauer
Generalsekretär der Deutschen Gesellschaft für Chirurgie

Prof. Dr. Dr. Klaus Bergdolt
Direktor des Instituts für Geschichte und Ethik der Medizin, Universität zu Köln

Priv.-Doz. Dr. Joachim Conze
Chirurgische Universitäts- und Poliklinik der RWTH Aachen

Dr. Hans Georg Faust MdB
Stellvertretender Vorsitzender des Ausschusses für Gesundheit; CDU/CSU-Fraktion im Deutschen Bundestag

Prof. Dr. Joachim Fetzer
Lehrstuhl für Wirtschaftsethik, Hochschule für angewandte Wissenschaften, Fachhochschule Würzburg-Schweinfurt

Priv.-Doz. Dr. Rainer Freynhagen
Chefarzt, Zentrum für Anästhesiologie, Intensivmedizin, Schmerztherapie und Palliativmedizin, Benedictus-Krankenhaus Tutzing

Wolfgang Glahn
Vorsitzender des Aufsichtsrates der Allgemeine Hospitalgesellschaft AG (AHG)

Dr. Regina Görner
Ministerin a. D., Mitglied des geschäftsführenden Vorstandes der IG Metall

Lucian Haas
Leiter des Ressorts „Wissenschaft und Praxis", Rheinischer Merkur

Prof. Dr. Kurt Hahlweg
Institut für Psychologie, Abteilung für Klinische Psychologie, Psychotherapie und Diagnostik, Technische Universität Braunschweig

Prof. Dr. Klaus-Dirk Henke
Lehrstuhl für Finanzwissenschaft und Gesundheitsökonomie, Technische Universität Berlin

Dr. Stefan Hentschel
Vorstand der Gesellschaft der epidemiologischen Krebsregister in Deutschland

Prof. Dr. Wolfram Höfling, M.A.
Direktor des Instituts für Staatsrecht, Universität zu Köln

Dr. Andrea Kdolsky
Bundesministerin a.D. für Gesundheit, Familie und Jugend
der Republik Österreich

Prof. Dr. Ulrich Keil, FRCP
Direktor des Instituts für Epidemiologie und Sozialmedizin, Universität Münster

Prof. Dr. Dr. h. c. Paul Kirchhof
Bundesverfassungsrichter a. D., Direktor des Instituts für
Finanz- und Steuerrecht, Universität Heidelberg

Jochen Klenk
Institut für Epidemiologie, Universität Ulm

Dr. Rolf Koschorrek MdB
Arbeitsgruppe Gesundheit, CDU/CSU-Fraktion im Deutschen Bundestag

Priv.-Doz. Dr. Carsten J. Krones
Chirurgische Universitäts- und Poliklinik der RWTH Aachen

Prof. Dr. Dr. h. c. Reinhard Kurth
ehem. Präsident des Robert-Koch-Instituts

Prof. Dr. Bärbel-Maria Kurth
Leiterin der Abteilung für Epidemiologie und Gesundheitsberichterstattung, Robert-Koch-Institut

Prof. Dr. Alexander Kurz
Klinik und Poliklinik für Psychiatrie und Psychotherapie,
Klinikum rechts der Isar, Technische Universität München

Prof. Herbert Landau
Staatssekretär a. D., Richter des Bundesverfassungsgerichts

Dr. Beate Landsberg
Institut für Humanernährung und Lebensmittelkunde,
Universität zu Kiel

Prof. Dr. Birgit Lermen
Institut für Deutsche Sprache und Literatur, Universität zu
Köln

Prof. Dr. Stephan Letzel
Präsident der Deutschen Gesellschaft für Arbeitsmedizin
und Umweltmedizin e. V.; Leiter des Instituts für Arbeits-,
Sozial- und Umweltmedizin, Universitätsmedizin Mainz

Prof. Dr. Herbert Löllgen
ehem. Ärztlicher Direktor der Medizinischen Klinik, Sana-
Klinikum Remscheid, Universität Bochum

Dr. Deborah Löllgen
Klinik und Poliklinik für Psychotherapie und Psychosoma-
tik des Universitätsklinikums Dresden und Biocomfort
Diagnostics

Prof. Dr. Dr. h. c. Hermann Lübbe
Staatssekretär a. D.; Philosophisches Seminar, Universität Zürich

Peter Marx
Head of Market Access Germany Policy Affairs, Pfizer Deutschland GmbH

Prof. Dr. Konrad Maurer
Direktor der Klinik für Psychiatrie, Psychosomatik und Psychotherapie, Universität Frankfurt am Main

Prof. Dr. Manfred J. Müller
Präsident der Deutschen Adipositas Gesellschaft; Institut für Humanernährung und Lebensmittelkunde, Universität zu Kiel

Gert Nachtigal
Stellvertretender Leiter Soziale Sicherung, Bundesvereinigung der Deutschen Arbeitgeberverbände

Dr. Andreas Penk
Vorsitzender der Geschäftsführung, Pfizer Deutschland GmbH; President Oncology Europe, Pfizer PIO

Prof. Dr. Michael-Jürgen Polonius
Präsident des Berufsverbandes der Deutschen Chirurgen e.V.

Dr. David Prvulovic
Klinik für Psychiatrie, Psychosomatik und Psychotherapie, Universität Frankfurt am Main

Dr. Anke Rahmel
Senior Manager Governmental Relations & Policy Affairs, Market Access, Pfizer Deutschland GmbH

Dr. Kilian Rapp
Institut für Epidemiologie, Universität Ulm

Dr. Achim Regenauer
Chefarzt der Münchener Rückversicherungs-Gesellschaft; Leiter des Kompetenzzentrums Medical Risks Research & Underwriting und Leiter des Kompetenzzentrums Biowissenschaften

Dr. Rafael Rosch
Chirurgische Universitäts- und Poliklinik der RWTH Aachen

Prof. Dr. Peter T. Sawicki
Leiter des Instituts für Qualität und Wirtschaftlichkeit im Gesundheitswesen

Prof. Dr. Dagmar Schipanski MdL
Präsidentin der Deutschen Krebshilfe; Präsidentin des Thüringer Landtages

Prof. Dr. Dr. Karl-Heinz Schulz
Transplantationszentrum und Institut für Medizinische Psychologie, Universitätsklinikum Hamburg-Eppendorf

Prof. Dr. Dr. h. c. Volker Schumpelick
Direktor der Chirurgischen Universitäts- und Poliklinik der RWTH Aachen

Priv.-Doz. Dr. Gerhard Steinau
Chirurgische Universitäts- und Poliklinik der RWTH Aachen

Dr. Michael Stolpe
Dozent für Gesundheitsökonomie an der Universität zu Kiel; Leiter des Projekts „Globale Gesundheitsökonomie" am Institut für Weltwirtschaft

Dr. Christoph Straub
Stellvertretender Vorsitzender des Vorstandes Techniker-Krankenkasse, Hamburg

Dr. Uwe Tellkamp
Schriftsteller und Arzt

Sabine Troppens
Fachgebiet Finanzwissenschaft und Gesundheitsökonomie, Technische Universität Berlin

Prof. Dr. Dr. h.c. mult. Bernhard Vogel
Ministerpräsident a. D., Vorsitzender der Konrad-Adenauer-Stiftung

Prof. Dr. Manfred Weber
Direktor der Medizinischen Klinik I, Kliniken der Stadt Köln; Lehrstuhl für Innere Medizin II, Universität Witten-Herdecke

Prof. Dr. Stephan K. Weiland †
ehem. Leiter des Instituts für Epidemiologie, Universität Ulm

Dr. Carsten Wippermann
Direktor der Abteilung „Soziales & Umwelt" im sozialwissenschaftlichen Institut Sinus Sociovision GmbH

Prof. Dr. Klaus Zerres
Direktor des Instituts für Humangenetik, Universitätsklinikum der RWTH Aachen

Herder-Taschenbücher
herausgegeben im Auftrag der Konrad-Adenauer-Stiftung

Rudolf Dolzer / Matthias Herdegen / Bernhard Vogel (Hrsg.)
Good Governance
Gute Regierungsführung im 21. Jahrhundert
Freiburg 2007

Josip Jelenic S.J. / Bernhard Vogel (Hrsg.)
Werte schaffen
Vom Zweck der Politik in Zeiten der Globalisierung
Freiburg 2007

Wilfried Härle / Bernhard Vogel (Hrsg.)
„Vom Rechte, das mit uns geboren ist"
Aktuelle Probleme des Naturrechts
Freiburg 2007

Jörg-Dieter Gauger / Günther Rüther (Hrsg.)
Warum die Geisteswissenschaften Zukunft haben!
Ein Beitrag zum Wissenschaftsjahr 2007
Freiburg 2007

Günter Buchstab / Rudolf Uertz (Hrsg.)
Was eint Europa?
Christentum und kulturelle Identität
Freiburg 2008

Bernhard Vogel (Hrsg.)
Was eint uns?
Verständigung der Gesellschaft über gemeinsame
Grundlagen
Freiburg 2008

Günter Nooke / Georg Lohmann / Gerhard Wahlers (Hrsg.)
Gelten Menschenrechte universal?
Begründungen und Infragestellungen
Freiburg 2008

Volker Schumpelick / Bernhard Vogel (Hrsg.)
Medizin zwischen Humanität und Wettbewerb
Probleme, Trends und Perspektiven
Freiburg 2008

Wilfried Härle / Bernhard Vogel (Hrsg.)
Begründung von Menschenwürde und Menschenrechten
Freiburg 2008

Günter Buchstab / Hans-Otto Kleinmann (Hrsg.)
In Verantwortung vor Gott und den Menschen
Christliche Demokraten im Parlamentarischen Rat
1948/49
Freiburg 2008

Volker Kauder / Ole von Beust (Hrsg.)
Chancen für alle
Die Perspektive der Aufstiegsgesellschaft
Freiburg 2008

Bernhard Vogel / Matthias Kutsch (Hrsg.)
40 Jahre 1968
Alte und neue Mythen – Eine Streitschrift
Freiburg 2008

Volker Kronenberg, Tilman Mayer (Hrsg.)
Volksparteien: Erfolgsmodell für die Zukunft?
Freiburg 2009